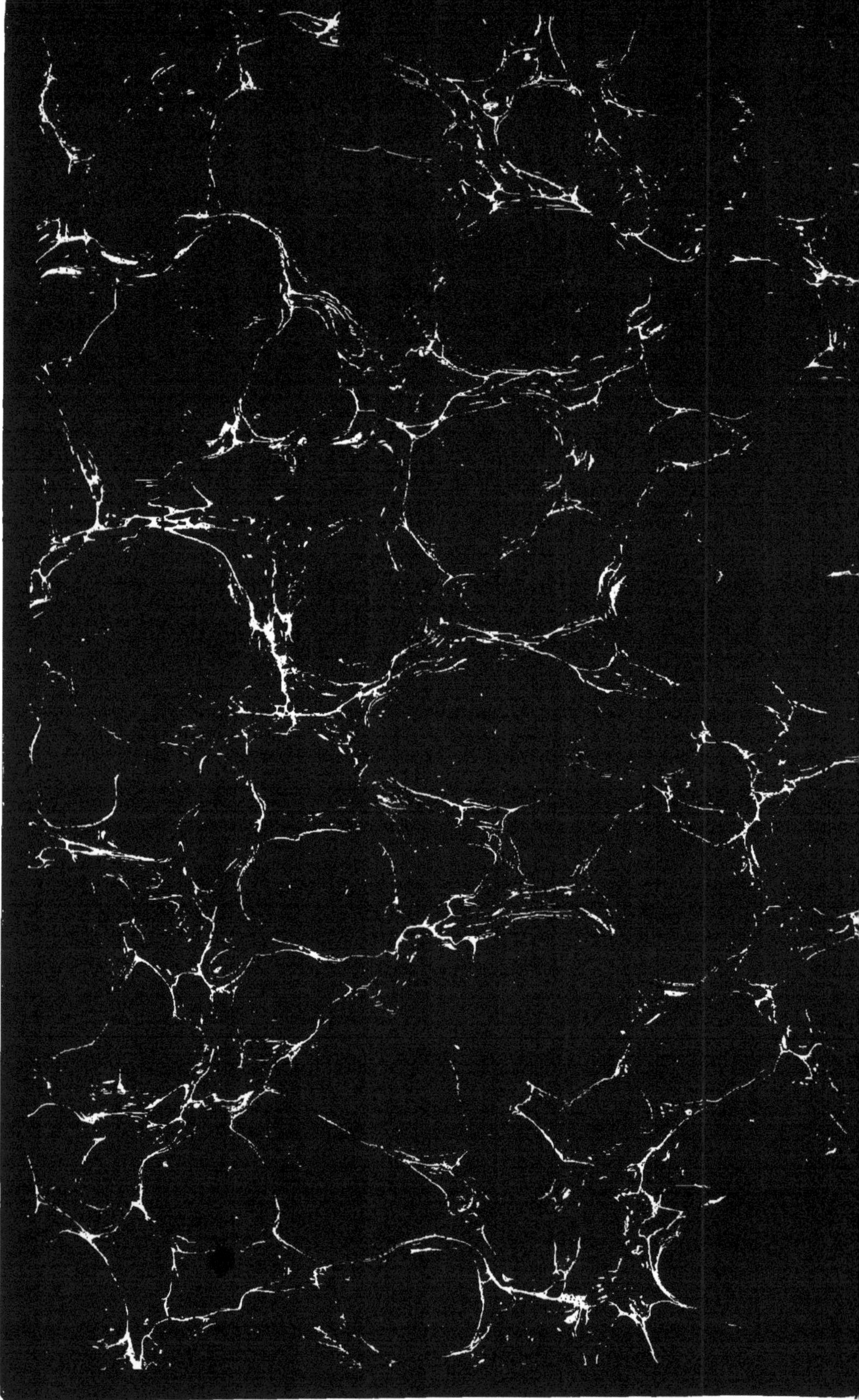

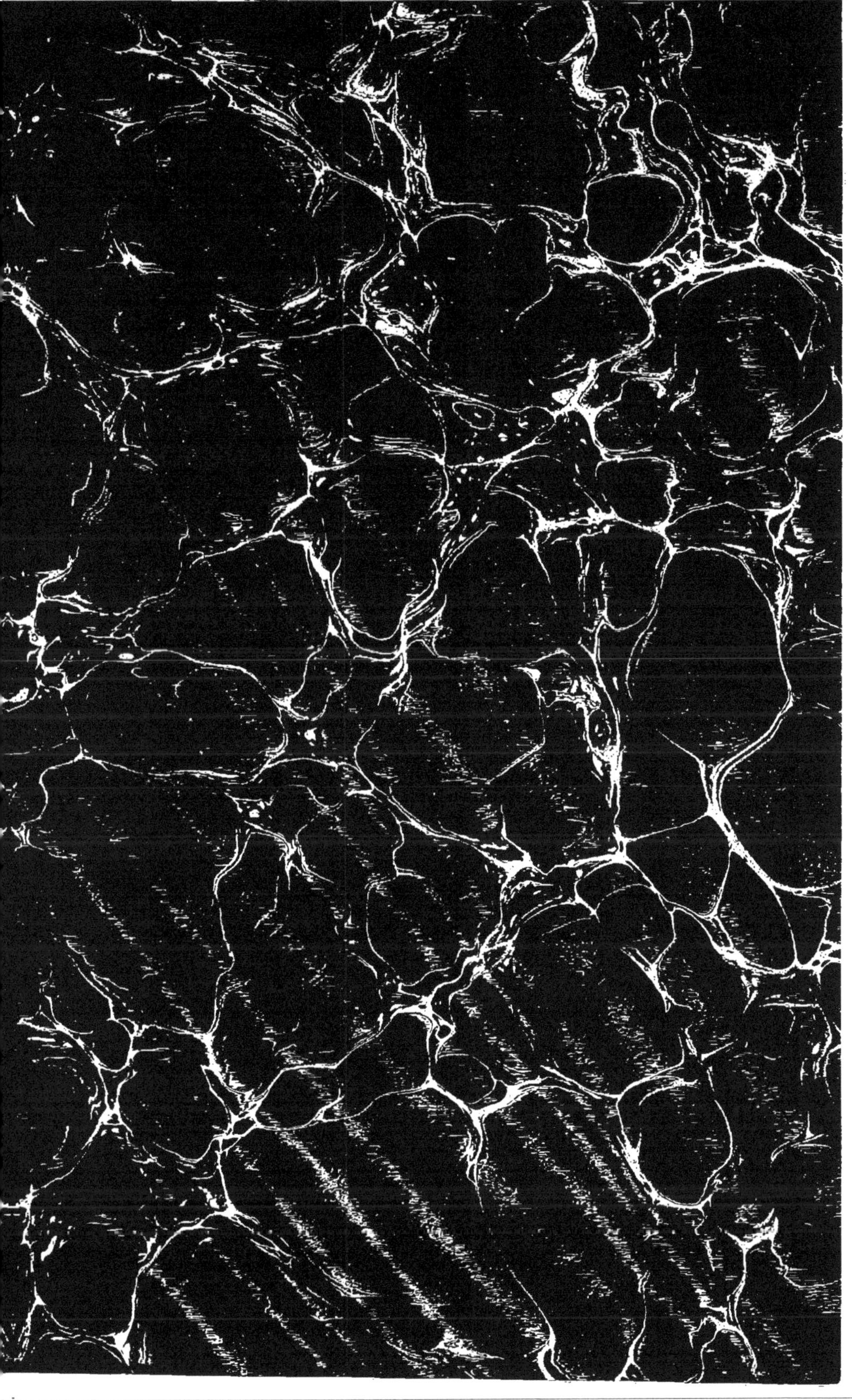

L'ÉVANGILE

MÉDICAL,

OU

TRAITÉ DES CAUSES PREMIÈRES

DE

L'HOMME.

SAINT-NICOLAS-DE-PORT, IMP. DE P. TRENEL,

L'ÉVANGILE
MÉDICAL,

OU

TRAITÉ DES CAUSES PREMIÈRES

DE

L'HOMME.

NOUVELLE DOCTRINE

FONDÉE

SUR LA DÉCOUVERTE DE LA VIE,

DE SON ESSENCE ET DE SES LOIS.

PAR C.-A. **CHRISTOPHE**, DOCTEUR.

Rerum primordia pandam.
LUCRÈCE.

PREMIÈRE PARTIE :
ANATOMIE ET PHYSIOLOGIE.

TOME PREMIER.

PARIS,

J.-B. BAILLIÈRE, LIBRAIRE DE L'ACADÉMIE ROYALE DE MÉDECINE,
Rue de l'École-de-Médecine, 17.
LONDRES, même Maison, 219, Regent-Street.

1844.
1843

DÉDICACE.

PHILOSOPHES ET MÉDECINS

DE

TOUS LES SIÈCLES ET DE TOUS LES PAYS,

C'est à vous que je dédie cette œuvre ! à vous surtout qui avez plané ou qui planerez un jour sur toutes les intelligences sociales par la hauteur de votre génie ! à vous qui, remuant le passé, le présent et l'avenir, avez voulu ou voudrez sonder les mystères de la Nature et découvrir le secret ténébreux de l'éternelle vérité !.... Puisse mon ame transfusée dans cette doctrine, puissent les émanations échappées au travail de ma pensée, entrer en relation de sensorialité avec vos ames, avec vos émanations ! L'espérance de ce commerce séculaire est l'aspiration de la gloire ; et sa réalisation est l'immortalité !.... Si les plus grands chênes d'une forêt s'influencent malgré l'éloignement, les intelligences excentriques ne correspondront-elles pas ? Hippocrate, Aristote, n'avez-vous jamais sensationné Sydenham et Condillac ; et vous Cabanis et Cuvier, ne nous impressionnez-vous pas encore ? Vos imaginations sublimes ne seront-elles pas toujours vivantes, toujours actives, et n'agiteront-elles pas toujours la pensée médicale et philosophique ? Je salue donc votre auréole éclatante, génies passés, présens et futurs, en attendant que l'impartiale histoire juge et catégorise aussi notre nom, soit en le plongeant dans le Ténare mérité de l'oubli, soit en le couronnant peut-être d'un fraternel rayonnement d'avenir !....

APOPHTHEGMES HISTORIQUES

QUI SERVENT DE FONDEMENS A MES IDÉES ET QUI PROUVENT LA TENDANCE
DE L'ESPRIT HUMAIN ET DE LA SCIENCE VERS LA DOCTRINE
DE MA PHYSIOLOGIE UNIVERSELLE ET MÉDICALE.

PHILOSOPHIE.

L'histoire naturelle est le seul fondement de la philosophie. (*Bacon.*)

O vérité! vous êtes la divinité des ames nobles. Le vertueux ne vous imputa jamais les révolutions des empires et les malheurs des hommes. (*Helvétius.*)

La vérité n'a pour ennemis que les ennemis même du bien public. (*Id.*)

S'il est doux d'acquérir des lumières, il est bien plus doux de les répandre. (*Bernardin de St-Pierre.*)

La philosophie d'un seul homme vaut mieux que l'opinion de plusieurs millions d'hommes et de plusieurs siècles de crédulité. (*Dupuis.*)

Le véritable philosophe doit sucer comme l'abeille, le miel de toutes les fleurs, et se laisser guider par un instinct intérieur pour élever un édifice ingénieux et régulier. (*Bacon de Vérulam.*)

Le vulgaire et le méchant ne savent pas que l'homme de bien ne s'incline que devant Dieu, devant les talens, le mérite et la vertu. (*Zimmermann.*)

Deo ignoto! (*Inscription du temple de l'Aréopage.*)

Je suis tout ce qui a été, tout ce qui est et tout ce qui sera. (*Inscription du temple de Saïs.*)

A la région de la lumière préside le Dieu caché. (*St-Saturnin.*)

Nul doute qu'il n'y ait dans la Nature un principe puissant et ignoré de ce qui est. Mais lorsqu'on divinise ce principe inconnu, la création d'un Dieu n'est plus alors que la déification de l'ignorance humaine. (*Les Lettrés chinois.*)

Il n'est point d'homme éclairé qui ne reconnaisse une force dans la Nature; il n'est donc point d'athée. Celui-là n'est point athée qui dit. le mouvement est Dieu. (*Helvétius.*)

Le monde est Dieu. (*Platon.*)

La divinité est le feu éternel qui a donné la forme à la matière primitive, et qui a établi l'ordre dans le chaos. (*Zénon.*)

L'activité des forces naturelles n'est autre chose que le développement des lois auxquelles la matière a été soumise par la divinité. (*Donzellini.*)

Dieu n'est autre chose que le principe moteur, que la force occulte répandue dans les êtres, que la somme de leurs lois et de leurs propriétés que le principe animant, en un mot l'ame de l'Univers. (*Fót.*)

Les lois naturelles sont les seules lois de Dieu régnant par la Nature (*Hobbes.*)

A l'exception de la divinité, il n'y a point de substance incorporelle. (*L'évêque Faustin.*)

Quis autem negabit Deus esse corpus, etsi Deus spiritus. (*Tertullien.*)
Dieu n'a rien de commun avec le reste des êtres. (*Anaxagore.*)
Si Dieu est incompréhensible, c'est dire qu'on n'en a point l'idée (*Robinet.*)
Magna stultitia est earum Deos facere effectiores, causas rerum non quærere. (*Cicéron.*)

On doit autant que possible en physique, s'abstenir d'avoir recours aux causes qui sont hors de la Nature. (*Buffon.*)

Hors du fini, il n'y a pour l'homme ni connaissance ni certitude.
(*Hobbes.*)

Felix qui potuit rerum cognoscere causas. (*Virgile.*)

Rien ne se fait de rien. (*Anaximandre.*)

Ex nihilo nihil, in nihilum nil posse reverti. (*Epicure.*)

Les causes finales sont une chimère, et le monde ne se meut que par les lois d'une aveugle fatalité. (*Spinosa.*)

Les choses naturelles renferment en elles la raison suffisante de leurs mouvemens et de leur repos. (*Aristote.*)

Le monde est formé par les atomes, et leurs forces résultent de leur figure, de leur position et de leur arrangement. (*Démocrite.*)

L'esprit mâle de la chaleur et l'esprit femelle du froid donnent naissance à la matière. (*Thomasius.*)

Il n'y a que deux principes, l'un bon et lumineux et l'autre mauvais et ténébreux. (*Zoroastre.*)

L'essence et l'activité sont les principes de la matière, qu'elle ne tire pas d'elle-même, mais des monades spirituelles. (*Leibnitz.*)

L'astre est la puissance active qui donne la force à la matière.
(*Paracelse.*)

Un même corps ne peut être à la fois actif et passif. (*Descartes.*)

Les semences de tout étaient dans la Nature ; elles sont écloses chacune à son temps. (*Robinet.*)

La même pâte a servi à la composition de tous les êtres ; l'ordonnateur suprême n'a varié que les levains. (*Spinosa.*)

Le monde est un être animé. (*Thalès.*)

L'Univers vit, se meut et se perpétue. (*Robinet.*)

Le monde est formé sans intention et sans causes finales par les atomes.
(*Asclépiade.*)

La matière est douée de mouvement, de sentiment et de vie. (*Glisson.*)

Le magnétisme universel produit toutes les propriétés des corps.
(*Mesmer.*)

Tout est animé dans la Nature, aussi l'ame de l'homme, celle des bêtes et celle des végétaux sont-elles identiques ; elles émanent de l'ame générale du monde. (*Campanella.*)

Tous les corps sont doués de sensibilité. (*Lamettric.*)

La matière est animée, elle a l'activité. (*Leibnitz.*)

Tous les corps de la Nature vivent, sentent, désirent et détestent.
(*Campanella.*)

Quand on pense à l'extrême énergie de la poudre à canon, qui certes n'agit pas en vertu d'un principe immatériel, **on est étonné de la** force de la matière. (*Hoffmann.*)

Les élémens se convertissent les uns dans les autres. (*Bœle.*)

L'Univers est un grand animal. Tous les êtres ne sont que des émanations de l'ame du monde. (*Zénon.*)

La cause est le point culminant du monde. (*Platon.*)

L'ame du monde est placée au centre et s'étend à la circonférence ; elle embrasse l'Univers. (*Timée de Locres.*)

Une même intelligence parcourt l'Univers et réunit les êtres. (*Les Pythagoriciens.*)

L'intelligence est essentielle à la matière. (*Maupertuis.*)

La vie n'a pas toujours existé sur le globe (*Buffon.*)

Le globe a des facultés vitales. (*Képler.*)

Moins passagère que les enfans qu'elle porte, la terre doit un jour périr comme eux. (*Young.*)

Les molécules élémentaires ont un instinct, une volonté, des sympathies et des antipathies. (*Képler.*)

Il existe une sorte d'amitié par laquelle les élémens s'unissent, et une sorte de discorde par laquelle ils s'éloignent. (*Empédocle.*)

Cette idée unie avec les crochets d'Épicure devait amener plus tard l'attraction newtonnienne.

Newton a trouvé la loi de l'attraction; mais l'attraction seule réduirait bientôt l'Univers en une masse immobile. Il a fallu y joindre une force projectile pour faire décrire des courbes aux corps célestes. Que Descartes nous dise quelle loi physique a fait tourner ses tourbillons ; que Newton nous montre la main qui lança les planètes sur la tangente de leurs orbites.

(*Rousseau.*)

Quelle main plus hardie, profitant des nouveaux phénomènes connus et des découvertes nouvelles, osera reconstruire avec plus d'audace et de solidité, ces tourbillons que Descartes lui-même n'éleva que d'une main faible ? ou rapprochant deux empires divisés, entreprendra de réunir l'attraction avec l'impulsion, en découvrant la chaine qui les joint ? ou peut-être nous apportera une nouvelle loi inconnue jusqu'à ce jour, qui nous rende compte également et des phénomènes des cieux et de ceux de la terre.   (*Thomas de l'Académie française.*)

(*Cette loi nécessaire et déjà pressentie est notre sécrétisme ou le pouvoir métamorphosant de la matière.*)

Le royaume de Dieu est semblable à un grain de sénevé qui croît jusqu'à devenir un grand arbre. (*Jésus-Christ.*)

Il est encore semblable au levain qu'une femme prend et mêle dans trois mesures de farine, jusqu'à ce que toute la pâte soit levée.

(*Id.*)

La Nature n'a qu'une loi pour la formation des êtres organisés.

(*Le Camus.*)

Les élémens des trois règnes sont fondus plus ou moins dans tous les individus de l'échelle. (*De Salle.*)

C'est aux natures plastiques qu'on doit attribuer tous les phénomènes de la végétation et de l'animalité. (*Cudworth.*)

La vie dépend de la matière. (*Reil.*)

La matière est douée de forces. (*Glisson , Haller, Bordeu.*)

L'archée tire tous les corps de la matière à l'aide du ferment.
(*Vanhelmont.*)

La mort n'est que la dissolution des élémens dont chaque animal est composé. (*L'empereur Antonin.*)

L'ame n'est que le principe vital qui résulte des propriétés de la matière et du jeu des élémens dans les corps où ils créent un mouvement spontané. (*Fót.*)

Les intelligences ne peuvent produire leurs effets qu'avec le secours de l'esprit qui est répandu dans le monde entier et analogue à celui de l'homme. (*Agrippa et les Cabalistes.*)

L'ame de l'homme est une émanation de l'ame du monde (*Héraclite.*)

L'ame est un automate spirituel. (*Leibnitz.*)

C'est une substance intelligente servie par le corps. (*Némésius.*)

L'ame elle-même n'existe point sans esprit. (*Paracelse.*)

L'ame est une partie de la grande ame du monde , un rayon dérivé du foyer de la lumière. (*Aristote.*)

L'ame est un feu. (*Cicéron.*) Elle est de nature ignée. (*Zénon.*)

Le mal ou le bien ne naissent que du sentiment, et le sentiment s'éteint avec la vie. (*Epicure.*)

Il faut connaître le lien par lequel l'homme est attaché à la Nature entière. (*De Salle.*)

L'homme est attaché à l'arbre de vie. (*L'auteur du Zohar.*)

L'homme est l'ouvrage de la Nature. (*D'Holbach.*)

Il est l'image du monde. (*Zénon.*)

Le microcosme est le fils du macrocosme. (*Paracelse.*)

Le zoophyte enchaîne le règne végétal à l'animal ; l'écureuil volant unit l'oiseau aux quadrupèdes ; le singe touche à l'homme. (*Bonnet.*)

L'orang est la nuance entre la famille des hommes et celle des singes. En lui le singe finit et l'homme commence. (*Buffon.*)

On a trouvé dans les forêts de Hesse, d'Irlande et de Lithuanie des hommes sauvages semblant manquer de l'organe de la parole, et marchant à la manière des quadrupèdes. (*De Salle.*)

Le Boschisman d'Afrique, le Botécude du Brésil et l'anthropophage de la Polynésie servent d'intermédiaires entre l'orang-outang et l'Européen.
(*Courtet.*)

MÉDECINE.

Pour bien connaître la médecine, il faudrait savoir ce que c'est que l'homme dans sa nature ; comment il a d'abord été créé et formé.
(*Hippocrate.*)

C'est parce que la matière en est plus mûre, que notre machine diffère des autres corps. (*Lamettrie.*)

La vie, l'accroissement et la nutrition tiennent à des forces qui sont des modifications des forces attractives et répulsives de la matière. (*Weikard.*)

Toutes les forces du corps ne sont que les résultats du mélange des élémens. (*Les Yatro-Chimistes du 18ᵉ siècle.*)

Tout dépend du rapport qui existe entre les atomes et les pores.
(*Asclépiade.*)

Le principe vital n'est pas l'ame raisonnable. Les mouvemens vitaux ne sont point soumis à la volonté. (*Casimir Médicus.*)

L'ame agit volontairement sur les organes en connexion avec les sens, mais involontairement dans les autres. (*Bonnet.*)

Animi mores temperamenta sequuntur. (*Galien.*)

Le principe vital n'agit pas d'après les lois de la mécanique, ni de la chimie. (*Barthez.*)

Le principe vital agit d'après les lois de la haute mécanique, qui n'ont point encore été découvertes. (*Hoffmann.*)

L'introduction de substances spirituelles dans la physiologie est véritablement le tombeau de toutes les explications raisonnables. (*Sprengel.*)

Le pneuma est le principe actif de nature spirituelle. (*Les Stoïciens.*)

Le cœur est le foyer de la force vitale et de l'ame. (*Arétée.*)

Il existe un organe général de l'ame et un esprit nerveux. (*Platner.*)

Tous les phénomènes de la vie proviennent de la force nerveuse. (*Cullen.*)

L'esprit de Sylvius, le mercure de Paracelse, la matière subtile de Descartes, le feu d'Empédocle *expriment la nécessité d'admettre une activité élémentaire et primordiale.*

Le fluide électrique anime le corps entier. (*Reil.*)

Le fluide nerveux est l'intermède par lequel l'ame agit sur le corps.
(*Hoffmann.*)

Les esprits vitaux sont sécrétés dans les ventricules. (*Hérophile et les Physiologistes du 16ᵉ siècle.*)

Le cerveau est chargé de la sécrétion du fluide nerveux. (*Hamberger.*)

Il existe un fluide actif sécrété par le cerveau et distribué par la moelle à tous les nerfs. (*Hoffmann.*)

On doit attribuer les sensations et les pensées aux mouvemens des fibres du cerveau et à leurs changemens. (*Descartes, Mallebranche.*)

On peut deviner la pensée et les agitations les plus secrètes de l'ame.
(*Aétius.*)

Le cerveau n'est pas indispensable à la vie. (*Sœmmering.*)

Les ganglions sont des renforts de la force vitale. (*Lecat.*)

Le fluide sensible se sépare dans le cerveau. (*Hoffmann.*)

L'intérieur des nerfs est creux. (*Leuwenhœk.*)

Il existe dans la matière animale des principes subtils qui sont les causes fondamentales de la vie (*Reil.*)

L'innervation serait donc une électricité vitale dont les lois ne sont pas encore connues et doivent être étudiées. (*Broussais.*) (*L'ouvrage que je présente au monde médical a pour but l'explication de ces mêmes lois. Fiat lux!*)

L'estomac attire, retient et expulse. (*Galien.*)

La vie attire le bon, le prépare et rejette le mauvais. (*Hippocrate.*)

L'excitabilité s'accumule, s'épuise et se renouvelle. (*Brown.*)

Les rapports convenables des solides, des fluides et des esprits constituent la santé. (*Arétée.*)

Chaque organe possède sa vie particulière. (*Bordeu, Blumenbac.*)

Le pouls est causé par l'exhalation du pneuma contenu dans le cœur et les artères (*Athénée.*)

Le cœur palpite encore quoique mort et vide de sang. (*Plempius.*)

Le pouls n'est que la mesure de la température du corps. (*Paracelse.*)

La chaleur animale est la cause agissante. (*Michel Servet.*)

La vie peut être prolongée comme le feu par l'addition de combustibles. (*Croll.*)

L'air est le père de la santé. (*Les anciens.*)

La chaleur s'entretient par la dissolution des élémens chimiques toujours renouvelés. (*Fourcroy.*)

La couleur vermeille du sang artériel tient à l'oxigène. (*Lower.*)

Les esprits vitaux sont séparés par une véritable distillation. (*Descartes.*)

Il existe une force plastique inhérente à la semence. (*Athénée.*)

Son abus hébète et énerve. (*Alcméon.*)

La chaleur intégrante du sang rouge est plus forte que celle du sang noir. (*Descartes.*)

Quæ faciunt in sano actiones sanas, eadem in ægro morbosas.
(*Hippocrate.*)

La même cause qui détermine les mouvemens dans l'état de santé détermine aussi ceux contre nature. (*Vanhelmont.*)

La maladie est un effort défensif de la Nature. (*Sydenham.*)

Les maladies proviennent des mouvemens trop forts ou trop faibles.
(*Hoffmann.*)

L'erreur de lieux des humeurs produit les maladies. (*Erasistrate.*)

Les maladies sont des accidens et non des substances. (*Eraste.*)

On doit distinguer si les symptômes sont actifs ou passifs. (*Hippocrate.*)

La sueur est un état morbide et contre nature. (*Dioclès.*)

La douleur a une propriété attractive. (*Sylvaticus.*)

La soustraction des irritans détermine l'accumulation du principe irritable. (*Girtanner.*)

Les maladies parcourent les périodes de crudité, de coction et de crise.
(*Hippocrate.*)

Les obstructions des viscères abdominaux sont les causes inconnues de presque toutes les affections chroniques. (*Kœmpf.*)

Il n'existe pas une seule maladie locale. (*Soranus.*)

La fièvre est un effort de la vie pour écarter la mort. (*Bernoulli.*)

Le pouls indique les altérations de la force vitale. (*Praxagore.*)

L'obstruction est la cause productrice de l'inflammation. (*Bœrrhaave.*)

Le but de l'inflammation est de dissiper l'engorgement des vaisseaux, sinon le sang s'altère et se change en pus, quand les forces sont suffisantes.
(*Stahl.*)

La chaleur augmente sensiblement au thermomètre dans les inflam-mations. (*Goupil.*)

Il n'est pas d'autre indication pathologique que le strictum, le mixtum et le laxum. (*Thémison.*)

Le tartre est un excrément qui résulte de la trop grande activité des forces digestives. (*Paracelse.*)

La plupart des maladies du foie sont dues au tartre. (*Id.*)

La veine porte est le siége des obstructions. (*Kœmpe.*)

Il existe une grande affinité entre l'hématémèse, le flux hépatique et les hémorrhoïdes. (*Richter.*)

Le flux hémorrhoïdal guérit ou soulage toutes les maladies chroniques, dont la source réside dans le bas-ventre. Le médecin doit l'entretenir.
                                         (*Stahl*).

L'hydropisie est due aux engorgemens de la rate et du foie.
                                         (*Sammonicus.*)

Jévohah est le médecin du peuple. (*Moyse.*)

Les mouvemens vitaux suffisent pour guérir toutes les maladies. (*Stahl.*)

La Nature est le premier des médecins. (*Hippocrate.*)

Il faut traiter l'ame avec le corps, sans quoi on manque inévitablement son but. (*Apollonius.*)

Tous les médicamens agissent en vertu de la force magnétique qu'ils ont reçue des astres. (*Croll.*)

Les propriétés médicamenteuses résultent des forces substancielles ou de température. (*Eraste.*)

Les qualités premières des médicamens sont le chaud, le froid, le sec et l'humide à différens degrés. (*Galien.*)

Les médicamens agissent bien moins sur les humeurs que sur les parties nerveuses solides et sur les mouvemens. (*Cullen.*)

Les boissons contribuent à rafraîchir le cœur. (*Platon.*)

Tous les remèdes resserrent, relâchent ou opèrent la métasyncrise, c'est-à-dire, rétablissent le rapport naturel entre les pores et les atomes.
                                         (*Thessalus.*)

La diététique guérit plutôt que la pharmacie. (*Rhazès.*)

Les extraits et les sels agissent plus promptement que les racines et les feuilles. (*Gauthier d'Andernac.*)

Les sirops et les sucs froids favorisent la coction. (*Arabes.*)

Il faut beaucoup de rafraîchissans et d'humectans dans les maladies chroniques. (*Mercurialis.*)

Dans toute inflammation, il faut débuter par la saignée. (*Arétée.*)

La saignée est utile dans la pléthore. (*Argentier, Avicenne.*)

Elle convient dans toutes les maladies et même dans le marasme et dans la fièvre hectique. (*Botal.*)

La saignée voisine du mal est la plus avantageuse. (*Paul d'Egine.*)

Les applications irritantes sur le siége de la phlegmasie en accroissent l'intensité. (*Brissot.*)

Le vin est nuisible dans les maladies aiguës. (*Rodrigues.*)

La vraie pléthore se guérit par la diète et les exercices violens, bien plus certainement que par la saignée. (*Portius.*)

Humectez et rafraîchissez dans la fièvre hectique. (*Ahrun.*)

Traitez la fièvre ardente par l'eau froide. (*Rhazès.*)

Les remèdes irritans sont nuisibles. (*Stahl.*)

L'exercice, la diète et l'eau froide sont les meilleurs remèdes des affections sthéniques. (*Hoffmann.*)

Le nitre est antiphlogistique et rafraîchissant. (*Rasori.*)

L'opium est avantageux contre la douleur phlegmasique et les spasmes. (*Huxam.*)

L'expérience est notre seul guide dans l'emploi des remèdes. (*Dogmatiques.*)

Les irritans sont ou positifs ou négatifs. (*Girtanner.*)

Les acides sont utiles contre les maladies alcalines, et vice versâ. (*Sylvius.*)

Les fortifians remédient à la raréfaction de l'air. (*Plater.*)

Le quinquina fortifie les solides. (*Borelly.*)

Il faut neutraliser le tartre du corps par l'acide vitriolique, les acides, les aqueux et les eaux minérales. (*Paracelse.*)

L'opium cause la mort en étouffant la chaleur naturelle. (*Avicenne.*)

Les amers fortifient, les mucilagineux tempèrent, les acides refroidissent, les sels accélèrent l'action médicamenteuse. (*Roger Bacon.*)

Les laxatifs réussissent mieux que les purgatifs contre les crudités et les congestions même considérables. (*Alexandre de Tralles.*)

Les purgatifs rejettent indistinctement les humeurs saines et celles qui sont viciées : aussi sont-ils nuisibles. (*Soranus.*)

Si le corps est resserré, relâchez ; s'il est relâché, resserrez ; s'il est dans l'état mixte, il faut remédier au mal le plus pressant. (*Méthodiques.*)

Les tisanes, les bains et les lavemens émolliens sont souverains dans les vapeurs (*Pomme*) ; et contre les obstructions. (*Kœmpf.*)

L'air vif, le vin, le quinquina, le fer guérissent le scorbut, les scrophules et les maladies de langueur. (*Pinel.*)

Les eaux sulfureuses conviennent dans les hydropisies et les cachexies. (*Averrhoës.*)

Impuissance guérie par l'oxide de fer. (*Mélampe.*)

Mélancolie et folie combattues par l'ellébore blanc. (*Hippocrate.*)

Hemorrhoïdæ solvunt melancholiam. (*Id.*)

Partisans des vomitifs (*Arétée. Rufus.*)

Partisans des laxatifs. (*Archigène. Hoffmann.*)

Les raisins rouges sont excellens dans la phlegmasie du foie. (*Settala.*)

Ennemi des dépuratifs. (*Paracelse.*)

L'ipéca convient contre le flux de ventre et la dyssenterie. (*Helvétius.*)

La limonade est utile dans les fièvres malignes. (*Harris.*)

INVOCATION.

Hommage, mille fois hommage à l'*Éternel*, à toi *grand Être*, omnipotence suprême, *Cause première* de toutes les causes ; à toi que tous les philosophes, que tous les législateurs ont appelé Zeus, Dieu, Jévohah ; à toi le symbole de toutes les religions et l'objet de tous les cultes ; à toi le Théos unique de Socrate, l'Intelligence d'Anaxagore, l'Amour d'Hésiode, le Destin de Zénon, la Providence de la Nature, dirai-je, l'appui des malheureux, la consolation des opprimés, l'espérance des cœurs purs ; à toi mille fois salut et adoration ! ! !.... Si tu n'existais pas, il faudrait t'inventer, s'écriait Voltaire : tant ton existence est nécessaire même pour les sceptiques et les esprits forts ! Mais tu existes, *Cause première !* Et rien ne peut s'opérer sans ton influence et ton activité ! Tout émane de toi, comme d'une source éternelle de rayonnement et de vitalité. C'est ton saint *esprit* qui anime tous les êtres par son expansion électrisante ; c'est lui qui annonce ta puissance et indique ta gloire. Sois donc béni mille fois, *Esprit* saint ! rayon sacré de l'*Éternel*, souffle de la *Providence* divine, moyen immédiat de la *Cause première* incréée. Sois le héros suprême de ma religion nouvelle ; deviens l'objet sacré de mon culte terrestre ; reçois mes philosophiques hommages, et agrée mon ineffable plaisir de connaitre ta réalité ! ! ! Puisse le rayon de ton auréole primordiale pénétrer mon ame, illuminer ma raison, inspirer mon esprit, et faire reluire dans cette *Doctrine* qui t'est consacrée, les principes impérissables de toute philosophie, de toute science et de toute vérité !.....

PRÉFACE.

De tous temps les ames grandes , les imaginations vastes , les génies les plus excentriques ont été travaillés du besoin de découvrir la *nature des choses*. Jetés sur un coin du monde , sur une masse tourbillonnante , les esprits forts , étonnés du présent , ignorans de l'avenir , ont voulu se rendre compte de la vie et de la destinée de l'homme , et s'expliquer même l'existence de l'Univers. Les caractères transcendans qui surgirent par leurs lumières et leurs découvertes au-dessus du niveau social , se livrèrent à une infatigable investigation , aux inductions les plus laborieuses , et voulurent déchiffrer l'hiéroglyphique énigme du monde. Heureuse l'humanité , si ce besoin pressant leur avait fait révéler sans mensonge ni détours , les vérités qu'ils ont pu saisir dans la contemplation de la Nature ! Mais abusant de la crédulité et de la confiance des peuples primitifs , ils ont élevé des statues à des fantômes extravagans ; ils ont divinisé leurs conceptions fiévreuses ; ils ont imposé leur science à l'adoration des simples trompés et exploités.

Reconnaissant la force universelle qui crée , qui conserve et qui détruit toutes choses , les auteurs originaux des théogonies indiennes ont imaginé les dieux Brama , Vichnou et Siva , comme les opérateurs suprêmes de cette triplicité phénoménale. Zoroastre inventa le culte de la lumière. Les philosophes égyptiens , savans dans le mécanisme opérateur des phases astrales , ont proclamé à la multitude l'omnipotence suprême d'Osiris et d'Isis , qui ne représentaient aux initiés que la puissance du soleil et de la lune sur les phénomènes terrestres. Orphée appliqua ce culte de la Nature à la Grèce sauvage ; et poétisa les causes physiques métamorphosées en un paganisme olympien. Hercule, le symbole de la force, le courage sous le nom métaphorique de *Virtus*, le feu qui brillait sur l'autel de Vesta, et toutes les abstractions utiles au corps social furent divinisés dans l'empire romain. Mais un génie à la fois philanthrope et ambitieux, voyant les peuples écrasés sous la tyranie du sabre et des passions, substitua aux anciens dogmes ridiculisés une morale plus opportune d'humanité et de liberté. Plus tard un barbare aventurier opposa de nouveau l'empire de la force à la nouvelle doctrine ébranlée, et imprima à des ames farouches et grossières des dogmes absurdes et passionnans, qu'elles adoptèrent d'autant plus avidement que l'auteur se disait envoyé de Dieu et se proclamait son prophète.

Ainsi dans toutes les religions de la terre, les doctrines théologiques surgirent des idées, des systèmes ou des passions des hommes. A la vue de tant de contradictions théoriques, de tant d'ébranlemens sociaux causés par des imaginations remuantes et ambitieuses, n'est-ce pas contristant de sentir le genre humain ainsi bouleversé et sacrifié ? Le cœur ne saigne-t-il pas à la lecture de l'histoire et des guerres atroces que ces dogmes ont enfantées ? Et le savant n'est-il pas poussé plus que jamais par sa générosité à rechercher les *causes premières des choses*, pour éviter tant de désastres. C'est ce qui m'a porté, jeune encore, à l'étude de la Nature, à la découverte des vérités éternelles. Mais je l'ai fait avec plus de bonne foi que les premiers investigateurs, que les imposteurs fameux qui ont rempli l'Univers de leurs noms et de leurs cultes !

Pourquoi donc depuis l'origine des écoles philosophiques et religieuses, la logique ne s'est-elle pas dit : Si Dieu existe, il n'est pas matière, et par conséquent, il est en dehors du monde. La matière est trop impure et trop avilissante pour que sa majesté et sa grandeur se souillent de son contact. La divinité résiderait donc dans des régions ultra-universelles, surnaturelles et séparées de l'Univers. En qualité d'essence particulière, simple, inétendue, elle serait soustraite à la sensation et à l'intuition de l'homme, qui ne pourrait l'imaginer que par induction. Telle est la vérité première qui découle des plus simples efforts spéculatifs ; car ne serait-ce pas manquer à la dignité de cette conception suprême, que de l'allier à la substance comme partie intégrante du monde.

Cette absurdité inconséquente a inspiré le panthéisme, système ridicule qui identifie Dieu avec les corps physiques, et qui le morcelle comme eux pour présider à leurs opérations particulières. Cette croyance est de l'hypocrisie, du matérialisme déguisé qui n'ose pas s'affubler publiquement du manteau de l'athéisme. Il n'y a pas de milieu possible : Dieu est en dehors du monde comme être spirituel, ou n'est pas. Vous voulez qu'il soit dans un astre, dans une planète, dans un végétal, dans un animal, dans toutes les parties si impures de ce même animal?.. Allez donc, vous ne le pensez pas : ce serait une dérision et un blasphème. Si le panthéisme ne déclare pas que son nom signifie la doctrine du *Monde-Cause*, il est donc une insigne erreur en même temps qu'une monstrueuse et ridicule mythologie.

Maintenant d'autres problêmes apparaissent sur l'horizon de l'investigation philosophique. Il est clair que si Dieu est, il a créé le monde et lui a imprimé ses forces ; que s'il n'est pas, le monde est éternel avec sa condition d'exister, et ne jouit pas moins des mêmes forces. Toute la philosophie *spéculative* réside dans ces deux propositions. La première constitue le théisme et l'autre sa négation. Je ne ferai dans cet écrit ni théodicée, ni antagonisme, parce que MON SEUL BUT EST D'Y DONNER L'EXPLICATION *EXPÉRIMENTALE* DU MONDE..... Quelle que soit donc l'opinion que vous adoptiez ; que vous suiviez le drapeau de d'Holbach ou l'étendard de Rousseau, l'Univers n'en est pas moins un être à part, distinct, individuel, jouissant de ses lois propres. Or, c'est de l'étude de cet être, de cet individu que la science-*pratique* doit s'occuper, comme l'anatomie et la physiologie traitent de l'homme, la botanique d'une plante, la chimie d'un minéral, la géologie de la terre. Et par une étude analogue, l'on arrivera aux vérités générales de la Nature. Voilà dans quel esprit j'ai procédé à la science de l'Univers. Je suis parti analytiquement de la connaissance de l'homme, des animaux, des végétaux, des minéraux, de la planète, pour monter aux vérités synthétiques et à la compréhension des problêmes astronomiques. Et concluant des vérités connues et des lois incessantes communes à toutes les existences, j'ai théorisé leurs généralités, et les ai appliquées à l'ensemble du monde. Voilà tout ce qu'on peut faire en philosophie *positive* et en histoire naturelle ; car cette dernière est la philosophie par excellence, et même toute la philosophie. Arrivé à ces résultats, j'ai entrevu le grand Etre, la *Nature* ; j'ai contemplé son anatomie, je me suis représenté sa physiologie, j'ai saisi ses forces motrices et universelles; je les ai vues, actives au centre de l'Univers, découler en se modifiant, et animer autour de l'astre central les astres primaires, les secondaires, les tertiaires, les terminaux et finalement les planètes. J'ai vu notre terre même, animée par un rayon de la force vivifiante primordiale, infuser sa puissance électrisante dans les minéraux. Ceux-ci par des formations successives et des générations hiérarchiques immenses et transfigurées, l'ont transportée aux plantes, les plantes aux animaux, et parmi eux les espèces inférieures aux supérieures et finalement à l'homme, le sommet de la création. De retour à ce connu, à ce premier type de mon analyse et de mes études, j'ai su par quelle force il était construit, par quelle puissance il était animé, par quelle magie il vivait, sentait, se mouvait. Cette *puissance*, qui est une émanation de la vitalité centrale de la Nature, je l'ai appliquée à la *Science médicale*, j'ai formé avec elle la véritable *doctrine* propre à perfectionner notre art. Tout en lui s'explique par *ses* lois : l'anatomie, la physiologie, l'hygiène, la pathologie, la matière médicale et la thérapeutique, dont j'ai développé les mystères les plus profonds. Jusqu'aujourd'hui ces dernières sciences spéciales étaient sans bases assurées, sans liaison entre elles, sans principes fondamentaux qui autorisassent leur appui réciproque. Mais la connaissance des *Causes premières*, révélées dans cet écrit et déduites des vérités originelles du monde, conduira infailliblement au rationnalisme de leur concours plus judicieux, de leur indication plus précise et de leur application plus bienfaisante.

En parcourant les innovations des plus grands législateurs-médecins, on ne voit partout que confusion, qu'inconséquences et qu'erreurs. De tous temps la pratique médicale n'a été qu'une oscillation dangereuse, qu'un empirisme variable au gré des intelligences. Désormais on appréciera tout, on expliquera tout; les énigmes seront dévoilées, les problèmes résolus et les difficultés brisées par le dogmatisme de la *Doctrine* que la science de la Nature nous a inspirée. Cette doctrine n'a qu'un but, c'est d'expliquer les lois du monde et celles de l'homme, non avec des principes métaphysiques, comme on l'a fait jusqu'ici, mais avec des agens matériels et des moteurs substanciels.

Depuis les investigations les plus antiques de la science, deux camps antagonistes ont toujours été et sont encore en présence. Dans l'un Platon, Galien, Leibnitz, Stahl, Bichat veulent rendre compte de tout par des abstractions *spéculatives* et inventées, telles que l'ame, les facultés, la spiritualité, les propriétés, c'est-à-dire, par de prétendues émanations incorporelles de Dieu : ce qui est une espèce encore plus bizarre de panthéisme. Dans l'autre camp, Démocrite, Asclépiade, Lucrèce, Paracelse, Hoffman et tous les naturalistes trouvent dans les atomes et les forces chimiques intégrantes à leur matérialité, des causes *expérimentales* suffisantes pour expliquer l'Univers. Bacon disait aussi que « l'étude de la Nature est le seul fondement de la philosophie », et Hobbes « que hors du fini, il n'y a pour l'homme ni connaissance ni certitude.» Or l'immatériel étant hors du fini, échappe à l'*expérience, le seul but de mes travaux.* Aussi est-ce la doctrine de ces derniers philosophes que j'ai arborée ; je m'efforce de la perfectionner et de dévoiler avec elle l'énigme du monde et de l'homme. Pour expliquer le monde, j'oppose donc aux rêveries de la philosophie allemande actuelle et aux utopies cosmologiques maintenant en crédit, mes idées sur la *physiologie de la Nature*, qui doit être désormais la philosophie de tous les siècles, parce qu'elle est celle de la vérité !.. Pour expliquer l'homme, j'oppose encore aux abstractions chimériques des qualités chaudes et froides, sèches et humides, des facultés vitales, animales et naturelles, de la tonicité, de l'irritabilité, de l'excitabilité, des propriétés vitales, de l'irritation ; j'oppose, dis-je, à ces principes métaphysiques et menteurs mon *feu* et mon *éther* nerveux, quintessences plastiques de la *force atomistique* de la Nature ; parce que ces moteurs sont élémentaires et vrais, qu'ils expliquent tous les phénomènes et bien plus rationnellement. En donnant de tels agens fluides et substanciels à l'organisme humain, en présentant à la médecine ces principes fondamentaux positifs, je la fais donc entrer dans une carrière nouvelle tout-à-fait contraire à la marche antérieure de tous les siècles, qui se sont toujours perdus jusqu'à nous dans les voies égarantes et ténébreuses de l'abstraction et du mensonge. Je cherche donc dans cet écrit à donner une double impulsion à mon siècle, à le diriger vers une philosophie plus pratique, plus expérimentale, plus satisfaisante ; et à lui inculquer une médecine plus vraie, plus sûre, plus bienfaisante ! Quels que soient les résultats de mes efforts, je déclare à mes contemporains que mes idées n'ont pas été conçues à *priori*, et théorisées d'avance par esprit de système et d'opposition ; mais bien parce qu'elles ont été induites de mes travaux, de mes études et de mes découvertes. Ce sont donc des opinions scientifiques *acquises* que je livre à l'impression, et que je soumets au jugement impartial des esprits droits, des cœurs bienveillans et des amis de la vérité ! Trop heureux si je puis les éclairer, les intéresser, les persuader et les rallier sous la bannière nouvelle du *causalisme médical*, c'est-à-dire, de la *doctrine des causes premières de l'homme*.

Cette doctrine s'appuie sur la science même de la Nature, sur les forces constitutionnelles de la matière, sur les lois organiques et physiologiques du grand Etre, sur la transmission de la vitalité primordiale et de la puissance plastique du tronc universel à ses branches astrales immédiates, à leurs rameaux étoilés, à leurs innombrables ramuscules solaires, à l'immensité de leurs appendices planétaires, sattellitaires et cométaires. Nos idées fondamentales reposent donc sur la science même de la Nature dévoilée et démontrée vivante et organisée. Sa vie et son organisation se transfigurent et s'infusent des parties sidérales dans les corps opaques. Et notre terre même, comme toutes les autres planètes, communique son feu animateur aux minéraux, pour les douer de leurs propriétés chimiques. Les minéraux, à l'aide des forces atomistiques de la matière qui les forme, se changent en végétaux, où l'activité plastique suprême commence à ébaucher les formes et les lois physiologiques. Les végétaux à leur tour se transforment en animaux, en purifiant encore et la substance intégrante qui devient nerveuse, et les manifestations sublimes de la puissance fondamentale du monde, qui s'élève à l'énergie musculaire et à la conception sensoriale, les résultats les plus purs et les plus merveilleux qui couronnent l'œuvre extraordinaire de la création universelle, ou plutôt l'arbre de la Nature physiologiquement construite et animée.

Si les animaux dérivent des végétaux, ceux-ci des minéraux, et ces derniers de notre globe; si les planètes à leur tour proviennent des derniers soleils, ceux-ci des étoiles intermédiaires, ces dernières des premiers astres, et enfin ces premiers astres du tronc originel du monde; et si leurs lois découlent des unes des autres de même que leurs matériaux anatomiques, on peut donc dire que la force vive de l'Univers se réfléchit dans les créatures depuis le centre jusqu'aux extrémités. Et comme l'homme est le dernier produit de ce travail élaborateur immense et de la série prodigieuse de toutes les productions physiologiques de la Nature, *l'homme* en sera donc le résumé; il contiendra l'analyse de ses lois; il sera lui-même dans sa substance un extrait plus pur de ses formes et de ses élémens. Voilà ce qui doit faire la base de la philosophie ; voilà l'étude profonde qui conduira l'investigateur à la connaissance de l'absolu et à la découverte de toutes les lois relatives propres à faire notre bonheur. Alors ce sera le triomphe de la vérité ! Et cette divinité sainte nous inspirera une religion digne d'elle. Elle nous suggérera une théorie politique conforme à la nature supérieure de l'homme ; elle fera briller à jamais les principes de liberté, d'égalité et d'ordre ; elle multipliera les bienfaits de la civilisation ; elle purifiera les mœurs, éteindra les mauvaises passions, propagera les lumières et les arts ; et la Médecine fondée sur les mêmes principes généraux qui président à l'animation du monde et à la conservation du corps social, prendra définitivement l'empreinte auguste de la vérité universelle. Elle expliquera les motifs de l'anatomie ; elle fournira les raisons de la physiologie ; elle enseignera les moyens de l'hygiène ; elle découvrira les causes de la pathologie ; elle révélera les ressources de la matière médicale ; elle développera la puissance de la thérapeutique. En un mot, notre Doctrine embrassera tout, revêtant le cachet universel de la Nature même, et proclamant son secret à notre génération étonnée. Un tel espoir autorise suffisamment, je pense, le titre d'*Evangile médical* que nous appliquons à cet ouvrage ; car c'est la lumière elle-même que nous apportons aux humains en général et à l'art de guérir en particulier.

En vain l'esprit de système et d'opposition, en vain les opinions actuellement en crédit, en vain le mauvais vouloir, sous quelque forme qu'il se présente, s'efforceront de lutter contre la vérité que l'Eternel a infusée par mon organe dans cet écrit mystérieux et qui appelle l'avenir ; il renversera toutes les barrières, parce qu'il exprime l'ensemble même des forces de la Nature. Et la Nature est irrésistible ; elle se fait jour tôt ou tard, pour déployer et glorifier ses héroïques et ses bienfaisantes productions !

TRAITÉ

DES

CAUSES PREMIÈRES

DE

L'HOMME.

CHAPITRE PREMIER.

L'HISTOIRE.

Si nous jetons un coup d'œil historique sur les grands hommes qui nous ont précédés dans la marche des générations, nous voyons que les pensées théoriques se sont modifiées graduellement de systémateur en systémateur, depuis l'origine la plus reculée jusqu'à nous. Tour à tour les opinions se sont renversées. Hippocrate, dogmatique, est contredit par l'empirique Sérapion; Érasistrate condamne la saignée si utilisée avant lui et blâme la purgation avec Hérophyle qui, contrairement à son émule, emploie une polypharmacie trop complexe; Asclépiade veut tout soumettre à sa médecine corpusculaire, qui ne considère que l'état des pores. Son disciple Thémison lui succède, et laisse une plus grande renommée par son *strictum* (le resserré) et son *laxum* (le relâché), qui ont immortalisé Brown et Broussais, ses imitateurs sthénique et asthénique. Galien apparaît et les éclipse tous avec son intempérie et ses facultés vitales, animales et naturelles, la source des propriétés physiologiques modernes.

Un laps de plusieurs siècles de barbarie s'écoule jusqu'aux Arabes, qui imitent servilement les anciens et renchérissent sur leurs médications gorgeantes par leurs confections, leurs sirops, leurs potions composées et leurs préparations chimiques, si fatales aux âges suivans. Car c'est à elles que nous devons le système du sel, du soufre et du mercure de l'astrologue Paracelse qui les soumettait à une cause première occulte, l'Archée. Vanhelmont, Sylvius et Wyllis font du corps de l'homme un laboratoire de chimie, et préparent à la médecine un gouffre d'erreurs, où se précipitent les souffleurs de la renaissance et les Iatrosophes-mécaniciens, sous la bannière de Borelli et du grand Boërrhave.

Mais ici une aurore de vérité semble luire pour notre art. Stahl, l'immortel Stahl, découvre un phénomène transportant, la *tonicité !* Non, l'attraction dans les sciences physiques n'eut pas plus d'influence que la *tonicité* dans les physiologiques. Car c'est elle qui, théorisée dans des têtes brûlantes et glorieuses, inspire le spasme à Hoffman, l'irritabilité à Haller, l'excitabilité à Brown, la sensibilité à Bichat. Mais, pour ces grands génies, ces facultés étaient métaphysiques, abstraites, immatérielles. Bordeu, au contraire, les localise et crée par-là le solidisme ou la médecine organique. Barthèz les généralise encore sous le nom de *principe vital.* Mais ces causes premières de notre être, en produisant la vie, occasionnent aussi les maladies ; et toute maladie commence par un phénomène indispensable, l'inflammation, connue de temps immémorial, si bien décrite et guérie par Hippocrate, généralisée et systématisée, il y a vingt siècles, par Erasistrate, sous le nom de *plénitude*, qui était pour lui son synonyme; car il le dit en toutes lettres. Et bien, ce phénomène a été le pivot de la doctrine de Broussais qui, ne voyant partout que phlegmasie, abusa et fit tant abuser des affaiblissans.

Tel est le cadre raccourci de l'histoire de la Médecine jusqu'à notre époque, qui, sous le rapport de la théorie, n'est guère plus avancée que du temps de Galien. Cet aveu ne serait pas propre à faire considérer notre art à sa juste valeur, si, par une heureuse compensation, nous ne proclamions hautement, avec Baglivi, que la pratique a presque toujours été séparée de la spéculation, et que les plus grands systémateurs que j'ai cités, ont été les meilleurs observateurs. Or, notre art, basé sur l'observation minutieuse des résultats, aidée de l'analogie et de l'induction, a marché, de siècle en siècle, au flambeau de l'imitation de la pratique la plus avantageuse : ce qui a élevé la médecine à l'état de progrès où elle se trouve aujourd'hui. Mais ce progrès n'est qu'un jalon sur la route de la vérité absolue ; ce n'est qu'une lueur dans les ténèbres de la nuit. Les plus grands médecins de l'antiquité, comme nos contemporains, ont toujours tâtonné. Sans doute, avec le caducée de l'aveugle Encyclopédiste, ils frappaient la maladie plus souvent que le malade, parce que, chez eux, l'inspiration spontanée suppléait à la connaissance des lois premières de l'homme. Car sans la connaissance de ces lois, on ne marchera jamais que par un *empirisme raisonné*, comme le disait Stahl : au lieu de se guider à l'étoile polaire d'un dogmatisme mathématique. Or, depuis mon initiation à la science, j'ai commenté l'histoire, j'ai analysé tous les systèmes saillans, j'ai disséqué Bichat et pressuré toutes les innovations ; ils m'ont conduit à la connaissance suprême de la vie. Oui, je connais la vie ! Ce problème, recherché depuis tant de siècles, m'a apparu dans la nuit des mystères les plus profonds de la Nature. Et c'est la connaissance de la vie et de ses lois qui dirige ma médication, éclaire mon diagnostic, me prévient long-temps d'avance de l'issue heureuse ou funeste du mal. Qui eût dit jamais que notre art arriverait à cette vérité transportante d'admiration et si prodigieusement féconde en résultats médicaux et politiques ? En résultats médicaux, parce qu'elle doit totalement changer l'édifice curateur et le rebâtir de fond en comble ; en résultats politiques, parce que, une fois la vie et l'âme connues pour des fonctions organiques, l'horizon des idées s'étendra comme le cercle de l'aurore, et les expansions individuelles électrisées arriveront plus vîte à la science et au génie, en même temps qu'il sera plus difficile de nous endormir par des croyances religieuses discréditées et de nous museler gouvernementalement par de prétendus droits divins reconnus imaginaires. Or, c'est à cette révélation de la vie que nous allons procéder : ce que nous ne pouvons faire, sans donner une idée de la Nature générale, des êtres qu'elle a successivement engendrés, des animaux, ses derniers résultats, pour arriver à l'homme, le produit terminal de l'évolution des choses.

CHAPITRE II.

LA NATURE.

Les esprits transcendans qui ont temporairement illuminé les siècles de leurs phases philosophiques, comme Pythagore, Zoroastre, Héraclite, Platon, Aristote, Lucrèce, Newton, Leibnitz et tant d'autres antérieurs, intermédiaires et postérieurs, ont bâti des systèmes de l'univers sur le sable de leur imagination. Tout a croulé ; il ne reste plus de ces grands hommes que la pensée suprême qui a provoqué leurs systèmes passagers. C'est ainsi que Pythagore a vu, dans les phénomènes périodiques, la possibilité d'expliquer tout par les nombres ; que Zoroastre, appréciant les bienfaits du soleil, a célébré sa puissance par la théorie des émanations ; que Thalès regardait l'eau, Héraclite le feu, Zénon l'air, Anaxagore l'intelligence, Platon l'immatérialité, Newton l'attraction, Leibnitz les monades, etc., comme les principes fondamentaux de la nature. Mais ce ne sont que des opinions individuelles, que des matériaux simples avec lesquels un architecte plus heureux édifiera le colosse irrenversable de la vérité.

Si donc l'on résume toutes les idées antiques, toutes les tentatives du moyen-âge et toutes les conceptions philosophiques modernes, on verra que, quels que soient les efforts de l'esprit humain, ils se réduisent à cette double pensée : *l'action* et la *passion*, la force et la matière. Tout ce qui est en dehors de ces deux principes primitifs est abstraction, erreur, fourberie. Oui, dans l'univers, il n'y a qu'*activité* (*phlox* [1]) et que *passivité* (*aphlox* [2]); oui, dans l'univers, il n'y a que des élémens qui en sont doués. Ainsi, pour nous, élémens *actifs* ou phloxiques, phlogistiques, et élémens *passifs* ou aphloxiques, antiphlogistiques, seront la base de toute interprétation de la Nature qui, loin d'être un assemblage confus d'êtres épars, comme on l'a cru jusqu'ici, est, au contraire, une majestueuse et grandiose organisation vivante qui a un centre et des extrémités, donnant à ses parties temporaires les facultés changeantes de naître, de croître, de se reproduire, de décroître et de mourir, les résultats incoërcibles de l'*activité* et de la *passivité* des atômes. Esquissons donc en raccourci cette explication universelle.

La *Nature*, comme un germe qui se développe, comme le gland d'un chêne qui fait surgir sa radicule et sa plantule naissantes, n'était, dans la primordialité des temps, qu'une masse analogue d'atômes *actifs* et d'atômes *passifs* confondus. Mais les premiers, par leurs lois constitutionnelles d'*attraction*, de *sécrétisme* (ou pouvoir modificateur) et d'*expansion*, réagirent sur les seconds, se marièrent avec eux et organisèrent et animèrent l'ensemble du monde. Par l'attraction, les atômes *passifs*, entièrement inertes, se précipitèrent dans le tourbillon des *actifs*. Ceux-ci, par leur force intégrante, les brûlèrent, les

---

[1] *Phlox* de φλοξ, feu, flamme. (Voyez le Dictionnaire à la fin et pour ce mot et pour ses dérivés *phloxiques*, *aphloxiques*, etc.)

[2] *Aphlox*, privation de feu, de flamme.

sécrétèrent, les modifièrent intimement, en s'identifiant à eux, et les rayonnèrent pour former successivement les premiers astres, les intermédiaires et les derniers soleils, dont l'innombrabilité, loin d'être jetée dans l'espace confusément et avec désordre, est, au contraire, disposée sous la forme organique et s'est déroulée progressivement, comme le germe d'un arbre développe graduellement des organes qui deviennent, à la longue, un tronc, des branches, des rameaux, des ramuscules, des feuilles, des fleurs et des fruits. De sorte que l'univers est un grand être arboréal, organisé et vivant : organisé dans sa *passivité* et vivant dans son *activité* constituantes. Il a donc, 1° un tronc qui est un immense astre central; 2° des branches qui sont des voies lactées colossales, pivotantes sur lui; 3° des rameaux ou longues traînées de constellations attenantes aux voies lactées multiples; 4° des ramuscules ou lignes d'étoiles dépendantes des rameaux constellaires; enfin 5° des terminaisons solaires, les centres comme floraux des corps opaques, également ramifiés dans leurs progressions finalement décroissantes en planètes, satellites et comètes, les extrémités du grand arbre de la Nature. Tout cet ensemble activo-passif *attire*, *sécrète* ou *combure* (son synonyme) et *rayonne*. Telle est la trinité des lois suprêmes de l'univers qui se maintient par elles. Par l'*attraction* tout s'alimente et se conserve; par le *sécrétisme* ou combustion assimilatrice, tout se modifie et se métamorphose; par l'*expansion* ou pouvoir rayonnant, tout se reproduit. Voilà comme le centre général s'use au profit des branches sidérales immédiates qui les remplaceront pour se consumer au profit des rameaux étoilés annexes, qui les remplaceront encore pour grossir à leurs dépens les ramuscules solaires terminaux, qui se désassimileront eux-mêmes au profit des planètes, qui s'embraseront à leur place pour développer les bourgeons satellitaires; lesquels passeront par la même série d'accroissement depuis le centre jusqu'aux extrémités, et ainsi de suite, par une marche éternelle, inarrêtable et devant arriver dans des millions, des milliards de siècles ajoutés à des milliards et multipliés autant de fois par eux-mêmes.

La Nature a donc une progression active, une ascension absolue, un développement incessant, dû à la force atomistique qui règle et modifie la passivité du monde, en lui donnant l'animation organique. De sorte que depuis le centre embrasé jusqu'aux terminaisons opaques, la matière change de nature, se perfectionne et se purifie à mesure qu'elle s'élève vers les planètes et les satellites. Notre terre est donc un résultat comme floral de ce travail élaborateur immense. Mais, comme sa mère, elle est aussi vivante et organisée; vivante par l'attraction de sa moëlle brûlante, qui répand ses rayons métalliques jusque dans la masse, où ils ont soulevé les montagnes, les côteaux, les pentes; appelant dans son foyer tous les matériaux possibles, que des cavités sous-marines, que des communications volcaniques, que des soutirations absorbantes entraînent jusqu'à lui, pour qu'il les brûle, les modifie, les rejète, soit à l'état solide, comme les excrétions des volcans partout homogènes et la véritable fibrine avec laquelle il grossit sa masse; soit à l'état liquide, en vaporisant, par une transpiration perpétuelle, les eaux minérales ou simples, dont le retour (depuis les diverses sources jusqu'au seuil de son foyer, le point communicatif et le plus profond de la mer), en produisant les ruisseaux, les rivières, les fleuves et les océans eux-mêmes, a escarpé les coteaux, creusé les vallées, approfondi les plaines et déterminé ce bassin immense qui en contient la masse, réservée à l'alimentation permanente de l'individualité prodigieuse de notre terre. De sorte qu'il existe, du centre à la périphérie, un cours incessant des matériaux du globe, qui se purifie et s'accroît constamment par la trinité de ses lois, l'*attraction*, le *sécrétisme* et l'*expansion*. Et ces lois ont organiquement déroulé les premiers minéraux, et les ont successivement disposés sous formes concentriques, comme les terrains primordiaux et même les secondaires, dont l'ordre fut troublé par des explosions volcaniques ultérieures qui en bouleversèrent, transmuèrent et fracassèrent les projections. Les terrains d'alluvions ont apparu ensuite; mais depuis, les eaux les ont morcelés, disgrégés, retournés, en formant néanmoins des couches superficielles, le cachet indélébile de l'organisation interne de la terre, qui s'est développée successivement comme les lames circulaires du tronc d'un vieux arbre. Mais à mesure que cet ensemble grandissant s'arrondit et que les minéraux se superposèrent, l'*activité* plastique de la nature, représentée, dans notre planète, par ses rayonnemens propres électro-caloriques, a formé, à l'aide de la lumière solaire, des ébauches végétales, et leur a donné, comme à tout l'univers dont elles dérivaient, la même puissance d'*attirer*, de *sécréter* et de *rayonner :* ce qui les a fait vivre temporairement et se reproduire sans cesse.

Mais dans le cours général des productions consécutives, comme dans l'ascension individuelle d'un rosier, la matière s'est épurée, la force active s'est élaborée ; et les générations , se déroulant toujours , ont amené des créations plus exquises et même des pulpes sentantes : ce qui a valu et la série admirable des végétaux et la progression plus admirable encore des animaux. Les végétaux et les animaux dérivent donc de la nature générale , puisqu'ils sont les enfans directs de la force planétaire et de sa matière constituante. Ces êtres organisés sucent donc sans cesse le lait d'une nourrice qui s'épuise en leur donnant et son feu et ses élémens , transformés dans leur nature et apparaissant sous les formes végétales et animales si diversifiées.

De même que l'Univers, dans son ensemble, depuis son centre jusqu'à ses extrémités, se purifie dans sa progression ; et de même que la terre , depuis son noyau jusqu'aux termes extrêmes de ses déroulemens montueux et minéraux , s'élabore dans sa texture ; de même la série des végétaux et des animaux se perfectionne progressivement dans ses évolutions graduelles. De sorte que les plantes , originellement grossières , en s'épurant de siècle en siècle , ont amené les exquises de notre époque. De même les animaux monstrueux des premiers âges , en s'engendrant successivement , ont développé les types contemporains qui excitent notre surprise , et à la tête desquels s'élève l'homme , le point sommital de la création , et qui est à l'Univers ce que l'anthère et le stigmate d'une fleur sont à la tige qui les a provoqués. De sorte qu'on peut descendre *l'arbre de la Nature*, de l'homme au singe , du singe aux quadrupèdes , de ceux-ci aux oiseaux , aux reptiles , aux poissons , aux crustacées , aux mollusques, aux insectes , aux vers et aux polypes , dérivés des principaux débris végétaux , entrés en fermentation par l'action de l'électricité et du calorique terrestres , aidés de l'illumination solaire. Et des végétaux , l'on pourrait également descendre la chaîne depuis les cynarocéphales , les corymbifères et les plantes les plus sensibles jusqu'aux monocotylédonées et aux agames , les plus bruts des êtres qui végètent sur le sol, leur matrice minérale. *L'homme*, finalement , sera donc pour nous la fleur de la Nature ; les animaux , les intermédiaires qui les rattachent aux végétaux ; ces derniers, les anneaux qui enchaînent les précédens aux minéraux; et enfin les minéraux , les annexes de la terre, qui est liée au soleil par les lois *d'attraction* et *d'expansion* ; tandis que ce dernier se rattache aux ramuscules étoilés , ceux-ci aux rameaux constellaires attenant aux branches sidérales , ou voies lactées , qui pivotent elles-mêmes sur l'essieu brûlant, le foyer central , la moëlle rayonnante de la Nature organisée qu'elle anime.

Nous allons donc nous occuper de l'homme dont l'origine , les liens et la place dans l'Univers , sont désormais connus et sanctionnés par l'analogie et les rapports de toutes les productions du Monde.

CHAPITRE III.

PASSIVITÉ ET ACTIVITÉ INSENSIBLE ET SENSORIALE DE L'HOMME.

La matière *passive* , que je nomme *l'aphlox* , s'étant modifiée depuis le tronc central de la Nature jusqu'à l'organisation humaine terminale , dans son passage par les intermédiaires étoilés, planétaires , minéraux , végétaux et animaux précédens , a fini par former , dans l'homme , par son mariage ou son identification avec la matière *active* , que j'appelle le *phlox* , a fini, dis-je, par former de la pulpe nerveuse extrêmement exquise ; de la fibrine , de l'albumine , de la gélatine et du tissu osseux animés. Je dis animés , parce que tant que l'homme vit , l'activité intrinsèque , à laquelle il doit sa vitalité , s'exerce avec plénitude , se conserve , se dépense et se répare ; tandis que la mort n'est que l'évaporation de son souffle électrisant , que la cessation du mouvement qui travaille le fluide animateur. L'état de vie suppose donc : 1° le *sécrétisme* inhérent à l'activité constituante ; 2° *l'attraction* de la matière qui est cette activité ; 3° *l'expansion* ou fluide actif dégagé ; tandis que l'état de mort entraîne l'idée de la suppression : 1° de *l'expansion* , puisqu'il n'y a plus rien d'irradié ; 2° du *sécrétisme* , puisqu'il n'existe plus de travail fondamental ; et 3° de *l'attraction* , puisque la matière *active* , en partie exhalée , est trop insuffisante pour appeler autant de fluides qu'il en faudrait pour animer des rouages dont la *passivité* , chez l'adulte , s'élève au poids de 75 kilogr. Le corps de l'homme mort est donc comme éventé, désélectrisé, refroidi : ce qui suppose 1° un fluide comme solaire qui l'échauffe, qui l'électrise, qui l'anime ; 2° un acte qui produise ce fluide vivifiant ; 3° une gangue , une matrice , un organe qui soit le siége primitif , originel de cet acte conservateur. Ce siége est la pulpe nerveuse grise , depuis le renflement supérieur du cerveau et les parties grises de la moëlle épinière , jusqu'à ses trente-un filets doubles qui aboutissent aux ganglions gris pectoraux et abdominaux , ainsi

qu'à leurs terminaisons , dans tous les organes , en filets , en
mailles , en nappes , en membranes , etc. Voilà le siége de la
vie organique , voilà la matière qui la contient dans sa sphère.
N'allez plus la chercher ailleurs , car elle n'est que là..... Repré-
sentant une purification extrême du *phlox* ou de l'*activité* matérielle de la Nature , cette pulpe nerveuve grise est douée , comme
sa mère , d'une *attraction* intégrante qui , lorsqu'elle est satis-
faite , cause la vie ; tandis qu'elle produit la mort dans le cas
contraire. C'est-à-dire , que les fluides sollicités arrivent sur elle,
sont travaillés en elle par un mouvement capital que j'ai nommé
sécrétisme (action de sécréter) ; lequel s'opère dans toute la continuité de la substance grise , dans tous les appendices fibrineux,
albumineux, gélatineux, osseux , qui encroûtent ses terminaisons
extrêmes , pour constituer les organes , les appareils , les systèmes de la vie végétale ou inconsciente. De sorte que la pulpe
grise subtilisant , par son *sécrétisme* , les alimens sanguins qui
l'abordent , se plénifie , s'enivre , se sature d'un fluide analogue
à son essence ; et ce fluide que j'appelle *phlox* ou feu nerveux ,
fluide nerveux , électron vital , rayonne de toutes les parties de
son domaine par l'*expansion* orbiculaire , divergente , c'est-à-
dire , générale et dans toutes les directions ; et ce fluide va enivrer , saturer, électriser tous les organes aboutissant à la pulpe
grise ganglionnaire , rachidienne et cérébello-cérébrale. De sorte
qu'il existe un point de départ de la vie : le grand renflement encéphalique nerveux gris , qui transporte le feu nerveux à la
moëlle grise épinière, qui le communique à ses rameaux, lesquels
aux ganglions , lesquels aux organes contigus , et par une hiérarchie ascensionnelle et directe , c'est-à-dire , 1° aux artères ;
2° aux veines ; 3° aux lymphatiques ; 4° au tissu cellulaire et aux
glandes ; 5° aux tissus tendineux , synovial et osseux , et à tous
les rouages où toutes ces parties entrent élémentairement, comme
les muscles et les viscères. Lesquels rouages , dans l'état de vie ,
sont aussi saturés , électrisés par le phlox , par le feu nerveux
rayonnant du grand renflement primordial et de ses annexes immédiats et médiats ; et le sécrètent et le rayonnent encore comme
eux. C'est ce rayonnement, incessant pendant l'existence , qui
produit toutes les propriétés vitales des physiologistes qui les
ont abstraites , qui les ont décrites en métaphysiciens, tandis que
c'est un *phlox*, un feu , un fluide , un électron de même essence que la pulpe active grise qui le dégage.
Nous voyons donc plus profondément dans le sein de la Nature

humaine que les grands hommes qui nous ont précédés, puisqu'ils n'ont proclamé que des qualités immatérielles, vagues, imaginaires dans leur conception, quoique positives dans leurs effets réels de contractilité, d'irritabilité, d'érectilité, etc., toutes, les produits de l'élasticité du phlox, du feu nerveux, quand il s'oppose un obstacle à son rayonnement, qui vient toujours, finalement, d'un organe; pénultièmement, d'un rameau ganglionnaire; anté-pénultièmement, d'un ganglion; après, d'un filet rachidien aboutissant à ce ganglion; ensuite, de la moëlle grise, et primordialement, des gros renflemens gris cérébello-cérébraux : quoique le tout vive en même temps, je veux dire *sécrète* concomitamment et avec coïncidence, harmonie, co-existence.

Si la *pulpe grise* est le siége primitif de la vie, le phlox, le *feu* qu'elle dégage en est donc l'instrument. C'est donc ses lois que nous devons dévoiler.

Ce phlox, ce feu n'a qu'une direction, il rayonne centralement du tronc nerveux gris cérébro-rachidien, pour s'irradier par les ganglions et leurs rameaux, qui aboutissent aux appareils et aux viscères. Le point de départ de l'agent nerveux est donc connu. Nous arriverons à l'autre point du cercle, où nous verrons comment cet agent suprême se conserve, répare et effectue ses dépenses vitales. Son rayonnement animateur part de tous les rouages de l'homme, en suivant la hiérarchie comme arboréale de son organisme; arrivant, 1° aux organes fibrineux; 2° aux albumineux, et 3° aux gélatino-osseux, qui sont pour lui ce que les branches, les rameaux, les ramuscules, les feuilles, les fleurs et les fruits d'un arbre sont aux élémens quintessenciels d'une sève végétale. Si ce rayonnement nerveux n'éprouvait pas d'obstacle dans son dégagement, il s'évaporerait soudain, d'un trait, et se dépenserait tout d'un coup. Si, au contraire, il en éprouvait trop, comme un feu qu'on surcharge de combustible, il étoufferait sous cette oppression. Voilà donc deux causes premières de mort, c'est-à-dire, d'extinction du *sécrétisme* et de son *expansion*. Aussi la Nature si sage, puisque c'est par l'essai et la pratique successive des faits, et non par des causes finales, qu'elle arrive à ses sublimes résultats; aussi, dis-je, la Nature si sage a-t-elle établi ces conditions harmoniques de l'existence animale par le *stimulus* incessant de l'air et des alimens, qui oppriment momentanément le rayonnement nerveux, et seulement dans des rapports propres non à l'éteindre, mais à l'entretenir. Brown a senti

ce besoin temporaire de concentration , sans en savoir la cause ,
et il l'a nommé excitabilité. Or , le phlox , le feu nerveux ,
dans son rayonnement , a besoin d'être arrêté , si non, il s'évaporerait complétement ; et c'est dans cette mesure d'obstacle que
consiste la santé. Tandis que la maladie provient du degré plus
ou moins désharmonique entre ce besoin satisfait et , d'une part,
son entière évaporation et, de l'autre , son absolue compression.
On voit donc que nous n'employons plus de métaphysique dans
l'explication de la vie , mais bien des mots positifs , physiques
même : comme *sécrétisme* , phlox ou feu nerveux rayonnant et
élastique , son dégagement libre , son obstacle modéré fort ou
faible. La Médecine commence donc une ère nouvelle , où le
vague et l'incertitude antérieurs s'éclipseront devant l'illumination des faits primordiaux de l'économie.

Eh bien , le phlox , le *feu* nerveux éprouve cette concentration nécessaire à son entretien par le sang rouge dans lequel il
circule , par lequel il rayonne dans tous les organes. 1° Comme
tous les filets ganglionnaires principaux se terminent dans les
artères qu'ils constituent ; 2° comme celles-ci continuent le
rayonnement nerveux émané du centre sécréteur ; 3° comme elles
contiennent du sang rouge : il s'en suit que le fluide animateur
enivre le sang , le sature , l'électrise , se dépense avec lui. Mais ce
sang , en contact avec l'air atmosphérique dans le tissu aréolaire
des poumons , et impulsé par la force divergente du feu nerveux
central , éprouvant un obstacle par le poids de la colonne aérienne
modifiée par la température et les vents ; ce sang , dis-je , est
refoulé à l'intérieur contre les parois artérielles , dont le feu
nerveux exhalant , alors comprimé , oppose un point d'arrêt au
sécrétisme primordial pendant la respiration ; temps employé
par lui à absorber l'oxigène , le calorique , l'électron et la lumière
de l'air, pour aviver son foyer. Mais incontinent son fluide élastique , renforcé par la réaction , cause du pouls qui la manifeste et
la mesure , fait refouler cette colonne aérienne opprimante ,
jusqu'à ce que son retour , élastique aussi , concentre de nouveau
le rayonnement vital ; et *vice versà* , par une alternative incessante , fatalement indispensable à la combustion vitale qu'elle
continue. Voilà donc les fonctions respiratoires expliquées dans
leur nature , leur jeu et leur but qui est la réparation phloxique
du foyer sécréteur. L'appareil qui y préside est donc en quelque
sorte destiné à l'alimentation de l'*activité* de l'homme. Nous allons
voir que celui de la digestion , quoique remplissant le même

office, est aussi consacré à l'entretien de sa *passivité*, c'est-à-dire, à fonder la charpente et les ressorts matériels par lesquels sa vie végétale se maintient, et sa vie consciente, dont nous parlerons plus tard, se dresse avec équilibre et exerce avec plénitude ses facultés d'un autre ordre, également attractives ou sensuelles, sécrétrices ou intellectuelles, et rayonnantes ou volontaires et locomotrices.

Nous savons que la *vie* radicale, organique, végétale, siège dans l'arbre gris cérébro-cérébelleux, dans sa tige épinière, dans ses rameaux gris latéraux, aboutissant, d'une part, aux ganglions pectoraux cardiaques et pulmonaires, et, de l'autre, aux abdominaux solaires, mésentériques, etc. Nous savons aussi que cette vie consiste dans le phlox, dans l'*activité atomistique* de cette pulpe électrisée, qui se manifeste par les trois lois universelles inhérentes à toute matière active, je veux dire, 1° l'*attraction*, 2° le *sécrétisme* qui en est la conséquence première, et 3° l'*expansion* nerveuse, leur résultat secondaire inévitable. C'est ce rayonnement identique du *phlox*, du *feu* électrique qui, divergeant de toutes les parties de l'arbre nerveux gris, va enivrer tous les organes attenant à ses terminaisons analogues, et les pénètre aussi, les sature proportionnellement à sa présence, et doue, entre autres, les poumons de l'*élasticité* physiologique propre à résister aux excitans respirables de l'air atmosphérique. Eh bien, cette plénitude nerveuse électrise aussi, par la même expansion générale, tous les organes gastriques; et lorsque les dépenses du foyer vital lui ont fait sentir sa vacuité impuissante, son *attraction* s'exerce par la sensation de la faim qu'il suscite au *sensorium* ; et les alimens sont transportés dans les cavités gastro-intestinales, où leur présence (concentrative pour le feu nerveux rayonnant par les terminaisons grises des membranes muqueuses), où leur présence, dis-je, opposant un obstacle à son dégagement, fait réagir la colonne calorique ganglionnaire postérieure, dont l'électricité cherche à s'opposer à cette oppression temporaire des alimens. Cette réaction dirigée contre tout l'estomac, sur la masse digestive, l'échauffe, la pénètre, l'atténue, la liquéfie et constitue et la coction et la chylification. Alors les molécules nourricières sont divisées en deux parties. Les unes, offrant encore assez d'aspérités et d'expansion propre pour offenser le rayonnement nerveux des muqueuses, sont poussées élastiquement par elles jusqu'au sphincter de la défécation; tandis que les autres, n'offrant plus de résistance en raison de leur extrême subtilisation, sont happées

par l'attraction majeure du foyer vital qui fait sentir à toute
l'économie son grand vide absolutiste ; lequel s'exerce, 1° par la
ventouse grise de la partie corticale du cerveau , point de départ
de l'arbre vital ; 2° en sens contraire à la divergence de son
rayonnement incoërcible , par les plexus cardiaques et pulmonaires , au moyen des veines caves , du cœur droit et des poumons ; et 3° par les vaisseaux chylifères qui communiquent avec
ces derniers par les veines sous-clavières. N'oublions donc pas ce
grand vide de la vie organique qui appète , par de véritables racines appropriées , les moyens de réparer l'esprit nerveux de
l'arbre gris. Eh bien , la ventouse grise mentionnée , convoitant
sans cesse , attire , au plus profond de son sanctuaire , les parties
chyleuses formées dans l'acte digestif ; et ce chyle est , 1° pompé
par les absorbans lactés qui aboutissent aux sous-clavières , et
2° repompé par l'appareil respiratoire qui le vivifie par deux
fonctions capitales : la première , l'oxigénation atmosphérique,
et la seconde , l'innervation , l'électrisation de ce chyle , par la
réaction expansive des filets gris cardio-pulmonaires , qui exhalent , à chaque expiration , une bouffée de feu-nerveux gris ,
lequel sature le sang et le chyle, et leur donne , avec sa présence
propre et les principes spiritueux de l'air respiré , l'assimilation
organique conditionnellement nécessaire à ce qu'il puisse aborder
le sanctuaire de la vie , la grande ventouse grise cérébro-cérébel-
leuse. Et ce sanctuaire focal , au moyen des carotides internes
et des vertébrales , ainsi que de la pie-mère et de toutes leurs
terminaisons qui s'éteignent dans le tissu cortical encéphalique,
s'abreuve de sang, dans lequel il s'enivre des parties spiritueuses,
éthérées , lumineuses , électriques, en un mot , des atômes actifs
formés par l'hématose et les principes alimentaires ; et après s'en
être saturé par son *attraction* intégrante , il les travaille , les
distille , les sublime par son *sécrétisme* ; et par son *rayonnement* inévitable , en gonfle , en ballonne sa tige épinière et toutes
ses ramifications aboutissant aux organes aussi enivrés , qu'il
doue , avec sa plénitude électrique, de la faculté de le rayonner,
de le tamiser, de le dépenser. Cette faculté , opposant une résistance élastique aux excitans habituels soit *circumfusa*, soit *ingesta* de l'économie , permet aux viscères de recommencer le
cercle fonctionnel de la digestion, de l'hématose et de l'électrisation grise cérébrale, qui est le point primitif et animateur d'où
part le *feu vital*, le phlox , et le point final où aboutit la nourriture destinée à l'entretenir par son triage , par sa sécrétion à

travers les parois corticales de la grande ventouse grise encéphalique.

Ainsi, en nous récapitulant, on voit que la vie, 1° a pour siége un ensemble d'organes doués d'*attraction*, de *sécrétisme* et de *rayonnement* ; 2° qu'ils appèlent de la nourriture par une moitié de cercle, jusqu'au tronc de l'arbre nerveux gris, siége de la vie ; 3° que cette moitié de cercle trouve en bas la digestion, au milieu la respiration, et en haut le *sécrétisme* électrique ; 4° que là cette nourriture, subtilisée en feu nerveux, en phlox, parcourt l'autre moitié de cercle, c'est-à-dire, rayonne pour se dépenser, d'abord, par les bouffées centrifuges qui s'exhalent dans la respiration ; ensuite et toujours, par les parois des membranes artérielles, et troisièmement par les émanations tensives qui s'échappent des tuniques digestives pendant la coction alimentaire qu'elles effectuent. C'est dans la circulation incessante de ces fonctions capitales que consiste l'entretien de la vie. Supprimez-en une plus que son repos physiologique ne l'exige, la vie se supprime ; exaltez-les, la vie s'exalte ; affaiblissez-les, la vie s'affaiblit. Car ce cercle est la vie, oui la vie ! phénomène ignoré jusqu'à ce jour et qui consiste dans la sécrétion d'un feu rayonnant, propre à rélectriser les rouages qui le forment, le dépensent et le réparent. La médecine, enrichie de cette connaissance suprême, doit donc marcher désormais de progrès en progrès, au flambeau du vrai, à l'étoile polaire de l'induction. Fuyez donc, métaphysiciens absurdes, avec vos abstractions ridicules, votre excitabilité, votre irritabilité, votre sensibilité et toutes vos spiritualités psycologiques, les enfans de l'imagination, de la fièvre, du mensonge ou de l'ambition. Tout est positif et matériel dans la Nature, la vie même comme l'agent qui l'effectue.

Si donc la vie radicale n'est qu'un *sécrétisme*, une combustion, les fluides des deux appareils pectoral et abdominal, destinés à cet acte primitif, peuvent être divisés en trois genres, selon qu'ils sont antérieurs, concommitans ou postérieurs à ce *sécrétisme*, c'est-à-dire, que les premiers sont *combustibles*, les deuxièmes *comburans*, et les troisièmes *comburés*. Les organes qui les contiennent seront donc, 1° antérieurs ; 2° participans ; 3° postérieurs à ce *sécrétisme*. Voici ma pensée. Les alimens, le chyle, le sang artériel sont les principes combustibles de la vie nerveuse grise ; la pulpe grise et son *feu*, son phlox intégrant, en sont les agens sécréteurs et rayonnans ; et le sang noir, avec toutes les humeurs dans lesquelles il se transforme, en est le résidu. En effet, le sang noir provient du rouge qui a perdu ses principes d'électrisation ; et lorsqu'il est tellement charbonné qu'il ne peut plus en contenir, il est éliminé de l'économie, soit à l'état de lymphe, quand il peut s'y changer, soit à l'état de bile, quand son principe fuligineux ne le peut pas. La lymphe et la bile sont donc les résidus, les scories, les crasses, les immondices physiologiques excrémentitielles qui, dans leur pureté alimentaire primitive, ont passé par le foyer de la vie, et qui sont alors destinées fatalement, journellement à être rejetées de l'économie, comme impropres à son entretien, à sa réparation. Aussi ces matériaux huileux, acides et salés sont-ils des causes directes de maladies par leur rétention dans le corps, leur surabondance et l'obstruction passive des petits vaisseaux qui les charrient. De sorte que si les maladies proviennent surtout du refoulement du feu nerveux dégagé excentriquement par tous les organes, elles peuvent naître aussi d'une cause humorale, de la plénitude des principes charbonneux de l'organisme dans les conduits chargés de les éliminer, et dont l'engorgement, s'opérant toujours par derrière, oppose un obstacle d'inertie à leurs similaires scorieux qui proviennnent des dépenses journalières du *sécrétisme*, alors entravé par l'accumulation successive des crasses comburées. Delà, la nécessité habituelle pour certaines personnes de dégorger périodiquement le foie par des vomitifs et la purgation ; et le succès de ces deux moyens proportionnés à la température électrique des organes gastriques, chez les bilieux, les passionnés, les grands mangeurs, les hommes de lettres, les ambitieux, et tous ceux qui brûlent beaucoup, qui sécrètent beaucoup, qui vivent beaucoup.

La pathologie n'aura donc pas seulement pour fondement, 1° l'*électricisme*, l'innervisme, je veux dire, la considération du dégagement élastique du phlox, du *feu* nerveux trop ou pas assez comprimé, mais encore, 2° le *solidisme*, c'est-à-dire, la considération que les solides, rayonnant ce feu nerveux, éprouvent dans leur texture les phénomènes de sa trop grande ou trop faible excitation, synonyme de refoulement, de concentration ; mais encore 3° l'*humorisme*, c'est-à-dire, la possibilité pour l'économie d'être engorgée par des fluides impropres à la réparer et destinés, en qualité de résidus du travail sécréteur de la vie, à être entièrement expulsés comme malfaisans. Les humoristes Hippocrate et Galien, les solidistes Bordeu et Cullen n'ont donc posé que deux bases incomplètes de l'édifice médical ; il manquait le *Phloxisme* que j'ose fonder sur les débris de ces grands hommes. Heureux si ces idées, les enfans pénibles des méditations de ma jeunesse, méritent l'approbation de la postérité ; car elles sont neuves, elles n'ont ni leur modèle, ni leur inspirateur dans l'histoire. Ma pensée, souris donc à cette espérance flatteuse, la récompense la plus noble, la plus émouvante pour un ami des hommes, s'il peut contribuer à arracher leur vie mieux connue aux chances devenues moins désastreuses de la mort !

C'est par la combustion insensible et progressive du sécrétisme vital que tout a commencé, que tout a germé dans l'embryonie utérine. L'homme, d'abord glaire albumineuse qui renferme, dans sa fluidité primitive, tous les élémens *actifs* et *passifs* ou phloxiques et aphloxiques de son existence future, n'est qu'un assemblage d'un peu de phlox, de *feu* nerveux et de matériaux fibrineux, albumineux et gélatineux, échappés au plaisir mutuel de la volupté. Alors il n'existe pas encore de propriétés vitales, pas de contractilités particulières qui caractérisent les organes non formés. Tout est donc un produit de la *vie* qui a un point de départ, le *sécrétisme* des principes nerveux-gris du germe. Ce *sécrétisme*, lancé dans la matrice avec les molécules qui en sont le siége, continue le mouvement spiritueux intégrant ; et par cet effet constitutionnel, *attire* du sang ombilical et le brûle, le *sécrète* et le transforme en principes organiques nerveux, fibrineux, albumineux et gélatineux. Son *rayonnement* vital s'étend, se fraye un passage cérébro-rachidien, ensuite ganglionnaire et enfin artériel, puis veineux, puis lymphatique, et dessine ainsi tous les rouages, tous les appareils, toutes les fonctions déroulés petit à petit, organisés graduellement, développés avec progression, par l'accumulation de nouveaux matériaux que combure le *sécrétisme* central qui construit et ses ressorts *actifs* nerveux gris, et ses ressorts *passifs* fibrino-gélatineux, les maintiens de l'architecture de l'homme.

On voit donc que tout, dans l'économie, provient d'un travail originel et incessant qui s'explique, comme l'entretien de la vie complète, par l'*attraction*, le *sécrétisme* et l'*expansion* de la matière nerveuse grise dominatrice. Si, avec cette *activité* matérielle et ses trois lois mentionnées, nous décrivons l'uniformité créatrice de notre merveilleuse organisation, ne recourons donc pas aux fables de la psycologie antique, et tenons-nous-en aux phénomènes de l'évidence et aux conséquences de l'induction. Ainsi, dans l'homme, comme dans l'univers, l'*activité* et la *pas-*

sivité des élémens se sont mariées pour le constituer. Il y a , pendant l'état de vie , identification de leur nature en une unité
nouvelle résultante , en une communauté d'essence , véritable
incarnation absolue , effet inséparable des deux pénétrations moléculaires. Si la pulpe animale est unique , ne disons donc plus ,
par abstraction , qu'elle renferme de l'esprit immatériel , inétendu , et son antagoniste , de la matière mesurable ; c'est le point
capital de l'erreur scientifique. Il n'existe qu'une *matière animée*
qui , par le triage distillateur de la pulpe nerveuse, se transforme
par son mélauge avec la *passivité* en degrés multiples de leur présence constituante , c'est-à-dire , en névrilèmes gris , en fibrine ,
albumine , gélatine et os , selon les proportions dans lesquelles
l'essence *motrice* domine l'*inerte* , sature l'inerte et inversement.
Car dans le corps humain , comme dans l'Univers , il n'y aura
jamais que deux faits dans lesquels tous les autres se réduisent :
le *phlox* et l'*aphlox* , l'*action* et la *passivité* , l'autorité et
l'obéissance , la force et la faiblesse , la puissance et l'incapacité.
De sorte que dans l'économie , tout obéit à un centre vital , au
foyer sécréteur et à son dégagement , le phlox , le *feu nerveux*.
Tous les nerfs que ce feu organise en se combinant , tous les or-
-ganes fibrineux qui les enchassent, tous les albumineux et les gélatineux qui se sont adhérés à eux ; tous , dis-je , sont sous la
domination de ce foyer et de ce feu rayonnant qui les exalte , les
affaiblit , les fond , les endurcit , les amollit , selon les degrés de
sa présence , de sa tension , de son relàchement , de son abondance , de sa rareté, etc. De sorte qu'on ne peut plus , dans notre
siècle , avoir recours aux explications chimiques pour rendre
compte de l'homme ; car la chimie n'est que la science des propriétés actives et réactives des molécules intimes des corps en
présence. Mais dans l'économie , tout ce qui la constitue a été
façonné par une seule puissance , le *feu nerveux* et assimilé par
lui dans diverses proportions. De sorte que les organes n'ont
d'activité que celle qu'il a bien voulu leur donner. Il est donc
toujours dominateur et sur les viscères et sur leurs fluides. Seulement ceux-ci , quoique d'une nature identique , peuvent opprimer le foyer , entraver son rayonnement ou trop l'ouvrir, trop
l'évaporer. Mais ce n'est plus de la chimie, c'est de la physiologie.
Qu'on mette des sels , des acides , des alcalis , du tannin , de
l'osmazôme , de la gélatine , des aromates , etc. , dans l'estomac ,
sur les fibres nerveuses , où l'on voudra dans le corps, tous les
phénomènes qui s'opéreront à la suite de ces contacts divers ,

pourront, à la vérité, être chimiques entre eux, mais non par rapport au *sécrétisme* vital et aux irradiations de son *feu nerveux*. Il n'y aura jamais que concentration de ce fluide sous ces agressions différentes. Alors il en résultera une tension réactive, une répulsion électrique qui cherchera à rompre, à vaincre, à sécréter, éliminer, désobstruer, décomposer, subtiliser cet obstacle entravant. De là les suites ordinaires de l'accumulation électrique : la chaleur, le gonflement, la tension de la partie opprimée entre deux forces, celle du dehors, les *stimulus* nuisibles, et celle du dedans, la réaction salutaire des propriétés vitales. Voilà la cause plastique primitive et constituante de l'inflammation qui n'est qu'une sécrétion anormale de fluides concentrés sous des oppressions morbides, et que le foyer vital, par ses irradiations, cherche à résoudre. S'il le fait vite, la maladie qui réunit l'ensemble des symptômes apparens dans le temps nécessaire à cette résolution, s'appelle aiguë; s'il ne le peut qu'à la longue, la maladie s'appelle chronique. Et si l'obstacle a été trop puissant et supérieur à la vie, le foyer étouffé et éteint amène la mort. Quelle différence de ces considérations nouvelles avec les idées vagues du jour! Car jusqu'ici aucun praticien n'ose aborder le sujet de la *vie*, ne sait ce qu'elle est, en quoi elle consiste, comment elle s'opère et s'entretient, se dépense et se répare, s'affaiblit et s'exalte.... Que de victimes n'a-t-on pas payées en tribut à ce Minotaure antique, à ce monstre fatal qu'on nomme l'ignorance ou l'erreur, érigées toujours en guides orgueilleux et infaillibles par l'esprit de système et l'ambition effrénée.

Retenons donc, 1° que la *vie* est un *sécrétisme* (ou action de sécréter) attaché moléculairement à l'arbre nerveux gris, à toutes ses ramifications ganglionnaires et ramusculaires, et même à tous les organes qui participent à cette propriété, laquelle se nourrit par l'*attraction* et se dépense par le *rayonnement* ; 2° que cette dépense s'effectue surtout en deux sens : d'abord en haut, pour et par la vie animale greffée sur l'organique; et ensuite en bas, pour les vaisseaux artériels, dont les parois poreuses rayonnent aussi le feu nerveux moteur; 3° que le sang rouge, renouvelé par la digestion et enrichi d'élémens électro-lumineux par l'hématose, est le fluide *combustible* de l'économie ; 4° que la pulpe nerveuse grise et son *feu*, répandus généralement dans tous les organes qu'ils ont constitués par les divers degrés de leur présence, sont le principe actif *comburant* de ce sang qu'ils transforment en sang noir, en bile, en lymphe, en urine, en sueur, en perspiration pulmo-intestinale, en mucus, en synovie, en chassie, en cérumen, en muscles, viscères, tissus blancs, etc., etc. ; 5° que ces derniers résultats sont les principes passifs *comburés* du corps; 6° que ces élémens *combustibles*, *comburans*, *comburés* et leurs résidus ont fondé l'architecture matérielle, absolue, durable, et les parties passagères et désassimilables de l'homme, dont les organes ne sont que la solidification des fluides primitifs nerveux, artériel, veineux, albumineux, etc. ; 7° qu'ainsi tout naquit d'une source première, les propriétés *actives* ou phloxiques des atomes qui, par l'*attraction*, le *sécrétisme* et l'*expansion* qui les définissent, se sont identifiées à la *passivité*, à l'aphlox, de manière à organiser d'eux-mêmes et sans principes spirituels étrangers, la sublimité physiologique de l'homme. Arrière donc, puissances romanesques des créations intuitives ; fuyez, images psycologiques de la fantasmagorique abstraction, vous n'êtes que des inventions absurdes propres aux âges d'ignorance, où l'on expliquait tout par l'astrologie, les causes occultes et la mystérieuse Nature. Maintenant que la raison, à l'aide de l'observation et de la logique, a pénétré l'essence des choses et les lois qui les régissent, vous devez être reléguées dans le domaine du délire et de la fièvre qui vous ont enfantées.

La matière nerveuse, par son acte *sécréteur*, s'élève à un certain degré de température caractéristique de l'espèce (30° Réaumur chez l'homme). Son abondance est aussi limitée et mesure sa puissance, eu égard aux proportions des élémens passifs du corps. Comme principe comburant destiné à tout vivifier et à tout renouveler, il lui faut aussi une masse relative de sang combustible qui est également limité dans son poids et proportionné aux besoins de la force sécrétante. Leur combustion produit aussi un résultat analogue de fluides comburés. De sorte que dans tout individu, les fluides *combustibles*, *comburans*, *comburés* sont dans des proportions convenables pour l'harmonie de la santé ; et leur superfluité et leur défaut sont des causes de maladies. Pour exemples : trop de sang rouge produit la pléthore caractérisée par l'excitation générale et la vigueur des fonctions particulières ; trop de *feu nerveux* occasionne l'agitation, les inquiétudes mentales, les névralgies ; et trop de sang noir engendre les maladies chroniques, les cachexies et le découragement. Et ces trois genres d'états morbides ne viennent pas uniquement des fluides combustibles, comburans et comburés : on me comprendrait mal ; mais bien de leur action relative sur le foyer de la vie, sur le *sécrétisme* primordial et sur la dispensation de son *feu* électrique, la considération capitale que l'on ne doit jamais perdre de vue dans tout problème de médecine. Car c'est le foyer de la vie qui est l'homme, ou plutôt celui-ci n'est que son reflet ; il est fort avec lui, faible avec lui, exalté, diminué, convulsé, éteint avec lui. En voulons-nous une preuve, voyons comment l'homme meurt dans les maladies lentes : cet exemple suffira aux imaginations inductives pour apprécier toutes les nuances de la vie.

Dans l'enfant, l'électrisation surabonde relativement aux principes combustibles et comburés : de là son agitation tumultueuse et la rapidité des fonctions, parce que le *feu nerveux*, étant peu comprimé par la *passivité* inachevée, se dépense et se renouvelle vite. Dans l'adulte, l'électrisation est équilibrée avec les principes combustibles et comburés qui la concentrent avec mesure ; ce qui économise les dépenses bien plus qu'au premier âge. Mais dans la vieillesse, l'électrisation est insuffisante relativement aux principes combustibles et comburés qu'elle ne peut ni sécréter, ni éliminer du corps : de là son étouffement graduel et final et son extinction absolue.

Les maladies chroniques offrent le même effet anticipé. Soit une phlegmasie des organes gastriques ou pectoraux, ou d'une articulation ; car toutes les maladies n'ont qu'une même nature, la concentration du *feu nerveux* et la réaction inflammatoire des fibres qui devraient le dégager. Eh bien, les pores des fibres de ces organes, par où le phlox vital doit s'échapper en tout temps et physiologiquement, étant obstrués par un *stimulus* agresseur qui en a déterminé l'inflammation, laissent le *phlox* à demeure. Celui-ci, opposant sa réaction aux parties nerveuses irritées de sa rétention innévrilématique, concentre ses rayons arrêtés dans leur divergence, sur les ganglions immédiats ou sur les parties grises rachidiennes aboutissantes ; et par conséquent les refoule sur le foyer vital lui-même opprimé. Cette concentration exalte d'abord ce foyer et accroît son action sécrétante, qui dirige réactivement, aveuglément, des irradiations laborieuses vers le lieu obstrué, pour le dégager, résoudre ses entraves, ouvrir ses pores et le rendre à son état naturel, marqué par la tamisation du *feu nerveux* normalement divergent. Mais quand il ne le peut pas, il vit vite, il se fatigue dans ses efforts superflus, et travaille dans un mois, dans un an, dans dix ans, autant qu'il ne devrait le faire qu'en vingt, qu'en trente. De là son affaiblissement graduel, insensible. Le sang se charbonne ; ses vaisseaux, moins électrisés, le charrient avec lenteur ; le foie s'engorge ainsi que les conduits de la veine porte ; les muqueuses alimentaires et les poumons se remplissent, s'empêtrent d'une nourriture plastique âcre, trop comburée ; les tissus s'endurcissent ; le sang rouge combustible, imparfaitement renouvelé, n'offre plus que des matériaux insuffisans au foyer de la vie, dont le *feu nerveux*, que les obstacles généraux entravent, ne rayonne presque plus : amenant, par la suite de cet état, un dépérissement, une extinction progressive et finalement totale, par la cessation absolue du mouvement sécréteur impuissant, et par l'envolement définitif du *feu nerveux* propre à sécréter et, par ses irradiations suffisantes, à électriser les poumons oxigénateurs et les organes gastro-chylifères nourriciers. Ménageons donc notre sécrétisme primordial, ne faisons donc pas de dépenses exagérées, et résolvons au plus tôt les maladies qui exploitent notre *phlox* animateur comme des organes surnuméraires, et nous aurons des chances de vivre long-temps.

Par les antécédens, j'ai voulu sanctionner cette idée multiple, 1° qu'une somme de *feu nerveux* intégrant ou émané de l'arbre gris cérébro-rachidien, consume une somme de sang renfermé dans l'arbre artériel ; et que ce sang, absolument nécessaire à l'entretien du *sécrétisme vital*, est attiré avec domination par le foyer primitif, et exploité par tous les organes dans les proportions de leur suprématie fonctionnelle, et des parties nerveuses qui entrent dans leur composition avide ; 2° qu'ensuite ce sang rouge, qui se renouvelle par la chylification et l'hématose, est transformé en sang noir pour remplir l'arbre veineux ; 3° que ce sang comburé est éliminé par la bile et le foie, son dépurateur direct, ainsi que par sa métamorphose continuée en lymphe, pour remplir l'arbre lymphatique et aller former les organes blancs que j'ai nommés ailleurs de fondation absolue, et l'arbre osseux avec ses dépendances cellulaires, tendineuses, synoviales et cartilagineuses. Lesquels organes d'architecture, devenant trop abondans, amènent la décadence, en exploitant trop et en minant le *sécrétisme* qui s'éteint graduellement, épuisé par cette soutiration progressive.

On voit donc que cet ensemble combustif de la vie radicale, appelée organique par Bichat, a son mode de dépenses par le *rayonnement* des filets nerveux gris qui, s'épanouissant pour former les membranes artérielles, irradient le *phlox* électrique par leurs parois dilatées, pour saturer le sang, son conducteur physiologique, pendant la réaction respiratoire. Cette voie d'expansion du feu vital par le cœur et par les poumons, je l'appelle *pneumatisation*, ou dégagement de l'agent animateur des organes et des fonctions respiratoires et circulatoires. Mais le foyer central possède encore un autre débouché du feu nerveux par les nerfs ganglionnaires qui, s'épanouissant pour former les membranes gastro-intestinales, le dépensent pendant la coction alimentaire. J'ai nommé ce débouché *gastrisation*, ou dégagement de l'agent animateur des organes et des fonctions digestives. De plus, il est encore un autre mode de rayonnement vital dont nous n'avons pas parlé, et c'est le suprême. Ce nouveau mode s'opère par les couches grises encéphaliques; c'est pour ce motif que je l'ai nommé *encéphalisation*, et parce qu'il irradie le *feu nerveux* comme un flambeau, au profit de la vie animale qu'il anime et qu'il tient suspendue sur lui; expliquons le fait.

Ici, je vais choquer bien des opinions reçues et renverser bien des préjugés qui ont des racines multi-séculaires, car ils datent de Platon, des spiritualistes et de tous les hérésiarques qui ont bercé l'homme du fol espoir d'une existence ultérieure à la mort. Mais que m'importent les sectes, les opinions, les systèmes vulgaires. Ne nous écrierons-nous pas avec le philosophe de Genève : *Vitam impendere vero !* Est-il en effet une mission plus belle que celle de Socrate, prêchant une morale nouvelle, malgré les croyances mythologiques et aujourd'hui ridiculisées de son siècle retardataire ? Eh bien ! les temps sont changés : ce n'est plus la morale sentie par tout le monde que nous proclamerons; mais ce sont les vérités de la Nature, encore étouffées sous le boisseau du charlatanisme et de l'imposture, qu'il faut promulguer aux yeux de nos comtemporains étonnés. Non, il n'existe rien d'immatériel dans l'univers. Oui, tout est physique ou spiritueux, c'est-à-dire, élémentairement *activo-passif*. N'allons donc pas avec des fables expliquer des phénomènes sensibles, et des fonctions motrices avec des chimères idéales, des inventions intuitives, des essences sans parties et toutes les absurdités abstractives de la psycologie. Tous les Naturalistes, tous les grands Médecins, tous les Philosophes expérimentateurs, qui marcheront, comme Cabanis, à la lueur de l'observation et de l'induction, arriveront aux résultats positifs que je proclame en novateur à mon siècle désillusionné. Entrons donc en matière.

Dans le cours progressif de la Nature, dans la marche de ses purifications graduelles, la matière *activo-passive* de l'Univers, après avoir formé l'arbre sidéral, notre soleil et notre planète, a

déroulé, avec les forces vitales et phloxiques de cette dernière,
les minéraux, les végétaux et les animaux. De sorte que les élémens intégrans se sont de plus en plus subtilisés et ont amené
les pulpes nerveuses, fibrineuses, albumineuses et gélatineuses
actuelles. De plus, dans la série des individus animaux, elle a
essayé, à l'origine de leur apparition, des ébauches de substance
cérébrale, le résultat du *sécrétisme* permanent dès organes ganglionnaires qui, par des épurations incessantes, ont donné à ces
nouveaux produits émouvans, un commencement de nature
sensible, de perceptivité consciente, de la faculté matérielle et
aveugle d'être affectés avec douleur ou avec plaisir, par les
impressions externes. Cette qualité nouvelle de la matière *activo-
passive* du monde, est un résultat comme floral et quintessenciel des métamorphoses immenses, essayées par les atomes
sécréteurs dans leurs combinaisons élaboratrices, depuis le noyau
primordial de la Nature jusqu'à l'animalité finale. De même que
depuis les racines brutes d'un végétal, il s'opère des changemens
prodigieux dans les qualités ascensionnelles de la substance qui,
de son tronc grossier et de ses rameaux noirs, passe à la feuille
verte, à la fleur versicolore, aux étamines et pistils élastiques et
sensibles, et enfin aux fruits savoureux. Eh bien, la série des
êtres a subi ces transitions purifiantes, par des *sécrétismes* successifs qui ont changé la substance et l'ont amenée au degré de
sensibilité consciente, de perceptivité de la douleur et du plaisir.
Cette nouvelle matière sensible n'était qu'en germe dans les
polypes, dans les radiaires et les vers ; mais par leurs *sécrétismes*
postérieurs, elle s'est créé des centres cérébraux de localisation
où son volume progressif, en se condensant dans un appareil
approprié, fut destiné à d'autres fonctions que celles qui carac-
térisaient le règne végétal antérieur, entièrement aveugle dans
ses sensations comme dans ses influences ; et cette propriété nouvelle et ascendante de la matière sentante a défini le règne animal,
devenu par elle moteur spontané et sensible aux impressions
entourantes. De sorte que la pulpe sensoriale, d'abord disséminée confusément dans les infusoires et les polypes, s'est ébauché petit à petit un ganglion blanc suprême, où sa substance,
renfermée dans un sanctuaire de pulpe grise, et alimentée sans
cesse par les émanations de cette dernière, s'est créé des communications canaliformes avec les agens du dehors, en irradiant
ses esprits par des appendices plongeans qui, à la longue, ont
formé les sens, c'est-à-dire, les nerfs olfactifs, oculaires, acous-

tiques, gustatifs et tactiles, et à l'extrémité de ces canaux, les organes propres à laisser passer, jusqu'à l'ame ou pulpe consciente, les externa divers, les odeurs, les images, les sons, les saveurs et les tactions. Et ces canaux furent les racines d'un arbre nouveau, siége d'une nouvelle espèce de fonctions, dont l'ensemble, rudimentaire et aveugle dans les végétaux, trouva sa réalité sensoriale dans un autre règne séparé appelé animal. Et ce nouveau règne, commencé d'abord il y a plusieurs millions de siècles, se perfectionna insensiblement et amena graduellement les vers, les crustacées, les insectes, les mollusques, les poissons, les reptiles, les oiseaux et les mammifères ; et parmi ces derniers, les chiens, les singes et finalement l'homme des bois, les papous, les nègres, la race olivâtre, la mongole et enfin la race caucasienne où se trouvent les êtres les plus parfaits de la création, je veux dire, les hommes de génie, les grands philosophes, les poètes sublimes !... Et toute cette progression fut lente, insensible, sans saccades, sans enjambement, mais par degrés, par génération immédiate d'une espèce à une autre, comme le bourgeon vient avant la feuille, la fleur avant le fruit : puisque toute la marche de la Nature est arboréale ; puisque sa substance activo-passive mue sans cesse, et modifie, altère, échange sa nature variable par des évolutions progressives, améliorantes, nouvelles, plus exquises !....

L'ame prétendue des mythologues n'est donc point un être absolu, une immatérialité, une essence spirituelle, inventions chimériques des imposteurs originels et des tyrans de l'humanité. Car cette ame, petite chez les crustacées, moyenne chez les poissons, grande chez les mammifères, imbécile chez les ruminans, plus rusée et plus adroite chez les singes, savante chez l'homme, offre mille nuances, mille degrés de perfection selon les organes viscéraux qui l'ont développée, selon l'abondance de la pulpe blanche, son siége intégrant et identique, enfin selon la faculté de l'exercer par des mains, les intermèdes indispensables qui devaient conduire à la socialisation (*Helvetius.*) Fuyez donc, jongleurs perfides, animistes menteurs, métaphysiciens délirans ; fuyez avec vos créations fantastiques qui ont si long-temps abusé les peuples. Car une ère nouvelle commencera. Un évangile de vérité apparaîtra ! La Nature sera connue dans son organisation et dans sa vie ; et le Messie du genre humain viendra illuminer la sensorialité et dicter des lois appropriées à son but définitif, le bonheur social, fondé sur l'essence même de notre sensibilité, sur son état passager et finalement périssable, dont elle n'a que trop la conscience ; ce qui la rend avide d'une félicité présente, plus positive que les rêves ultérieurs à la vie !

Dans tout l'arbre animal, chaque individu qui le compose, a une manière de sentir, une conscience des objets externes, relative à l'organisation radicale qui le constitue. Le polype sent en polype, le crustacée en crustacée, l'insecte en insecte, le poisson en poisson, le reptile en reptile, l'oiseau en oiseau, le tigre en tigre, etc. Ne croyons donc pas que leur sensorialité est identiquement la même comme qualité absolue ; ce serait une erreur absurde. Car de même qu'il existe mille degrés dans la formation successive d'un fruit qui, d'âpre et amer, devient de plus en plus savoureux jusqu'à sa maturité parfaite ; de même les pulpes conscientes animales, depuis les infusoires jusqu'à nous, ont mille et mille degrés de facultés intermédiaires, qui caractérisent les espèces transitoirement nécessaires à amener l'homme, le résultat final de la création, le fruit sommital du grand arbre universel. Cette pensée doit détruire toute abstraction, toute idée absolue d'ame inétendue, d'immatérialité, de spiritualité et de toutes ces propriétés incorporelles dont l'imagination ignorante habille la matière. De sorte que les naturalistes qui méditeront sur ces grands principes, verront leur horizon rationnel s'agrandir sous l'aurore de cette vérité naissante, et se convaincront de plus en plus de la nature matérielle de la pulpe blanche consciente, et de l'indentité substancielle de cette faculté consciente avec cette pulpe ainsi conditionnée. Idée grandiose et sublime dans ses conséquences séculaires ; car elle les poussera à renverser tout l'échaffaudage mystique du spiritualisme et toutes les conceptions fabuleuses des psycologues, dont je raie aujourd'hui les systèmes menteurs et astucieux de la somme auguste des sciences réelles. Non pas que je ne croie à une essence supérieure, non pas que je résiste à l'idée d'une ame. Qui plus que moi est pénétré de ces grandes pensées ? Mais ces existences électrisantes sont d'une autre nature, d'une nature *activo-passive* ou physiologique, c'est-à-dire, double dans leur unité aussi transformable que les élémens divers, leur base indispensable. Car l'*activité* d'un être est son ame, et l'*activité* du monde est la puissance suprême universelle ; je ne dirai pas avec Platon « qu'elle est Dieu » : ce serait poser la pierre fondamentale du panthéisme que je n'admets pas. Nous appuyerons donc la civilisation sur les véritables fondemens de la Nature, sur des principes de réalité matérielle, et non sur l'idéalisme ruineux des religions passagères qui croulent de siècle en siècle , en ne laissant sur leurs débris sanglans, que les mêmes principes meurtriers , qui commandent l'exploitation héréditaire de l'homme , proclament son humiliation , autorisent son abrutissement....

Après ces préliminaires de philosophie transcendante sur l'origine et sur la nature de la pulpe sentante de l'homme , dont la partie blanche de l'encéphale est l'identité ou l'expression même , passons, 1° à son organisation ; 2° aux liens qui l'enchaînent à la vie radicale inférieure , ou système de la pulpe grise , et 3° à sa physiologie particulière , les mystères les plus intéressans de la Nature :

1° *Anatomie des organes qui sont le siége de la vie de relation.* —Si la pulpe nerveuse grise est la gangue qui contient la vie primitive , radicale , végétative , la *pulpe blanche* nerveuse est la matrice de la *vie* animale. Cette pulpe affecte aussi, comme l'autre, la forme d'un arbre qui a été déterminé , dans l'origine et même dans le fœtus , par les impulsions des esprits rayonnans. Et cet arbre a pour racines propres les sens percepteurs des impressions du goût, de l'odorat , de la vue et de l'ouïe ; il a pour tronc l'encéphale ; pour tige décroissante la moëlle épinière blanche ; pour branchage les trente et une paires de nerfs blancs qui s'en détachent ; pour fruit terminal les organes reproducteurs. (Voyez mes tracés anatomiques , dans les prolégomènes de cette philosphie médicale.) Enfin , il a pour feuillage enveloppant, toute la peau où aboutit l'agent sensible et moteur intérieurement fabriqué , et qui établit, par le tact , les rapports de l'ame avec les objets du dehors.

C'est donc dans les sens , dans l'encéphale , dans la moëlle épinière , dans ses rameaux divergens, dans la peau et dans les organes générateurs, que nous trouverons les causes des fonctions animales qui comprennent les sensations, la faculté de sentir, celle de penser , ainsi que la mémoire, la volonté , le mouvement et la reproduction , attachés (chose admirable) aux diverses parties intégrantes de cet arbre étonnant !...

Les sensations sont le produit du passage des émanations électriques des objets externes , à travers les pores nerveux des nerfs radicaux et des tactiles de l'arbre de relation. Ces nerfs aboutissent dans la partie blanche de l'encéphale, qui est constitué par le cerveau , la protubérance annulaire , le cervelet et la moëlle. Ces quatre organes n'en font qu'un jouissant d'une propriété identique , celle de sentir , répandue moléculairement dans toute la substance blanche. Et cette substance blanche jouit, comme la grise, comme toute matière active de l'Univers, de la faculté atomistique de *sécréter*. Et sa sécrétion est un fluide *blanc*, je veux dire analogue à sa nature, à sa pulpe blanche, car il est invisible comme le feu *gris* que distille la pulpe grise. Mais ces adjectifs *blanc* et *gris* appliqués aux agens si différens des deux arbres nerveux, siéges de la vie organique et de la vie de relation, sont d'indispensables catachrèses ou appellations forcées, et serviront à les distinguer eux et leurs deux sources sécrétantes. Ce fluide blanc fabriqué par le triage du sang à travers la pulpe grise, et par le triage du fluide gris émané par cette dernière, à travers les parois blanches encéphaliques ; ce fluide blanc, dis-je, gonfle l'encéphale et ses racines sensuelles, et sa tige épinière, et ses rameaux, et sa peau et ses organes reproducteurs dans la jeunesse, et détermine les rapports de la pulpe, siége en nature de la faculté de sentir, avec les irradiations soit de la vie organique, soit des parties de l'Univers. Mais ces relations incessantes, provoquant des réactions continuelles de la pulpe blanche sentante, ont suscité des cavités intra-céphaliques et des parties plus ou moins dominatrices, dans l'arbre animal. Ces cavités furent les ventricules latéraux, le moyen et celui du cervelet qui communiquent tous entr'eux : les premiers avec le troisième, par les deux trous situés de chaque côté de la vulve de Columbo (Cloquet) ; le troisième ventricule avec le quatrième par l'anus ou orifice antérieur de l'aqueduc de Sylvius, sous la valvule de Vieussens ; et ce quatrième aboutit, par le *calamus scriptorius*, à un double canal intra-épinier (Gall et Spurzheim), qui établit des rapports électriques, 1° avec les testicules ou les ovaires, les dérivateurs fructiformes et médullaires de l'arbre animal ; 2° avec la peau qui rayonne l'agent sensible sécrété ; 3° avec les névrilèmes qui le dégagent encore, comme la torpille, par des décharges soit vocales, soit musculaires. Tandis que les racines sensuelles de cet arbre, attiennent aux planchers divers de ces cavités suprêmes, par les couches optiques, les corps striés, etc. La *vie* animale est donc renfermée dans un système nerveux d'une construction arboréale évidente, et dont le canal spiritueux-général fait transpirer les sensations arrivant des racines aux branches, et des branches aux racines, comme nous l'expliquerons bientôt.

2° *Liens qui enchaînent la vie animale à l'organique.*—La première est unie à la seconde, par l'adossement des parties grises épinières avec les parties blanches qui en ont surgi dans les temps primordiaux du règne, et des parties grises encéphaliques avec les parties blanches aussi du cerveau et du cervelet. De plus une paire de névrilèmes blancs se détache de l'arbre animal, et plonge ses ramifications nombreuses dans les plexus pulmonaires et cardiaques, et dans ceux de l'abdomen, les solaires, mésentériques, etc. Ce sont les pneumo-gastriques, véritables racines de la vie de relation par les rapports organiques et animaux qu'ils établissent entre les deux vies; puisque c'est par eux, ainsi que par les trente et une paires de nerfs gris de l'épine nerveuse, que les sensations internes ou les instigations viscérales aboutissent à la pulpe blanche sentante; et *vice versâ* que les impressions sensoriales parviennent à la vie organique. De sorte que les deux vies sont tellement enchaînées par des adhérences grises et blanches dans la continuité du rachis osseux, qu'il y a entre elles identité de construction en même temps que d'existence; parce que la pulpe blanche est greffée sur la grise qui alimente l'autre par son *sécrétisme* propre, la condition indispensable de la conservation et du travail de la première. La vie blanche ou animale n'est donc que l'enfant de la vie grise ou organique, sa nourrice. Elle n'en est que le reflet. Il y a correspondance intime de l'une avec l'autre, et même asservissement de la blanche par la grise qui lui envoie son *feu* quotidien, tribut secrété du sang, et l'aliment nécessaire de la sensibilité substancielle de la pulpe blanche, de l'encéphale.

Tenons-nous en donc à ces idées-mères de philosophie si profonde; et n'oublions jamais que le sang va saturer la *pulpe grise* qui le décompose, le *sécrète*, le brûle, pour communiquer le *feu* qui en résulte, à toutes les parties blanches conjointes, qui l'absorbent et le sécrètent à leur tour, pour gonfler dans l'état de veille, le grand canal blanc intra-arboréal, je veux dire celui qui traverse tout l'arbre de relation, depuis le cerveau, la protubérance, le cervelet, la moëlle, jusqu'à la queue de cheval, et qui correspond en avant, aux conduits poreux des sens; en arrière, directement aux testicules ou aux ovaires; orbiculairement, à la peau, et divergemment, aux membres.

3° *Physiologie de l'arbre de relation.* — La pulpe blanche encéphalo-épinière, étant douée substanciellement de la faculté de sentir inhérente à sa nature ainsi organisée; et cette sensibilité, étant une qualité pulpeusement animale, produite et amenée par la purification universelle de toutes les parties successives de l'arbre de l'Univers; elle a été localisée dans l'encéphale, afin d'être à l'abri des agens externes , dont le contact immédiat la tuerait elle et son rayonnement, en raison de son exquise fragilité, de son excessive mollesse désorganisée souvent par un coup de sang ou les convulsions. C'est pourquoi la Nature l'a renfermée dans un sanctuaire impénétrable , et n'a établi des relations avec le dehors (monde physique) , et le dedans (impressions viscérales) , qu'avec un artifice extrême et une précaution merveilleuse. Car , pour le dedans, la pulpe grise forme une espèce de matelas enveloppant et intercepteur , que le fluide nerveux gris et les secousses artérielles doivent pénétrer , avant d'arriver à la sensorialité ou pulpe blanche. Et pour le dehors , cette Nature si sage a ménagé des névrilèmes médullaires plus ou moins terminés en pulpes flottantes dans des liquides de densités diverses , ou épanouïes en membranes multiples incrustées de fibrine et toujours lubrifiées , comme aux yeux , aux oreilles , aux narines , à la bouche ; pour que les chocs externes ne tuent pas , ne paralysent pas , ne désélectrisent pas la pulpe blanche, siége du moi , siége de la sensorialité ou sentiment , propriété matérielle , physiologique , activo-passive , susceptible de s'évaporer , de s'éventer , de s'éteindre comme un feu follet.

Mais comme les impressions internes ou externes , espèces d'éclairs nerveux , arrivent sans cesse dans le canal quadri-ventriculaire toujours , dans l'état de vie , ballonné par le *feu* blanc , la pulpe blanche s'est créé une habitude de réaction , qui a donné à ses parties des facultés précises et arrêtées. C'est ainsi que se crispant en avant , par les ventricules supérieurs sur les impressions électriques venues par les organes des sens , elle a formé le corps calleux , siége le plus considérable de la sensorialité. Ce corps sensorial à son tour , renvoyant ses réactions sur le cervelet à travers le troisième ventricule , a formé le quatrième , et provoqué l'accumulation d'une quantité assez compacte de médulle cérébelleuse (arbre de vie), qui a été le siége ordinaire de la motilité soit spontanée , soit obéissante à l'impulsion calleuse ou sensoriale. Cette motilité s'est effectuée en avant par le jeu de la physionomie , et surtout par le rayonnement nervosolumineux des yeux ; et en arrière par le *calamus scriptorius*, par les trente-un névrilèmes doubles de la moëlle épinière , par les membres ou la voix agités , par la filière dérivatrice des organes génitaux , ou par la peau plus ou moins échauffée.

Ainsi le corps calleux est l'organe principalement sentant, et le cervelet l'organe mouvant; et ces deux pulpes blanches agissent réciproquement l'une sur l'autre, par l'intermède du troisième ventricule, leur canal communiquant. Les autres organes gris ou blancs de l'encéphale ne sont destinés qu'à amener ou à favoriser ces deux fonctions suprêmes : sentir et mouvoir. Etablissons donc pour principes, 1° que les sensations arrivent par les conduits poreux des nerfs des sens dans le canal encéphalique, toujours gonflé par le *feu nerveux* que fabrique la substance blanche avec le *feu* tamisé par la grise; 2° que ces sensations vont frapper instantanément la paroi interne du corps calleux; 3° que ce corps calleux concave et mobile (lame mentale), renvoie à son tour sa réaction sensoriale à travers le troisième ventricule, dans l'intérieur du cervelet, son serviteur immédiat, qui transporte électriquement, par le *calamus scriptorius*, le *feu nerveux* intrà-cérébro-cérébelleux comprimé, soit à la physionomie et aux regards illuminés, soit aux diverses hauteurs de la moëlle, à la voix, aux membres, aux organes reproducteurs ou à la peau surinnervés. Et ces décharges électriques, je le répète, s'opèrent au moyen du *feu nerveux* blanc qui gonfle, ballonne le canal quadri–ventriculaire de l'arbre de relation. Et c'est ce *feu* qui rayonne non-seulement par les yeux et les linéamens du visage, ce qui produit la physionomie et la force du regard, quand l'impulsion sensoriale est vive, comme chez les hommes de génie; mais encore par tous les muscles du corps, ce qui étaie la station individuelle, plus ou moins imposante, selon le degré d'énergie avec laquelle il est fabriqué et irradié.

Nous avons parlé jusqu'ici de la faculté de sentir inhérente à la pulpe calleuse. Mais sentir n'est pas penser. Cette dernière faculté, dont la plupart des animaux sont privés, exige une certaine tempérie de la pulpe blanche cérébrale qui, lorsqu'elle est passablement purifiée et refroidie, n'obéit plus si aveuglément, si impulsivement, si servilement, comme chez les brutes, aux instigations impérieuses des viscères. Voici donc comment est arrivée et s'opère cette faculté. Quand une sensation ou ondulation nerveuse, apportant une image, un son, une saveur, une odeur ou un tact du dehors, arrive au corps calleux, il se crispe sur elle, il réagit sur elle, et l'embrassant dans l'espace des ventricules supérieurs formé par sa lame interne et la partie correspondante de la voûte à trois piliers, il l'y retient à demeure et en nature électro–nerveuse. Mais plusieurs sensations, survenant de même et étant aussi retenues, formèrent enfin, dans l'adolescence, une accumulation de sensations plus ou moins sembla-

bles, plus ou moins différentes. Et cette accumulation constitue
l'esprit que j'ai appelé ailleurs *spiritus idéeux*, *imagineux*, nom
concis, mais imparfait, puisqu'il résulte des impressions de tous
les sens, ce qui devrait lui valoir la dénomination de *spiritus
sensationneux* ou *intellectueux :* ce qui voudrait dire la somme
fluide électrique des sensations également nervoso-électriques,
puisque ce sont des images, des sons, des odeurs, des saveurs,
des tacts qui ont frappé la concavité du corps calleux que j'ai
appelé aussi pulpe mentale. Voilà donc et l'organe sensorial et
son esprit, ou somme des idées nerveuses dès lors à demeure dans
les ventricules latéraux, jusqu'à ce que désassimilés par la maladie
et ordinairement par la vieillesse, elles s'éclipsent et disparaissent
ou tout d'un coup ou successivement comme elles ont commencé.

Cet esprit, le *spiritus intellectueux*, forme un *stimulus* sous-
jacent, sans cesse, excepté dans le sommeil, mais non dans l'insomnie, sans cesse agaçant pour l'organe mental ; de sorte que ce
dernier réagit sur lui ou sur ses parties (attention) ; ce qui
forme ou de nouvelles images, sensations à demeure composées, décomposées et recombinées (imagination) ; ou une résultante de deux mises en parallèle (jugement) ; ou la figuration
d'une sensation ancienne obscurcie (mémoire) ; ou une détermination provocante (volonté). Et cette dernière n'est qu'une
crispation de la lame sensible du corps calleux sur le reste de
l'encéphale qu'il maîtrise et qu'il crispe avec lui sur le *fluide*
blanc moteur renfermé dans les ventricules supérieurs, moyen et
quatrième, dont le cervelet, en adjudant esclave, dérive la compression tensive par le *calamus scriptorius*, dans le double canal
de la moëlle et les névrilèmes des membres, de la voix et des
autres organes plus électrisés et convulsés. Si l'on coupait ou si
on liait un nerf par où le *fluide* qu'émane la volonté calleuse doit
passer, celle-ci n'aurait pas son effet, parce que tout étant matériel ou plutôt physiologique, c'est-à-dire, activo-passif, dans
l'organisme animal, il faut une contiguité de rapports et d'actions
dans les causes et les effets des phénomènes de la *vie* consciente
ou blanche, comme dans ceux de la végétative ou grise. Et cette
contiguité s'opère dans la première, 1° par l'ame, corps calleux,
pulpe mentale ; 2° par le *spiritus intellectueux* sous-mental,
sous-calleux, somme des sensations à demeure ; 3° par le *fluide*
inventriculaire aveuglément moteur, et qui enivre et gonfle tout
l'encéphale ; 4° par le cervelet qui le transporte à la moëlle, aux
névrilèmes, aux organes génitaux ; et 5° par les fibres musculaires

qui le déchargent finalement par secousses orageuses, torpilliennes, électriques.

Je crois donc avoir donné l'idée générale et bien comprise de la
vie animale, renfermée dans un arbre blanc médullaire, gonflé
par un *fluide* interne qu'il sécrète et qui sert de communication
entre les racines sensuelles, le tronc mental et moteur, la tige
épinière conductrice, et ses ramifications névrilématiques, qui
le dépensent par décharges rayonnantes, ou éjaculations spermatiques susceptibles de reproduire l'espèce. Nous pouvons donc
maintenant revenir aux actes de l'ensemble, et voir comment
l'homme exerce sa nature *insensible* et sa nature *sensoriale* : ce
qui comprend l'étude de toutes ses fonctions, que nous expliquerons le plus succinctement possible, en raison de la rapidité et
des limites de cet ouvrage.

CHAPITRE IV.

DÉVELOPPEMENT DE LA VIE INFÉRIEURE, INCONSCIENTE, DITE ORGANIQUE PAR BICHAT.

1° La *vie* consiste dans le travail moléculaire de la pulpe
grise et de ses parties, qui ont pris, dans l'homme comme dans
tous les animaux, la forme d'un *arbre* plus ou moins ramifié, à
l'aide des trois lois inséparables de toute matière *active* ou *phloxique*, l'*attraction* le *sécrétisme* et l'*expansion*, le triple but et
le triple moyen de toute organisation et de toute vie.

2° Cette pulpe grise, cet arbre nerveux radical, soumis à ses
trois lois *atomistiques* d'attraction, de sécrétisme et d'expansion,
s'est créé, 1° des *racines* pour exercer son attraction (les plexus du
ventre et leurs terminaisons épanouïes en membranes muqueuses);
2° un *tronc* intermédiaire pour remplir son acte sécréteur (les
parties nerveuses grises de l'encéphale et du rachis médullaire);
et 3° une espèce de *branchage* dérivateur ou expansif (les plexus
gris de la poitrine et leurs dernières divisions constitutives du
tissu nerveux des poumons et du cœur).

3° Les plexus solaires, mésentériques, sous-diaphragmatiques, etc., présidant à l'attraction, *appellent* des principes combustibles. Le tronc gris encéphalo-épinier, présidant au sécrétisme,
les *brûle*, les distille, les sublime en *phlox*, en *feu nerveux* gris.
Et les plexus pulmonaires, cardiaques, aortiques et tous ceux
qui avoisinent les artères, présidant à l'expansion, *rayonnent,*

émanent, dépensent ce *feu* dont ils gonflent l'arbre artériel, et enivrent le sang rouge. Voilà les trois fonctions suprêmes de la vie végétative, radicale ou nerveuse grise.

4° Quand le mouvement *sécréteur* est détruit, évaporé, désélectrisé par l'insuffisance même momentanée des matériaux électriques alimentaires, indispensables à cet acte intégrant à la pulpe grise, il n'y a plus d'expansion et par conséquent plus de *feu nerveux*. Celui-ci ne dilatant, ne remplissant plus le cœur, son canal immédiat, il y a cessation de la circulation et de la respiration. Et comme ces deux fonctions entretiennent la pulpe blanche par le sang *spiritueux* des vertébrales et des carotides, à plus forte raison, cette pulpe blanche, siége de la vie de relation, greffée sur la pulpe grise, a-t-elle d'avance suspendu son action.

5° Les élémens de l'innervation grise dans le fœtus, ayant absorbé, pour les grossir, des principes nourriciers pris dans le sang de la mère, et les ayant modifiés par le *sécrétisme*, et irradiés en *feu nerveux*, en fibrine, en albumine, en gélatine, en rudimens osseux, elle (l'innervation grise) a disposé ces matériaux divers d'une manière continue, en déroulant les divers organes d'abord de la circulation, ensuite de la digestion, puis de la respiration. Plus tard, elle a ébauché la vie de relation qui comprend les racines sensuelles, le tronc mental et moteur, les muscles agens secondaires du mouvement, enfin les organes génitaux, les reproducteurs, à l'aide de la médulle blanche et de la grise devenues surabondantes. De sorte que tout s'est déroulé progressivement, à l'aide des trois forces inhérentes à la pulpe grise, l'*attraction*, le *sécrétisme* et l'*expansion*, et à l'aide du *feu nerveux* gris rayonnant qui s'est ourdi, intégré, marié à d'autres élémens modifiés par lui, selon son abondance, et que les anatomistes et chimistes ont nommés fibrine, albumine, gélatine, etc. N'ayons donc pas recours à des propriétés vitales immatérielles et imaginaires, la contractilité, la sensibilité, l'irritabilité, etc., quand le *feu* électrique a tout produit, tout édifié.

6° Les solides furent donc disposés et annexés aux diverses ramifications de l'arbre gris fondamental, pour favoriser au dehors les trois lois premières de la vie, l'*attraction*, le *sécrétisme* et l'*expansion*. Un appareil, le digestif, fut attenant aux racines plexueuses et ganglionnaires grises de l'abdomen ; un autre, le respiratoire, fut attaché au branchage expansif des terminaisons plexueuses de la poitrine ; et un troisième intermédiaire fut le circulatoire destiné à porter à toutes les parties du corps, soit de

l'arbre gris, soit de ses appendices fibrineux, albumineux, gélatineux et osseux, en un mot, à tous les viscères, à toutes les fonctions nées et à naître, à porter, dis-je, la nourriture propre à
alimenter, par ses principes électrisans, les plus petites fibriles, les
particules les plus délicates de l'organisme douées aussi de la triple
propriété d'*attirer*, de *sécréter* et de *rayonner* des fluides différens, en raison de la proportion du *feu nerveux* qui sert à les
fabriquer et qui les pénètre.

7° Ces fluides furent, comme les appareils contenans, ou
dominés par l'attraction : ce sont les *combustibles*, ou intégrans
au sécrétisme : ce sont les *comburans*, ou écartés par l'expansion :
ce sont les comburés. 1° Les *combustibles* sont le chyme, le
chyle, le sang rouge ; 2° les *comburans* sont la pulpe et le *phlox*
ou *feu nerveux* gris qui sature tout l'arbre analogue et ses terminaisons les plus insensibles, même celles qui pénètrent les organes
fibrineux, albumineux, gélatineux et osseux, qu'elles ont
tramés et formés dans l'embryon : ce qui signifie que toutes les
parties du corps sécrètent ; et 3° les *comburés* sont, 1° le feu
nerveux gris récemment rayonné dans le sécrétisme du dernier
repas ; et 2° les scories, les résidus, les immondices, les débris
résultés des fonctions diverses attachées aux trois appareils
digestif, circulatoire et respiratoire. Ainsi, 1° pour le digestif,
ce sont les molécules et les gaz excrémentitiels impropres à la
confection du chyle ; 2° pour le circulatoire, ce sont le sang noir
et ses transformations naturelles et successives en bile et en lymphe,
qui est susceptible de se changer aussi en urine, en perspiration
intestinale, pulmonaire et cutanée, ainsi qu'en mucus, synovie,
tissus cellulaire et adipeux, chassie, cérumen, etc. ; et 3° pour le
respiratoire, ce sont des *pneuma* divers, tels que l'azot, l'acide
carbonique et les principes électriques, lumineux, caloriques,
nerveux, que l'usage vital a décomposés, désanimés et rendus
inutiles ou nuisibles.

8° Le feu nerveux gris, tiré des principes électriques et oxigénés des alimens du dernier repas, a plusieurs destinations :
1° il sert à réparer et à augmenter l'arbre gris qu'il enivre et sature,
pour qu'il exerce mieux son attraction, son sécrétisme et son
expansion. Et cette dernière n'est que l'ensemble de ses atomes
électriques superflus, surabondans, qui rayonnent en divergeant
par tous les pores dans tous les tissus. Mais 2°, cette divergence,
quoique tendant à s'effectuer dans toutes les directions et par
tous les organes même les plus tenus de l'arbre gris, dont les ter-

minaisons membraneuses ou filiformes sont enchassées aux élémens fibrineux, albumineux et gélatineux des trois appareils irradiateurs digestif, circulatoire et respiratoire; cette divergence générale, dis-je, suit surtout le trajet des gros renflemens de la pulpe grise, de ses ganglions ou de leurs nerfs; et s'opère principalement par trois *débouchés*, à l'état de flatulence, de bouffée, de vaporisation, 1° par les épanouissemens plexueux et nerveux dans les tuniques de l'estomac pendant la coction alimentaire; 2° dans les poumons, pour résister à l'agression de l'air, par le réseau intermédiaire abouchant les derniers filets nerveux gris pulmonaires avec les premières artérioles des quadruples radicules de l'arbre à sang rouge, qui transportent le feu nerveux gris dans l'oreillette et le ventricule gauches du cœur alors subitement gonflé de phlox animateur; enfin, 3° le dernier débouché du feu nerveux gris fondamental est à l'encéphale où il rayonne, comme une lampe, un flambeau, une espèce de flamme, à travers les parois grises certicales, pour enivrer, échauffer, électriser la pulpe blanche sous-jacente, qui le transforme en un fluide particulier, ballonneur des quatre ventricules, et animateur et moteur de toute la vie de relation.

9° Le *feu*, le *phlox* émané par toutes les parties de l'arbre nerveux gris ou fondamental, est donc l'agent immédiat de la vie radicale. Il sature cet arbre et rayonne son superflu : comme le soleil émane ses rayons, irradie ses émanations, dépense sa lumière et son calorique par une divergence orbiculaire. Il en est de même du *feu nerveux* qui éprouve un besoin incessant de rayonner, à mesure que toutes les parties pulpeuses de l'arbre gris le sécrètent. S'il n'était pas rayonné, il resterait dans l'arbre et le brûlerait, l'enflammerait; il étoufferait sa propriété électrique de *sécréter*, par une paralysie mortelle, par une espèce d'extinction subite, comme lorsqu'on surcharge le feu d'un foyer domestique. En l'accablant d'élémens passifs qui bouchent toutes les issues de l'oxigène atmosphérique, on empêche ce foyer de se raviver et de s'entretenir. L'arbre gris est aussi une espèce de foyer vital qui a besoin de se réparer par trois cribles principaux, et de se décharger, délivrer, soulager par ces trois mêmes cribles ou nos *débouchés* mentionnés, et que nous appelerons la digestion ou mieux (*gastrisation*), la respiration ou mieux (*pneumatisation*) et l'*encéphalisation*.

10° Néanmoins n'oublions jamais que, quoique s'échappant du corps principalement avec plus de largesse, avec plus d'abondance, par ces trois fonctions capitales , le *feu nerveux* est irradié encore et toujours par les parois artérielles qui l'émanent , par les muqueuses qui le rayonnent , par les séreuses qui le dépensent , en un mot , par tous les pores de l'organisme quels qu'ils soient, nerveux , fibrineux, albumineux ou gélatineux. Comme il a formé lui-même tous les organes , dans le fœtus , avec des principes sanguins maternels , il a varié les tissus divers et leurs propriétés rayonnantes et électriques, en raison de la *somme*, de la dose avec laquelle il y est entré, avec laquelle il les a pénétrés. De sorte que les nerfs gris sécrètent et rayonnent plus , les parties fibrineuses moins , les albumineuses moins encore , les gélatineuses presque pas , et les os pour ainsi dire pas du tout : car la lymphe qui se concrète pour s'ossifier, quoique imbue d'un reste de feu nerveux artériel et veineux , l'a presque tout perdu avant d'arriver à ce dernier acte , à cette dernière transformation organique , la précipitation phosphatée, le refroidissement osseux.

11° L'arbre gris , qui constitue, par son ensemble, le siége, le foyer de la vie , dépense donc sa substance ignée par toutes ses parties , et les rayonne également par tous ses pores attractifs. Pourtant, comme nous l'avons dit, ce *feu* rayonnant, ce feu divergeant sans cesse par une condition fatalement indispensable à l'entretien du mouvement sécréteur suprême ; ce *feu* , dis-je , s'est créé surtout trois *débouchés* de dépense , en même temps que trois ouvertures identiques de réparation. Si la dépense est nécessaire , la réparation l'est donc autant pour le maintien de la vie, du sécrétisme. Eh bien , c'est dans l'harmonie de ces deux facultés originelles : réparation, dépense ou *attraction*, *expansion* inhérentes à la pulpe grise , que la vie ou son synonyme , que le *sécrétisme* peut se converser. On conçoit donc que si les trois *débouchés* ou tous les pores de l'arbre gris et de tout l'organisme sont *trop ouverts* ; la dépense , l'expansion étant trop considérable , le *feu nerveux* trop émané ne sera plus assez abondant pour attirer une nourriture suffisante à la réparation : car l'attraction est identique à l'atome actif et par conséquent aux siens. Alors la *vie* , c'est-à-dire , le mouvement sécréteur se ralentira, s'affaiblira ; delà la débilité, la syncope et la mort. D'un autre côté , si les *débouchés* et les pores se *ferment trop* , le *feu nerveux* trop concentré embrasera le foyer vital ; son *sécrétisme*, comprimé par l'entrave de son expansion , s'exaltera : toutes les fonctions acquéreront une rapidité convulsive ; et la désorganisation s'opérera après les symptômes successifs de l'excitation , de l'inflammation, de la fuliginosité. Ensuite, lorsque le *feu nerveux* se sera fait un jour mortel , une sortie irrémédiable par des secousses et des évacuations critiques surabondantes , irréparables, fatales , il surviendra l'adynamie , le coma, la mort , la désélectrisation centrale , je veux dire , l'épuisement et la cessation du mouvement sécréteur suprême.

12° Nous devons donc, physiologiquement parlant, considérer la *vie* ou *sécrétisme* attaché à l'arbre gris , comme la flamme d'une lampe attachée à sa mèche. C'est un mouvement atomistiquement sécréteur , comburant, dépendant d'un fluide intégrant, igné, électrique , nerveux , et l'entretenant avec lui tant qu'il dure et réside , tant qu'il s'alimente et se répare , s'exaltant ou s'affaiblissant avec lui, et s'éteignant encore avec lui, ou lorsqu'il s'évente, qu'il s'envole, qu'il disparaît; ce qui cause la mort, la désélectrisation caractérisée par le défaut d'*attraction*, de *sécrétisme* et de *rayonnement*, les trois lois primordiales et moléculaires du *phlox*, du *feu* mentionné , que les métaphysiciens pourront appeler vital, ce qui signifiera pour nous , doué de la faculté d'électriser les fluides et les tissus où il s'incorpore, et de leur donner ses trois lois matérielles d'*attirer*, de *sécréter* et de *rayonner*, inhérentes à sa présence et à sa nature positives et fondamentales, sans lesquelles toutes les parties de l'édifice animal , n'étant plus liées ni asservies , s'écroulent et se décomposent.

13° Comme la lampe vitale ou sécrétante attire et rayonne pour conserver sa santé, il faut donc maintenir un équilibre stable entre la *réparation* et la *dépense*. Et cela , non-seulement médiatement à l'aide des moyens hygiéniques , soit-alimentaires , soit entourans, mais encore immédiatement à l'aide des fluides combustibles , comburans et comburés qui touchent de si près la vie, et dont la *surabondance* ou la *rareté* sont des causes voisines de maladies et de mort.

14° Le fluide artériel, le veineux ainsi que ses transformations naturelles en bile et en lymphe , sont donc les moyens directs qui *pèsent* et se *balancent* sur le foyer attractif de la vie, sur l'arbre gris encéphalo-rachidien, son siége sécréteur. Ce besoin de balancer la vie, de *comprimer* l'émanation nerveuse, le rayonnement électrique, avec mesure, a été appelé par Brown. stimulation, excitement, quoiqu'il ne comprît pas un mot au phénomène, quoiqu'il n'eût pas la moindre idée de son action. Conservons ce mot , si nous voulons ; mais représentons-nous bien que c'est une oppression, une concentration, un *obstacle* quelconque qui attaque la *vie*, qui la refoule, qui l'emprisonne plus ou moins élastiquement, comme si c'était une cucurbite plus ou moins extensible de machine à vapeur. Ce qui provoque une réactivité expansive, un refoulement réflecteur, une irradiation opposante du foyer qui cherche à dompter cet obstacle, à rompre cette concentration à l'aide de son *feu nerveux* défenseur. C'est cette *réactivité*, cette opposition du *feu nerveux* contre les obstacles concentratifs qui a donné l'idée, dans les tissus inférieurs, de la tonicité de Stahl, de l'irritabilité d'Haller, de l'excitabilité, de la contractilité et de la sensibilité inconsciente qu'on a toujours crues jusqu'ici immatérielles; tandis que ces lois imaginaires dérivent d'un seul phénomène physiologique, de l'*élasticité* vaporeuse du *feu nerveux* vital, du *phlox* rayonnant, espèce d'électron sécrété par l'arbre gris fondamental.

15° Cette *élasticité* du feu vital contre les obstacles ou physiologiques, ceux des fluides constituans; ou hygiéniques, ceux des objets extérieurs utiles à la vie; ou pathologiques, ceux qui causent et entretiennent les diverses affections morbides; ou thérapeutiques, ceux que l'art ou la Nature provoquent pour guérir; cette *élasticité* du feu vital, dis-je, sera donc la grande loi primordiale de l'homme, celle qui expliquera tous ses phénomènes quels qu'ils soient. Bannissons donc les chimères enrayantes de la métaphysique, les spiritualités mensongères sorties des cerveaux creux de nos prédécesseurs attelés au joug Stahlien aujourd'hui brisé; et tenons-nous-en aux actes matériels de la Nature plus positive dans ses fluides moteurs, dans ses atomes actifs, que les conceptions romanesques de tous les siècles antérieurs.

16° Comme cette *élasticité*, agent primordial et général des organes de l'homme, est liée directement aux mystères les plus profonds de la vie, on ne peut bien la comprendre sans connaître ces derniers. Or, voici à quoi ils se réduisent : l'état de mort; l'état de vie organique, la seule chez le fœtus; et l'état de vie animale, celle qu'acquiert le nouveau né. Une comparaison triviale va nous faire saisir ces trois phénomènes. Supposons une bougie allumée. La flamme fixe ou mieux visible, c'est la vie animale; et la lumière invisible qu'elle dégage, c'est son *feu nerveux* blanc moteur qui rayonne par les yeux, ballonne la moëlle blanche épinière, gonfle l'appareil générateur, électrise, tend, remue les nerfs musculaires et vocaux, et déborde par la

peau où il peut produire le tact. Maintenant soufflez cette bougie :
la flamme a disparu, quoiqu'il reste encore (passez-moi le mot),
un *mouchon* rouge bien distinct de la flamme. Eh bien, ce *mouchon*, ce lumignon est la vie organique du fœtus, susceptible
d'exister sans la vie animale, comme dans l'aploplexie, le coma,
le sommeil et les acéphales. Et le calorique qui en émane, est
analogue au *feu nerveux* gris, électrisateur de la vie organique,
et la cause élastique des fonctions. Ensuite le *mouchon* s'affaiblit
graduellement et s'éteint tout-à-fait; il ne reste plus que la mêche
plus ou moins charbonnée. Voilà la pulpe nerveuse grise à l'état
de cadavre, où le mouvement *sécréteur* a cessé, faute d'alimens
spiritueux suffisans à son activité essentielle. N'oublions donc
jamais cette triple comparaison de la mêche, du *mouchon* (ce qui
est susceptible d'être mouché), et de la flamme d'une chandelle
identique à la vie. Le passage du néant à la vie végétative, c'est
la rubéfaction ignée ou l'incandescence du mouchon ; c'est l'électrisation à un certain degré de la pulpe grise qui jouit, par cet
acte soudain, de la propriété, alors moléculairement inhérente,
d'*attirer*, de *sécréter* et de *rayonner* un *feu* analogue à sa nature,
à la matière fixe vitale qui l'a faite ce qu'elle est, rouge ou comburante ; état du fœtus, de l'apoplectique, etc. Le passage de
cette vie organique, grise, végétative, primordiale, à la vie
secondaire, blanche, animale, de relation, consiste dans l'inflammation du mouchon qui passe à l'état de lumière, ce qui arrive
au fœtus à la naissance, au contact immédiat de l'oxigène qui,
pénétrant les racines plexueuses des poumons, arrive aux parties
grises de l'encéphale et du rachis, les enflamme et les doue de propriétés nouvelles dépendantes de cette exaltation électrique plus
vive, analogue à la flamme de la chandelle. Lesquelles propriétés
consistent dans un changement d'essence phosphorescente et
sensoriale, qui fait éprouver la nature du *moi* à la pulpe blanche ;
lui donnant avec elle la propriété d'*attirer*, de *sécréter* et de
rayonner un *feu nerveux blanc*, qui percera bientôt par les
yeux et les sens, et qui pour le moment se fait jour, dans le nouveau né, par l'agitation des membres et de la voix, dont les
vibrations dérivent la première et pénible sensation de la *sensorialité*, commençant à cet acte enflammant.

17° Retenons donc ces trois états si distincts : *cadavre*, *vie
organique* et *vie animale*, si différens dans leur essence. 1° *Cadavre*, c'est désélectrisation complète ou incomplète ; 2° *vie
organique*, c'est pulpe *grise* électrisée suffisamment pour exercer

les trois lois inhérentes à toute *activité* atomistique, *l'attraction*, le *sécrétisme* et l'*expansion*, sans jamais se pénétrer de la conscience des choses et sans la donner à l'aide du fluide *gris* qu'elle dégage sous l'effet de son action; 3° *vie animale*, c'est pulpe *blanche* électrisée par le feu précédent qui l'a fait monter à un diapason de phosphorescence, de subtilité et de purification telle qu'elle s'est élevée par cet acte qui renverse l'imagination de surprise, à l'état de conscience des choses, de *sensorialité*, c'est-à-dire, de la faculté de souffrir et de jouir, tout en conservant la triple propriété matérielle, inséparable de toute activité moléculaire de la nature, d'*attirer*, de *sécréter* et de *rayonner*, sous l'influence inévitable de l'autre vie. Et son rayonnement est un fluide *blanc* qui établit des rapports d'équilibre et d'harmonie, 1° entre les agens du dehors et son excessive fragilité; et 2° entre les agens du dedans ou viscéraux et cette même fragilité exposée à leurs secousses sanitaires ou morbifiques, de bien-être ou de souffrance, comme une girouette est agitée par tous les vents opposés qu'elle indique au moyen de ses phases. Car la vie animale est le thermomètre, la girouette, le miroir, la physionomie, le reflet de la vie organique, qui la façonne d'après ses propres impulsions et les influences sociales et climatériques. Celui qui comprendra bien ces deux derniers paragraphes, saisira notre langage ultérieur et s'initiera à nos explications scientifiques.

18° La *vie organique* a donc, 1° une matière fixe ou *pulpe grise*, qui a passé à un état électrique proportionnel selon les espèces et les individus; et 2° un fluide, *phlox*, *feu nerveux gris*, qu'elle dégage à l'aide de ses trois lois virtuelles d'*attraction*, de *sécrétisme* et d'*expansion*. La *vie animale* possède donc aussi, 1° une matière fixe, *pulpe blanche*, d'une essence plus relevée et le produit, la purification de l'autre, qui a passé à l'électrisation *sensoriale* par le choc oxigénateur et éthérisant de la naissance; et 2° un fluide, *feu nerveux blanc*, *phlox* plus quintescencié, qui en rayonne sous sa triple propiété d'*attirer*, de *sécréter* et d'*émaner*, inséparable de ses élémens actifs. Nous allons donc procéder à l'explication des grandes fonctions par ces moyens fondamentaux.

19° La pulpe grise, dans toute son étendue, dans toutes les parties de son arbre (tronc encéphalo–rachidien, racines solaires, cœliaques, mésentériques, etc., et rameaux pulmonaires, cardiaques, aortiques, etc.); la pulpe grise, dis-je, est un composé d'*atomes actifs* primordiaux ou du *phlox* universel, et douée comme lui des trois forces d'*attraction*, de *sécrétisme* et d'*expansion*, qui ont déterminé sa forme arboréale : l'attraction, les racines ; le sécrétisme, le tronc ; et l'expansion, les rameaux. De sorte que, quoique tout attire, sécrète et rayonne dans les fibres les plus déliées, dans toute la continuité de leur essence, on doit pourtant assigner ces trois fonctions aux trois parties principales de l'arbre gris, siége de la vie végétative. (Voyez l'anatomie de ma doctrine dans les Prolégomènes.) Ainsi les plexus solaires, cœliaques, mésentériques, sous-diaphragmatiques, etc., qui attiennent au grand sympatique et à la partie inférieure du rachis gris, seront surtout le débouché de l'*attraction*. Le tronc gris encéphalo-rachidien, dans toute sa longueur. sera surtout le siége du *sécrétisme*, acte capital qui est la *vie* elle-même s'exerçant ; et enfin les ramifications supérieures pulmonaires et cardiaques, je veux dire, celles qui se perdent dans les poumons, le cœur et l'origine de l'aorte, seront la voie principale de l'*expansion*. De sorte que la *vie* (*pulpe nerveuse grise fixe*) *attire* des alimens par les racines abdominales (digestion); les *sécrète* à l'encéphale surtout (encéphalisation) : nous verrons ce que signifie ce mot ; et les *dépense* par les plexus de la poitrine (pneumatisation) que nous expliquerons aussi ; mais il faut aller graduellement.

20° Si la pulpe nerveuse (nous ne parlons maintenant que de la grise) était ronde comme une boule, elle exercerait ses trois propriétés dans tous les points de son orbicularité ; et par conséquent elle attirerait de toutes parts, en raison de l'*activité* de ses atomes incrémens ainsi conditionnés. Elle sécréterait aussi dans toute sa masse, et irradierait de tous les points. Ce qui arrive à un soleil, à une étoile, à l'astre suprême que nous avons considéré comme l'essieu du monde. Mais le sort de l'animalité, forcée de se courber aux circonstances terrestres et à toutes leurs exigences, lui ayant donné la forme arboréale, elle s'est façonné une entrée (digestion), un laboratoire (sécrétisme), et une sortie (expiration). Néanmoins toutes les parties de la matière pulpeuse fixe, jouissent, comme nous l'avons dit, de ces propriétés qui se sont ainsi spécialement localisées. Mais outre l'électricité constitutionnalisée qui forme cette pulpe suprême et la fait vivre, c'est-à-dire, sécréter, il existe en dehors d'elle une sphère nerveuse de *feu* rayonnant, analogue aux irradiations solaires. Ce feu tend à s'échapper par tous les pores, par tous les conduits, mais principalement par ces trois débouchés spéciaux : la digestion (racines), la pneumatisation (rameaux) , et l'encéphalisation (tronc).

21° Ce *feu* libre est l'aliment journalier du sécrétisme vital ; s'il n'était pas réparé, la vie, le *sécrétisme* s'éteindraient ; et la mort ou désélectrisation en serait l'effet. De sorte que ce *feu nerveux*, qui forme la sphère de la matière fixe, est toujours à la disposition de cette dernière et des trois fonctions précédemment mentionnées, qui cherchent à le *dépenser* par leur triple exercice.

22° Nous avons dit naguère que si la pulpe grise était ronde comme un astre, elle attirerait, sécréterait et irradierait de tous les points de sa circonférence. Eh bien, cette hypothèse est encore nécessaire ici pour faire comprendre des phénomènes vitaux. Supposez que cette pulpe ronde rayonne; et qu'à distance des irradiations de son feu libre, soit une certaine atmosphère de sang rouge. Cette atmosphère sanguine sera orbiculaire à l'attraction générale de la boule électrique sécrétante, qui n'obéit à aucune pesanteur étrangère, puisque son indépendance et sa soustraction, à cet égard, constituent sa qualité physiologique de vie et d'organisation à part. Alors on comprendra bien, 1° que si l'enveloppe atmosphérique est trop lourde elle *concentrera* et étouffera le rayonnement ; 2° que si elle est en rapport avec lui, il y aura *équilibre* ; 3° que si, au contraire, elle est trop rare, elle *ne le comprimera pas assez*, ou comme disait Brown, elle ne le stimulera pas, ne l'excitera pas assez, c'est-à-dire, elle ne balancera pas assez son expansion. Retenons donc encore ces trois mots : *concentration* trop forte du *feu* libre ou qui tend à se dégager (maladies aiguës), son *équilibre* ou juste mesure de compression (santé), et sa trop grande *expansion* par une concentration trop faible (maladies de langueur). La considération du degré d'oppression pour le foyer irradiateur, soit par les fluides combustibles, comburans et comburés, soit par les agens hygiéniques, soit par les puissances médicamenteuses, est donc une triple source où le médecin observateur puisera des indications précieuses de diagnostic et de curation ; car elle doit devenir le pivot de la physiologie et de la thérapeutique.

23° Eh bien, l'organisation humaine ressemble à la comparaison que nous avons décrite. La pulpe grise est l'agent *attirant*, *sécrétant* et *rayonnant*, attirant par des *racines*, sécrétant par un *tronc* et rayonnant par des *rameaux*. De plus elle est aussi enveloppée d'une atmosphère sanguine qui pèse sur son feu nerveux libre. Comment ? De quatre manières : par l'artérialisation, la digestion, l'encéphalisation et la pneumatisation.

24° *Artérialisation* ou électrisation des artères et du sang. —
Les filets les plus ténus des parties nerveuses grises, constituèrent,
par leur transformation en canaux, en cordons, en nappes,
membranes, réseaux, etc., sous les influences des siècles antérieurs et dans la formation originelle du règne animal, constituèrent, dis-je, les muqueuses et les tuniques artérielles. De sorte
que le *feu nerveux* libre s'échappe aussi par leurs parois dérivantes, dégageantes, *irradiantes*. Et la somme du sang, électrisé comme ses canaux, pèse sur le rayonnement du foyer
sécréteur, et par conséquent sur ce foyer lui-même qui en est
ou trop concentré, ou équilibré ou trop raréfié. La *concentrabilité* sera donc une qualité vitale qu'on ne devra jamais
oublier.

25° *Digestion*. — Quand le vide du foyer sécréteur, c'est-à-
dire, de l'arbre nerveux gris, s'est fait sentir; que le sensorium
averti a rempli l'estomac d'alimens, ces alimens *pèsent* plus ou
moins sur le feu libre et l'atmosphère du foyer vital qui se dégageant
partout, par les muqueuses comme par les artérielles, est *comprimé* plus ou moins par les *ingesta* qui l'excitent. Un repas trop
fort *concentre* trop le foyer : de là, malaise, souffrance et quelquefois vomissement; parce que le feu libre, étant élastique,
éprouve un mouvement de va et de vient, sous l'impulsion normalement incoërcible de la pulpe grise centrale, et sous la
répulsion agressive ou au moins la résistance des alimens. Alors
son *élasticité*, ou pour mieux dire sans abstraction, sa colonne
électrique, son impétuosité vaporeuse, son rayonnement impulseur, tendant à écarter, repousser, éloigner l'entrave, l'obstacle,
soulève les tuniques gastro-intestinales par des bonds, des secousses torpilliennes, des jets de *feu* ; et ces tuniques rejettent
ce qu'elles contenaient. Retenons donc bien ce que c'est que
l'*élasticité* physiologique et le phénomène ici mentionné du vomissement, exemple morbide et extrême de la propriété répulsive
et contractile du *feu nerveux* gris, qui vient d'un mouvement
sécréteur dont le diapazon s'élève à 30°Réaumur, formant journellement une somme à peu près égale, la dépensant et la réparant
pour l'entretien de l'organisation.

D'un autre côté si le repas est convenable et modéré, l'*équilibre* dans le rayonnement étant établi, la nourriture restera à
demeure, et subira comme plus faible l'action de ce rayonnement
dissolvant, qui l'atténue, la liquéfie, la cuit (Hippocrate), et tend
à absorber par les chylifères ses parties volatilisables; tandis que

celles qui l'offensent (le rayonnement), qui le compriment, sont éconduites et rejetées par les selles.

En troisième lieu, si le repas est trop faible, la *concentration* du rayonnement n'étant pas assez forte, elle ne se fera pas assez sentir au foyer affamé; et sa raréfaction et son expansion étant trop considérables, il s'épuisera de plus en plus et tendra à s'éteindre. De là les angoisses de la faim par son reflet, par son influence de contiguité sur la pulpe mentale, le *sensorium*, sa greffe immédiate, sa fleur adhérente qui pressent sa prochaine désorganisation.

Le sentiment de la faim s'apaisera donc par la *compression* convenable du foyer vital; ce qui explique le phénomène assez fréquent, dans des occasions urgentes, par lequel on est parvenu à se soulager plus ou moins long-temps en se serrant le ventre avec une ceinture.

26° *Encéphalisation*. — J'entends par cette expression le triage du chyle, devenu sang rouge, à travers les parois corticales de la pulpe grise encéphalique. Cette fonction suprême de la *vie* végétative consiste à sécréter le sang, à le vaporiser, le subtiliser, le sublimer en *feu nerveux* gris, agent électro-calorique de l'organisation. Si la pulpe grise en nature, par l'*activité* atomistique qui lui est essentielle, est le foyer de la *vie* doué moléculairement de la triple propriété d'*attirer*, de *sécréter* ou de *comburer*, son synonyme, et d'*irradier*; c'est surtout aux parois grises de l'encéphale que son sécrétisme s'opère, et qu'elle rayonne le feu qui doit la réparer, électriser l'économie, la saturer de chaleur et de force plastique vivifiante, et la distribuer aux fonctions spéciales. Le phénomène appelé *encéphalisation* est donc bien défini : c'est donc l'acte majeur de la *vie* végétative, l'acte où aboutit la nourriture en dernière analyse, et le point de départ d'où sort sa métamorphose et sa subtilisation finale, autrement dit, le *feu* réparateur. Pénétrons-nous donc bien de cette fonction nouvelle qui est le *mouchon* rouge mentionné à l'alinéa 16, c'est-à-dire, le siége, le foyer de la vie organique, d'où jaillit, en forme de flamme électrique, de vapeur animatrice, le *feu* qui doit alimenter la greffe animale ou son synonyme, la pulpe consciente, la médule blanche sensoriale, elle-même siége, foyer, gangue, matrice, essence, point de départ de la *vie* de relation. Mais nous reviendrons plus tard à cette dernière. Pour le moment, imprimons-nous bien de cette double pensée : la première, que le *feu* gris se fabrique surtout et se renouvelle à la pulpe grise encéphalique (encéphalisation); et la seconde, qu'il rayonne par là: d'abord

pour se distribuer à toutes les parties grises dans toute leur continuité, et ensuite pour nourrir la pulpe électro-nerveuse blanche
sentante ou la *vie* de relation. Cette dernière, en raison des
impressions qu'elle reçoit, autrement dit, des *ingesta* intellectuels et moraux, qui entrent dans sa cavité intrà-cérébrale,
à quatre ventricules, comme l'estomac des ruminans et la cause
de la rumination et de la réflexion mentales; cette *vie* animale,
dis-je, en raison de ses impressions sociales de peine, d'état
neutre ordinaire, de plaisir, éprouve trois phénomènes physiologiques bien distincts. Ou elle se crispe, se resserre, se rappe-
tisse, ce qui s'opère quand elle souffre (*concentration*) ; ou elle
est dans un état de tranquillité normale (*équilibre habituel*); ou
bien elle se dilate, s'épanouit, se détend (*expansion*), bonheur,
jouissance, volupté, extase. Dans le premier cas ou concentration,
le *feu nerveux* gris sans cesse fabriqué, distillé (toujours physiologiquement pensant, c'est-à-dire, électro-caloriquement), par
le foyer primordial de la *vie* organique, est trop opprimé, trop
étouffé. Dans le second cas, ou équilibre normal, état ordinaire, le
foyer vital n'est ni trop concentré, ni trop dilaté ; et la distillation
et la dépense de l'*agent* nerveux gris se font convenablement. Dans
le troisième cas, ou expansion à divers degrés de la pulpe blanche,
le *feu* gris, toujours distillé par la pulpe grise sous-jacente, n'étant
pas assez concentré, déborde, se dépense avec énergie et surabondance ; ce qui exploite la pulpe grise et par conséquent le foyer
de la *vie* organique, l'appauvrit, l'affaiblit et peut l'éteindre
par disparition phosphorescente instantanée, comme les feux
follets : ce qui arrive dans la mort subite par excès de volupté,
ou par explosion de joie imprévue. Car cette mort n'est que l'effet
du débordement outre mesure d'un jet extraordinaire de *feu
nerveux* gris sur la pulpe sensoriale, dont il a étouffé la flamme
en s'exhalant tout entier, puisqu'il n'en reste plus assez pour
ranimer le foyer éteint et rélectriser le *sensorium* paralysé.

27° *Pneumatisation.* — Nous savons que le *feu nerveux* gris
de la pulpe électro-calorique, siége de la *vie* organique ou végétale, sort et rayonne, 1° par l'*artérialisation* ou l'ensemble électrisé des artères et de leurs fibrilles les plus déliées; 2° par la
digestion ; et 3° par l'*encéphalisation* : eh bien, il s'échappe aussi
par la *pneumatisation*, et voici comment. Nous avons vu, dans
les tracés de notre anatomie, que l'arbre gris avait et des racines
constituées par les ganglions, les plexus et les diverses divisions
nerveuses de l'abdomen, et des rameaux formés par les ganglions,

les plexus et leurs divisions nerveuses pulmonaires cardiaques et aortiques. Ces derniers organisent la trame des poumons, du cœur et de l'origine des quatre artères veineuses de l'oreillette gauche, autrement dit, de l'arbre artériel; et cette organisation est en forme de réseaux, de lacis, de mailles, de nappes poreuses, de filets analogues à la distribution merveilleuse des nervures d'une feuille morte, dont le parenchyme aurait été rongé par les insectes ou détruit par la macération de l'automne. Ces réseaux nerveux constitutifs des poumons, sont les feuilles, les pores, les poumons de l'arbre gris, espèces de cribles physiologiques, de membranes tamisantes, susceptibles de s'épanouir et de se dilater pour laisser passer le *feu nerveux* gris dans le poumon, comme il s'échappe dans la cavité stomacale par le gaster (diges—tion), dans le cerveau par les couches corticales (encéphalisation). Le *feu nerveux*, rayonnant partout orbiculairement, et par con-séquent par les deux débouchés dénommés, s'irradie aussi par les poumons, le troisième débouché; et cela, dans l'acte de l'expiration, sous l'effort de son *élasticité* qui réagit contre l'agres-sion pénétrante de l'air atmosphérique. Cette réaction s'opère par un jet de *feu nerveux*, par une bouffée, par une vapeur, une secousse électrique, par une colonne de *phlox* qui se rue sur le sang mêlé à l'air dans la partie expansive du tissu pulmonaire formée par trois réseaux, le nerveux gris, le vasculaire et le bronchique. Le dernier mêle l'air au sang, le moyen l'unit au nerveux qui établit une connexion immédiate entre son oxigène, sa lumière, son électricité, sa chaleur et le foyer de la *vie*, formé d'élémens analogues organifiés dans sa pulpe suprême, et qu'elle renouvelle en les puisant sans cesse dans l'atmosphère par les alternatives de la respiration et de l'expiration.

La *Pneumatisation* sera donc la faculté non-seulement par laquelle le *feu nerveux* libre de l'arbre gris repousse l'air, mais encore et surtout par laquelle il se décharge par une secousse élastique, qui a la propriété de *pneumatiser*, innerver, électriser le sang, le chyle, en un mot, le fluide pulmonaire qui aborde ce débouché de la vie. Par la même raison, on devrait appeler *gastrisation*, au lieu de digestion, non-seulement l'acte physio-logique et animateur par lequel le *feu nerveux* gris cuit les alimens, en *rayonnant* par les ganglions, les plexus, leurs rameaux et leurs épanouissemens à travers les membranes digestives, mais encore celui par lequel il les pénètre (les alimens), il les sature, les innerve, leur donne le cachet, la secousse, l'assimilation de sa substance vitale électrisante. De même encore que l'*encéphalisation* est non-seulement la *sécrétion* du *feu nerveux* à travers la pulpe grise corticale , mais aussi et d'abord, l'acte originel par lequel il sature toute cette pulpe grise dont il répare et entretient les trois propriétés primordiales d'*attirer*, de *sécréter* et de *rayonner* ; et, ensuite, l'acte par lequel il électrise la pulpe blanche, il la pénètre , la sature , tend à se *dépenser* par elle , en lui fournissant une espèce de flamme nourricière de sa faculté sensoriale de souffrir et de jouir ; puisque cette pulpe blanche est le moi incarné, le moi fait chair, la sensibilité matérialisée par les métamorphoses séculaires des élémens physiologiques de la Nature , passés à cet état sublime et extasiant , de la même manière que le pépin d'un pommier si brut fournit , à la longue , par les métamorphoses annuelles et insensibles de la matière intégrante , d'abord des rameaux grossiers , ensuite des feuilles moins informes , puis des boutons un peu plus parfaits , après des corolles si belles , ensuite des pistils et des étamines si irritables et amoureux les uns des autres , et enfin un fruit plus pur qui passe par tous les degrés de l'astringence la plus âpre jusqu'à la saveur la plus délicieuse. Telle est l'image de la matière générale du monde à travers l'arbre religieux et universel des productions astrales , planétaires , minérales , végétales et animales.

La *pneumatisation* , je veux dire, le débouché du *feu nerveux* par les rameaux pulmonaires , peut être entravée par une masse d'air impur (*concentration*), ou s'exercer dans une atmosphère convenable (*juste mesure*), ou bien se trouver en contact avec un milieu trop rare (*expansion*). Quand la pneumatisation est arrêtée par de l'acide carbonique , par le gaz hydrogène sulfuré , par des poussières volcaniques , par l'eau même, le foyer étouffé s'éteint bientôt , comme dans la submersion , l'asphyxie, la strangulation, l'écrasement de la poitrine. Si le sécrétisme ressent au contraire les bienfaits d'un air pur, sa fonction se remplit avec intégrité , harmonie, normalité. Tandis que si la couche atmosphérique n'est pas assez dense, si le milieu trop rare est insuffisant pour offrir un obstacle régulier à l'expansion du *feu nerveux* pneumatisant , il se dépense outre mesure , se rue dans le sang , le sature , l'impulse avec véhémence , et produit des vertiges , de l'agitation , des hémorrhagies qui sourdent par les narines , la bouche , les paupières , etc., comme le prouvent les voyageurs sur le sommet des plus hautes montages , et les expérimentateurs audacieux qui s'élèvent en ballon. Le vent du sud-ouest ordinairement humide et peu dense , produisant l'effet d'un éventail sur le poumon raréfié , non-seulement livre un passage trop libre au *feu nerveux* pneumatisant, mais encore le sature , le neutralise sans cesse par le renouvellement continuel d'une impression trop aqueuse ; ce qui affaiblit l'économie, exploite le foyer sécréteur, et devient la cause , 1° de la faiblesse ou de la mort subite des poitrinaires si sensibles à cette température automnale et printanière; et 2° des accès mélancoliques des hypochondriaques dont l'encéphalisation , déjà si puissamment minée par ses propres actes , l'est encore par la même voie, la pneumatisation . qui ne trouve pas dans un air humide , et trop rare , assez de principes vivifians pour tendre l'économie , et donner à l'ame , à la pulpe mentale , un sentiment de force et de plénitude électriques.

28° Par les précédens, nous avons fait sentir que la *vie* fondamentale n'était autre chose que le *sécrétisme* atomistique ou intégrant de la pulpe grise ; qu'elle attirait des alimens , les préparait convenablement par des organes albumineux, gélatineux et fibrineux attenant tous à ses ramifications nerveuses, membraniformes canaliformes ou filiformes; et qu'elle les distillait pour rayonner dans toutes les directions. Nous avons vu encore que ces irradiations comme solaires s'effectuaient d'abord par tout le système des tuniques artérielles continues à la structure nerveuse grise (*artérialisation*) ; et ensuite par trois débouchés suprêmes : 1° l'*encéphalisation* par où le *feu* s'échappe pour alimenter la pulpe blanche , siége et sanctuaire de la vie relative ; 2° par la *pneumatisation* d'où le *feu* sort pour se précipiter dans la partie artérielle des poumons , et de là dans l'oreillette et le cœur gauches , comme nous l'expliquerons plus tard ; et 3° par la digestion ou mieux la *gastrisation* , ce qui signifiera l'impulsion et la dépense de l'*électron* gris pour opérer la coction alimentaire. Je récapitule ces faits, pour vous amener à d'autres idées capitales qui enchaînent ces lois premières de la vie à des secondaires , lesquelles sont liées à d'autres de troisième ordre , comme nous le verrons.

29° Retenons donc bien que le *feu nerveux* , quoique sortant par trois débouchés , l'encéphalisation, la pneumatisation et la gastrisation , éprouve trois résistances à ces trois débouchés : 1° l'action mentale ; 2° celle de l'air ; 3° celle des alimens , sans lesquelles il s'envolerait d'un trait , comme un feu follet , comme de l'éther libre. Ces résistances ou trop fortes , cause des maladies concentratives (aiguës); ou convenables , cause de la santé ; ou trop faibles , cause des affections épuisantes (chroniques) ; ces ré-

sislances , dis–je , se font toujours sentir, 1° la résistance senso–
riale constamment , soit dans l'état de veille où elle est supérieure,
soit dans le sommeil ou l'affaissement des lames blanches encé–
phaliques , sur la pulpe grise , la comprime encore ; 2° la résis–
tance de l'air périodiquement , par les mouvemens de la respira–
tion et de l'expiration ; 3° la résistance des alimens à rémissions
un peu plus distantes , par l'intervalle des repas et le temps
nécessaire pour les élaborer. De sorte que la *compression sensoriale* est la seule *continue*, et que le *feu nerveux* gris éprouve là
un *obstacle* invincible. Eh bien , il faut partir de cette idée ,
pour considérer les couches grises de l'encéphale comme le tronc
de l'arbre gris , d'où le *feu nerveux*, ne pouvant s'échapper
qu'avec une difficulté extrême par leurs pores plus serrés ,
rayonne de là comme d'un pivot, pour diverger dans toute l'é-
tendue de cet arbre gris, et par conséquent écouler cette divergence surtout par les deux autres débouchés , la pneumatisation
et la gastrisation. La pulpe grise encéphalique est donc le point
de départ , d'où diverge le *feu* gris qu'elle fabrique , pour tendre
à s'irradier, s'échapper dans le domaine de la vie organique , par
l'expiration et la digestion.

30° Mais cette divergence , ayant rencontré , dans l'origine
de la formation des appareils respiratoire et circulatoire du règne
animal , ayant rencontré , dis–je , la résistance de l'air et celle
des alimens , il en résulta , pour le *feu nerveux* libre , un *double
mouvement alternatif* de compression périodique. Et ce mouvement de va et vient , qu'il faut bien comprendre , s'effectue
d'un côté par les rameaux gris pulmonaires et cardiaques de
l'arbre nerveux fondamental , et de l'autre par les rameaux
solaires, mésentériques, etc. , du même arbre gris. C'est ainsi
que le *feu* libre du débouché pneumatisant , impulsé par l'atmosphère et forcé de rentrer, éprouvant toujours la résistance de
l'encéphalisation , fut chassé dans les racines (plexus et ganglions
de l'abdomen), qui se livrèrent par contrecoup à l'expansion.
Jai nommé , dans mes Prolégomènes , le premier mouvement
attraction pulmonaire de la respiration , et le second *expansion
solaire-mésentérique*. Qu'importent les termes, retenons surtout
les faits. D'un autre côté , l'action des alimens sur le *feu* libre
gastrisant , tendant à le refouler dans l'intérieur de l'arbre gris ,
le repousse surtout dans le débouché pneumatisant ; je dis surtout , parce que la résistance de l'encéphalisation est permanente,
puisque c'est d'elle , comme d'une source , comme du foyer pri-

mordial , que diverge le *feu* sécrété par la *vie*. J'ai nommé le premier mouvement *concentration solaire-mésentérique*, et le second *expansion pulmonaire :* cette dernière constitue l'expiration. Ces deux mouvemens *fondamentaux* de la vie organique qui cesse par leur interruption , sont donc *alternatifs* et doivent s'expliquer ainsi : *attraction* ou *concentration pulmonaire* de la respiration *alternative* avec l'*expansion solaire mésentérique*, et la *concentration solaire-mésentérique alternative* avec l'*expansion pulmonaire* de l'expiration. Ces principes que je considère comme vrais , puisqu'ils sont le produit de mes expériences , de mes études , de mon observation et de mes inductions , vont me dérouler le mystère de la circulation.

31° *Circulation.*— Ce dernier mot a signifié jusqu'ici le transport du sang à l'état artériel , du cœur gauche aux extrémités , et son retour, à l'état veineux , des extrémités au cœur droit. Mais nous devons entrer ici dans des considérations nouvelles d'un ordre supérieur , 1° sur l'anatomie de cet appareil encore mal connu ; 2° sur la cause première de sa fonction.

32° La pulpe électrique forcée , dans l'origine de la formation du règne , de se mettre en rapport avec des élémens externes , soit impondérables ou gazeux , soit liquides ou solides , se les est incorporés par son *attraction* , les a travaillés , modifiés et se les est assimilés par son *sécrétisme* , et enfin les a *irradiés* , soit à l'extérieur d'elle, à l'état excrémentitiel, soit dans son intérieur, à l'état d'organification , c'est-à-dire , de fluides et de solides devenus ses propres parties constituantes. Et ces élémens divers, désormais ressorts physiologiques et intégrans d'elle-même , ont pris les natures et les formes nerveuses, fibrineuses , gélatineuses et osseuses. Et ces parties formées de molécules minérales ou végétales animalisées , semblent ne devoir leur essence , soit nerveuse , soit fibrineuse , soit albumineuse , soit gélatineuse , soit osseuse , qu'aux proportions dans lesquelles la nature électro-vitale , je veux dire le *phlox* , le *feu nerveux* gris entre dans leur texture. Les plus électrisées sont nerveuses ; les immédiatement moins innervées sont fibrineuses ; les troisièmes sont albumineuses ; les quatrièmes sont gélatineuses , et les dernières osseuses. Et ces principes alimentaires hétérogènes sont homogénifiés par l'acte vital sécréteur , qui les réduit en une matière passive uniforme , susceptible de prendre tous ces aspects et ces natures mentionnées , à l'aide et selon les degrés d'*incorporation* du *feu nerveux* gris suprême , qui les enchasse à la pulpe électrisée , dans la continuité de ses ramifications filiformes , canaliformes , membraniformes , etc. , etc. , dans les rapports de leur analogie primitive et de leur similitude acquise avec elle. De sorte que le système fibrineux ou sanguin fut immédiatement lié à l'appareil nerveux gris : l'albumineux ou lymphatique attaché au fibrineux ; le séreux au lymphatique : le tissu cellulaire au séreux ; le tendineux et synovial au cellulaire ; enfin ces derniers aux cartilages et aux os. Et cette série fut continue , par immédiatité et purification graduelle de la substance et les *proportions* du *feu* animateur. Dans l'explication de la formation anatomique des systèmes , des appareils et des organes , il faudra donc comprendre : d'abord le degré de leur matière nerveuse (car la matière nerveuse est la maîtresse absolue et par conséquent la seule assimilatrice et organisatrice de l'économie); ensuite les liens qui les rattachent à l'arbre suprême électro-nerveux gris.

33° Les systèmes artériel , veineux , lymphatique et osseux forment des arbres distincts. (Voyez les tracés anatomiques de ma doctrine dans les Polégomènes de cette Philosophie médicale.) Comme nous les avons déjà décrits, nous ne nous répéterons pas. Mais je ferai sentir ici les rapports qui les unissent entre eux. D'abord n'oublions pas que les fluides qu'ils contiennent sont, 1° *comburans* (feu nerveux gris); 2° *combustibles* (sang rouge); 3° *comburés* (sang noir et lymphe). C'est-à-dire , que le *feu nerveux* de l'arbre gris pénètre le sang rouge avec l'air atmosphérique , lui donne des qualités vivifiantes qui se perdent dans les extrémités de l'arbre artériel , pour la réparation électrique des organes ; et qu'une fois privé de ces qualités , le sang rouge , devenu noir, passe dans l'arbre du sang veineux , qui a besoin de subir l'action de l'oxigène atmosphérique et du *feu nerveux* gris , pour redevenir rouge et vivifiant , et repasser dans l'arbre artériel , jusqu'à ce que , ne pouvant plus servir à l'hématose , il entre dans l'arbre lymphatique , pour remplir des fonctions d'un ordre bien inférieur, telles que d'alimenter les parties blanches gélatineuses et de les grossir ; de lubrifier des enveloppes , des conduits ; de se vaporiser en transpiration insensible pulmonaire , intestinale ou cutanée , etc.

34° *Rapports de l'arbre artériel avec l'arbre nerveux gris.* — L'arbre artériel est formé , 1° d'un chevelu pulmonaire ; 2° de quatre racines qui sont les artères veineuses unissant le chevelu pulmonaire avec l'orcillette gauche ; 3° de l'oreillette et du ventricule gauches ; 4° de l'aorte et de toute sa tige ; 5° des branches et des rameaux de cette tige ; et 6° d'un feuillage analogue au chevelu, je veux dire, d'un réseau final, un lacis où les dernières artérioles sont enchassées, entrecroisées, feutrées, comme du tissu cellulaire ; sous l'aspect de chair musculaire ou de membranes ; 1° dans les viscères ; 2° dans les muscles de relation et organiques ; 3° dans certains organes, rate, thyroïde, pie-mère ; 4° autour des ganglions du grand sympathique, etc.

Le poumon est formé de quatre parties bien distinctes : 1° du chevelu des racines artérielles ; 2° du feuillage restiforme de la veine artérieuse, la tige de l'arbre veineux ; 3° du feuillage anastomosé de l'arbre bronchique ; et 4° du feuillage restiforme aussi des ramuscules terminaux des plexus et des ganglions nerveux gris de la poitrine. Ces diverses parties, après avoir existé séparément dans les poumons, finissent par se confondre, s'intriguer et former des aréoles communes, où s'abouchent à la fois, 1° le *feu nerveux* de la pneumatisation ; 2° l'air de l'inspiration ; 3° le sang rouge et le sang noir. Pourtant ces phénomènes ne se font pas confusément, mais bien avec ordre, et c'est cet ordre qui constitue la fonction admirable de la circulation.

35° Mais avant d'outrepasser, nous devons rappeler les quatre mouvemens *fondamentaux* de la vie, exécutés par le *feu* libre ; je veux dire : la *concentration pulmonaire* de la respiration *alternative* avec l'*expansion solaire-mésentérique* et la *concentration solaire-mésentérique alternative* avec l'*expansion pulmonaire*. Quand donc l'air atmosphérique est inspiré par la vie, quand il pèse sur la vie, quand il opprime son rayonnement qui pourtant ne peut s'en passer à un certain état d'équilibre ; cet air atmosphérique pénètre le réseau bronchique, entre dans le milieu des poumons, qui est commun à la fois à l'air, au sang noir et au *feu nerveux* de la pneumatisation. Ce dernier, concentré par ce refoulement temporaire, pendant lequel l'air et le sang noir se mêlent intimément, est précipité dans tout l'arbre nerveux gris et fait sentir sa secousse électrique, 1° à l'encéphalisation qui s'en trouve surexcitée, malgré sa divergence incessante, en sa qualité de pivot vital, de centre et point de départ du *sécrétisme primordial* ; et 2° à la gastrisation qui se livre à l'expansion solaire-mésentérique. Ce laps de la concentration pulmonaire est donc employé au mélange de l'air et du sang noir hématosé par son contact, en même temps qu'à leur subtilisation ; car abordant les parties nerveuses grises qu'ils abreuvent, qu'ils inondent, ils leur cèdent les élémens oxigénés, caloriques, lumineux, électriques, éthérés, vitaux, insinués dans la pulpe sécrétante suprême qui se les approprie, avec lesquels elle se repaît et dont elle irradie le superflu. Après cet acte, le *feu* libre que la *concentration pulmonaire* avait livré à l'*expansion solaire-mésentérique*, subissant la réaction de cette dernière, est chassé par elle et livré à l'*expansion pulmonaire*, en produisant l'effet contraire, ou la *concentration solaire-mésentérique*. Alors, par cet acte impulseur (pneumatisation), l'air et le sang noir devenu rouge par l'oxigène et par le *feu nerveux* que cette secousse lui incorpore, sont précipités du réseau pulmonaire commun dans des réseaux pulmonaires distincts et appropriés. 1° Les parties aériennes, hydrogénées, azotées, carboniques et le feu même exhubérant, sont poussés dans l'arbre bronchique, pour sortir au dehors ; 2° le sang noir devenu rouge et toujours poussé par derrière, ne rentre plus dans le sien, mais bien dans un lacis d'une autre nature, celui qui forme le chevelu radiculaire des quatre artères veineuses de l'oreillette gauche. Et ce sang pneumatisé, abondamment électrisé et violemment impulsé par le *feu nerveux* gris qui le sature et le gonfle, va concentrer, par cette expansion acquise, le *feu nerveux* constitutionnel et rayonnant de l'oreillette gauche et de son ventricule, de l'aorte et de ses rameaux, et sollicite ainsi la réaction élastique de leurs membranes si irritables, si irradiantes, qui le précipitent dans tout l'arbre artériel, où il parvient (par la même secousse, celle du cœur et par celles que continuent ses tuniques pulsatives), où il parvient, dis-je, à ses branches, à ses rameaux, à ses ramuscules et enfin au feuillage restiforme, dans lequel il se termine par une intrication, un feutrage, un tissage, un maillage qui forme les différens lacis sous-cutanés, musculaires, viscéraux déjà mentionnés.

36° La cause impulsive de la circulation artérielle est donc l'*expansion pulmonaire* de la colonne du *feu* gris qui, semblable à une flamme ardente, se précipite sur le sang et l'air oppressifs, pour chasser l'un au dehors par le canal bronchique, et l'autre aux extrémités commençantes et capillarisées de l'aorte. Tout le cône de sang rouge renfermé dans les artères, pèse donc sur cette flamme vitale qui l'impulse même en expirant : ce qui produit toujours à la mort le vide des cavités gauches du cœur. Et cette flamme vitale, les anciens Chimistes et Iatromathématiciens la soupçonnaient déjà, tout en ignorant sa source première et sa fonction. Aussi , lorsqu'on explore le pouls , l'indicateur du *sécrétisme* central fort ou faible , ralenti ou exalté , on ne fait qu'étudier le mode de rayonnement du *feu* gris , de cette flamme primitive plus ou moins opprimée par des obstacles morbifiques , ou raréfiée par l'insuffisante concentration des agens physiologiques ou hygiéniques.

37° Le sang rouge , une fois arrivé aux feuillages terminaux et restiformes de l'aorte , pénètre un quadruple réseau sous-cutané et viscéral , comme avant son entrée pulmonaire dans les radicules artéro-veineuses de l'oreillette gauche. Ce quadruple réseau , formé d'élémens artériels , veineux , lymphatiques et nerveux , exerce, sous l'influence des derniers , des fonctions particulières. Le sang artériel du réseau final aortique , étant d'hématosé , désoxigéné , désélectrisé par l'assimilation des organes, de toutes les fibres qu'il a traversées , pénètre la trame d'autres tissus plus convenables à sa nouvelle nature. C'est ainsi que ses parties veineuses s'insinuent , toujours par la force du cœur, des artères et du *feu nerveux* gris qui le pousse, s'insinuent , dis-je , dans le réseau veineux qui communique avec les radicules , les racines , les deux gros pivots (veines caves) de l'arbre à sang noir, pour entrer dans l'oreillette et le cœur droits , et passer de là par la tige veineuse (veine artérieuse des poumons) , dans le quadruple réseau pulmonaire commun déjà précédemment décrit , et formé par les extrémités bronchiques et veineuses , par le chevelu radiculaire des artères , et par les terminaisons épanouies des filets nerveux des plexus et des ganglions gris pulmonaires et cardiaques , les agens de l'expansion expiratoire alternative avec la concentration solaire-mésentérique. Ainsi , tandis que le sang rouge est poussé dans l'arbre aortique par l'expansion expiratoire , simultanée avec la concentration solaire-mésentérique , le sang noir qui continue toujours la même impulsion , est attiré par la concentration pulmonaire simultanée avec l'expansion solaire-mésentérique. Retenons donc bien que la *matière nerveuse* , maîtresse absolue et cause première de toutes les fonctions , par son électricité intrinsèque ou fixe , produit d'abord les primordiales , l'attraction , le sécrétisme et l'expansion qui tiennent à son essence ; et qu'ensuite son *feu nerveux* libre , auteur de l'encéphalisation , de la pneumatisation et de la gastrisation , qu'il exécute en se dégageant par elles au moyen de son double mouvement alternatif d'expansion et de concentration pulmonaires et solaires-mésentériques, produit, d'une part, *l'impulsion de la circulation artérielle*, et de l'autre, *l'attraction de la circulation veineuse*.

38° Cette dernière s'effectue ainsi : Les réseaux veineux qui composent le chevelu des racines de cet arbre, les radicules qui en sortent, les racines qui leur succèdent, enfin le pivot descendant (veine cave supérieure) qui provient de la tête et des parties hautes, pour s'aboucher au tronc (cœur droit) et à sa tige, la veine artérieuse pulmonaire ; tous ces organes, dis-je, non—seulement ressentent toujours l'impulsion de continuité que le sang veineux éprouvait, quand il était artériel, mais sont encore poussés médiatement par le mouvement de concentration pulmonaire qui, tout en produisant l'expansion solaire-mésentérique ou abdominal, détermine aussi le refoulement du *feu* libre encéphalique. Alors celui-ci, secoué sur le sang noir aux extrémités communes nervoso-veineuses (chevelu et radicules des veines jugulaires), l'aide à entrer dans l'arbre qui doit le contenir et le pousse par le même acte, tandis qu'il va être violemment *attiré* par le mouvement de *concentration pulmonaire*. De même les réseaux veineux abdominaux, leurs radicules, leurs racines et le pivot ascendant (cave inférieure) qui s'abouche au tronc (cœur droit) et à sa tige, la veine artérieuse pulmonaire, ressentant la secousse de l'expansion solaire-mésentérique, absorbent, par cette même secousse, le sang rouge devenu noir ; tandis que la concentration pulmonaire va l'attirer violemment dans le quadruple réseau commun de l'air, du sang artériel, du sang noir et du feu pneumatisant.

39° La circulation est donc un double cercle qui, commençant rouge par la pneumatisation, la partie artérielle des poumons et le cœur gauche, va, 1° par les carotides à l'encéphale, tronc nerveux gris ; et 2° par l'aorte descendante à l'abdomen, aux racines nerveuses grises solaires-mésentériques ; tandis que ce double cercle finit noir au cœur droit et à la partie veineuse des poumons : 1° en haut par les jugulaires et la veine cave supérieure, première grande racine veineuse ; et 2° en bas par les veines iliaques et la veine cave inférieure, deuxième grande racine veineuse qui s'adapte avec l'autre, sa sœur, à l'oreillette et au ventricule droits, pour verser le sang noir, par la tige de la veine artérieuse, dans son feuillage final restiforme et capillaire, qui forme la partie noire des poumons, celle qui va fournir à la pneumatisation et à l'hématose.

40° Nous connaissons donc les *causes premières* de la circula-

tion combustible (artérielle) et de la circulation comburée
(veineuse). Ces causes sont les quatre mouvemens alternatifs du
feu nerveux libre. Essayons maintenant, à l'aide des données
antécédentes, de poursuivre les autres mystères de la vie,
qui, quoique d'un ordre bien inférieur, n'en sont pas moins
immédiatement liés à notre existence : puisque leur trouble,
leur altération produisent des maladies mortelles. Ces nouveaux
mystères seront, 1° l'hématose ou rubéfaction du sang noir;
2° la carbonisation ou noirceur du sang rouge; 3° la dépuration
artérielle dans la rate et le réseau rouge des poumons, ainsi que
la fonction de la thyroïde; 4° la dépuration du sang noir dans le
foie, les glandes bronchiques et le réseau veineux des poumons; 5° l'albumination du sang noir pour devenir lymphe
(le contraire de l'hématose), dans le foie et les capillaires sous-
cutanés, muqueux, viscéraux, musculaires, par l'acte nutritif;
6° la dépuration du sang blanc ou lymphe dans le pancréas;
7° enfin les autres sécrétions spéciales, ainsi que les considérations explicatives sur le *feu nerveux*, l'agent de ces diverses
actions physiologiques, selon les degrés de son abondance intégrante ou de ses influences directes à l'état libre.

41° *Hématose.* — Elle s'effectue par le contact immédiat de
l'air extérieur et du *feu nerveux* intérieur qui se précipitent sur
le sang noir, le compriment, le décomposent, le pénètrent
d'oxigène et de *phlox*, le font passer à l'état d'*incandescence*
et de combustibilité, pour être poussé à tous les organes dans
l'aorte, où il est précipité par l'acte pneumatisant, autrement
dit, l'expansion expiratoire.

42° *Carbonisation du sang rouge.* — Le fluide artériel, en
passant par la trame des organes, soit membranes, soit viscères, réseaux capillaires, etc., perd l'oxigène et le *feu nerveux* que lui avait donnés l'hématose, et qui constituaient sa
couleur rouge, devenant *noir* par cette privation. La *combustibilité* du sang artériel, c'est-à-dire, sa propriété d'alimenter
l'innervation de chaque tissu, consiste donc dans ces principes :
oxigène et *feu nerveux*. Aussi le sang veineux qui en est privé,
n'est plus combustible, il est comburé; pour qu'il le redevienne,
il faut qu'il repasse par la fonction pneumatisante de la respiration.

43° *Dépuration du sang artériel, surtout dans la rate.*—
Cet organe vasculaire, à mailles si lâches, est principalement un
tissu artériel. C'est un *réceptacle* de sang rouge destiné à deux
effets. Le premier, c'est de contenir une grande masse de ce sang

dans les érections vitales de ce système, lorsqu'il y a des compressions fortes de ce fluide, lorsque l'arbre aortique, trop serré par des efforts quelconques, par des obstacles à la circulation, à la respiration, pourrait se rompre. Alors il trouve dans ce réceptacle dilatable, extensible, une cavité naturelle, où il peut séjourner et par conséquent soulager la colonne aortique devenue plus à l'aise. Aussi dans l'anhélation causée par une course violente, la rate s'emplit-elle, se gonfle-t-elle et ballotte sur le cul-de-sac de l'estomac, ou sur le colon, s'il est plein. Aussi dans les fièvres intermittentes un peu longues, où le refroidissement marécageux et l'absorption des miasmes ont produit une concentration opiniâtre, soit des grands faisceaux cellulaires lombo-dorsaux, soit des muqueuses abdominales et chylifères, la rate est ordinairement volumineuse.

La thyroïde est analogue à la rate. C'est un tissu chargé, comme elle, de recevoir le sang rouge qui est en excès dans le torrent artériel, dans les momens de violente agitation, dans l'accès des passions et même parfois dans l'acte du coït; car elle remplit alors, chez certains individus, l'office surnuméraire des corps caverneux si extensibles. Voilà pourquoi les crétins qui se livrent si ignoblement et si fréquemment à l'onanisme, ont communément cet organe hypertrophié. Mais de plus la thyroïde et la rate ont la propriété de *dépurer* le sang artériel, de le sécréter, de le fluidifier; attirant à elles et dans leur texture qui s'en grossit, les élémens nuisibles, brûlés, scorieux qui le troublent et le falsifient : ce qui arrive surtout dans les phlegmasies chroniques de l'appareil de la digestion. De là la fréquence des goîtres indigènes, où leur acquisition pour les étrangers à demeure dans les basses vallées, où l'air non renouvelé gêne à la longue la respiration; où les eaux croupissantes et séléniteuses altèrent les membranes gastriques et les échauffent ; ce qui rend le sang visqueux, gluant, la cause de l'empâtement de la rate, de la thyroïde et de leur volume progressif.

Le sang artériel se purifie donc surtout par la rate qui se dégorge, à chaque digestion, par le suc gastrique que la chaleur de cette fonction, dilatant les pores de la muqueuse où s'épanouissent ses vaisseaux courts artériels, attire dans cette cavité, pour aider à la coction alimentaire, avec les produits fraternels du foie et du pancréas, comme nous le verrons.

44° Si le sang rouge perd ses fuliginosités, ses crasses, ses scories comburées liquides, par la rate qui en exprime en quelque sorte l'*extractif*, ses élémens nuisibles aériformes s'échappent par le réseau nervoso-bronchique des poumons qui les rejette avec l'azote, l'acide carbonique et les autres gaz animaux désélectrisés et impropres à la vie.

45° Dépuration du sang noir, surtout dans le foie.—L'arbre veineux puise, par ses racines innombrables, les élémens de son fluide dans le feuillage terminal et immédiat de l'arbre artériel, désoxigéné par le passage circonférenciel du sang rouge au sang noir, dans le réseau capillaire artéro-veineux commun, qui sert de lien, d'intermédiaire à ces deux arbres distincts. Le sang noir monte donc, de racines en racines et aidé par les deux caves supérieure et inférieure, dans les cavités droites et dans la partie veineuse des poumons. Cette dernière exhale les détritus gazeux par l'expiration, tandis que les glandes bronchiques sécrètent et s'assimilent un liquide scorieux excrémentitiel. Tant que le sang noir est propre à l'hématose, à l'incandescence, à la pneumatisation, il circule plusieurs fois dans l'économie ; mais quand il n'est plus susceptible de se rougir, de s'oxigéner, de s'artérialiser, il est impropre à sa fonction de sang noir. Les parties crasses, huileuses, sédimenteuses, passent par le foie qui n'est qu'un gros renflement viscéral composé primordialement avec des matériaux identiques au fluide qu'il élabore, à l'aide de nerfs et d'artères. Et ce foie trie le sang noir, le sécrète, l'épure et en sépare, 1° le liquide noir qui pourra s'artérialiser ; 2° le liquide blanc qui doit devenir lymphe et qui s'y confectionne à peu près comme le lait dans la glande mammaire ; 3° la bile qui remplit la vésicule, espèce d'*extractif* du fluide veineux qui s'éjacule par le cholédoque dans l'estomac, quand le *feu nerveux*, soit des passions, soit de la digestion, l'échauffe assez pour produire le vide du foie, alors dégorgeable dans le ventricule comme dans une ventouse.

N'oublions donc pas cette triple fonction hépatique, et attachons-nous surtout à cette idée : que la bile n'est que la scorie, la crasse, l'immondice, le sédiment, l'excrémentitiel, produit par l'*épuration* du sang noir, et destiné à la défécation. Quand cet extractif reste dans le sang, il le trouble, l'épaissit, le jaunit, le noircit. Il peut aussi dans les cas morbides, monter par les veines hépatiques ou par les chylifères, dans le torrent artériel ; s'insinuer, avec les carotides et les vertébrales, à l'encéphalisation ; produire, par son triage pénible à travers la pulpe grise nerveuse, des désordres fébriles et spasmodiques ; et déterminer, par son triage suprême à travers la pulpe blanche sensoriale, siége du moi, des pensées noires, tristes, concentratives, des accès hypochondriaques, des visions mélancoliques, par le voile bilieux, la teinte sombre, le reflet fuligineux qu'il répand sur le miroir mental, alors embruni par des nuages atrabilaires, par des vapeurs comme poisseuses, par des *feux nerveux* âtres, violens, extraits d'un sang trop charbonné. Le but principal du praticien n'est pas alors de diminuer ce sang, mais bien de l'élaborer, de le purifier, de le clarifier, de lui enlever son *extractif*, en rafraîchissant le foyer vital par des bains, des délayans, des laxatifs, quelquefois des vomitifs et des purgatifs, et toujours le régime végétal, l'air pur, l'exercice, les consolations et les espérances, qui détendent le moral crispé, relâchent la pulpe grise fondamentale concentrée, et donnent du jeu, de l'enduit et de l'aisance à toutes les fonctions desséchées et enrayées.

46° *Albumination du sang noir pour devenir lymphe.* — Le système lymphatique forme, comme le nerveux, l'artériel et le veineux, un arbre un peu moins distinct, il est vrai, mais aussi réel pour l'anatomiste philosophe qui porte son intuition plus pénétrante et son scalpel plus persuasif dans l'intrication admirable du corps humain. Nous avons vu que la vie primordiale avait un centre, pulpe grise, où tout ce qui est combustible converge, et d'où s'irradie tout ce qui est comburé. Elle est donc l'origine, le point de départ de tous les phénomènes. Le système artériel adapte les racines commençantes artéro-veineuses de l'oreillette gauche aux terminaisons du feuillage des plexus et des ganglions gris de la poitrine. Et leur lien immédiat est un réseau commun artério-nerveux gris. De même les terminaisons artérielles finissant à la peau, aux muqueuses, aux viscères, s'adaptent aux premières radicules de l'arbre veineux dans les mêmes organes, par un lien commun et intermédiaire, au moyen d'un réseau artério-veineux qui fait passer le sang rouge en sang noir d'un arbre à l'autre. À son tour l'arbre lymphatique, qui doit renfermer à lui seul ce que tous les autres ont contenu ensemble, est aussi volumineux isolément qu'eux tous en totalité. Il a des racines innombrables. Les premières sont adhérentes, par un réseau artério-lymphatique commun, à toutes les terminaisons artérielles, soit à la peau, soit aux muqueuses, aux muscles ou aux viscères, en un mot partout où les artérioles finissent. Et ces racines sont destinées à pomper la portion séreuse en excès dans le fluide combustible qu'elle délaye. Les deuxièmes racines lymphatiques sont adhérentes, par un réseau commun lymphatico-veineux, aux fibres même du foie, et sont destinées à pomper la lymphe du fluide comburé, qui a été cuite avec lui par le *sécrétisme* vital et les diverses séparations nutritives particulières. De sorte que le foie sert à l'épuration du sang noir, à son *albumination*, c'est-à-dire, à sa métamorphose en lymphe dans son tissu même, qui peut se remplir de stéatôme, de matière graisseuse, d'abcès, ou produire l'ascite quand cette fonction est entravée. Car tandis que l'organe hépatique épure le sang veineux de sa bile, il l'épure aussi de sa lymphe, et lui donne sa blancheur propre comme la glande mammaire au lait. Aussi que de lymphatiques s'échappent du foie pour se rendre par des anastomoses innombrables, 1º à l'appareil rénal, ce qui explique la rapidité de l'urination après l'ingestion des liquides; 2º aux ganglions abdominaux; et 3º aux deux grandes racines de l'arbre lymphatique, la grande veine lymphatique droite et le réservoir de Pecquet auquel les chylifères aboutissent aussi.

47º *Dépuration de la lymphe, surtout dans le pancréas.* — De sorte que c'est par tous les vaisseaux blancs, venus de toutes les parties du corps et convergens à ces deux racines connexes aux veines sous-clavières, que la lymphe est aspirée et conduite dans le torrent artériel, aux poumons : ce qui a produit, dans l'origine du règne, le péricarde et la tunique blanche des artères qui, en s'ossifiant quelquefois, trahit son origine gélatineuse. Et cette tunique, dans toute la longueur de l'aorte, sert de tronc commun à l'arbre lymphatique, qui va terminer son feuillage par des débouchés aussi nombreux que les voies par lesquelles ses racines ont commencé. Ces débouchés lymphatiques sont, 1º l'appareil bronchique qui exhale la lymphe à l'état de vapeurs (première dépuration); 2º l'appareil rénal qui reçoit, par ses artères, les élémens lymphatiques de l'urine que les reins distillent (deuxième dépuration); 3º les excréteurs de la peau qui reçoivent, par son réseau rouge adhérent, la lymphe qu'ils tamisent par la perspiration insensible ou la sueur (troisième dépuration); 4º les excréteurs des muqueuses digestives, qui dégagent la perspiration instestinale ou des diarrhées séreuses critiques (quatrième dépuration); 5º les sens par leurs sécrétions diverses (cinquième dépuration); et 6º le pancréas qui enlève à la lymphe sa viscosité scorieuse, comme le foie au sang noir, et toujours au profit de la digestion dont il forme le trépied avec la rate et l'organe hépatique (sixième dépuration).

48° Une distinction importante et qui n'a pas encore été faite, c'est que la lymphe, comme le *feu nerveux*, comme le sang, est de deux sortes ; l'une est artérielle et combustible, c'est-à-dire, simplement aqueuse et incolore, *serum* ; et l'autre veineuse et comburée, est opale et plus épaisse, *lymphe*. Quoique confondues, néanmoins la première est destinée à délayer le sang rouge, à rafraîchir les artères, à humecter les organes ; et son abscence cause la soif insupportable, de même que l'insuffisance des principes nutritifs du sang rouge produit la faim. Et la seconde, qui est triée du fluide veineux par le foie, et qui a fait quelque temps partie intégrante et comme fibrineuse des deux sangs, est brûlée et visqueuse. Aussi est-elle destinée, après son épuration dans le pancréas, à continuer, par l'impulsion de la circulation et le *vis à tergo* de ses fluides, le cours des transmutations de la matière animale, c'est-à-dire, à subir des élaborations successives par les glandes diverses, les membranes séreuses et fibreuses, le tissu cellulaire, les aponévroses, les tendons, les membranes synoviales, les cartilages, le périoste et les os. Cette lymphe compacte traverse tous ces organes qui la sécrètent, l'épaississent et la brûlent encore de plus en plus ; la scorifient davantage et la métamorphosent en substance intégrante plus gélatineuse et plus phosphatée, les derniers termes de l'animalisation. Ils absorbent en elle les élémens, les matériaux de leur composition absolue toujours plus durcissante ; puisqu'en formant finalement la charpente squelettique des os et leurs attaches, les principes lymphatiques gélatino-calcaires permettent la station de l'homme, et facilitent son transport par la marche, la course et le saut : ce que les animaux tout à fait gélatineux ne peuvent faire dans le milieu fluide que leur nature moëlleuse nécessite à leur existence.

49° On voit donc la série des phénomènes vitaux, qui commencent par un *sécrétisme* primordial de la pulpe électro-grise qui rayonne un *feu nerveux*, à l'aide du sang rouge ; lequel, sécrété à son tour par des tissus non plus nerveux purs, mais bien nervoso-fibrineux, forme le sang noir ; lequel lui-même, non plus sécrété par des tissus nerveux purs et même nervoso-fibrineux, mais bien par des organes de troisième ordre à trame comburée et charbonnée, est transformé en lymphe plus cuite encore ; qui, à son tour, est terminalement changée en matières crasses albumineuses, gélatineuses et osseuses, avec lesquelles elle construit les étais de l'organisation. De sorte que l'édifice animal a été successivement déroulé et finalement constitué par ces phénomènes expliqués, toujours à l'aide majeure et *sine'quâ non* de l'action nerveuse et de son *feu*, qui proportionne les fonctions diverses de ses tissus à sa présence plus ou moins abondante, à ses élémens plus ou moins accumulés ; ce qui active, tempère ou affaiblit les fonctions de ces substances, et rend leur *élasticité*, contre les fluides qui les abordent, ou vive ou médiocre ou lente : c'est-à-dire, que la *pulpe nerveuse* pure est la maîtresse absolue, concentrant tout à elle par son attraction ; que tout ce qui est hors d'elle est sécrété, trié, passé, comburé, transmué par elle, après avoir été assimilé plus ou moins à sa nature, la condition physiologique de l'incorporation dans l'organisme, ce qui constitue un tissu vivant. Après la pulpe nerveuse, vient le *feu* qu'elle exhale, le second en faculté, en domination. Ensuite les plus électrisés sont le tronc et le fluide *artériels* immédiats aux ramuscules pulmo-cardiaques par lesquels le *feu nerveux* se dégage. Après eux se sont l'arbre et le fluide *veineux* qui ont le plus d'activité, quoique beaucoup moins que les précédens. Enfin les derniers et les moins animés sont à peu près dans l'ordre de leur énumération, 1° le système *lymphatique* et son fluide ; 2° les glandes et membranes *séreuses* ; 3° le tissu *cellulaire* ; 4° les gaines, les *tendons* et les aponévroses ; 5° les *cartilages*, les membranes synoviales, le périoste et les *os*. Tous ces organes apparaissent et se forment insensiblement, sans interruption, dans un cours progressif, par la purification graduelle de la matière animale, qui se consolide en eux, en proportionnant leur nature intégrante et leurs facultés physiologiques à la *somme du feu nerveux* qui se fixe de moins en moins dans leurs tissus, par l'effet évaporatif et raréfiant de son rayonnement trop lointain du foyer, dont il s'écarte de plus en plus, à mesure qu'il déroule les parties blanches et approche de l'ossification, le dernier terme, le dernier travail de l'animation. Quant aux poireaux, aux cors, à l'épiderme, aux ongles, aux cheveux, ils proviennent également des mutations que les sécrétismes antérieurs ont fait subir aux parties minérales des alimens qui, autrefois terres, alcalis, acides, métaux, sels, etc., ont été modifiés, assimilés par la vie, pour prendre, en suivant le cercle de sa physiologie changeante, les dispositions, les formes et la nature propres à de tels organes, espèces d'aides, de défenses, d'habillemens pour l'individu qui leur doit la partie la plus grossière de sa texture, tandis que ses parties les plus pures, concentrées à l'intérieur, comme dans un sanctuaire, ont interposé ces matières animales crasses entre elles et les sagens physiques extérieurs plus ou moins renversans.

50° *Propriétés primordiales.* — Nous sommes arrivés au moment de définir les propriétés primordiales de la vie. Aussi faut-il bien se pénétrer de cette idée que l'*organisation humaine* forme un tout unique, animé par *ses propres élémens* et doué de facultés qui ressortent d'eux seuls. De sorte qu'on ne doit point chercher pour nos explications philosophiques, psycologiques, pas plus que physiologiques, des forces étrangères à la matière animale et en dehors d'elle ; ce qui serait tomber dans les erreurs platoniciennes, dans les visions de Stahl, dans les chimères de la théologie et dans les romans des scholastiques modernes. J'ai fait voir, dans un autre ouvrage, que la Nature générale était un individu organisé et vivant ; que, par le cours de ses âges et les phases que ses élémens perfectibles suivent dans leurs progressions indéfinies, les parties de cette Nature grandiose s'élaboraient, se transformaient, se quintessenciaient, pour arriver des astres aux planètes, de celles-ci aux minéraux, leurs membres immédiats, de ces derniers aux végétaux, et des végétaux à la pulpe animale vivante, consciente et spontanément motrice ; et que dans toutes ces métamorphoses, déjà mentionnées par Pythagore, les forces substancielles déterminaient seules les tissus et leurs formes, et les diversifiaient en changeant la matière intrinsèque, ce qui faisait aussi varier les individus et les fonctions qu'ils remplissent, soit organiques, soit sensoriales. Ces forces des *atomes* généraux et incréés du monde, se réduisent à une seule, l'*activité*, qui réveille et provoque tous les autres mouvemens et toutes les actions, qu'elles soient physiques, physiologiques et même psycologiques. Et cette *activité* d'une partie des *atomes* de la Nature, s'exerce sur l'autre partie qui est *inerte* ; de sorte que l'*activité* et l'*inertie* moléculaires sont les deux pivots de toute science philosophique et de toute science naturelle. Le vice radical jusqu'ici, c'est qu'on a fait l'une, la première, l'*activité*, spirituelle, inétendue ; et la seconde, l'*inertie*, dimensionnelle, physique ; tandis qu'elles sont aussi matérielles l'une que l'autre, et qu'elles sont identifiées aux deux sortes d'atomes dont elles définissent, constituent et conditionnent l'essence. Vous éviterez l'abstraction et l'erreur en donnant le nom de *phlox* à la somme générale des atomes *actifs*, et celui d'*aphlox* à toute la masse des atomes *passifs*.

51° *Passivité.*— C'est la propriété qu'une partie de la matière, ou l'*aphlox*, a de se précipiter dans la sphère d'activité de l'autre partie, d'*obéir* à son appel ou à ses impulsions, pour subir des modifications dans sa forme et même dans son essence, par son intégration, son identification, son assimilation dans l'autre. Dans la Nature générale, dans le physique comme dans le moral qui n'en est qu'une conséquence organique, l'*inertie* et l'*activité* sont toujours et ne peuvent être que séparées ou réunies en diverses proportions, les *causes* de tous les phénomènes de l'univers, qui, partout et en tout, en chimie comme en physiologie, en histoire naturelle comme dans la civilisation, ne montrent jamais que *puissance* et *faiblesse*, maîtrisation et dépendance, despotisme et servilité, *impulsion* et *obéissance*.

52° *Activité*.— C'est la qualité substancielle, inséparable des atomes *phloxiques* qui en jouissent et qui la définissent par leur présence, et par laquelle ils exercent un pouvoir, une *action*, un travail intérieur, un changement dans la nature, dans la manière d'être, les formes et les lois d'autres agrégations d'atomes *passifs* ou moins énergiques qu'eux, et qu'ils asservissent à leur domination supérieure.

53° L'*activité* et la *passivité*, deux idées premières constitutionnelles et caractéristiques des deux sortes d'atomes actifs et passifs, *phloxiques* et *aphloxiques*, que j'ai décrits comme incréés et seuls auteurs du monde, se disputent son empire, en régularisent les lois, et le maintiennent par leur jeu incessant, leurs rapports éternels, et les phases attachées à leur mariage, à leur divorce, à leur réunion; ce qui forme et le cours incoercible et tous les actes isolés de l'univers. (Voyez ma *Physiologie de la Nature*.)

54° L'*activité* atomistique, c'est-à-dire, intégrante à l'atome qui en jouit, ne faisant qu'un tout indivisible et par la pensée et par la réalité, est par conséquent soustraite à l'abstraction. C'est tomber dans la métaphysique, et conséquemment dans l'erreur la plus monstrueuse et la plus pernicieuse pour la science, que de vouloir séparer, dans l'idéalité comme dans le langage, le pouvoir attaché intégralement à la matière, de cette matière même, qui ne serait plus sans lui, ou du moins plus la même, étant dénaturée par son absence.

55° L'*activité*, le *phlox*, est neutralisable par la *passivité*, l'*aphlox*, je veux dire saturable, comme l'alcool s'étend par l'eau et perd son énergie; comme le feu s'annulle par la glace, quand il y est plongé. La plupart du temps l'activité n'est pas éteinte, ne s'est pas envolée, mais au contraire s'est fixée; alors elle n'est qu'affaiblie, déguisée, obscurcie, offusquée ; et l'on peut, par l'extrait de la passivité , la dégager et lui rendre son pouvoir. C'est là le moyen de la chimie ; mais , à cet effet, elle ne fait qu'appliquer aux objets qu'elle expérimente le feu sacré qu'elle emprunte à l'*activité universelle* , représentée dans notre sphère par les impondérables électriques , lumineux et caloriques. Cette activité , surajoutée en suffisance, fait bientôt ressortir celle que la passivité surabondante avait neutralisée. Ces principes , rapidement énoncés , sont vrais et servent à mouvoir non-seulement l'univers entier, mais encore à expliquer ses parties astrales et opaques et leurs organisations minérales , végétales et animales.

56° L'*activité* atomistique, le *phlox*, s'exerce de trois manières : par l'*attraction*, le *sécrétisme* et l'*expansion* qui forment sa trinité constitutive. Et ces trois forces , par leur exercice sur la passivité, ont déterminé la forme physiologique du monde qui apparaît dans son anatomie grandiose et merveilleuse, comme dans les dissections particulières des parasites de la terre. Cette *forme* est *arboréale* ; et c'est l'attraction qui a déterminé les racines ; le sécrétisme, le tronc ; et l'expansion, le feuillage soit de la Nature générale, soit de l'organisation animale entière , soit seulement des systèmes qui la composent, nerveux, artériel , veineux , lymphatique et osseux , comme je l'ai démontré dans les tracés anatomiques des Prolégomènes de cette *philosophie médicale.*

57° *Attraction.* — C'est la force intégrante à la matière qui en est douée, par laquelle les élémens plus inertes , qui sont dans sa sphère rayonnante , sont précipités en elle par le seul fait de sa présence engloutissante. Un atome passif est entraîné dans le tourbillon d'un actif, par les deux conditions de leur nature réciproque. Ils ne s'attirent pas tous les deux ; c'est une grossière erreur : mais l'un , dominateur, appelle, engouffre l'autre maîtrisé. Deux , trois , quatre atomes passifs peuvent aussi s'y précipiter, mais déjà moins brusquement , moins impérieusement , moins fatalement. De sorte que l'on doit bien se pénétrer que l'activité, quoique dominatrice universelle, est pourtant limitée dans sa présence et dans sa nature : ce principe est fondamental. De sorte qu'un atome actif, en présence de douze passifs, je suppose , sera trop faible pour les solliciter, les soulever, les entraîner. L'activité exercera toujours sa tendance , mais elle ne se réveillera pas , par l'obstacle même en excès de l'inertie saturante. L'*obstacle* est donc la grande résistance universelle ; cette idée-mère est en effet la digue où tout se brise, en astronomie comme en physique, en physiologie viscérale comme en intelligence, jusqu'à ce qu'une *résolution* s'accomplisse par l'addition d'une activité suffisante pour l'opérer.

58° *Sécrétisme.* — Or une masse d'atomes actifs, en présence d'une quantité égale ou peu supérieure de passifs, s'est entourée de ces passifs, par le fait même de son *stimulus* inhérent, et s'est ruée sur eux. Ce contact amène soudain le développement de l'activité qu'elle possède et qu'elle met en jeu par le *sécrétisme*, c'est-à-dire, l'action de sécréter. Dans l'origine première, cette action eut deux résultats, d'abord une combinaison fixe des deux mélanges actif et passif, ensuite une émanation plus ou moins impulsive, que j'appelle *expansion* ou rayonnement. De sorte que le *sécrétisme* et l'*expansion*, enfans de l'*attraction* ou de la chimie de l'*activité* sur la *passivité*, du *phlox* sur l'*aphlox*, forment, avec la mère, les trois *lois primordiales* de la Nature qui n'est partout qu'attraction, sécrétisme, expansion. Quand des corps de diverses puissances sont en contact, et mélangés de manière à faire réagir ces puissances les unes sur les autres, les atomes actifs supérieurs président d'eux-mêmes au travail des passifs, les divisent et les sécrètent. *Sécréter* veut donc dire décomposer une substance attirée, dominée, absorbée, et la réduire en des élémens plus simples et de diverses natures. Et cette réduction est en raison de l'abondance de la force active relativement à la passive; et la diversité substancielle des produits sécrétés est aussi en raison du degré relatif de la subtilisation éprouvée. Mais avant d'avoir sécrété, il y a un état d'incubation : c'est le temps nécessaire à l'activité pour saturer la passivité, l'englober entièrement, la pénétrer, s'identifier avec elle, désagréger ses molécules, les assimiler, en changer l'essence pour lui en faire subir une autre, par un enfantement mystérieux, spagirique, dont la cause, le *phlox*, l'*activité universelle*, est la clef de toutes les générations et de toutes les productions.

59° *Expansion.* — Après l'acte du sécrétisme, il y a un phénomène qui lui est immédiat et même simultané; c'est le rayonnement des produits de ce sécrétisme; ce que j'appelle *expansion*. Alors la passivité, naguère fixe, puis subtilisée par son mariage et son association chimique avec l'activité, est *exentriquement* impulsée du foyer sécréteur quel qu'il soit; d'où elle s'échappe, combinée, sous forme d'*irradiations* mixtes, orbiculairement divergentes : ce qui constitue la propriété que j'ai nommée *ex-*

pansion, et qui est inséparable du *sécrétisme*, de même que celui-ci est indivisible de l'*attraction ;* puisque cette dernière a opéré un rapprochement entre des atomes actifs et des atomes passifs, en rapports suffisans pour exercer une domination absolue sur une inertie pas assez compacte, comparativement, pour mettre une résistance indomptable à leur dissolution : de sorte que l'*activité atomistique* est la cause trinitaire de ces trois phénomènes uniques en nature, l'*attraction*, le *sécrétisme* et l'*expansion*.

60° Eh bien, ces lois universelles, à l'aide desquelles j'ai essayé d'expliquer ailleurs la physiologie du monde, se trouvent encore, mais en miniature, dans le microcosme ou l'homme ; de sorte que l'explication de l'un peut se rapporter à l'autre et réciproquement. Car celles dont nous nous servirons pour l'espèce animale, ne seront jamais que des comparaisons lointaines et des inductions tirées de la connaissance philosophique et générale de la nature des choses, et appliquées à la physiologie humaine, qui dérive de l'organisation universelle, comme un fruit d'une fleur, une fleur d'un bourgeon, et celui-ci d'un ramuscule, le ramuscule d'une tige, et la tige d'un germe.

61° La *pulpe nerveuse grise* de l'homme est la représentation quintessencielle du *phlox* ou des atomes actifs de la Nature, qui ont pris la forme arboréale que j'ai décrite, et qui se manifeste, dans notre organisme comme dans la grande anatomie de l'univers, par l'*attraction*, le *sécrétisme* et l'*expansion*.

62° Cette pulpe nerveuse, siége de la vie, essence de la vie par son mouvement moléculaire, est limitée dans le nombre de ses atomes phloxiques constituans ; et cette limitation donne la valeur individuelle de son *attraction*, de son *sécrétisme* et de son *expansion* qui sont toujours en rapports directs ; parce que l'expansion dérive du sécrétisme, et le sécrétisme dérive de la force substancielle de la pulpe qui travaille ce qu'elle attire.

63° En raison de l'attraction nerveuse de la somme des atomes qui la constituent, la pulpe grise a attiré une somme de *sang rouge* proportionnelle, pour être brûlée par elle, dans son foyer encéphalo-rachidien, dans ses ganglions gris, dans leurs ramifications les plus extrêmes. De sorte que le sang artériel est toujours limité ou doit l'être, dans un rapport de combustibilité possible pour la pulpe primordiale.

64° Le *feu* libre, qui résulte de cette combustion et qui se dégage par l'artérialisation, l'encéphalisation, la gastrisation et surtout la pneumatisation, est aussi relatif à *l'attraction* et au *sécrétisme*, puisqu'il compose, par son essence, *l'expansion* qui est leur produit immédiat.

65° Le *feu* libre est donc aussi limité dans sa somme, quoique variable dans son rayonnement exalté ou ralenti, aux divers momens d'une même journée, selon que les passions agitent le *sensorium*, ou que des oppressions concentratives étouffent le foyer et l'y retiennent à demeure. Mais c'est une vérité générale que ce produit direct de la vie est à peu près le même chaque jour, soit en somme, en nature ou en puissance; et qu'il constitue la dépense quotidienne que nous pouvons faire et que nous ne devons pas outrepasser, sans trop exploiter la vie, la ruiner, l'user et l'exposer à s'éteindre; principe capital qui doit servir de base à l'hygiène philosophique.

66° Le *sang noir*, produit comburé, est aussi relatif numériquement au sécrétisme nerveux, au sang rouge, au *feu* libre; et sa proportion doit toujours être en *harmonie* avec eux. Car sa rétention, l'accumulant outre mesure, pourrait opprimer les poumons et entraver la pneumatisation, ou l'encéphale et enrayer l'encéphalisation, ou l'estomac et rendre la gastrisation difficile, ou bien en circulant péniblement dans les vaisseaux rouges, à l'état hématosé, obstruer le dégagement expansif de l'artérialisation. Il faut donc par fois, quand il est trop abondant, purger le sang des immondices huileuses qui le ternissent, faire vomir les principes bilieux qui le remplissent, et clarifier, par l'addition d'une lymphe salutaire et délayante, cette chair coulante trop compacte, moins combustible, moins pure et par conséquent moins réparatrice, et la cause d'une foule de maladies concentratives.

67° La *lymphe*, la seconde transformation du sang rouge qui passe d'abord au noir, est destinée à humecter les viscères, à favoriser le jeu des organes, à lubrifier les conduits. Elle passe par une foule de membranes, de tissus, de pores, pour subir des préparations multiples, et servir, par sa solidification refroidissante, à construire la charpente gélatineuse et osseuse de l'économie.

68° C'est le *feu nerveux* pur et en pulpe dans le foyer de la vie grise, qui constitue toutes les trames, toutes les fibres, tous les tissus qu'il a *ourdis* avec de la fibrine, de l'albumine, de la gélatine et des sels calcaires. Beaucoup de *feu nerveux* a fait les filets de ce nom, qui se sont adhérés aux racines artérielles qui

en sont une continuité; et celles-ci ont rayonné, c'est-à-dire,
continué à dériver, à émaner le produit de l'expansion vitale.
Cette expansion du *feu nerveux*, à travers les artères, a saturé,
enivré, électrisé le sang de son principe animateur : aussi le sang
rouge reçoit-il, dans tous les points de sa circulation, les irradiations de ce *feu nerveux*, comme des rayons solaires échauf-
fans. Et c'est avec ce feu surabondant, qui produit avec l'oxigène
la couleur incandescente du fluide artériel, que tous les organes
où il aboutit, entretiennent, excitent, animent leurs fonctions
aussi rayonnantes et dépensières. Le système des veines, aboutissant aux dernières ramifications artérielles, est moins électrisé
que celui des artères; par ce que le *feu nerveux* se raréfie par
son éloignement du foyer, qu'il se dépense en partie, avant
d'arriver aux tuniques veineuses, qui n'ont plus que celui que les
artères laissent passer. De sorte qu'elles sont en troisième ligne
pour l'innervation. Le système lymphatique, encore plus éloigné
dans la série décroissante des tissus de l'organisation et de leurs
métamorphoses de moins en moins animées, est encore bien moins
électrisé, en raison de la faible proportion du *feu nerveux* qui
arrive à ses vaisseaux et à son fluide si écarté des ramifications
purement nerveuses. A plus forte raison les tissus cellulaire,
glanduleux, tendineux, synovial, cartilagineux et osseux. Ce
qui doit faire comparer les divers systèmes de l'économie aux
zônes climatériques de la terre, qui, à l'équateur, reçoivent le
fluide solaire plus perpendiculairement, beaucoup moins aux
tropiques, bien moins directement encore aux bandes tempérées
et enfin extrêmement obliquement aux pôles, la cause du froid,
du rabougrissement et du peu de vivacité de leurs productions
boréales. N'oublions donc pas cette comparaison si vraie qui
s'identifie avec l'activité vivifiante du *feu nerveux* qui, passant
dans la fibrine, dans l'albumine et dans la gélatine, par un éloignement gradué, *anime*, dans un rapport égal à sa présence, et
ces substances et les organes qu'elles constituent seules ou ensemble, et *diversifie* proportionnellement leurs fonctions si différentes.

69° Ce *feu nerveux*, agent essentiel et premier de la vie, est
en essence à la pulpe nerveuse grise; de là passe dans ses ganglions,
puis dans les plexus et dans leurs rameaux aboutissans, et enfin
dans les membranes muqueuses, les viscères, les tuniques artérielles, les veineuses, les lymphatiques, eu enfin les tissus gélatineux, à peu près dans l'ordre où nous les avons énumérés **plus**

haut. Et c'est en *raison* de son plus prochain voisinage et de la *somme* qu'ils en reçoivent, que ces organes sont plus *électrisés*, exerçant, dans un rapport proportionnel à l'*activité* nerveuse et phloxique intégrante, l'attraction, le sécrétisme et l'expansion qui en dérivent ; puisqu'elle est la cause physiologique de toute réaction, de toute élasticité, de toute fonction. Ainsi, pour expliquer la respiration, si les poumons réagissent avec tant de force sur l'air, c'est qu'il entre en eux une masse considérable de filets nerveux intégrans, qui sont toujours enivrés de *feu nerveux* par le dégagement pneumatisant ; lequel, concentré par l'air, réagit sur lui et l'impulse violemment par la secousse de l'expiration. Et cette *élasticité* réactive est plus forte ou plus faible, selon la raréfaction ou la densité de l'atmosphère, sa chaleur ou son refroidissement, ainsi que selon la constitution nerveuse individuelle et le feu saturateur des poumons. De même, si le foie a la propriété d'attirer la bile, c'est en raison du plexus hépatique, qui exerce assez d'attraction pour la converger dans sa sphère, et qui dégage assez de *feu nerveux* pour saturer le sang noir, le cuire, le sécréter, et produire, par l'expansion dissolvante qui en résulte, la séparation de la bile, de la lymphe et ce sang noir purifié. De sorte que ces fluides, en raison de la *somme* du *feu nerveux* intégrant qu'ils reçoivent, ont une force individuelle d'expansion qui les met en harmonie avec les canaux propres à les absorber. Les veines hépatiques happent le sang noir, les radicules du cholédoque hument la bile, les lymphatiques absorbent la lymphe. Voilà comment les fluides sécrétés, dont les globules sont en rapport d'*expansion* égale avec les conduits nouveaux, entrent dans des appareils naguère étrangers à leur nature et dès lors convenables. Dans le foyer sécréteur ils ont été séparés et par son feu suprême et par le rayonnement propre de leurs essences différentes, qui ont été sollicitées, chacune dans les conduits qu'elles devaient pénétrer, par les vides comme ventousans des ganglions, des plexus, des rameaux nerveux qui parsèment, toujours en décroissant de plus en plus, la route graduée des opérations organiques même les moins importantes. N'oublions donc jamais la série de continuité des fonctions et de l'animation, qui s'affaiblissent insensiblement depuis la fabrication du *feu nerveux* dans son siége gris encéphalo-rachidien, jusqu'à l'incandescence du sang, sa carbonisation, son albumination, et sa fixation à l'état de lymphe et de tissu blanc.

70° La *force nerveuse*, pulpeuse ou libre, est graduée dans l'économie ; ce qui produit le cercle vital que nous avons plusieurs fois rappelé. De sorte qu'on doit bien se figurer que les attractions, les sécrétismes et les expansions attachés à cette force nerveuse fixe ou rayonnante, sont gradués comme elle. Les artères attirent, sécrètent et rayonnent déjà moins que les nerfs purs, les veines que les artères, les lymphatiques que les veines, les autres tissus blancs dérivatifs que les lymphatiques ; parce que la dévitalisation s'opère de plus en plus dans la fibre changeante comme elle et par elle, et que les forces se perdent avec l'électrisation. Par la même raison, les organes composés de *feu nerveux*, d'artères, de veines, de lymphatiques, etc., jouissent de fonctions relatives à la *somme* générale de *feu nerveux* qui leur est intégrante et constitutionnelle. De sorte que si la rate, le foie, le pancréas, espèces de renflemens viscéraux et fructiformes accidentés dans les arbres artériel, veineux et lymphatique qui les supportent, de sorte, dis-je, que s'ils dépurent et trient, la première le sang rouge, le second le sang noir, et le dernier le sang blanc, ils ne doivent la faculté de les arrêter dans leurs tissus qu'à la *dose* de *feu nerveux* qui les pénètre soit à l'état de ganglions ou de plexus voisins, soit à l'état d'incorporation, d'intrication dans leurs élémens. Voilà pourquoi, en considérant plus en grand, la pulpe générale dominatrice attire le sang noir dans l'attraction pulmonaire, et le rayonne rouge dans l'expansion pulmonaire ; pour quoi celui-ci, impulsé par la pneumatisation, continue cette impulsion, en sortant de ses capillaires extrêmes, d'abord à l'état de carbonisation, c'est-à-dire, à l'état veineux et ensuite à l'état d'albumination ou de lymphe ; et se rend dans le vide de l'attraction pulmonaire par deux ordres de vaisseaux différens, les veines et des lymphatiques. Aussi les trois fluides, d'origine commune, parcourent leurs canaux et abreuvent les organes qui y aboutissent ; s'y arrêtent selon leurs *attractions* spéciales, sont *sécrétés* par eux en raison de leur innervation, et sont *rayonnés*, sous l'aspect de divers liquides, en raison de leur sécrétisme, c'est-à-dire, de la *somme* de *feu nerveux* qui les y a cuits, brûlés, atténués, transformés, subtilisés. Et des canaux particuliers, formés par les nouveaux produits, les ont expulsés en raison d'un rayonnement *élastique* supérieur à leur résistance. Nous sommes donc naturellement appelé à expliquer le mystère d'une sécrétion.

71° *Idée du sécrétisme nerveux.* — Le sang rouge formé par toutes les conditions digestives, hématosantes et circulatoires nécessaires à sa complète confection, arrive à la pulpe grise, quel qu'en soit le lieu, aux plexus, aux ganglions, à l'encéphale, au rachis, n'importe. Le vide attaché à son essence *phloxique*, absorbe le sang; le *feu*, qui la constitue intimement et qu'elle émane, le sature, le cuit, fait crever ses globules, sépare ses molécules, les subtilise, les brûle et les sublime, les vaporise. Tous ces actes moléculaires ont pour résultat de changer le sang rouge en ses élémens chimiques intégrans. Aussi tout ce qui est *phlox*, calorique, électricité, lumière, éther, c'est-à-dire, tout ce qui tient aux *atomes actifs* du monde, est réduit en *feu nerveux*, leur quintessence dernière. Ce feu sature les nerfs gris, qu'il parcourt en rayonnant par eux d'une manière divergente, pour s'exhaler, pour se *dépenser* par l'artérialisation, l'encéphalisation, la gastrisation et la pneumatisation. De sorte que son expansion porte son influence, c'est-à-dire, sa présence dans toute l'économie, dans tous les systèmes, les appareils et les derniers organes, comme la lumière et la chaleur solaires tendent à tout pénétrer dans la Nature. Après le *feu nerveux*, les parties du *sang rouge* qui ne purent pas se changer en lui, deviennent *sang noir* qui, continuant l'impulsion circulatoire, entre dans les radicules veineuses pour arriver au cœur droit. Et cette élévation est favorisée par l'expansion élastique de la pulpe grise aboutissante aux réseaux veineux, qui impulse par derrière la colonne de sang noir, tandis que l'attraction pulmonaire la convoque en avant. Les résidus de ce sécrétisme fondamental, qui ne sont ni *feu nerveux*, ni sang rouge, ni sang noir, deviennent *lymphe*, différente des précédens par la *somme* moindre de son électricité intégrante. Et cette lymphe, chassée par la même impulsion que le fluide général, de l'arbre artériel plus supérieur, est obligée de passer dans les conduits lymphatiques plus inférieurs, dont le rayonnement pareil et sympathique est propre à cette absorption et à cette nouvelle circulation. Ainsi dans le sécrétisme majeur du *feu nerveux*, on doit considérer, 1° la saturation du fluide combustible; 2° la subtilisation de ses parties électriques qui se dégagent; 3° la fluidification des autres élémens non volatisables qui se changent en sang noir et en lymphe, selon les proportions de leur *activité* restante respective. Ces derniers, repoussés du sanctuaire sécréteur, par la force rayonnante suprême, sont obligés d'aborder des conduits dont l'attraction et l'expansion sont *analogues* à leur nature plus ou moins inférieure. Ce rapport de l'activité, c'est-à-dire, du *rayonnement* des canaux et de leurs fluides, est une des lois fondamentales de la physiologie.

72° Ce que nous avons dit du *sécrétisme nerveux*, nous l'appliquerons au sécrétisme du sang rouge dans la rate, du sang noir dans le foie, de la lymphe dans le pancréas. Nous en dirons encore autant de la lymphe dans les glandes, dans les membranes, dans la peau. Et leurs produits divers ne proviennent que du *degré* de cuisson, de sécrétisme, de liquéfaction, d'atténuation, de combustion du fluide par la *somme de feu nerveux* fonctionnant, qui réduit le liquide sécrété en d'autres plus privés encore de sa nature électrique, et qui fuyent (pour être désassimilés), sous l'impulsion des conduits que leurs aspérités, leur grossièreté, leur impureté révoltent; d'où naissent des excrétions diverses intestinales, pulmonaires ou cutanées; tandis que d'autres vaisseaux absorbent les molécules résorbables appropriés à leur nature, c'est-à-dire, *en harmonie de rayonnement et d'activité avec eux*, et propres encore à des dépurations ultérieures qu'elles subissent par une progression graduée, et à des hauteurs diverses, en parcourant le cercle des quatre métamorphoses de la matière animale, la nerveuse, la fibrineuse, la veineuse, l'albumineuse et leurs mutations particulières. C'est sur les mêmes principes qu'on doit fonder la nutrition et la désassimilation, l'absorption et l'inabsorption.

73° La *nutrition* est l'abord d'une somme de molécules fluides quelles qu'elles soient, nerveuses, artérielles, veineuses, lymphatiques, etc., sur une somme de molécules solides analogues. Le mot analogue veut dire ici de même nature, qui elle-même signifie *égalité* de *feu nerveux* intégrant, et par conséquent d'attraction, de sécrétisme et d'expansion. Pourtant les molécules organiques, étant fixes et conséquemment recevant un tribut intime et permanent de la vie, il est naturel de les croire supérieures, en électricité numérique mais non substancielle, aux fluides similaires qui les abordent, puisqu'ils sont toujours limités par la nature même de leur emprisonnement dans leurs conduits. Les molécules fixes solides, supérieures donc numériquement et potentiellement en électron nerveux à leurs semblables liquides et circulantes, les attirent, les sécrètent et les rayonnent. L'attraction les englobe dans leur sphère individuelle; le sécrétisme les décompose; et l'expansion qui en résulte fournit des produits de deux sortes : les uns sont homogènes à leur dernière cause, et les autres hétérogènes. Les *homogènes* restent à demeure par affinité de nature, par attraction réciproque; ils se fixent en expulsant les molécules analogues éventées dans la dernière rémission nutritive, et continuent l'attraction ainsi que le sécrétisme intimes attachés au solidisme des parties, et rayonnent une portion de feu libre qui, joint à celui de l'organe émanateur, chasse, repousse, éconduit les *hétérogènes* dans des canaux divers appropriés à cette hétérogénéité, c'est-à-dire, d'attraction, de sécrétisme et d'expansion semblables à eux. Ainsi par ce même acte incessant d'entrée et de sortie des particules fluides sur des solides congénères, il résulte un mouvement de composition et de décomposition, par le renouvellement et l'évaporation continuels du *feu nerveux* intégrant, qui sollicite toujours de nouveaux afflux, comme il opère de nouveaux reflux : la cause lente quoique progressive de la nutrition des organes.

74° La *désassimilation*, au contraire, provient des molécules actives nouvelles qui, absorbées dans un solide attractif quelconque, sont sécrétées par lui, avec une portion des fluides qu'il perçoit à chaque afflux et qu'il retient dans sa texture, pour être ensuite éliminées après l'extinction plus ou moins complète de leur activité. Les résultats de cette cuisson nouvelle, de ce sécrétisme temporaire, sont de dépouiller, à son profit, les fluides à demeure, de leur électricité nerveuse utile à cette opération; tandis que les particules alimentaires qui viennent d'arriver, plus puissantes que les anciennes, se mettent à leur place; et par leur expansion *phloxique* supérieure, écartent, irradient leurs molécules éventées, désélectrisées, refroidies et maintenant passives de l'activité des plus récentes, qui vont bientôt, comme elles, se désélectriser au profit des survenantes, par une alternative aussi incessante que la vie de l'organe, siége du double phénomène. C'est ainsi que l'économie entière s'entretient dans sa totalité, comme dans ses parties, avec une énergie qui s'élève progressivement jusqu'au plus haut période de l'âge adulte, pour finir insensiblement jusqu'à l'entière décrépitude, où la désassimilation l'emporte alors sur l'incorporation. Et dans ce laps, il se forme journellement une dose de *feu nerveux* à peu près égale, pour réparer la dépense physiologique de chaque jour, quoique la proportion entre la réparation et la dépense soit du tout, soit seulement des parties, puisse s'accroître ou s'affaiblir accidentellement par l'effet exagérateur ou ralentissant des passions, des fatigues, des maladies et des privations.

75° Ces idées sont applicables, 1° à l'*absorption*, ou pompement des fluides par des canaux à électricité à peu près égale à leur nature inoffensive ; et 2° à l'*inabsorption* qui repousse des molécules à rayonnement trop concentratif pour les vaisseaux moins animés , qu'elles crispent en les abordant : de là leur stagnation jusqu'à ce que des capillaires, égaux en électricité soit naturelle, soit phlegmasiquement ou thérapeutiquement acquise, les absorbent , les charrient et les éliminent à leur destination récrémentitielle , ou les rejettent par une expulsion définitive et absolue.

76° Comme j'ai réduit toutes les explications physiologiques à la présence , à la *somme* , aux rapports du *feu nerveux* attractif, sécréteur et rayonnant , je crains de quitter ce sujet capital avant d'avoir bien fait comprendre les lois d'attraction , de sécrétisme et d'expansion des solides par rapport aux liquides , les mystères les plus radicaux de l'économie , puisqu'ils président aux actes divers de la vitalité , depuis les nerfs jusqu'aux artères , jusqu'aux veines , jusqu'aux lymphatiques et aux tissus qui en sont formés. Nos prédécesseurs appelèrent la faculté générale de réaction physiologique, sensibilité, irritabilité, tonicité ; mais ce sont des mots abstraits qui rappellent des entités métaphysiques , immatérielles , chimériques. Il faut bien s'inculquer que ces *facultés* ne sont autre chose que les degrés de rayonnement proportionnels à la *somme* du *feu nerveux* en présence. C'est si vrai, qu'un corps étranger dans nos tissus est travaillé par le *feu nerveux* , de telle manière qu'il faut qu'il l'assimile à quelques-uns des organes éliminateurs, si non qu'il le chasse en nature , après avoir produit une chaleur excessive , résultat de son accumulation ; sécrété une masse de fluides attirés et changés pathologiquement en pus ; déterminé l'usure anatomique du tissu cellulaire, des membranes et de la peau qu'il ouvre et gangrène pour l'évacuer au dehors. Si ces actions sont réelles , matérielles et palpables : abandonnons donc la métaphysique et les rêveries de l'imagination , pour expliquer la science avec des élémens naturels, physiologiques , dimensionnels et actifs. Par ces moyens sûrs , l'incertitúde de l'esprit s'éclipsera devant le positif de l'agent , et la vérité , plus abordable , reluira comme un flambeau dans les ténèbres de la nuit.

77° La vie est donc connue : c'est le cours des actes propres à nos organes. Mais elle part d'un centre , *pulpe grise* , qui sécrète l'agent vital ou *feu nerveux* , lequel rayonne dans les solides qui le consument et dans les fluides qu'il sature. Ces derniers , ré—

sultés de l'alimentation et de l'hématose aidées par l'électrisation, renferment les élémens qui doivent le réparer et qui le forment en effet par leur dissolution électro-calorique au foyer de la vie qui, par son acte intégrant, les subtilise, les assimile et les rayonne pour continuer la même série de phénomènes. Ce *rayonnement* s'opère par tous les pores, en forme d'atmosphère, et se dégage surtout généralement par l'artérialisation ou les tuniques artérielles, et plus spécialement par les trois débouchés de la gastrisation, de l'encéphalisation et de la pneumatisation. Nous pourrions donc, par une métaphore qui a sa réalité dans l'organisme, considérer la *vie* comme un *centre émanateur* dont les irradiations atmosphériques seraient, à une certaine hauteur, *emprisonnées* par les organes, comme dans une machine à vapeur, par une espèce d'orbe enveloppant, de ballon sphéroïdal dont les pores tamiseraient le feu intérieur sécrété (*artérialisation*), et qui posséderait trois soupapes ou *débouchés* par où il devrait s'échapper. Ces soupapes sont celles de l'*encéphalisation*, *pneumatisation* et *gastrisation*, fermées par les excitants plus ou moins concentratifs de la sensorialité, de la respiration et de la digestion, et ouvertes par la réaction impulsive du *feu nerveux* opprimé ; puisqu'il est sans cesse fabriqué, renouvelé et violemment irradié du centre sécréteur. Par ces préliminaires on sent que nous allons passer à un autre ordre d'idées. En effet nous avons à traiter ici, 1° le degré possible du sécrétisme focal ; 2° celui de sa concentrabilité ; 3° le mode ordinaire de sa réaction ; 4° sa dérivation maladive en plus sur les autres débouchés quand l'un est entravé. Et ces mystères insoupçonnés jusqu'aujourd'hui, tiennent pourtant aux causes premières et immédiates de la vie.

78° Degrés possibles du sécrétisme focal. — Le mouvement intestin, dit *organique* par Lamarck et constitutif de la vie, est dû à un agent, au *phlox*, espèce de *feu électrique*, qui représente dans l'homme la même puissance que l'*activité universelle* dans l'organisation grandiose de la Nature. Ce mouvement appelé *sécrétisme*, action de sécréter, est en raison, 1° de la quantité des atomes actifs qui composent le foyer de la vie ; 2° des excitans externes plus ou moins oppressifs qui entravent une partie de ses débouchés, et rend le rayonnement par les autres d'autant plus énergique ; et 3° des matières combustibles chyleuses et oxigénées qui pénètrent l'intérieur de ce foyer pour l'alimenter. De sorte que la combustion ou sécrétisme, qui est la vie radicale, organique, fondamentale, est plus ou moins exaltée ou affaiblie par ces trois causes. Ce qui peut nous inspirer une espèce d'échelle de proportions des *degrés* susceptibles d'être parcourus par l'intensité ou la diminution de la vie. D'abord supposons que 70 parties (milliards de milliards, ou autres) d'atomes actifs constituent ordinairement un homme pris pour type du genre, et que ces 70 parties d'atomes actifs lui donnent, par leur activité intégrante, 1° les trois fonctions élémentaires primordiales, l'attraction, le sécrétisme et l'expansion ; 2° les autres fonctions particulières, respiratoires, circulatoires et digestives, également capitales ; 3° la température propre du corps (30° Réaumur), et 4° la tonicité, l'irritabilité, le spasme, la sensibilité métaphysique, qui toutes se réduisent à l'*élasticité* du *feu nerveux* rayonnant. Maintenant si le nombre 70 exprime l'état normal de la vie ou du sécrétisme, son synonyme ; comme nous savons que la vie s'exalte et s'affaiblit, nous pourrons prendre 140 le double, comme le plus haut point de son exaltation, apparente dans la violence la plus aigue des fièvres pestilentielles et des grandes inflammations viscérales ; et marquer 0°, comme le point inférieur et le plus bas, l'extinction ou plutôt l'instant immédiat au dernier soupir. Le thermomètre combustif de la vie ou *sécrétisme*, embrassera donc 140 degrés divisibles en deux parties : les premiers 70 pour la faiblesse, et les 70 derniers pour l'excès de force. Nous appellerons *diapason* vital l'étendue totale que la descente et l'ascension de la vie peuvent parcourir ; et ce diapason de 140 degrés sera susceptible d'être fractionné en 14 parties que nous appellerons *décades* vitales. Les 20 premiers degrés, ou les deux premières décades, annonceront l'état irrémédiable et la mort prochaine ou la syncope. La troisième et la quatrième décades, de 20 degrés à 40, indiqueront un état d'affaiblissement morbide qui, sans être tout à fait mortel, ne donnera pourtant qu'une lueur d'espérance et inspirera la possibilité de revivifier suffisamment le foyer vital. Les 5e et 6es décades, de 40 degrés à 60, annonceront que la vie est épuisée dans ce même rapport ; ce sont celles des convalescences qui suivent les maladies les plus graves où la vie a été si violemment exploitée. Enfin la 7e décade, de 60 degrés à 70, s'approchera le plus de la normalité, et indiquera un état peu alarmant d'affaiblissement, résulté des évacuations trop abondantes, des hémorrhagies, de l'inanition, qui privent temporairement le foyer gris électro-nerveux des élémens propres à rayonner un feu suffisant à la dépense des fonctions, et à inspirer au sensorium, sa greffe, un sentiment de

force et de plénitude. 70 degrés constituent donc conventionnellement le point normal de la vie , ou l'état physiologique de
tout adulte bien portant, sans exagération de force comme sans
faiblesse particulière. C'est le sécrétisme pulpeux gris convenable
à l'entretien des organes et au jeu de toutes les fonctions. Plus on
s'éloigne de ce point , de ce nœud vital, dans le haut comme dans
le bas , plus la vie, c'est-à-dire , le sécrétisme s'accélère ou se
ralentit, et plus le *feu nerveux* est abondant ou insuffisant. Aussi
la 8ᵉ décade , celle de 70 degrés à 80, indique déjà un excès de
vigueur, une tension pléthorique des vaisseaux et une turgescence des nerfs. La 9ᵉ et la 10ᵉ décades , de 80 à 100 degrés ,
annoncent que cette excitation est passée à la maladie. C'est l'état
d'accélération du sécrétisme au point de troubler les fonctions,
par la plénitude sanguine ou l'entrave plus ou moins sourd des
grands débouchés de l'ignition. La 11ᵉ et la 12ᵉ décades , de 100
degrés à 120, élèvent la vie à une vive inflammation, à l'état
fébrile et spasmodique. Alors la respiration , la circulation,
l'encéphalisation surtout sont exaltées; et par leur réaction sur
l'organe mental et le moteur, le délire survient avec les mouvemens convulsifs. Mais la 13ᵉ et 14ᵉ décades , celles de 120 degrés
à 140 indiquent que la vie est à son plus haut période d'exagération et de combustion. Car de même que la vie est limitée , dans
chaque individu, par le nombre de ses atomes actifs : ce qui
différencie la vitalité d'un lapin et celle d'un tigre , d'un
agneau et celle d'un loup; de même la vie est limitée en température réelle, et bornée dans les transports éventuels de sa
combustion possible. Eh bien, ces deux décades comprennent
les divers degrés où cette possibilité du sécrétisme peut monter
sans se rompre, sans s'éteindre, sans se désélectriser, faute d'alimens suffisans pour entretenir un tel état contre nature qui,
passant quelquefois tout d'un coup d'un point si élevé à un point
si bas , cause les morts inattendues dans certains calmes trompeurs , consécutifs aux affections les plus graves exploitatrices
de la vie. Ces deux dernières décades comprennent donc l'état
désespéré des adynamies , des typhus , des fièvres pestilen-
cielles dans l'acuité la plus brûlante, à laquelle succède bientôt
le ralentissement du sécrétisme focal , à un tel point qu'il ne
tarde pas à rentrer dans les deux premières décades mortelles du
diapason vital, parce qu'il ne peut s'entretenir long-temps à un
degré phloxique ou phlogistique aussi ardent , supérieur à sa nature et non fait pour lui. Si l'on supposait qu'un lapin jouît mo-

mentanément de la vitalité et de la férocité d'un tigre, c'est que son activité atomistique se serait élevée à la même véhémence de combustion. Mais c'est impossible par la limitation même de ses atomes intégrans qui sont bornés dans leur somme, dans leur température, comme dans l'éventualité de leurs efforts et de leurs rayonnemens conditionnellement proportionnels. Telle est donc l'idée matérielle qu'on doit avoir du phénomène positif de la vie et de son excitation comme de son affaiblissement. Appelez la partie basse du cercle *laxum* comme Thémison, ou *asthénie* comme Brown, ou sous-électrisation, sous-activité, *aphloxie*, comme je vous le propose ; et la partie haute *strictum*, ou *sthénie*, ou surélectrisation, suractivité, *phloxie*, il ne m'importe pas : pourvu que vous compreniez bien la réalité du fait et la possibilité qu'a le *sécrétisme* de parcourir cette double série dans ses deux phases d'augmentation comme de diminution. Pourtant nous devons dire qu'un peu avant le point normal de la vie (70 degrés), il n'y a pas encore maladie sous-électrique, sous-active ou asthénique ; de même qu'un peu après, il n'y a point encore état morbide sthénique, suractif, surélectrique, mais seulement disposition et affaiblissement dans le premier cas et excitation dans l'autre ; ce qui répond assez à l'état neutre d'Hérophile. La maladie ne commence réellement que par le trouble des fonctions, dont le ralentissement ou la précipitation affectent les débouchés de l'électrisation et compromettent, par leur dérangement, l'état combustif du feu sécréteur même, l'agent suprême de l'activité incessante de la pulpe grise, partout où elle se trouve dans l'économie, quoique concentrée principalement dans la médulle grise encéphalo-rachidienne et dans le système ganglionnaire, son annexe immédiat, qui transporte aux viscères sa superfluité nerveuse, comme elle leur fait ressentir le reflet sympathique de son appauvrissement et de son défaut. On voit donc comme les mystères de la physiologie s'éclaircissent au simple exposé des faits exécutés par des agens, des fluides électriques ou caloriques ; tandis que les explications métaphysiques d'irritabilité, de sensibilité et de toutes les spiritualités, ne font qu'enrayer la science, fatiguer l'observateur et plonger le praticien dans l'ignorance et dans l'erreur.

79° *Degrés possibles de l'oppression du sécrétisme.*— Ce qu'il y a de plus primordial dans l'organisation, c'est le *sécrétisme* atomistique ou le mouvement combustif par lequel il se dégage en *feu nerveux* rayonnant. Les secondes lois sont les quatre mouvemens fondamentaux alternatifs deux à deux, et que nous avons appelés : *attraction pulmonaire* de la respiration simultanée avec l'*expansion solaire-mésentérique*, et la *concentration solaire-mésentérique* simultanée avec l'*expansion de la pneumatisation.* Ces quatre mouvemens indiquent le transport incessant et alternatif du *feu* libre, des racines de l'arbre nerveux gris (ganglions solaires, cœliaques, mésentériques, etc.) (voyez mes Planches anatomiques), aux branches nerveuses du même arbre (ganglions gris pulmonaires, cardiaques, aortiques, etc.); et inversement. Ces mouvemens capitaux ont été déterminés, dans l'origine du règne animal, par les externa soit circumfusa, soit ingesta, qui, battant la vie (le *sécrétisme expansif*) et la comprimant par les racines ou par les branches nerveuses grises, ont refoulé le *feu* libre sécrété par le foyer vital encéphalo-rachidien, de la respiration à la digestion, et de la digestion à la respiration, en faisant sentir en même temps son influence au foyer sécréteur central (encéphale gris), provoqué et nourri par cette secousse stimulante nécessaire. La vie, ou le sécrétisme émanateur, s'entretient par ces mouvemens permanens et indispensables. Si nous supposons maintenant, ce qui a lieu dans les morts subites comme dans toutes les maladies, s'il arrive, dis-je, que le sécrétisme expansif soit trop comprimé, il étouffe, il se rompt, il cesse, éteint, paralysé, comme un foyer domestique, quand on le surcharge de bois; tandis que des jours faits à propos dégagent ce dernier, le rallument et lui donnent de la vivacité et de l'ardeur par l'oxigène qui s'y interpose et entretient la combustion. Il en est de même pour le sécrétisme vital. Sa *concentration* peut survenir, 1° par le débouché de l'expansion pulmonaire ; 2° par celui de la gastrisation; 3° par celui de l'encéphalisation. 1° Si des circumfusa aériens ou liquides, impropres à être absorbés par les branches nerveuses pulmonaires de l'arbre *gris*, comme l'acide carbonique, des gaz méphitiques ou l'eau, viennent à *entraver* soit temporairement, soit permanemment l'expansion pulmonaire, il en résulte que le feu libre, concentré par ce débouché, est refoulé d'abord sur la gastrisation, sur les ganglions solaires, mésentériques, etc., et par conséquent sur les viscères membraneux et solidiformes qui y aboutissent; d'où proviennent, par cette tension plus ou moins prolongée, les phénomènes divers de l'excitation, de la surélectrisation, de l'inflammation, de la plénitude nerveuse et par conséquent sanguine, car le sang suit le *feu nerveux* comme l'ombre suit le corps ; de là embarras gastrique, gastralgie, gastrite, coliques, entérite, diarrhée, etc. Le *feu* libre sera aussi refoulé, en second lieu, sur l'encéphalisation alors serrée, contenue, étouffée à des degrés divers, d'où résulteront la pesanteur de tête, l'inflammation des membranes, l'apoplexie ; et par la réaction de la pulpe grise sur la pulpe blanche sensoriale : la céphalalgie intense, le délire, une locomotion convulsive, des cris, la fureur, etc. ; c'est-à-dire, que les organes voisins et dépendans de l'encéphalisation, s'exalteront et s'exaspéreront sous l'influence d'une électricité inaccoutumée et surabondante, ainsi accumulée par l'occlusion d'un des trois débouchés principaux qui force le *phlox* animateur à se frayer une issue, à se dépenser par les autres, obligés de le dériver comme en remploi d'office. Ces phénomènes morbides surviendront donc aux appareils annexés à la gastrisation et à l'encéphalisation, par l'obstacle qu'éprouvera l'électron vital à rayonner par la pneumatisation entravée, la cause supposée de la tourmente générale. 2° Si des ingesta nuisibles et empoisonneurs, à des degrés divers, viennent à *comprimer* trop fortement la gastrisation, synonyme de rayonnement nerveux gastrique, le mouvement d'expansion solaire-mésentérique, étant enrayé dans son étendue, est comprimé, empêché par les obstacles malfaisans. Alors le *feu* libre, que les deux autres débouchés balancent par les quatre mouvemens fondamentaux, étant gêné dans l'expansion solaire-mésentérique, se rue sur la pneumatisation ou expansion pulmonaire, et sur l'encéphalisation ou dégagement nerveux gris pour le sensorium. De là le malaise, la souffrance des organes qui aboutissent à ces deux débouchés, par un surcroît d'électron superflu pour leurs fonctions. D'où résultent des transports morbides pour la tête, tels que congestion sanguine ou séreuse, céphalalgie intense, mouvemens involontaires, étourdissemens, vertiges, etc. ; et pour la pneumatisation, rapidité extrême de la circulation, par l'irruption impétueuse du *feu* libre à travers les quatre racines artéro-veineuses, l'oreillette et le cœur gauches, l'aorte : d'où résultent, par conséquence, par immédiatité d'action, agitation fébrile du pouls, fréquence et difficulté de la respiration, congestion pulmonaire, étouffement, chaleur extrême, etc. 3° Si c'est l'encéphalisation qui soit *comprimée* par une émotion violente ou concentrative, comme la terreur soudaine ou expansive, comme la colère, il en surviendra des désordres conséquens. Par la terreur, l'électron, dégagé ordinairement par l'encéphalisation entravée, sera précipité soudain sur les racines nerveuses grises solaires—mésentériques : d'où naîtra la sensation pénible et subite qu'on éprouve à l'épigastre, dans les affections rapides et concentrées ; laquelle sensation provient d'une décharge électrique trop considérable dans les plexus et ganglions de l'expansion solaire—mésentérique, où elle cause brusquement la congestion, la surexcitation, l'inflammation des viscères abdominaux tous annexés à leurs filets nerveux gris. Si c'est la fureur, l'électron libre, agent des quatre mouvemens fondamentaux, sera surtout transporté, par la réaction forte des deux autres débouchés, sur le troisième le pneumatisant qui, alors contraint à lui seul de dériver le *feu* rayonnant que les trois devraient dépenser ensemble, sera violemment convulsé par la secousse générale de l'électrisation opprimée. Alors quelle rapidité de respiration ! quelle force de circulation ! En transportant au cerveau et aux organes gastriques un sang aussi tumultueux, aussi échauffé, il les surélectrisera bientôt, exaltera leurs fonctions et déterminera chez le premier des vociférations, des menaces, des coups, le meurtre, et chez les autres des irritations et des inflammations appropriées. Tels sont donc les effets ordinaires, quoique à des degrés variés, consécutifs à la *compression*, à l'emprisonnement de l'électron vital rayonnant par les ouvertures ordinaires et incessantes, qui doivent forcément le dériver ; sans compter les morts subites ou plus ou moins prochaines, qui succèdent si souvent aux cas extrêmes de submersion, de strangulation, de terreur soudaine, de colère, de joie exagérée et d'empoisonnement ; effets multiples de l'étouffement du foyer vital, de l'entrave de ses quatre mouvemens fondamentaux, et de leur réaction orageuse sur les viscères attenans comme des cribles physiologiques à leurs débouchés, soit en formes membraneuses comme les tuniques gastro—intestinales, soit en formes plus ou moins compactes comme les poumons, le foie, etc., soit en forme sphéroïdale comme l'encéphale, le pivot de la greffe sensoriale, siége de la vie animale. Ce qui nous indique, en passant, que la forme des organes est à peu près indifférente dans les explications fondamentales, et qu'on ne doit les considérer que comme des tamisateurs du rayonnement nerveux.

On sent donc par les antécédens, quels sont les rapports hygiéniques qui doivent exister dans les excitans concentrateurs de la respiration, de la digestion et de l'encéphalisation, avec les expansions électriques qui s'opèrent par ces trois voies. Ce qui nous inspire une mesure *harmonique* nécessaire entre l'*excentricité* comprimante des uns et l'*oppressibilité* de la *vie*, du rayonnement de la pulpe grise (*concentrabilité*); rayonnement qui ne doit être serré, refoulé, comprimé, *concentré*, qu'à un certain degré, afin que son équilibre ne se rompe et ne soit pas obligé de se décharger d'un débouché, soumis à un *obstacle*, sur un autre plus ouvert; ce qui morbifierait les deux à des degrés proportionnels aux oppressions agressives des agens externes ou internes. Aussi, d'après ces considérans, le médecin philosophe ne doit-il regarder, relativement à la pathologie, les organes fluides ou solides qui composent l'anatomie générale du corps, que comme des parties fort secondaires et comme de simples obstacles retardateurs de la dissipation de l'électrisation; tandis qu'il doit concentrer toute son attention sur la manière dont la *vie attractive*, *sécrétante* et *rayonnante s'effectue*; dont s'exécutent les *quatre mouvemens fondamentaux* indiqués; dont se dégage l'*électron libre*, agent des trois grandes fonctions de l'*encéphalisation*, de la *pneumatisation* et de la *gastrisation*. Mais pour arriver à ces grandes vues physiologiques, il faut pénétrer intuitivement à travers les organes qui aboutissent à ces fonctions, comme à travers une dentelle: alors vous saurez le mode du sécrétisme focal, vous apprécierez le rhythme du balancement électrique, vous mesurerez l'intensité du *feu* vital et de la chaleur ganglionnaire, vous sentirez quand il augmente, quand il diminue, quand il se fourvoie; vous devinerez les moyens de l'équilibrer; et tous les mystères de la *vie*, son essence, son jeu, son diapason, tout vous sera connu; ayant ainsi arraché le voile de la vérité qui obscurcissait ce phénomène regardé jusqu'aujourd'hui comme le plus difficile et le plus intéressant de l'Univers, tandis qu'il est le plus simple à nos yeux désillusionnés. Ces idées larges doivent donc avoir une importance et des résultats immenses en médecine, puisqu'elles mettent l'homme à nu, lui, sa vie, ses fonctions et la manière dont le *feu* libre les sollicite et les remplit, pour arriver du centre sécréteur aux obstacles hygiéniques qui, à des degrés divers, pénètrent le foyer, se dissolvent en lui et l'enrichissent ainsi de fluides spiritueux, de molécules impondérables propres à l'électriser, à l'entretenir, à le raviver, la cause temporaire de la durée humaine, comme de la réparation des dépenses phloxiques journalières des organes.

80° *Mode ordinaire de la réaction du sécrétisme.* — On conçoit facilement que si la *vie* est un centre de rayonnement du *feu* libre nerveux gris qui , de la pulpe grise cérébro-rachidienne qu'il parcourt sans cesse , diverge excentriquement et tend avec effort à se dégager, à s'irradier par les trois débouchés de l'encéphalisation , de la pneumatisation et de la gastrisation ; on concevra facilement , dis-je , que si l'un des trois débouchés est obstrué , fermé soit en totalité , soit à des degrés divers , le *feu* libre rayonnant sera comprimé dans les mêmes proportions ; et qu'alors l'atmosphère *vitale* , incessamment renouvelée , sera concentrée , étouffée , et se *déchargera* par secousses sur les deux autres débouchés ouverts , en manifestant les phénomènes morbides que j'ai récemment décrits. Mais comment cette réaction s'opère-t-elle ? Voilà la question présente. Elle ne peut bien se résoudre que par la conception claire et précise de l'idée de la *vie* ou foyer sécréteur, de son rayonnement divergent, qui n'a dans l'économie qu'une faible sphère d'espace resserrée , emprisonnée par des organes solides ou fluides , qui aboutissent aux derniers filets nerveux gris attachés à eux par la fibrine , l'albumine ou la gélatine. Lesquels organes solides ou fluides tamisent bien par leurs pores ce *feu* vital , mais le laissent s'échapper par les trois voies qu'il s'est créées à l'encéphalisation , à la pneumatisation et à la gastrisation , véritables débouchés d'où rayonne et bondit le *feu nerveux* irradiateur, l'électron divergent. Alors si nous supposons un des débouchés entravés , ou seulement une certaine quantité de pores fermés , le *phlox* , l'électricité grise qui se fabrique sans cesse par le sécrétisme atomistique fondamental , ne se dépensant pas dans le même rapport , remplit la sphère vitale supposée , le ballon sphéroïdal , espace et milieu de la *vie* , de l'action nerveuse grise : ce qui la concentre , l'étouffe , la comprime : raison par laquelle cette sphère vitale tend avec effort à s'*échapper* quelque part , soit par des ouvertures naturelles , soit par des issues pathologiques qu'elle veut se créer. Elle *pèse* donc en tous sens , dans tous les points de la circonférence qui fait son milieu , par une *excentricité* violente qui n'a d'obstacle que la résistance passive des organes circonférenciels entourans , dont l'extensibilité de la trame nerveuse intégrante est plus ou moins forcée par cette expansion inaccoutumée et réactive. Alors ces organes , bandés par elle , crispés , tendus par elle , par cette expansion élastique focale , réagissent aussi sur elle , sur la masse électrique qui forme l'atmosphère nerveuse du foyer sécréteur supposé étouffé ; et leur réaction s'opère dans le rapport de leur énergie nerveuse réciproque.

Voilà pourquoi, selon que les individus ont l'encéphalisation constitutionnellement plus active et les organes aboutissans à elle plus robustes, la réaction morbide générale s'effectue sur les poumons, quand c'est la gastrisation qui est enrayée; tandis que chez ceux où la pneumatisation est la plus vigoureuse et les organes attenans à elle plus résistans, la réaction a lieu sur l'encéphalisation supposée héréditairement plus faible. Et lorsque l'encéphalisation est obstruée, la réaction se fait sur la gastrisation et les tuniques membraneuses adhérentes, si la pneumatisation est plus forte; et sur cette dernière, si les *branches* nerveuses de l'arbre gris, constituant les ganglions et les plexus pulmonaires et cardiaques, ainsi que les viscères (poumons, cœur, etc.), leurs annexes terminaux, sont plus débiles que les *racines* nerveuses du même arbre gris fondamental, c'est-à-dire, que les ganglions et les plexus solaires-mésentériques, ainsi que les organes muqueux contigus, les membranes de l'estomac et des intestins. Mais si c'est la pneumatisation qui est primitivement oblitérée, le *phlox* animateur se ruera sur l'encéphalisation, si elle est plus faible que la gastrisation, et sur cette dernière, si celle-ci offre moins de résistance à l'impétuosité du *feu nerveux* irruptif. Telles sont donc les lois qui président aux efforts réciproques des trois débouchés de la vie les uns sur les autres, sous les concentrations morbifiques des agens externes ou internes, qui peuvent *peser* sur le rayonnement vital et l'arrêter dans son dégagement indispensable. Retenons bien cette nécessité de divergence, d'irradiation de l'électron gris animateur, par les trois voies principales de l'organisation; et n'oublions jamais que ces trois voies sont formées par des organes encéphaliques, pulmonaires ou abdominaux qui ne sont que des appendices, que des feuilles attenantes, que des cribles fibrineux, albumineux ou gélatineux par où cette électricité se *dépense*; et que ces appendices, ces viscères, ces organes n'ont d'activité soit intégrante, soit de reflet, que par cet électron qui les traverse, les remue, les sature, les anime dans l'état de vie; puisqu'ils ne seraient qu'inertes, passifs, cadavériques sans lui, c'est-à-dire, à l'état de mort, N'allez donc plus, comme les anciens proclamateurs des premiers âges médicaux, crier sur les chaires professorales que les fluides humoraux sont les parties et les agens principaux du corps; ou avec les modernes législateurs, célébrer la virtualité et l'empire des seuls solides. Le règne des uns et des autres est passé! Une ère nouvelle commence; et la gloire de l'électricisme et des agens impondérables, qui représentent dans l'homme l'*activité* de la Nature universelle, va surgir de nos inspirations et de nos découvertes ! Arrière donc, échaffaudage et débris antiques d'un édifice vermoulu; fuyez, systèmes creux des prédécesseurs, eux-mêmes fantômes fugaces de célébrités surannées. Malgré vos observations précieuses, malgré vos cures isolées, vous ne serez jamais que les obcurs maçons du grand architecte qui doit, avec le secours de vos inventions éparses et de vos connaissances égarées, élever la colonne irrenversable de la véritable théorie médicale!...

81° *Dérivation maladive du sécrétisme, en plus sur les autres débouchés, quand l'un est entravé.* — Cette proposition vient d'être expliquée dans le paragraphe antérieur. Mais, ceque nous n'avons pas encore établi, c'est que les trois débouchés principaux forment trois appareils importans dans l'économie, ceux de l'encéphale, de la poitrine et du ventre. Les viscères qui les composent, attiennent aux derniers filets nerveux de leurs ramifications grises les plus ténues et organisées en membranes muqueuses, séreuses, glandes et autres viscères, etc. A l'abdomen, l'estomac, les intestins, le péritoine, les glandes ne sont que les aboutissans extrêmes des derniers filets ramusculaires des ganglions et plexus solaires-mésentériques, les racines de l'arbre gris fondamental. De même les poumons, la plèvre, le cœur, l'aorte et toute sa tige, les veines et toutes leurs divisions, les lymphatiques et tous leurs embranchemens, proviennent des derniers filets pneumatisans des ganglions et plexus qui composent les branches de l'arbre gris fondamental. De même encore les tuniques enveloppantes du cerveau, pie-mère, arachnoïde, dure-mère, ne sont que des développemens de l'appareil précédent; car la pie-mère n'est qu'artérielle, l'arachnoïde veineuse et séreuse, et la dure-mère lymphatico-fibreuse. De sorte que les racines et les branches de l'arbre nerveux gris (voyez mes tracés anatomiques) sont les liens qui adaptent les viscères et toutes les fonctions secondaires et toutes les forces spéciales, quelles qu'elles soient, au foyer gris sécréteur et rayonnant. De sorte que son *feu*, forcément expansif, passe par ces mêmes liens, pour arriver, d'abord, aux organes muqueux et artériels, les plus voisins du tissu nerveux, puisqu'ils n'en sont qu'un épanouissement restiforme; ensuite, aux trames fibrineuses immédiatement moins électrisées; après, aux compositions veineuses moins animées encore; finalement aux parties lymphatiques encore bien moins innervées. Les deux appareils pectoral et abdominal ont donc chacun une sphère d'action composée par les organes qui en surgissent, et qui s'adaptent plus ou moins contigument et médiatement à leurs ganglions animateurs respectifs. Et cette sphère d'action, ou cette succession d'organes décroissans en vitalité et en innervation, tamise, passe ou plutôt laisse passer, jusqu'aux derniers tissus lymphatiques et osseux, l'électricité centrale divergente, pour les animer. De sorte que si cette divergence électrique est arrêtée et refoulée aux diverses hauteurs albumineuses, fibrineuses ou nerveuses de cette sphère d'action, elle produit, par sa réaction, des effets pathologiques proportionnels à la distance qui sépare l'entrave morbifique du débouché ganglionnaire correspondant. Si c'est dans les parties les plus éloignées, comme aux os, aux enveloppes synoviales, aux gaines tendineuses, aux aponévroses et même aux poches séreuses, le rayonnement nerveux sera moins arrêté, parce qu'il aura une foule d'organes intermédiaires à traverser pour se dériver ; tandis, qu'au contraire, si c'est aux tissus fibrineux et muqueux, alors le rayonnement plus concentré, plus resserré dans son expansion vitale, la limitera davantage, et lui laissera moins d'espace à remplir, et moins d'organes pour se délivrer et se dépenser. De là des désordres conséquens et proportionnels ; ce qui différencie l'importance prétendue des organes auxquels on a donné une dose intégrante de sensibilité hypothétique, sans tenir compte de celle qui les sature passagèrement, en qualités de conducteurs plus ou moins purs et privilégiés. Les textures n'ont rien par elles-mêmes ; elles ne jouissent et n'agissent que d'emprunt. Elles passent l'électron vital, elles s'en pénètrent temporairement ; elles s'en nourrissent relativement à la propriété qu'elles ont contractée de s'en enivrer, et qu'elles doivent à l'analogie des élémens qui les constituent, avec l'élément électrique. Mais ôtez le *feu* rayonnant, comme à la mort ; détruisez le mouvement sécréteur suprême et fondamental : tout disparaît, tout s'éteint, se paralyse ; et les *facultés, propriétés* et *forces* s'envolent avec lui. Les réactions isolées ou d'ensemble ne proviennent donc pas de chaque tissu pris comme centre unique ou multiple d'impulsion, mais bien de l'action générale que la sphère du *feu* libre exerce sur ces tissus circonférenciels, qu'elle crispe au point de fermer leurs pores ; ce qui la fait se ruer, plus concentrée, sur un point quelconque par où elle débouche, par où elle se fait jour, soit à l'encéphalisation, soit à la pneumatisation, soit à la gastrisation, ou sur un de leurs organes aboutissans, et toujours sur le plus faible, dans les rapports relatés ci-devant. L'esprit de nos successeurs qui s'exercera sur ces données avancées *currente calamo*, sera sûr d'arriver à la découverte des mystères les plus intimes de l'animation, s'il part des lois fondamentales que j'ai énoncées; s'il suit avec logique et induction le cours des inspirations où le transportera une telle méditation philosophique. Quant à nous, nous n'ébauchons qu'à grands traits; nous avons trop à faire pour détailler. C'est à ceux qui comprendront ma doctrine, à l'enseigner aux autres, à l'étendre, à la délayer; elle sera plus facile à saisir, à désaltérer la raison, à la satisfaire, que concentrée, comme elle l'est, par des élémens suractifs et quintessenciels, si voisins des hauteurs de l'imagination, puisqu'ils touchent eux-mêmes aux causes premières.

82° *Récapitulation des principes antérieurs.* — Le médecin pathologiste aura donc sans cesse devant les yeux et avant tout examen spécial, 1° l'idée du *foyer attractif* identifié avec la *pulpe grise* encéphalo-rachidienne vivante, formée par des atomes électriques, la miniature dans l'homme et la purification dernière de l'*activité* universelle; 2° l'image de son *sécrétisme* permanent; 3° la sphère d'*expansion* de son *feu nerveux* qui diverge et tend à diverger toujours; 4° les quatre mouvemens fondamentaux du même *feu nerveux*, nés originellement des impulsions alternatives de l'air et des alimens, qui ont rendu l'*attraction pulmonaire* de la *respiration* alternative et presque simultanée avec l'*expansion solaire-mésentérique*, et la *concentration solaire-mésentérique* alternative et presque simultanée avec l'*expansion pulmonaire* ; 5° la tendance qu'a le *feu nerveux* de se dériver par les débouchés principaux de l'organisme; (*a*) par l'*encéphalisation* où il ne doit déborder qu'avec une extrême mesure, étant arrêté, comme nous le verrons, par la greffe sensoriale, siége de la vie de relation; (*b*) par l'*artérialisation* où les pores seuls des vaisseaux rouges le tamisent; (*c*) par la *pneumatisation* et (*d*) par la *gastrisation*, les deux voies par où il déborde toujours physiologiquement et le plus souvent pathologiquement; 6° la production de la *chaleur* par le *feu nerveux* qui donne lui-même cette sensation identifiée avec sa présence, et qui est par conséquent *proportionnelle* à son accumulation; 7° la tendance qu'a ce *feu nerveux* de *rayonner* par les appareils *nerveux*, *fibrineux*, *albumineux* et *gélatineux* attenans aux trois débouchés principaux; 8° les rapports de ses rayonnemens particuliers divers avec ces tissus *graduellement* moins électrisés;

9° les obstacles hygiéniques ou morbifiques que ces rayonnemens éprouvent aux trois débouchés, ainsi qu'aux organes attenans; et la diversité des symptômes en raison de la diversité des tissus, de leur électricité intégrante, et de leur voisinage plus ou moins rapproché du centre de l'innervation; 10° la *concentration* de la sphère rayonnante du sécrétisme sous ces causes opprimantes, et la *réaction* inséparable de l'expansion électrique divergente sur l'*obstacle* d'abord, et ensuite, sur les autres débouchés, en choisissant toujours les parties les plus *faibles*; 11° la production du *pouls* par le *feu* pneumatisant, c'est-à-dire, la portion de l'électron nerveux qui, du rachis gris, est lancée, par les ganglions et les plexus de la poitrine, dans les radicules des quatre artères veineuses, et de là dans l'oreillette et le cœur gauches qu'il *gonfle*, et fait réagir par les battemens réitérés, à l'ensemble desquels nous avons donné le nom de *pouls*; 12° le *transport* du sang proportionnellement à ce pouls impulseur, et l'*électrisation* relative encore des organes où il parvient. Tel est donc le tableau des *lois* générales et *premières* de l'organisme, nécessaire à l'intuition continuelle du médecin, pour qu'il ne s'égare pas dans un diagnostic illogique et malheureux.

83° *Différence essentielle entre le feu général rayonnant et le feu intégrant et constitutionnel aux organes.* — Le *feu nerveux*, émanation constante de la *vie*, du sécrétisme central, rayonne de ce centre, comme d'une source continuelle, de même que les rayons lumineux et caloriques divergent du soleil, son foyer incessant, pour animer ses parties planétaires. Semblable à l'astre, le foyer gris encéphalo-rachidien irradie toujours le *feu nerveux* de proche en proche, en passant d'abord par les terminaisons nerveuses grises, et ensuite par les organes fibrineux, après par les albumineux, puis par les gélatineux, etc., qu'il électrise par une dose proportionnellement décroissante de ce feu suprême, qu'il doue viagèrement, c'est-à-dire, tant qu'il dure, du principe nerveux extrinsèque propre à remplir leurs fonctions. Le tribut électrique, avec lequel chaque organe, chaque viscère, chaque appareil remplit sa fonction, est donc une dose temporaire et journalière de *feu* extérieur à l'organe, à l'appareil, *étranger* à eux, et qu'ils reçoivent d'*emprunt* du foyer sécréteur. C'est à cette idée capitale que j'ai voulu vous amener dans ce paragraphe, afin que vous établissiez une distinction fondamentale entre ce *feu* d'emprunt et celui qui fait partie *élémentaire*, organique, substancielle avec la *trame* même des organes. En effet ceux-ci n'ont été formés , dans la primordialité fœtale , que par des matériaux utérins nerveux , fibrineux, albumineux et gélatineux , assimilés par le foyer sécréteur enfantin, faible alors et commençant. Et ce foyer a donné à chaque tissu , à chaque viscère , à chaque appareil un *feu constitutionnel* et moléculaire, en proportion de son voisinage , et du rôle plus ou moins actif qu'il voulait faire jouer à ces différens rouages obéissans. Ce qui les a rendus par contre-coup des conducteurs plus ou moins nerveux, plus ou moins propres à transmettre l'électron gris. Mais il y a deux choses à considérer dans les *feux* qu'ils possèdent. L'un est *intégrant* et identifié avec d'autres élémens fibrineux , albumineux et gélatineux ; et l'autre, d'emprunt et *passager*, est le feu central conduit par le premier, qui dérive, rayonne, transmet ce même *feu* central toujours atmosphériquement divergent. Voulons-nous des preuves dans l'économie de l'électron *intégrant* · et de l'électron *passager*. L'estomac nous servira de siége. A l'état vide ses nerfs, artères, veines, lymphatiques, possèdent une dose de *feu nerveux* constitutionnel, comme les nerfs , les artères , veines , lymphatiques , des poumons et même de toutes les parties du corps. Parce que le sécrétisme , qui a présidé à leur anatomie embryonique, leur a donné une proportion générale de *feu nerveux* convenable à en faire ces divers tissus. La dose élémentaire d'électron gris est donc la même dans les mêmes organes similaires , dans tous les nerfs gris , par exemple , et même dans toutes les artères, quoique moins animées que les nerfs; dans toutes les veines aussi, quoique inférieures aux précédentes; et même dans tous les lymphatiques, quoique plus obtus que les veines. Voilà donc l'idée qu'on doit se faire du *feu intégrant* ou constitutionnel. Mais le *feu* de reflet, d'emprunt , le *feu* passager ou *rayonnant* que le foyer distribue pour les fonctions, consiste dans les bouffées , les bonds , les secousses torpilliennes, les jets d'électron exécutés par les deux débouchés de la pneumatisation et de la gastrisation rayonnantes et dérivantes. Et pour nous en tenir à cette dernière qui nous a servi d'exemple , représentons-nous une masse alimentaire copieuse dans l'estomac et riche en dissolution d'atomes vineux électro-caloriques. Ceux-ci , livrés à eux-mêmes et exerçant l'expansion atomistique attachée à toute nature *active* ou phloxique, partout où elle se trouve , compriment, par leurs irradiations propres , les irradiations physiologiques qui tendent toujours à s'opérer par les membranes stomacales. Alors le foyer nerveux central concentré dans sa région gastrique, antagonistement à son excentricité normalement et incessamment incoercible, réagit sur cette oppression, et *accumule* lui-même ses rayons condensés et violemment impulsés, pour dominer l'expansion électrique des alimens, afin de les rejeter par la secousse élastique du vomissement, s'ils sont nuisibles, s'ils oppriment vénéneusement; ou de les faire passer, en les entraînant, jusqu'aux spongioles des chylifères absorbans, et continuer l'acte que les anciens ont appelé digestion. Mais ce terme est trop passif, et semble attribuer la faculté gastrisante aux alimens ou à l'estomac lui-même, tandis qu'elle est le produit direct de la force générale du *feu nerveux* rayonnant du centre de la *vie*, du foyer sécréteur suprême qui l'*accumule* au besoin, selon la résistance qu'éprouvent ses parties soit membraneuses, comme à l'estomac, soit viscérales et à forme plus compacte, comme aux poumons, etc. Ce qui nous indique, je le répète, que les dimensions géométriques des organes ne nous importent guères, et qu'on ne doit les considérer que comme des *conducteurs* absolus de l'action nerveuse, que comme des tamisateurs et des dérivateurs du *feu électrique*, propres, en exécutant l'acte général du rayonnement, à remplir des fonctions particulières, ou plutôt à opposer des résistances spéciales aux agens externes : ce qui a moulé et modifié à la longue leur structure, leur conformation mise en rapport convenable d'*action* réciproque à peu près égale et *harmonique* avec ces mêmes *agens* hygiéniques. Nous avons donc pénétré les causes de l'anatomie générale, de la figuration des ressorts humains soit viscéraux, soit canaliformes, soit fasciculés, etc., dont les dimensions en longueur, largeur et épaisseur n'ont été établies que par le principe subtil de l'innervation et les obstacles du dehors, les agens physiques, ou du dedans, les fluides passifs sanguins et lymphatiques, plus ou moins résistans au rayonnement électrique.

Avec ces deux différences majeures du *feu* général animateur et rayonnant du centre, et du *feu* spécial intégrant à chaque organe et qui conduit l'autre pour effectuer sa fonction remittente, et s'en sature pour son alimentation journalière; nous pouvons passer d'abord au phénomène des *sympathies*, que l'on croit si obscur et qui n'est causé que par le premier, le *feu général* ; et décrire ensuite le *feu local* et constitutionnel, qui est le principe matériel du phénomème métaphysique, ou au moins déclaré inconnu dans sa nature, qu'on a dénommé *irritation*.

84° *Des sympathies.*— Jusqu'ici on s'est aperçu, par des observations multiples, que la puissance *sympathique* des organes était en *raison* de leur structure *nerveuse* et de leur degré de sensibilité; et l'on n'a pas poussé le raisonnement jusqu'à se dire : Mais si le principe, agent des sympathies, est soumis aux lois de la *proportion*, il est donc *matériel*. Car une chose ne peut ni s'accumuler, ni se raréfier, et affecter les sens, et mouvoir ne serait-ce qu'une particule fluide, et produire une chaleur variable, sans avoir des dimensions, sans être *élémentaire*. Cet agent est donc matériel et actif ; c'est notre *feu nerveux : feu*, parce qu'il est la chaleur animale en essence, et *nerveux*, parce qu'il est de la nature du nerf et qu'il est le produit viager de son action sécrétante. Alors il n'est plus étonnant qu'un fluide élastique et impondérable se transmette d'une partie à une autre, soit insensiblement, soit en se déchargeant par secousses ; il n'est plus étonnant qu'il sature et anime des matières assimilées à sa nature; et par conséquent qu'il soit conduit par elles. Direz-vous comme toutes les imaginations banales et rétrécies : mais la chimie ne le découvre pas? mais la vivisection ne le prouve pas? mais les expériences physiologiques n'en annoncent pas l'existence? Comme si l'on pouvait exiger de plus fortes expériences que celles de la *vie;* de plus positives que la réaction du cœur; de thermomètre plus subtil que la main qui mesure le degré d'une inflammation externe ou interne; de signes de motilité et de matérialité plus sûrs que les soubresauts ataxiques, que les transports des névralgies, que les convulsions de l'épileptique. Toutes ces preuves rationnelles ne suffisent-elles pas, sans compter celles qu'à chaque page on trouvera dans la suite de cet écrit, destiné à démontrer l'existence du *feu* électrique, l'ame inférieure de l'homme, le moyen de la vie, et la quintessence de l'*activité* religieuse qui préside au grand arbre émouvant de l'Univers et aux vicissitudes temporaires de son ensemble grandiose? Restez donc dans la nuit, esprits ténébreux, raisons énervées, ames craintives, savans enfantins; rampez dans votre labyrinthe obscur; n'apparaissez jamais au jour : la lumière, comme le disait Helvétius, la lumière choque les petits hiboux. Enfoncez-vous dans l'ignorance et dans l'erreur; mais alors ne cherchez pas à agrandir votre sphère, à étendre le rayon de votre gloire : il y aurait contradiction dans votre nature et votre tendance; et la première condition d'un être est de mettre en harmonie ses fonctions et leurs excitans. Le crapaud ne vole pas, la couleuvre ne fend pas la nue ; il n'y a que l'aigle qui, du haut des cieux, puisse fixer le soleil dominateur, et embrasser comme lui un immense horizon.

Les sympathies sont produites par le *feu* libre *général* et rayonnant, qui est transporté soit d'un débouché à un autre, soit des racines nerveuses grises (ganglions et plexus solaires-mésentériques, etc.), aux branches de même nature (ganglions et plexus pulmonaires et cardiaques); soit même d'un rameau à un autre rameau, et d'un organe, d'un viscère à d'autres organes ou à d'autres viscères, par l'intermédiaire des cordons électriques. Toute sympathie est l'effet d'un transport, d'une conduction, d'une secousse torpillienne; il y a passage, traversation d'une dose de *feu nerveux* d'un lieu dans un autre. Le plus souvent c'est le *feu* gris libre général qui est refoulé par les quatre mouvemens fondamentaux de la vie, soit sur des viscères aboutissans, soit sur le sensorium ou la vie animale consciente, vocale et locomotive. Alors les viscères s'excitent ou s'enflamment; ou bien cette dernière est agitée, souffre ou jouit, se plaint ou chante, se paralyse ou se convulse. Le passage des sympathies de la *vie* nerveuse grise (organique) à la *vie* nerveuse blanche (animale) peut se faire de plusieurs manières. Quand le sécrétisme fondamental est trop plein, je veux dire sa sphère; quand elle est comprimée, ou qu'un des débouchés est entravé; alors le feu général se rue sur les racines ou sur les branches ganglionnaires et plexueuses du ventre ou de la poitrine. Mais si les organes aboutissans trop secoués se crispent, ils ferment le passage à l'électron enrayé, qui lui-même se jette, se précipite, bondit sur les trente et un nerfs gris attenans aux parties latérales grises de la moelle épinière; lesquelles parties grises dans toute leur continuité adhèrent au foyer primordial de la *vie*, la pulpe grise sécrétante encéphalo-rachidienne, dans laquelle ou sur laquelle repose le plus merveilleux problème, la *vie* animale. De sorte que ces deux *vies* s'influencent par là, par les conduits filiformes des trente et un rameaux gris et blancs latéraux, postérieurs et antérieurs de la moelle épinière qui est double, grise ou radicale, c'est-à-dire, le foyer de la *vie* végétative, et blanche ou sensorio-locomotive, c'est-à-dire, le foyer de la *vie* de relation. On conçoit donc que les deux pulpes suprêmes constituantes de l'homme sont apposées comme les deux élémens cuivre et zinc d'une pile de volta, dont l'adossement détermine une émanation de l'électrisation qu'on peut concentrer et localiser dans un conducteur métallique. De même les produits doubles des électricités grise et blanche s'in—

fluencent sans cesse. L'un inférieur et fondamental est le *feu nerveux* gris qui tend toujours à monter sur l'autre et à l'entraîner dans sa divergence. Et ce dernier supérieur et l'effet de la subtilisation finale du premier, est toujours impulsé par lui, qui le maîtrise, l'alimente et l'illumine sans cesse : puisque la pulpe grise et son *feu* forment le mouchon radical, et que la pulpe blanche et le sien constituent la lumière flambante d'une bougie triviale (§ 16); ce que l'on ne doit jamais oublier; mais nous reviendrons plus tard à la *vie* animale et à son *esprit.* Pour le moment, nous ne parlons que de la *vie* organique ou végétative, c'est-à-dire, de la pulpe grise sécrétante et de son *feu nerveux.* Pourtant, nous ne devons pas omettre que la plupart des entrées et des sorties des agens hygiéniques dans le corps, comme les sens, l'anus, le méat urinaire, etc., étant garnies de nerfs de relation, ces nerfs de relation se trouvent enchevêtrés aux dernières ramifications nerveuses grises organiques; ce qui établit un contact entre les deux *feux nerveux* gris et blanc de la *vie* inconsciente et de la *vie* sensoriale. C'est là que diverses sympathies se font sentir par le *transport* du *feu* gris sur le *feu* blanc, qui avertit aussitôt son centre mental de perception. C'est ainsi qu'un calcul ou une plénitude d'urine, concentrant le *feu* gris de la vessie, des uretères et de l'urètre, le prolonge jusqu'aux nerfs naviculaires de relation qu'ils agacent et dont ils compriment le *fluide* qui, transporté ainsi au cerveau, le fait réagir par la satisfaction de l'urination. De même des vers dans les intestins excitant le *feu* gris nerveux des muqueuses, produisent son expansion réactive qui le transporte aux narines, c'est-à-dire, au point de conjonction des nerfs blancs olfactifs avec les nerfs gris de la membrane pituitaire : de là le prurit des pourtours des narines. Ce sont des sympathies de transport par continuité et contiguité. Mais si un rein supplée à l'autre, ce n'est plus la même loi. L'enflammé, par son expansion si irritable, repousse les élémens urineux trop concentratifs pour son excentricité morbide et plus répulsive. Alors la stase de l'urine ou des principes urineux, les faisant refluer dans les vaisseaux lymphatiques, en surcharge les organes propres à se saturer de ces élémens; et le rein plus apte que tout autre, recevant une somme de fluides plus considérable que d'habitude, passe à l'excitation physiologique toujours voisine de l'inflammatoire, et parvient à sécréter aussi le tribut de son congénère, ce qu'il ne faisait pas dans sa tranquillité normale. Mais il ne faut pas croire que le rein intact souffre seul cette concentration et ce surcroît de travail. Tous les organes propres à cet effet sont tendus et excités : la transpiration insensible, la perspiration pulmonaire et la tamisation intestinale ont une tendance plus prononcée à passer le plus de lymphe possible. Et quoique le rein sain se charge spécialement des principes absolument urineux, il n'est pas sans exemple que d'autres excréteurs séreux en soient accablés surnumérairement et comme en remplacement du rein obstrué. On ne peut pas dire que ce cas soit une sympathie, encore moins une sympathie de continuité : ce n'est qu'un effet médiat, un acte d'impulsion et d'excitation fait par un fluide plus grossier que le *feu nerveux*. De même quand des hémorrhagies surviennent dans les maladies, ce n'est point par sympathies que les vésicules pulmonaires se rompent, que les capillaires du nez s'ouvrent, que l'hématurie se déclare, que les hémorrhoïdes sourdent : c'est un effet mécanique de la tension de l'arbre sanguin général, sous l'impulsion physiologique du *feu nerveux* dont il est embrasé, et qui cherche à s'échapper par une voie quelconque, ou par le débouché du haut, de la poitrine, ou du bas, du ventre. Les efforts sont toujours dirigés par le plus résistant contre le plus faible : de là la variabilité des hémorrhagies critiques dans les mêmes affections, selon les tempéramens ; et l'utilité de la phlébotomie avoisinante dans des indications semblables. Ayons donc toujours nos regards explorateurs fixés sur la pneumatisation et sur la gastrisation, dans les sympathies viscérales et dans les épiphénomènes morbides. Mais quant à celles qui affectent la *vie* de relation, sachons que les cordons gris, qui annexent la moelle épinière au système des ganglions, en sont souvent les conducteurs ; quoique l'impulsion du sang si électrisé des artères carotides et des vertébrales, suffise souvent pour expliquer les influences maladives que la vie sensorio-locomotive essuie sous la secousse pneumatisante du sécrétisme fondamental. Si tous ces phénomènes sont actifs, s'ils dénotent du mouvement, s'ils annoncent de la matérialité, j'appelle *phlox* ou *feu nerveux* leur cause première. Et comme cette cause est identique avec la chaleur qui s'accumule et diminue en même temps que cette activité ; cette cause, à effets numériquement multipliables, est unique pour moi et d'une seule essence, d'une seule nature, susceptible de faire partager son état à d'autres substances, par son sécrétisme intégrant et assimilateur, à l'aide de matériaux homogènes qui entretiennent sa masse et étendent même ses parties. Ce *feu nerveux* sera donc plus compréhensible que les inventions abstraites d'ame, de sensibilité, d'irritabilité, de facultés, de forces, de causes occultes, d'archée, de spasme, de tonicité et de toutes les absurdes dénominations impropres à caractériser la puissance positive qui meut et régit l'organisme. Aussi cette substancialisation et cette réalité de l'agent vital seront-elles satisfaisantes pour l'esprit, utiles à la science, et bienfaisantes pour l'humanité.

85° *Du feu local, c'est-à-dire, identifié avec la texture des organes.* — Si le *feu général* part du centre sécréteur encéphalorachidien, pour diverger par les ganglions, les plexus, leurs rameaux et leurs terminaisons, jusqu'à la trame fibrineuse, albumineuse et gélatineuse des organes auxquels il donne la faculté temporaire de remplir leurs fonctions rémittentes; le *feu local*, au contraire, fait partie intégrante de cette trame, est constitutionnalisé avec cette trame dont il est le ciment et la condition solidifiante, par l'assimilation qu'il a faite, dans l'embryonie, des matériaux passifs fibrineux, albumineux et gélatineux, pour leur imprimer les diverses formes viscérales représentatives de ces élémens. C'est ainsi que le *feu nerveux* s'attachant les parties animalisées les plus pures, a formé congénitalement la pulpe nerveuse grise suprême, qu'il a douée du plus grand sécrétisme et du plus grand rayonnement. De plus il lui a donné la forme de l'arbre par ses trois facultés atomistiques inséparables, l'attraction, le sécrétisme et l'expansion. (Voyez ma troisième planche anatomique, dans les Prolégomènes.) L'*attraction* détermina les *racines* plexueuses et ganglionnaires de l'abdomen auxquelles s'adapta l'appareil gastrique. Le *sécrétisme* moula le *tronc* encéphalorachidien sous les influences entourantes et érigea plus tard la vie animale. L'*expansion* conforma les *branches* ganglionnaires et plexueuses de la poitrine auxquelles s'annexèrent les parties de l'appareil respiratoire et circulatoire. Les deux appareils viscéraux découlent donc des racines et des branches de l'arbre gris. Et leurs filets nerveux dérivent filialement et par hiérarchie de ces deux sources premières, réciproquement et alternativement attractives et expansives. De sorte que les ramifications plexueuses et ganglionnaires des branches et des racines nerveuses grises pénètrent dans les tissus incrustans des deux appareils et s'y plongent pour s'éteindre graduellement en divisions et subdivisions de plus en plus décroissantes, en rameaux, ramuscules, ramilles, épanouissements restiformes, le canevas, la trame anastomotique et

cellulaire des dernières fibrilles. Alors l'innervation constitutionnelle, c'est-à-dire, le *feu* spécial des tissus sera d'autant plus
rare en eux qu'on les supposera plus éloignés du centre animateur.
C'est pourquoi les trames lymphatiques les plus externes sont
moins électrisées moléculairement, les veineuses un peu plus,
les artérielles bien plus encore, et les filets nerveux purs,
découlant des plexus, encore bien davantage. Enfin les ganglions sont enivrés de *feu* vital, puisqu'ils sont les nœuds
immédiats et homogènes de l'arbre fondamental nerveux gris.
Ne perdez donc jamais de vue cette animation graduelle, cette
hiérarchie nerveuse des textures, qui les rend de moins en
moins innervées constitutionnellement, à mesure qu'on s'éloigne
du tronc sécréteur et rayonnant, pour passer par les fibres nerveuses, les fibres artérielles, les veineuses, les lymphatiques
et les fibres gélatineuses. Il n'y a donc qu'*un agent* dans l'économie, le *phlox*, le *feu nerveux :* les autres élémens fibrineux,
albumineux et gélatineux ne sont que des matériaux passifs
comburés et animés par lui, et qui se sont obéissamment arrangés autour des rudimens nerveux dominateurs, qu'il a disposés avec eux en raison de sa présence, de son action, de sa
maîtrisation : la cause de l'ordre admirable des tissus et de la
variété des fonctions. Mais ces fonctions sont de deux sortes,
de même qu'il existe deux *feux nerveux*. En effet, ou les
trames viscérales agissent par le *feu* libre *général*, qui leur
parvient du foyer, ou elles agissent seulement par le *feu spécial*,
intégrant à elles. En ne tenant compte que des lois spéciales,
on peut dire qu'elles se réduisent aux trois fondamentales
du *feu nerveux* qui les a construites ; et ces lois, inhérentes
à lui, se rencontrent partout où il se trouve, puisqu'elles sont
son expression. Ce sont l'attraction, le sécrétisme et l'expansion
des tissus, des fibres, des organes considérés dans leurs molécules
similaires, comme dans les parties hétérogènes qui les composent.
Les nerfs, les artères, les veines, les lymphatiques, etc., *attirent* donc, *sécrètent* et *rayonnent* donc *constitutionnellement*
dans les *rapports* de la dose, de la quantité, de la *somme*, de
la présence plus ou moins accumulée du *feu nerveux* intégrant.
Et cette attraction varie et diminue selon les tissus nerveux,
artériel, veineux et lymphatique, dans une proportion relative
à leurs parties nerveuses décroissantes. Et cette harmonie de
lois, de fonctions locales avec le *feu* spécial, cause l'assimilation
et le contact des divers élémens de l'économie, qui chacun,

7

selon sa force animatrice, attire, sécrète et rayonne les parties similaires identiques et jouissant comme eux des mêmes facultés attractive, sécrétrice et rayonnante dans les mêmes proportions, parce que la dose de *feu* local intégrant est la même : ce qui fait aborder les molécules électriques semblables aux semblables ; tandis que les plus électrisées sont toujours excentriques pour les plus faibles. C'est ainsi que les nerfs repoussent les globules nourriciers propres aux artères, par leur expansion supérieure ; que les artères rejettent les globules convenables aux veines, par leur énergie plus puissante ; et que les molécules veineuses éloignent les globules propres aux lymphatiques, par un rayonnement bien plus impérieux. Voilà l'idée qu'on doit se faire de la cause de l'abord des fluides, comme de toute partie assimilable, dans les cellules, les réseaux, les conduits, les vaisseaux qui les contiennent. C'est par l'analogie d'attraction, de sécrétisme et d'expansion du *feu* local constitutionnel des pores viscéraux, avec leurs fluides égaux à eux en attraction, en sécrétisme et en expansion, que ces fluides les pénètrent, que les liquides entrent dans leurs canaux respectifs : quoiqu'ils soient aidés d'une part par le grand vide attractif qui se fait toujours sentir du foyer vital encéphalo-rachidien jusqu'aux derniers pores circonférenciels de l'économie ; et de l'autre part par l'expansion impulsive que le foyer pneumatisant général exerce à travers toutes les trames qui repoussent sans cesse les particules, même les plus fugitives, jusqu'à ce qu'elles se trouvent en harmonie, dans cet éloignement progressif, avec des molécules analogues et identiques en élément nerveux. En conséquence, ne confondons jamais le *feu* local rayonnant avec le *feu* général. Ce dernier est conduit progressivement à travers les ramifications nerveuses, fibrineuses, albumineuses et gélatineuses du centre plus animé aux extrémités moins électrisées ; tandis que le *feu* local ne sort pas de l'organe, tient à sa texture, à ses molécules, et les constitue intégralement avec les matériaux assimilés de la fibrine, de l'albumine et de la gélatine. Un exemple fera distinguer très-bien ces *feux nerveux* gris l'un de l'autre. C'est ainsi qu'un cœur hypertrophié possède un *feu* local surabondant et trop actif, qui exalte la réaction de l'organe qu'il constitue, sans faire sentir, pendant assez long-temps, son influence directe généralement, autrement que par le fluide qu'il impulse. Car alors Lobstein (Anatomie pathologique générale) a vu très-souvent le pouls ordinaire et même faible. D'un autre côté,

la chaleur du corps est à peu près la même que dans l'état normal,
que dis-je, la même ? Au contraire, elle est plutôt diminuée,
puisque les hypertrophiés ont presque toujours froides les extrémités pelviennes et thoraciques. Tandis, au contraire, que
l'irritation du cœur, produite par le *feu* général non localisé,
est excessive et réagit sur la totalité de l'organisme embrasé par
les bouffées de *feu nerveux* qui, de l'arbre gris, étant impulsé
par un des deux débouchés encéphalisant ou gastrisant supposé
entravé, dans le pneumatisant, heurte le cœur, le soulève, le
fait bondir fébrilement, et gonfle l'aorte par son expansion impétueuse ; et de là se précipite dans toute l'économie surélec-
trisée, et particulièrement par les carotides et les vertébrales,
au cerveau et à son prolongement rachidien douloureux et convulsés. Voilà des phénomènes pathologiques bien différens dans
leurs effets comme dans leurs causes, qui empêcheront de confondre le *feu* général, fabriqué au foyer et rayonnant de lui
aux terminaisons organiques, avec le *feu* local, moléculairement
identifié et inséparablement lié avec la fibre intégrante de ces
mêmes organes.

86° *Le feu général ne circule pas ; il rayonne et diverge
d'une manière absolue et permanente.* — On a parlé vaguement d'une circulation du fluide nerveux ; mais c'est une erreur.
Il n'y a que les fluides passifs qui circulent par un double mouvement de progression et de retour, étant emprisonnés dans leurs
canaux contenans. Impulsé par l'agent vital pneumatisant, le
sang rouge passe des quatre radicules artéro-veineuses dans le
cœur gauche et dans l'aorte ; est transporté jusqu'aux terminaisons artérielles restiformes où il perd sa matière colorante et
son principe combustible et animateur, et traverse les premières
radicules aussi restiformes des veines, pour monter, par la veine
cave inférieure ou descendre par la supérieure, jusqu'au cœur
droit et dans sa tige aboutissante, la veine artérieuse pulmonaire, dont les terminaisons bronchiales le mettent en rapport
avec l'air atmosphérique. Toute cette circulation du sang rouge
se fait sous l'impulsion maîtrisante du *feu* pneumatisant et des
attractions et expansions aidantes du *feu* libre, par les quatre
mouvemens fondamentaux et alternatifs des plexus pulmonaires,
cardiaques et des plexus solaires-mésentériques. De plus le sang
rouge et le sang noir, contenant aussi de la lymphe, la laissent
passer dans les vaisseaux lymphatiques appropriés, et monter
l'arbre à sang blanc jusque dans le réservoir de Pecquet et

la grande veine lymphatique droite, pour entrer dans le torrent circulatoire général, et être éliminée aux diverses hauteurs des fonctions décroissantes de la physiologie humaine; à savoir: à la perspiration pulmonaire, à la tamisation intestinale, à l'urination, à la transpiration insensible et aux excrétions diverses des glandes. Mais cette impulsion de la lymphe, comme du sang rouge, comme du sang noir, provient originellement de l'agent vital, du *feu nerveux* qui imprime le mouvement à tout l'organisme, de même qu'il anime l'essence même des viscères. Le *feu nerveux* circule bien avec le sang rouge, le sang noir et la lymphe qu'il électrise; mais c'est un état de contrainte et non naturel. Sa loi à lui, c'est de rayonner, de diverger. Fabriqué au foyer gris encéphalo-rachidien, il forme une espèce d'atmosphère orbiculairement expansive qui, subissant l'action alternative de l'air et des alimens, est obligée de se ruer, c'est-à-dire, se dériver ou en haut par le débouché pneumatisant, ou en bas par le gastrisant, ou au moins par les ganglions, les plexus, les rameaux et les membranes muqueuses qui y aboutissent et en sortent. Regardons donc cette *expansion divergente* essentielle du *feu nerveux* comme une loi fatale et incoercible. Et cette loi d'expansion s'opère par les pertuis, les pores, les conduits, les vaisseaux, les viscères, les tissus, les réseaux, en un mot partout. Ou le *feu nerveux* déborde par vapeurs et par nuages, ou par bonds, par secousses électriques: alors il est en dehors des organes; ou bien il est latent et constitutionnalisé avec les substances intégrantes. Mais comme celles-ci se nourrissent toujours et dépensent sans cesse, il rayonne même des molécules intimes de leurs fibres. Et ce rayonnement soit général, soit particulier, soit sensible, soit insensible, tend toujours à se faire dans tous les sens; il ne suit de directions déterminées que pour les obstacles qu'il rencontre dans les canaux, les pertuis, les mailles des diverses textures organiques. Toutefois nous devons dire que son trajet ordinaire s'effectue depuis le foyer gris encéphalo-rachidien jusqu'aux poumons par la pneumatisation; de là jusqu'au cœur gauche, jusqu'à l'aorte, jusqu'aux terminaisons artérielles; ensuite il passe dans les radicules des veines jusqu'au cœur droit, et de là jusqu'aux racines pulmonaires et hépatiques des lymphatiques, pour s'introduire dans les parties blanches diverses, dans les glandes, les membranes séreuses et aponévrotiques, et les tissus cellulaires, tendineux, synoviaux, cartilagineux et osseux; en animant graduellement , c'est-à-dire , d'une manière décroissante à mesure qu'il s'éloigne du centre , en animant , dis-je , et les organes par où il se glisse et les fluides qu'il sature , qu'il électrise , et à l'aide desquels il pénètre ces mêmes organes dont il refait l'innervation dépensière , et qu'il enivre de ses élémens propres à leur donner, avec l'attraction , le sécrétisme et l'expansion qui en sont inséparables , l'électricité nécessaire à leur faire exécuter leurs fonctions temporaires de tamisation , comme à renouveler l'animation de leurs molécules les plus intimes. N'ayons donc pas d'autre idée de la circulation du *feu nerveux* que celle que j'indique ; et pénétrons-nous bien de sa tendance essentielle à *rayonner divergemment* , circonférenciellement , dans tous les sens et sans retour, comme le fluide solaire , puisqu'il anime autour de lui les parties qu'il aborde et qu'il enivre.

Le *feu nerveux* partant du débouché pneumatisant, passe donc aussi par tous les canaux artériels, veineux , lymphatiques du corps , ainsi que par les organes qu'il constitue et qu'il traverse dans la circulation des fluides. Mais le *feu nerveux* gastrisant , je veux dire, celui qui s'échappe par les racines de l'arbre nerveux gris fondamental , passe aussi par les ganglions , les plexus , les rameaux de ces mêmes racines nerveuses grises , et se dérive , rayonne , s'irradie, diverge par les divisions qui les terminent; lesquelles divisions vont, par leur épanouissement, pelotonnement, intrication , etc. , organiser toutes les membranes muqueuses de l'abdomen , puis les fibrineuses sous-jacentes , puis les séreuses et enfin les autres viscères du ventre , toutefois à l'aide des artères , des veines , des lymphatiques et de leurs fluides diversement combinés. On sent donc que tout a été trié , sécrété , façonné , organisé , viscéralisé par le *feu nerveux* maîtrisateur ; et que les organes quels qu'ils soient, ne sont que ses produits, par l'obéissance et la modification de la fibrine , de l'albumine , de la gélatine qui se sont servilement moulées sous les influences et les impulsions majeures et suprêmes de cet agent vital dominateur. C'est lui qui, poussé dans les artères , leur a donné leurs formes et les a fait se terminer par des productions diverses , selon les impulsions primitives, les obstacles originels et les destinations futures : ce qui a déterminé des membranes ici , des viscères là, des glandes ailleurs , des muscles ailleurs encore. Car les muscles , ne l'oublions jamais, appartiennent à la vie organique dans leur essence , quoiqu'à la vie animale dans leur jeu ; puisqu'ils ne sont que le résultat de l'intrication et du feutrage à l'infini des dernières artérioles, qui se sont tellement amincies qu'elles ont finalement pris la forme dernière de la fibre musculaire filiforme, dont l'accumulation a pétri une espèce de chair compacte, qui a revêtu, sous le tiraillement des nerfs de relation, les formes propres à remplir les offices que ces tiraillemens originels ont déterminés et facilités. Voilà comme tout l'appareil musculaire s'est façonné avec la trame des terminaisons finales des artères. De sorte que toute cette trame, je le répète, appartient à la vie organique, comme tout ce qui est fibrine, albumine, gélatine et os, et par conséquent comme tout ce qui a été formé par le *feu nerveux* gris, les artères, les veines, les lymphatiques et les sels calcaires assimilés. Mais plus tard nous reviendrons à ces idées sorties du sujet par l'entraînement de la composition, qui nous inspire ici, avec le rayonnement excentrique du *feu nerveux* gris non circulant, la domination omnipotente de ce *feu* gris qui a soumis congénitalement tous les élémens à son empire assimilateur; avec lesquels élémens fibrineux, albumineux, gélatineux, il a formé les artères, les veines, les lymphatiques, les muscles, les viscères, les membranes muqueuses, séreuses et les autres tissus soit rouges, soit noirs, soit blancs, ainsi que les tendons, les aponévroses, les capsules synoviales, les cartilages et les os, dans tous lesquels il diverge toujours (le *feu nerveux*), passant du centre de la vie jusqu'aux extrémités, en leur donnant les facultés attractive, sécrétrice et rayonnante, en proportions de la pureté de leurs élémens, et de la quantité avec laquelle il entre dans leur texture, soit à l'état libre, général et passager, soit à l'état latent, fixe et constitutionnel. Plus abondant au foyer encéphalo-rachidien, il l'enivre de ses facultés et le comprime. Alors ce foyer l'irradie par les quatre balancemens alternatifs de l'expansion pulmonaire et cardiaque, simultanée en quelque sorte avec l'attraction solaire et mésentérique, et de l'expansion des plexus solaires, mésentériques, sous-diaphragmatiques, etc., simultanée avec l'attraction pulmonaire. Aux extrémités des deux débouchés, il effectue les deux grandes fonctions de la pneumatisation et de la gastrisation. Tandis que divergent aussi par les couches grises de l'encéphale, il produit l'encéphalisation, c'est-à-dire, un sécrétisme expansif propre à vivifier la greffe sensorio-locomotive de médulle blanche, pulpe consciente, siége de la vie animale, qui est incrustée et superposée intérieurement à ces couches grises. Mais nous reviendrons plus tard à cette faculté capitale. Après les débouchés de la pneumatisation et de la gas-

trisation, le *feu nerveux* électrise tous les viscères et tous les liquides qui aboutissent à ces deux débouchés, à ces deux sources majeures de l'agent vital, qui passe du foyer dans les ganglions an exes,
dans les plexus immédiats, dans leurs ramifications conductrices,
dans les membranes, les viscères, les organes, les artères, les
veines, les lymphatiques, les muscles, les parties blanches, en
un mot, dans toutes les fibres, dans tous les tissus qui, ne recevant pas l'influx volontaire de la vie animale, et ne transportant
pas les sensations à son centre conscient, sont par conséquent du
domaine de la vie viscérale ou grise, et dérivent des deux sources
premières pneumatisante et gastrisante du *feu* impondérable,
animateur primordial, toujours et partout rayonnant du centre à
la circonférence, par les terminaisons fibrineuses, albumineuses,
gélatineuses et osseuses, où ce *feu*, où cet agent originel devient de
plus en plus rare, et par conséquent de moins en moins puissant, soit
en effets sensibles produits par le *feu général*, celui qui rayonne
du centre de la *vie*, du foyer encéphalo–rachidien, soit en effets
latents, exécutés par le *feu spécial*, intégrant à la trame même
des organes. Comme l'interruption et l'emprisonnement du *feu
général* par les trois débouchés pneumatisant, gastrisant et encéphalisant, produit l'exaltation du sécrétisme focal; de même
l'entravement du *feu* latent et constitutionnel détermine l'exaltation de son sécrétisme moléculaire, qui est la cause de l'*irritation* locale, le pivot orgueilleux, trop étroit et mal assuré de la
pathologie morderne.

87° *De l'irritation.* — J'entends par ce mot ou l'accumulation anormale du *feu nerveux* gris dans une partie quelconque,
ou l'augmentation excessive de l'action organique, autrement dit
du *sécrétisme* électrique dans un tissu quel qu'il soit. L'*irritation*
pour moi est donc quelque chose de positif, de matériel, de
physiologique, de dimensionnel, susceptible d'accumulation
progressive comme de diminution graduelle, et produit par un
agent réel, impondérable, incoercible, calorique, phloxique,
électro–nerveux. Je diffère donc des visionnaires et des esprits
abstractifs qui en faisaient une essence métaphysique, inétendue,
sans partie. La base de ma pathologie ne roulera donc pas sur des
chimères, sur des propriétés vitales, comme Bichat; sur une
abstraction, comme Broussais; sur l'irritabilité et la tonicité imaginaires, comme Haller et Stahl; sur du spasme et de l'atonie,
comme Hoffmann; sur la réaction des sels, comme les chimiatres;
sur des calculs hydrostatiques, comme les iatro–mathématiciens;

sur des facultés galéniques ; sur la plénitude, comme Erasistrate ; sur le chaud, le froid, le sec et l'humide, comme l'école humorale d'Hippocrate et de ses successeurs. Ma doctrine à moi roule sur un agent, le *phlox*, le *feu nerveux* gris qui représente, dans l'homme, le *phlox* ou l'activité atomistique purifiée qui existe dans l'universalité de la Nature. Elle roule sur lui et sur ses lois électriques inséparables, l'attraction, le sécrétisme et l'expansion. Elle roule sur les débouchés positifs de ses rayonnemens : l'encéphalisation pour animer la vie de relation ; la pneumatisation pour innerver les appareils et les fonctions de la circulation et de la respiration ; et la gastrisation pour vivifier les rouages et les fonctions de la digestion, de la chylification et de la défécation. Elle roule sur l'équilibre nécessaire au maintien de l'expansion de son sécrétisme focal. Trop de compression l'étouffe, l'éteint, le tue ce sécrétisme ; pas assez le vaporise en excès, le relâche, le clarifie, le dissipe, l'évente. Voilà donc du positif, du réel, du palpable. Ce n'est pas de la métaphysique ni du romanesque. C'est du physiologisme appréciable pour les sens et pour l'intuition, pour le rationnalisme le plus sévère, puisqu'il est fondé sur l'observation et l'induction. Cette concentration du *feu* rayonnant s'opère pour la pneumatisation, par l'air atmosphérique ; pour la gastrisation, par les alimens ; et pour l'encéphalisation ou électrisation mentale, par les impressions perceptives et surtout affectives. Et ces excitans doivent se balancer avec mesure sur l'excentricité du foyer gris, sous peine ou de l'étouffer par excès de compression et d'obstacle, ou de le dissiper complétement et de l'éventer météoriquement, sous l'insuffisance d'une concentration nécessaire. Voilà donc des lois suprêmes que j'émets, que j'ai trouvées et reconnues : lois réelles, matérielles, positives que l'on doit considérer avant tout, lorsqu'on entreprend une médication quelque peu grave qu'elle soit. Non seulement ces lois premières de l'homme, *attraction*, *sécrétisme* et *expansion* focale doivent s'exécuter convenablement, mais encore les attractions, sécrétismes et expansions particuliers de tous les appareils, de tous les organes, de tous les tissus. Car comme ils ont été tous formés par le *feu nerveux* dominateur avec la fibrine, l'albumine et la gélatine passives et obéissantes, il faut que ce feu intégrant et assimilateur remplisse et continue, dans son état de pureté comme dans ses mélanges, les mêmes fonctions que le centre focal gris encéphalo-rachidien, auquel ces organes divers furent annexés par l'intermédiaire des ganglions, des plexus, de leurs rameaux et de leurs terminaisons nerveuses grises , dont ils continuent le rayonnement électro-calorique. Il faut donc que tout dans l'économie attire, sécrète et rayonne avec la même mesure, la même nécessité impérieuse que le foyer lui-même. Lorsque ce foyer est entravé, soit au centre, soit aux extrémités gélatineuses, soit dans les intervalles fibrineux ou albumineux, je veux dire, dans les artères et leurs productions, dans les veines et leurs déroulemens organiques, dans les lymphatiques et leurs pelotonnemens viscéraux; si, dis-je, le rayonnement est entravé dans cette succession hiérarchique des tissus qui attirent, sécrètent et rayonnent, en proportion des atomes actifs nerveux qui entrent dans leur constitution : il y a alors *obstacle* local à la divergence du *feu* libre; et sa colonne électrique, qui devrait se dériver par les pores où l'obstacle s'oppose, est refoulée sur le foyer général. Celui-ci est donc comprimé dans ses trois débouchés encéphalisant , pneumatisant, gastrisant; d'où résulte l'oppression générale de la sphère libre du *feu nerveux* qui accable le foyer , le gêne, l'entrave, l'étouffe en raison de l'obstacle entravant , qui est d'autant plus dangereux et mortel qu'il occupe un point plus rapproché du centre. C'est pourquoi les atteintes des nerfs et leurs désordres sont plus redoutables que ceux des artères; ces dernières que les veines, les veines que les lymphatiques, les glandes que les os, selon les degrés des organes malades, dans la hiérarchie et la filière des textures diverses de l'économie. La force refoulée des esprits centrifuges dont le foyer est embrasé, est accumulée sur son sécrétisme qu'il enraye, et qu'il porte par réaction à toute son énergie d'expansion : de là l'impulsion de son *feu nerveux* à travers les trois débouchés de l'encéphalisation , de la pneumatisation et de la gastrisation, dont les organes aboutissans se surexcitent , s'irritent, s'enflamment ou bondissent et se convulsent par les irruptions du *feu nerveux*, par son accumulation échauffante, par sa dérivation morbide surélectrisante. Quelle que soit l'irritation locale, soit aux articulations, soit aux muscles, soit aux glandes, aux viscères solides ou membraneux; la même réaction générale a lieu; les mêmes phénomènes fondamentaux de la vie se représentent; le foyer est trop comprimé dans son excitation, dans son sécrétisme qui est l'acte suprême par lequel tout existe, tout se maintient à l'aide de l'expansion du *feu nerveux* gris qui est le soutien, l'ame, l'électron , le fluide vivificateur du tout et des parties : toujours pourtant à l'aide du sang rouge combustible, du sang noir comburé, de la lymphe plus scorieuse encore, et des autres fluides qui constituent, par leur ordre admirable, les obstacles physiologiques et les conducteurs caloriques nécessaires au libre exercice des fonctions premières de l'attraction, du sé-crétisme et de l'expansion. De sorte que tout est lié dans le corps, tout s'enchaîne, tout s'interpose, s'enchevêtre avec nécessité de rapports et harmonie de contact, depuis le centre focal jusqu'aux intermédiaires transporteurs de l'action nerveuse, jusqu'aux extrémités circonférencielles et finalement rayonnantes de l'orga-nisme. Le pathologiste doit donc, quand il existe une maladie, s'informer du lieu irrité, de son importance, c'est-à-dire, de l'ordre qu'il occupe dans la hiérarchie nervoso-fibrino-albumino-gélatineuse des organes ; apprécier mentalement le degré d'entrave qu'il apporte au rayonnement général ; mesurer le degré de com-pression du *feu suprême* ; calculer la force de son irruption sur le débouché choisi pour le débarrasser du superflu électrique con-centré ; et aviser enfin aux moyens de détruire cet état anormal compressif et compromettant. Quels sont donc ces moyens thérapeutiques qu'on peut employer? Ils résultent de la cause de l'état du foyer et de son sécrétisme. 1° Le traitement de la cause consiste à détruire l'*obstacle* au rayonnement local du *feu nerveux*. Comme cet obstacle a lieu par l'occlusion des pores, et que dans l'ordre hiérarchique, le sang rouge vient toujours après le *feu nerveux* qui l'impulse en maître et centrifugement, il faudra vider le lieu entravant dans le rapport convenable ; dé-boucher les pores, amollir et relâcher les tissus ; rafraîchir le feu localisé, et l'annuler par des liquides neutralisans et absorbans de sa température et par conséquent de lui-même ; 2° il faudra détendre le foyer suprême par la saignée générale qui forme, dans le corps et notamment dans l'arbre artériel, des vides où la sphère élec-trique focale peut s'étendre ; ce qui met le foyer à l'aise, donne plus d'espace à son expansion, lui rend plus de liberté, et suspend par-là ses débordemens critiques et violens sur les trois grands débouchés ralentis ; 3° on favorisera puissamment cette tendance curative en diminuant le débouché, centre des efforts généraux de l'électricité révulsive morbide, par des évacuations partielles appropriées, par des émolliens convenables, des rafraîchissans assortis qui absorbent l'excès de chaleur, saturent le feu surabon-dant, et neutralisent la superfluité de ses élémens trop expansifs et tiraillans.

88° Des auteurs myopes ont proclamé, en novateurs superbes

ou en sectateurs fanatiques, que l'*irritation* était le dernier terme
de la généralisation de la science. On voit donc par les antécédens que ce n'est qu'un mot représentatif d'un phénomène, et
que ce phénomène est un effet qui accuse nécessairement une
cause. C'est cette cause première, enfant de la dernière purification atomistique des élémens actifs de la Nature, qui est le *phlox*,
le *feu nerveux* distillé, sublimé par l'action organique et primordiale de la pulpe grise. C'est ce feu dont les proportions
varient depuis 0 jusqu'au 140ᵉ degré du diapason vital (§ 78),
qui comprend tous les phénomènes morbides intermédiaires à
ces deux termes et qui embrassent toutes les nuances de l'épuisement, de la faiblesse, de la langueur, de la santé, de la force,
de l'éréthisme, de l'orgasme, de l'irritation, de l'inflammation,
de l'embrasement, etc. Cette cause matérielle satisfera donc plus
les esprits, qu'une dénomination métaphysique impropre à faire
reconnaître toutes les phases réelles de l'accumulation du fluide
nerveux, comme de sa soustraction, et de plus à faire apprécier
les rapports immédiats qui règnent entre le foyer influencé et
cette irritation locale, le produit d'un obstacle à ses rayons divergens. Sachons donc, 1° qu'il existe quelque chose de primordial
et d'antérieur à l'*irritation*, c'est le foyer vital sécréteur; 2° que
ce foyer originel émane un *feu nerveux* proportionnel à son
action, c'est-à-dire, surabondant, modéré ou insuffisant, selon
que ce sécrétisme est trop excité, suffisamment ou pas assez;
3° que ce *feu* est obligé nécessairement de rayonner et de se dépenser sans cesse par des irradiations divergentes centrifuges, sinon il
étoufferait la source enrayée; 4° que ce *feu nerveux*, arrêté dans
ses irradiations par des *obstacles* ou hygiéniques ou pathologiques,
est refoulé sur ce foyer, qui, réagissant élastiquement sur la cause
opprimante, y concentre, y darde ses rayons, pour fondre, résoudre, cuire, sécréter, vaporiser, éliminer, dissiper cet obstacle :
d'où résultent d'abord les phénomènes morbides du centre de la
vie, et ensuite les phénomènes médicateurs du lieu obstrué. La
vie cherche à se livrer à une expansion complète, et décharge son
feu nerveux sur les débouchés qui peuvent le dériver. Les efforts
sont tous divergens, sont tous expansifs du foyer à la circonférence, et pèsent, se ruent sur tous les organes et tous les appareils,
mais surtout sur le lieu affecté et obstrué, pour l'éclaircir, tamiser
ses pores, les ouvrir; afin qu'ils livrent passage, comme dans
l'état normal, à son *feu* embarrassé. Le tissu affecté passe donc,
par l'*accumulation du feu nerveux*, à tous les degrés de l'*excita-*

tion physiologique jusqu'à *l'irritation* morbide et à l'état *inflam-matoire*. L'excitation physiologique n'est que l'afflux du *feu nerveux* et du sang rouge, son esclave, à un degré un peu plus considérable que dans la normalité, et insuffisant pour entraver une fonction que pourtant cet afflux accélère. L'irritation est une accumulation de *feu nerveux* et de sang, qui le suit comme l'ombre suit le corps, beaucoup plus considérable que de coutume et voisine de la phlegmasie. La phlegmasie est l'incendie d'un organe, est un sécrétisme extraordinaire du *feu nerveux local intégrant*, qui n'obéit plus à l'impulsion et à la maîtrisation du *feu* libre *général*, et qui a déterminé, dans le lieu affecté, un phénomène combustif égal ou presque égal au foyer que cette révolte partielle gêne, opprime et convulse. Il ne faut pas seulement se borner à songer à détruire l'inflammation quand elle est locale ; on n'arriverait pas toujours à l'amortir ; mais il faut porter une attention minutieuse sur l'état général de la vie, sur son sécrétisme primitif, sur les quatre mouvemens fondamentaux de son *feu* libre, sur le rhythme avec lequel il se balance et il excite les trois débouchés de l'encéphalisation, de la pneumatisation et de la gas-trisation : ce dont on s'instruira par l'état mental directement lié à l'encéphalisation ; par la respiration, le pouls et la chaleur toujours conformes à la pneumatisation ; par l'état de la langue, du creux de l'estomac et des viscères intestinaux, les appendices organiques électrisés sans cesse par la gastrisation. Il y a donc quelque chose d'*antérieur* et de supérieur à *l'irritation* qui n'est qu'un mot bâtard, qu'un pivot boiteux, impropre à définir et à soutenir le véritable échafaudage de la science physiologico-pathologique. Nous sommes donc allé plus loin et plus profondément que nos devanciers. Aussi notre méthode thérapeutique se ressentira-t-elle des lumières nouvelles et du rationnalisme incontestable de nos principes philosophiques primordiaux.

89° Le *feu nerveux*, rayonnant par toutes les terminaisons nerveuses grises des ganglions et des plexus pneumatisans et gastrisans, c'est-à-dire, de la poitrine et du ventre, ne trouve d'autre obstacle dans l'abdomen que les membranes muqueuses, musculaires, les séreuses, les artérielles, les veineuses, les lymphatiques et les viscères où il se perd dans les derniers fila-mens et les globules les plus imperceptibles, constitutifs de ces divers organes. Mais dans la poitrine, indépendamment des pertes qu'il fait par la texture des différentes parties soit arté-rielles, veineuses et lymphatiques, soit viscérales, il rayonne

aussi , à l'état de bouffées , de vapeurs , de décharges particulières et coercées , dans le réseau rouge des poumons , origine immédiate des quatre artères veineuses , et par conséquent
dans ces quatre artères mêmes qui le font entrer , en colonne
électrique , dans l'oreillette , le cœur gauche , l'aorte et tout
l'arbre artériel. De là , avec le sang combustible , il se répand
dans toute l'économie , pour innerver, pour animer ses diverses
parties , à l'aide de ses élémens , de l'oxigène de l'air et de la
matière colorante artérielle fondus et identifiés en lui. De sorte
que le sang rouge en est saturé par la pneumatisation ; et tandis que
les membranes artérielles, veineuses , lymphatiques et les autres
tissus fibrineux, albumineux, gélatineux de tous les viscères , le
conduisent solidiformement, comme les métaux conduisent l'électricité du réservoir commun , le sang rouge le conduit liquidi-
formement, c'est-à-dire , à l'état fluide. Et ce sang rouge , sans
cesse impulsé, dans l'état de vie, par le *feu nerveux* pneumatisant , est toujours interposé entre le foyer sécréteur qui se décharge, se soulage, se dérive par lui, et les viscères circonférenciels ainsi que les excitans concentratifs , ou hygiéniques , de
l'air et des alimens ; ou physiologiques , des humeurs et des
organes du corps ; ou pathologiques , des agens externes antipa-
thiques et trop oppresseurs ; ou thérapeutiques , des moyens
curativement modificateurs. Il y a donc une *tension* continuelle
très-forte entre le foyer sécréteur suprême pneumatisant et les
viscères aboutissans comme des feuilles , des fleurs et des fruits,
aux extrémités artérielles et organifiées de l'aorte. De sorte que
cette tension , entre le foyer suprême et les viscères , est absolument nécessaire dans un certain degré, pour que le *feu* libre
ne se dissipe pas , ne se dépense outre mesure , ne se clarifie
pas trop , ne s'évente pas , ne s'envole pas soit tout d'un coup ,
soit en trop grande abondance , soit petit à petit, mais plus que
la normalité ne l'exige. Aussi Hippocrate a-t-il bien senti , quoique aveuglément et sans en connaître le motif, le danger qui
pouvait résulter « du trop grand vide des vaisseaux.» Quand
cette tension sera trop forte , le débouché pneumatisant sera
entravé plus ou moins, comme dans la pléthore et dans les inflammations. Alors c'est au praticien , initié à nos mystères , à
débander, à détendre , à soulager l'arbre artériel , par une phlébotomie mentalement calculée et relative à cette tension opprimante ; ce qui éclaircira le *feu* libre général , le diminuera et
mettra le foyer sécréteur suprême plus à l'aise dans son atmo-

sphère élargie. Que si, au contraire, le pouls était trop mou, les vaisseaux trop lâches, l'arbre artériel trop vide, alors la pneumatisation dépenserait trop de *feu nerveux* par son débouché favorisé et trop ouvert; ce qui exige à l'instant des alimens fortement réparateurs, un air vif et sec, ou d'autres excitans qui compriment la spère vitale à un degré propre à retenir son *feu* rayonnant, à le concentrer intérieurement, à l'empêcher de diverger et de se dépenser outre mesure. Voilà l'esprit qui doit présider au maintien de la *vie*, dévoilée dans son essence électro-caloriquement nerveuse, promulguée dans ses lois et connue dans son jeu sécréteur et dans sa nécessité d'expansion en proportion relative au fluide combustible, qui équilibre le foyer avec les viscères internes et ces derniers avec les agens extérieurs.

90° Si le *feu nerveux*, sous une influence oppressive des viscères, vient à être refoulé vers sa source focale sécrétante, il est soudain élastiquement et réactivement repoussé sur l'*obstacle* entravant; mais il n'est pas heurté directement, immédiatement et en nature; il y est précipité dans le sang artériel, avec le sang artériel dont il bande l'arbre ou les rameaux érectionnés et pulsatifs. De sorte que le sang rouge est l'intermédiaire inévitable et obligé, qu'il interpose toujours entre son foyer et les organes malades. C'est une condition de rapports physiologiques nécessaires, par lesquels l'élasticité du *feu* vital se balance sur ce liquide qui lui-même, éprouvant la concentration des stimulans pathologiques, fait refluer ce *feu* vital vers sa source. De sorte qu'on doit considérer le point morbide comme lié directement au sang qui le tend; lequel sang est lié au *feu nerveux* qui l'impulse postérieurement; lequel *feu* est lié à la sphère immédiatement enveloppante du foyer qui brûle et sécrète dans son milieu. Figurez-vous donc ces trois points adhérens, comme un grand rayon élastique, comme trois forces attachées qui cherchent à se faire équilibre et à rayonner librement. Le foyer est la résistance centrale, compressible jusqu'à un certain degré; l'obstacle maladif est la résistance circonférencielle; le sang est l'intermédiaire passif aux deux résistances; et le *feu nerveux* est l'agent excentrique, maîtrisateur et saturateur du sang rouge qui est transporté avec lui par le foyer ou la résistance centrale, sur la résistance circonférencielle qu'il cherche à rompre, à détruire, à éclaircir. L'organe local excité, irrité, enflammé, étant donc un foyer de concentration, de sécrétisme et d'irradiations, comme le sécrétisme vital suprême, rayonne comme lui, et oppose le produit de son expansion morbide au produit de l'expansion surexcitée aussi du foyer capital. De sorte que dans le corps, il existe une source étrangère de *feu nerveux* irrégulier qui se révolte contre celui de sa source primitive : ce qui détermine toutes les perturbations fonctionnelles. L'expansion de la circonférence se rue sur l'expansion du centre ou du moins lui résiste, à l'aide du *feu nerveux* pathologiquement dégagé et du sang qu'il sature. De là diversité de symptômes dans le pouls, dans la chaleur du corps et dans les viscères entravés comme le centre : ce qui provoque des hémorrhagies accidentelles, des sécrétions temporaires, des évacuations critiques, selon que le *feu nerveux* surabondant est poussé, dérivé, transporté critiquement soit sur les vaisseaux sanguins qui se rompent ou qui sont forcés, soit sur des appareils distillateurs de la lymphe, soit sur des organes éliminateurs. Ce qui a inspiré les abstractions mensongères des irritations diverses, qu'on a considérées comme des entités et qu'on a divisées en phlegmasiques, hémorrhagiques, sub-inflammatoires, névralgiques, hypertrophiques et sécrétoires. Tandis que tous ces phénomènes ne sont que des effets, que des résultats produits par le transport du *feu nerveux*, sous l'impulsion réactive du centre de la vie entravée, sur des extrémités viscérales diverses propres à dériver le superflu du *feu* libre général, qui opprime la sphère électrique trop concentrée. Il est vrai que l'irritation et l'inflammation (augmentation à divers degrés du sécrétisme nerveux des organes), peuvent exister originellement dans les capillaires du sang rouge, du sang noir, de la lymphe, des nerfs, des parenchymes, de membranes séreuses, etc.; mais alors ce ne sont que des révoltes locales, qui influencent toujours le centre général, et sont modifiées par lui, selon ses réactions sur elles-mêmes quand il l'emporte en force, ou sur d'autres organes sur-électrisés par ses décharges critiques et soulageantes. 1° Quand il survient une *phlegmasie*, c'est par l'accumulation du *feu nerveux* central, sous la réaction de son foyer, contre l'*obstacle* qui s'oppose à son rayonnement : ce qui condense le *feu nerveux* au point de produire avec les fluides voisins, un sécrétisme surnuméraire, dont les expansions partielles entravent encore plus le foyer suprême déjà comprimé. 2° Quand une *hémorrhagie* critique se déclare, c'est par l'éruption d'une somme de *feu nerveux* et de fluide combustible surabondans, sous les efforts du centre sécréteur suprême, contre l'obstacle circonférenciel de l'organe enflammé. Voilà pourquoi les hémorrhagies se font presque toujours dans le voisinage ou sous la direction ganglionnaire et plexueuse de l'impulsion du débouché le plus secoué. 3° Une *sub-inflammation* est l'irritation qui parvient dans le tissu blanc. Mais elle ne diffère pas de l'autre : c'est toujours une accumulation de *feu nerveux* en plus que la texture ne le comporte dans l'état normal. Car il y a une hiérarchie depuis le centre nerveux gris suprême jusqu'aux artères, aux veines, aux lymphatiques, aux glandes, aux tissus cellulaires, tendineux, aponévrotiques, cartilagineux et osseux dans lesquels le *feu nerveux* est moins abondant à mesure qu'on arrive du centre à la circonférence. De même les inflammations sont moins graves, moins compromettantes, en raison de la difficulté qu'ont les textures de conduire le *feu nerveux* et de s'en saturer, et en raison de leur propriété de ne recevoir que des réactions moins fortes et plus lointaines du foyer général électrisateur, dont le *feu* se raréfie et s'affaiblit à mesure qu'il plonge plus avant dans la filière déroulante des appareils organiques. 4° L'*anévrose* est le passage rapide et temporaire du *feu nerveux* soit gris, soit blanc, à travers un tissu conducteur, sans augmentation appréciable ou durable de son action vitale particulière. 5° Quant à l'*irritation nutritive*, c'est l'abord et l'accumulation des fluides, plus considérables que dans la santé, sous l'influence d'un *feu nerveux* constitutionnel surabondamment sécréteur, et par fois d'un *feu* général lui-même impulsé par le centre de la *vie*, qui semble avoir choisi l'organe, siége du phénomène hypertrophique, pour consommer sa superfluité journalière électrique ou sanguine d'une manière permanente : la cause des excès de volume du cerveau, du cœur, du foie, et même des môles, des ulcères intarrissables, des cancers mortels, etc. 6° Enfin l'*irritation sécrétoire* n'est que l'effet de la *dérivation* du *feu nerveux* à travers les organes glanduleux et séreux qui le passent et le déposent avec les fluides superflus destinés à leurs fonctions accoutumées.

Toutes ces irritations sont donc de même nature, nerveuses; dérivent du même principe, le *feu* gris; partent de la même source, le centre vital, pour se dépenser par des phénomènes d'expansion générale et de sécrétismes partiels aussi variés que le siége, le tissu, l'organe, auteur ou victime de l'*irritation*. Rejetons donc à jamais les expressions métaphysiques et les explications abstraites de la science positive que nous cultivons, pour ne nous attacher qu'à la matérialité des fonctions, qu'à la substancialité des mots, qu'à la réalité des phénomènes. Par ces moyens sûrs, nous arriverons à des vérités qui ont semblé soustraites pour toujours aux efforts de l'esprit humain le plus sagace, et même à la rigidité de l'induction la plus austère.

91° Quand un tissu est excité soit par l'expansion agressive des stimulans hygiéniques, soit par l'augmentation de son sécrétisme ou de son action organique, sous une oppression phlegmasique ou humorale quelconque; ce tissu, par son mouvement pathologique anormal, détermine un afflux de sang rouge relatif aux élémens nerveux surexcitans, irritans, enflammans : ce qui produit un foyer de phlogose plus ou moins étendu, à irradiations plus ou moins profondes, qui opposent un obstacle proportionnel aux rayons du centre de la *vie*, incapable de dériver par là son *feu* électrique arrêté et refoulé. De là résultent les désordres aigus encéphalisant, pneumatisant et gastrisant, et les efforts réactifs des fibres nerveuses grises de ces débouchés qui se rompent sur l'électron général oppressif, le refoulent sur l'obstacle pathologique, avec une colonne de fluide artériel relative à la réaction. De sorte que le foyer, par cet acte expansif, s'oppose aux irradiations concentratives du lieu malade. Le temps de l'acuité est le laps employé à harmoniser l'électron général et son expansion avec l'électricité locale et ses irradiations. Pendant cette acuité, l'électricité vitale se précipite sur l'obstacle qu'elle cherche à résoudre, cuire, sécréter, vaporiser, éliminer, et dans ses efforts divergens, elle se rue aussi sur les débouchés principaux qu'elle trouble momentanément, qu'elle enraye ou accélère plus ou moins, jusqu'à ce que le *feu nerveux* gris se soit habitué à se faire jour ailleurs, pour compenser l'obstruction inflammatoire des pores locaux. Mais alors la chronicité survient par la tension moins forte du foyer contre le siége du mal, et par la détente de l'expansion générale qui ne se rue plus autant sur les débouchés de l'électrisation. Mais le foyer vital ne continue pas moins à irradier son *feu* sécrété contre l'obstacle morbide qu'il cherche toujours à rompre, résoudre, sécréter, sublimer, dissiper. Et cette tendance du *feu* général et du sang rouge a pour résultat inévitable, quand la résolution ne s'effectue pas, de dénaturer le tissu par la tension, l'oppression, la réaction permanente du *feu* focal contre ce tissu opposant. Voilà la cause des *changemens* dans la texture intime des organes, qui sont pour les nerveux, les fibrineux, les albumineux, les gélatineux et les osseux, les indurations et les oblitérations diverses ; les squirrhes, les cancers, les transformations fibreuses, muqueuses, graisseuses, cartilagineuses, osseuses ; les névroses, caries, gangrènes ; les tubercules, les stéatômes ; les végétations, polypes, môles ; les mélanoses, les entozoaires ; les productions pileuses, cornées, pierreuses, etc. De sorte que tout organe, tout tissu, toute membrane, toute particule viscérale qui n'a pas son aspect naturel, mais, au contraire, a subi une falsification pathologique quelconque, la doit ou aux modifications de son *feu* local, ou aux influences maîtrisantes et violemment impulsives du *feu* général et de son agent immédiat le sang rouge.

Nous avons donc une idée précise de l'acuité d'une irritation et d'une inflammation, puisque c'est le temps de la réaction du foyer contre l'obstacle local qui entrave ses rayons électriques. De sorte qu'il est obligé de les dériver ailleurs, pour les équilibrer avec le milieu trop concentré de la sphère vitale qu'il tend à raréfier, à mettre à l'aise. Aussi faut-il désemplir l'arbre artériel, le clarifier, le délayer, refuser des alimens au corps, ne respirer qu'un air humide, peu oxigénateur ; c'est-à-dire, généralement parlant, priver l'organisme de principes électrisateurs, et détendre les pores qui constituent la circonférence de la sphère de la *vie*, afin que son électricité rayonnante soit moins comprimée. Quand les premiers désordres ont eu lieu, que l'orgasme total est dissipé, que le foyer peut dépenser ailleurs, soit par des accès de fièvre plus rares, soit par des évacuations quelconques, son *feu* trop resserré ; la chronicité arrive. Elle n'est donc que la continuation de la tension, quoique bien plus faible, du foyer contre l'obstacle inflammatoire qui arrête sa divergence centrale. C'est en précisant ainsi les faits, en attachant des idées positives et phénoménales aux mots, que la médecine prendra un caractère de certitude refusé jusqu'aujourd'hui à ses tentatives de curation.

92° Nous pouvons avancer ici, puisque c'est une vérité qui apparaît dans le cours de la composition, qu'il n'existe pas de maladies locales proprement dites ; que toute agression aux organes de l'économie parvient jusqu'au centre sécréteur vital ; que la moindre atteinte, que la moindre impression soit externe, soit interne, s'opérant à l'extrémité d'un rayon électrique du *feu nerveux* gris orbiculairement et généralement divergent du foyer qui le distille, fait refluer, remonter vers sa source ce rayon comprimé, qui est réactivement relancé vers son point d'obstacle, contre l'obstacle même soit physiologique, soit hygiénique, pathologique ou thérapeutique. Alors le devoir du médecin est de considérer l'influence que la cause morbifique doit avoir sur le centre vital suprême, plus encore que l'état phlegmasique local qui n'acquiert d'importance, dans ses désordres pathologiques, que par les désordres généraux qu'il occasionne, et que par le refoulement et la réflexion alternative du *feu nerveux* et du sang rouge qui sont balancés et renvoyés sans cesse par deux résistances, c'est-à-dire, par le foyer central et l'affection circonférencielle. Cet aperçu rapide, énoncé en passant, doit toujours être présent à l'esprit du praticien, qui ne doit pas aveuglément, abstractivement, comme on l'a fait depuis l'origine médicale jusqu'à notre ère, considérer uniquement le point malade et s'occuper seulement de le guérir. Car il échouerait la plupart du temps, s'il ne porte son intuition éclairée par la science de la *vie* que je proclame, sur l'ensemble des grands mystères de cette *vie* ; sur son *attraction*, son *sécrétisme* et son *expansion* si pressante et incessamment réactive ; sur la *sphère* intrà-artérielle de son *feu nerveux* ; sur les *débouchés* de ce même *feu* vital ; en un mot, sur tous les phénomènes physiologiques si profonds que j'ai publiés jusqu'ici. Une nouvelle époque commence donc pour l'art médical. On s'occupera donc principalement du foyer même de la *vie*, de ce grand problème révélé. On favorisera son pouvoir distillateur ; on donnera de l'aisance et de l'espace à sa sphère rayonnante ; on facilitera sa divergence par ses trois débouchés immédiats ; on ménagera la liberté des quatre mouvemens fondamentaux et alternatifs du *feu* général ; en un mot, on désobstruera tout ce qui pourrait arrêter et refouler l'émanation rayonnante de ce même *feu* animateur, la condition absolue d'une santé parfaite.

93° La *périodicité* qui semble la plus insoluble des questions avec l'intermittence qui en dérive, ne résulte, comme cette dernière, que des efforts de l'électron vital pour effectuer une fonction, dissiper un obstacle, provoquer une crise. Elle est due à l'état du foyer et aux phases circulaires des opérations organiques. Pourquoi la faim survient-elle ? C'est par la dépense du *feu nerveux* rayonnant à travers le sang rouge qu'il électrise, à travers le sang noir et la lymphe qui le consomment, à travers tous les organes qui le dissipent. Alors quand il est épuisé ou qu'il est insuffisant, le foyer vide avertit ses racines ganglionnaires et plexueuses qui se perdent dans les membranes gastro=intestinales, et leur communique sa faiblesse et sa vacuité. Les alimens concentrent le foyer, empêchent sa dépense par ses racines nerveuses abdominales ; tandis que le chyle qui en résulte, parvenant bientôt dans les rameaux gris pulmonaires, concentrent aussi physiologiquement ses rayons pneumatisans. De sorte que le *feu* focal est resserré, comprimé en même temps que bientôt renouvelé : de là le sentiment de force, de plénitude et de turgescence électriques de toutes les fonctions organiques, jusqu'à ce que cette vitalité surabondante, cet électron exhubérant s'affaiblisse insensiblement par les dépenses générales et particulières. Ce qui cause graduellement le vide central, le besoin de sa réparation et par fois ses instigations si pressantes. C'est dans ce cercle que consiste la *périodicité* de la faim.

94° J'en dirai autant de la soif ; car la lymphe qui circule en abondance dans le sang rouge, humecte les extrémités nerveuses grises des rameaux ganglionnaires et plexueux épanouis et perdus dans les tuniques des artères, les rafraîchit et désaltère le foyer par réflexion de cette sensation. Mais dans le cours des dépenses séreuses de la circulation, cette lymphe, venant à s'épuiser, fait dessécher par sa privation les extrémités nerveuses grises des mêmes nerfs membranifiés : ce qui ferme leurs pores, concentre plus le foyer, augmente son sécrétisme et sa chaleur, et produit finalement le sentiment de la soif, autrement dit le besoin de délayer le sang, de neutraliser le *feu nerveux* superflu, de le saturer par un corps rafraîchissant et négatif, et de favoriser son expansion. La *soif* consiste donc dans la privation de la lymphe artérielle si salutaire, de même que la *faim* dépend de l'insuffisance de la partie nutritive du sang rouge, pour alimenter convenablement le foyer sécréteur et le concentrer dans un juste rapport.

95° Je ne parlerai pas de l'*intermittence* de la respiration, puisqu'elle est due, comme nous l'avons vu auparavant, à l'action de l'air atmosphérique qui refoule le *feu nerveux*, des rameaux plexueux et ganglionnaires de l'arbre gris, aux racines solaires-mésentériques, et à la réaction crispante de ces dernières qui le précipitent élastiquement sur son obstacle, par le mouvement expansif qui cause l'expiration.

96° Rien de plus facile que d'expliquer la *périodicité* de la fièvre et de ses crises. Quand une crise s'est opérée, elle n'a pu s'effectuer sans évacuations. Alors par ces évacuations il naît un vide artériel et *phloxique* qui détend la sphère où se répandent les rayonnemens électro-nerveux du foyer sécréteur. Son *électron*, perdu par la crise, n'étant plus surabondant et comprimé, a plus d'espace pour s'étendre et diverger, et ne débouche plus morbidement par la pneumatisation pour produire la fièvre; par l'encéphalisation pour agiter la *vie* sensorio-locomotive; par la gastrisation dont la langue est moins rouge, le creux de l'estomac moins chaud et le spasme intestinal moins prononcé. Mais constamment excité, irrité provoqué par les expansions de l'obstacle local inflammatoire, cause de la maladie qui produit tous les désordres pathologiques intermittens, le *foyer* travaille, combure, sécrète toujours plus, à l'aide du sang rouge qu'il pressure, du sang noir qu'il exploite, des humeurs récrémentitielles, de la graisse et de tout ce qui peut faire des esprits, du *feu nerveux*. Alors après un laps de temps nécessaire à cette confection, temps qui est presque toujours égal chez le même individu, il en résulte une plénitude électrique, une turgescence nerveuse focale, une convergence extrême du *feu général* qui est toujours croissant au centre et cependant toujours arrêté à la circonférence par l'obstacle maladif entravant. Alors il faut qu'il se fasse jour; et c'est sur l'*obstacle* principalement qu'il concentre tous ses efforts, toute son expansion, toute son irradiation vitale, pour le fondre, le cuire, le résoudre, le repousser, l'éliminer, le dissiper. Ce temps de raideur, de tension, d'efforts est celui de la pyrexie qui dure jusqu'à ce qu'une crise se déclare. Aussi pendant qu'elle se prépare, le *feu* concentré, transporté sur la pneumatisation, y produit l'agitation fébrile du pouls; sur l'encéphalisation, détermine le délire; sur la gastrisation, fait ressortir tous les symptômes abdominaux. De là proviennent finalement, par la victoire du foyer, la résolution de cet état spasmodique et forcé, qui manifeste sa terminaison par l'excès de chaleur, de sueur, d'urine, de selles, de respiration, de circulation, de sécrétions diverses; par les efforts centrifuges de l'agent vital contre les irradiations centripètes de l'obstacle local, qui, après 4, 7, 11, 14 ou 20 accès, parvient ordinairement à être fondu, cuit, résolu, éliminé et excrété. D'où résultent les évacuations copieuses et, comme les aimait le père de la médecine, les *abondantes vidanges* qui enlèvent cet obstacle, ouvrent ses pores, les débarrassent de leurs fluides engorgeurs, de la matière peccante antique chassée par des voies appropriées, du *feu nerveux* local pathologique, rompu et vaporisé par les mêmes issues, sous les impulsions critiques du *feu général* vainqueur et exubérant , qui passe lui-même dans les mêmes excrétions , devenant ainsi la cause de leur chaleur et de leur fétidité , du bouillonnement de certains liquides , de la corruption de certaines évacuations saturées d'électron vital morbide.

97° Les sécrétions *intermittentes* , comme la menstruation et la dépense du sperme , ne dérivent que du temps nécessaire au foyer vital de refaire une somme propre à ces effets divers. Quand la sphère électrique est pleine , elle déborde , et a la propriété , par des incorporations convenables , de saturer l'appareil utérin au bout d'un mois ; d'opérer l'écoulement sanguin par son superflu irritatif ; de gonfler l'appareil générateur , et de solliciter son dégorgement au bout de 1 , 3 , 8 jours , plus ou moins , selon la vigueur du sécrétisme focal , et sa tendance individuelle à se porter sur telle fonction plutôt que sur telle autre , par une aptitude constitutionnelle, héréditaire ou acquise. Voilà tout le secret des *périodicités*. Un vide s'opère dans le milieu de la *vie :* d'où résulte l'appauvrissement des fonctions dans la filière des organes. Mais ce vide se remplit petit à petit ; la sphère se comble d'électron, et à la fin déborde sa plénitude dans la série hiérarchique des fonctions ; sur les principales d'abord , telles que l'encéphalisation , la pneumatisation et la gastrisation ; puis sur les secondaires , telles que l'action des muqueuses , des séreuses , des glandes ; et enfin sur les dernières , les imperceptibles attachées à la texture même des fibres organiques , telles que la nutrition et la désassimilation , qui s'effectuent avec une dose de *feu nerveux* nécessaire à leur exercice. De sorte que pour sa part , la menstruation est causée par une somme temporaire et superflue de *feu nerveux* , qui attire du sang artériel , en raison de son abondance , sur la muqueuse utérine , qui passe ce sang rouge avec l'électricité vitale alors exubérante dans l'économie. De même le fluide spermatique se forme et soulève son appareil , quand la médulle blanche sensoriale est en surabondance et gonfle la tige épinière qu'elle irrite , pléthorise et crispe au point de l'exciter à la faire sortir à ses terminaisons testiculaires , à l'excréter par les contractions du plaisir et le pompement avide de la volupté.

98° Nous avons dit que le sang rouge était l'intermédiaire interposé entre le *feu nerveux* saturateur et les secousses des agens hygiéniques. De sorte qu'il s'agite par un balancement continuel du foyer à la circonférence et de celle-ci au foyer. Par exemple, l'air chasse le sang et le *feu nerveux* du poumon aux rameaux nerveux gris des plexus et des ganglions pulmonaires de l'arbre fondamental. Les alimens tendent à concentrer le sang rouge, qui aborde les muqueuses abdominales, vers leur source aortique. Les émotions morales tendent à concentrer le sang des carotides et des vertébrales que la pulpe grise doit trier, sécréter et volatiliser pour opérer le phénomène de l'encéphalisation, c'est-à-dire, électriser le sensorium affecté. De sorte que toutes les secousses hygiéniques tendent à refouler le sang rouge vers sa source pneumatisante, à le concentrer, et par conséquent à limiter le rayonnement du *feu* vital. J'en dirai autant pour les autres influences physiologiques, pathologiques et thérapeutiques. De sorte que le sang rouge est le mobile élastique balancé sans cesse de l'extérieur à l'intérieur ou mieux des extrémités atmosphériques de la *vie* au foyer rayonnant et continuel du *feu nerveux.* Et bien il ne faut jamais oublier que ce sang rouge est en rapport avec ce *feu nerveux* gris. Que là où il y a cent milliards d'atomes de *feu* gris, il y a une somme proportionnelle de sang rouge, ou mieux de fluide combustible : car il y a des animaux albumineux qui ont des atomes nerveux gris et qui n'ont que du sang blanc ; mais ce sang blanc est un fluide combustible approprié à leur nature molle et peu sécrétante. De sorte que les individus qui composent le règne animal, contiennent des esprits nerveux comburans, sécréteurs, limités et en rapport avec les existences plus ou moins étendues, plus ou moins mobiles : ce qui différencie la vitalité d'un rat et celle d'un lion ; d'une marmotte et d'un éléphant. De même ces esprits nerveux sécréteurs suprêmes possèdent une somme proportionnelle à leur besoin, de fluide combustible quelconque, soit blanc comme dans les mollusques, soit noir–rouge comme chez les reptiles, soit purement artériel comme chez les mammifères. Et ce fluide combustible est toujours en rapport de somme et de nature électrique alimentaire avec la somme et la nature électrique comburante de la pulpe grise qui compose l'arbre fondamental, siége de la *vie* organique des divers individus du règne animal.

Supposons donc un homme ordinaire bien portant et vigoureux. Si le nombre des atomes actifs, qui composent son arbre gris fondamental et sécréteur, est limité, ce qui rend sa vitalité différente de la panthère comme du paresseux, son sang artériel ou combustible sera également limité. Alors la somme de ce sang artériel, quoique toujours à la disposition du foyer gris encéphalorachidien, est pourtant dispersée dans l'économie en proportions des fonctions particulières, attachées aux divers pelotonnemens organiques des dernières ramifications plexueuses et ganglionnaires de cet arbre gris radical. De sorte que l'encéphalisation doit avoir sa part journalière, la pneumatisation sa somme quotidienne, la gastrisation sa dose habituelle. De même chaque viscère, chaque particule a besoin de son contingent alimentaire par jour. Ainsi le poumon s'empare et consomme telle quantité de sang rouge et d'esprits dans vingt-quatre heures; l'estomac telle autre; le foie encore; la rate de même, etc. Les esprits nerveux du corps et le fluide combustible sont donc exploités dans des rapports à peu près égaux, dans le même laps donné, et servent alimentairement à la dépense des organes : ce qui nécessite une réparation relative. Mais quand il survient une excitation, une irritation, une inflammation; le sécrétisme focal, se révoltant sous cette influence étrangère, combure plus, sécrète plus, dépense plus. Il impulse le sang avec énergie dans tout l'arbre artériel; il l'emploie à rompre orbiculairement les obstacles concentratifs : de là la force fébrile de la pneumatisation, délirante de l'encéphalisation, spasmodique de la gastrisation. Mais il dirige surtout ses efforts tensifs contre le lieu entravant. De sorte que toute la partie est saturée de sang et d'électron surnuméraires dans les maladies aiguës; que tous ses vaisseaux, tous ses conduits, tous ses pores s'engorgent, se saturent, s'oblitèrent : état que partage l'économie entière ou momentanément ou permanemment, ce qui amène la pléthore dans ce dernier cas. Mais combien de fois cette pléthore n'est-elle que le symptôme de la réaction électrique générale, contre un appareil entier chroniquement entravé, comme l'abdominal, le pulmonaire ou l'encéphalique. Il faut donc dégager, ouvrir, vider, en même temps que rafraîchir dans l'acuité morbide. Mais pendant que le sang rouge est impulsé par le *feu nerveux* dans une direction générale, il ne s'opère aucun vide local, parce qu'il est surabondant : alors tout est plein, tout est saturé. Mais quand la chronicité est survenue; que les efforts centraux ont été impuissans; que le foyer vital est appauvri, et que le sang rouge épuisé est devenu insuffisant; ce sang rouge, toujours impulsé par le *feu nerveux* contre l'obstacle, quoique moins impérieusement que dans l'acuité, se dépense particulièrement contre cet obstacle. Alors les autres organes en souffrent. L'alimentation qui entretient l'irritation morbide minante est une privation pour eux; ils en manquent donc. Et par la diminution artérielle progressive, il se fait des vides dans différentes parties; et ces vides sont aussitôt remplis par les fluides veineux

et lymphatiques : de là des stases inertes, des collections ato-
niques; des œdèmes des poumons, du ventre, des jambes; des
hydropisies passives des grands débouchés; et l'engorgement
graduel des viscères et de leurs fonctions, par l'accroissement de
ces stases entravantes et bientôt mortelles, par l'obstacle absolu
qu'elles finissent par mettre au rayonnement vital soit gastrisant,
soit pneumatisant, soit encéphalisant, les trois soupapes par où
le *feu général* est obligé de rayonner et de dériver, pour la normalité et le maintien du sécrétisme de la vie. Voilà pour la plupart du temps comment les malades chroniques meurent, quand
ce n'est pas par une fin lente et insensible, comme les marasma-
tiques et les poitrinaires, par la cessation progressivement décroissante et finalement extinctive du sécrétisme électrique, fatalement
et mortellement exploité par les obstacles pathologiques, sans que
les viscères sains soit chylifères, soit hématosans, puissent renouveler les pertes dans une progression proportionnelle aux dépenses,
de manière à empêcher l'instant fatal de survenir.

99° *Du pouls* — Ce phénomène est dû au choc que le *feu nerveux* gris imprime à la masse du sang noir qui, abordant le réseau
pulmonaire commun aux deux fluides noir et rouge, à l'air et à
l'électron vital, est lancé par ce dernier (après avoir été modifié,
hématosé et assimilé), dans les capillaires des quatre racines
artéro-veineuses de l'oreillette gauche, dans cette même oreillette,
dans son ventricule et dans toute la tige aortique. On conçoit,
d'après ce que nous avons dit précédemment sur les débouchés
de la sphère vitale rayonnante, que si cette sphère est bouchée
dans les pores de la circonférence, que si elle est entravée à l'un
de ces mêmes débouchés, le *feu nerveux*, arrêté par eux, se ruera
ailleurs avec d'autant plus de violence. C'est pourquoi la pneumatisation, étant le passage le plus ouvert, puisque le sang noir
et l'air parviennent immédiatement au sanctuaire de la *vie* et se
trouvent en contact avec le *feu nerveux;* cette pneumatisation
le transmettra avec d'autant plus d'impétuosité qu'il sera plus
concentré dans la sphère électrique trop pleine et embarrassée.
C'est de là que proviennent toutes les variétés du *pouls*. Sa fréquence, sa vitesse, sa raideur, sa dureté, sa vibrance indiquent
la nécessité pour le foyer de dériver sa superfluité, et de frayer
une voie pour compenser la fermeture des pores de l'organe local
enflammé. Sa grandeur, sa plénitude, sa force, sa largeur, son
développement sont un second degré d'énergie qui indique un
état moins alarmant, une compression focale moins compromet-

tante, un obstacle peu étendu. La mollesse du pouls succède aux crises, aux évacuations : alors la sphère vitale, détendue par les efforts antérieurs et ses résultats sécrétoires, se trouve plus à l'aise dans l'arbre artériel débarrassé, relâché et dégorgé par les pertes critiques. Aussi le *feu nerveux* n'est plus impulsé, comme dans les deux cas précédens, avec la même véhémence et la même rapidité, sur un sang actif et trop résistant. Alors il le soulève sans peine, le fait onduler, le charrie avec mollesse, et amène la convalescence par la liberté entière accordée désormais au balancement des fluides artériel et nerveux, qui permettent à la sphère vitale de rayonner aussi complétement et sans obstacle : car l'organe local, exploité par les crises supposées, a cédé la matière pathologique qui bouchait ses pores, a perdu le feu anormal qui exagérait sa température irritée, et a rabaissé le ton contre nature de son sécrétisme intégrant dès-lors apaisé.

La lenteur du pouls, sa faiblesse, son imperceptibilité, présage de la mort, indiquent les degrés divers de la diminution du sécrétisme vital, son état d'inertie et d'appauvrissement, et la langueur avec laquelle il repousse un sang souvent ruiné et insuffisant comme lui. De sorte qu'on doit induire des trois phases du pouls précédemment décrites, un traitement relatif à cette plénitude, à cet équilibre, à cet affaissement du *feu nerveux*, le thermomètre du foyer combustif central, dont le battement artériel est le reflet inévitable. De sorte que selon ce triple cas, les saignées et les affaiblissans, le régime simplement réparateur et d'attente, et les toniques et les stimulans, seront les moyens d'abaisser, d'entretenir et de relever le diapason vital dévié de son rhythme physiologique.

Quant à l'inégalité et à l'intermittence du pouls, à son intercidence, à son irrégularité, elles sont dues aux modes analogues avec lesquels le *feu* libre exécute les quatre mouvemens fondamentaux et alternatifs de l'attraction pulmonaire presque simultanée avec l'expansion solaire-mésentérique, et de l'attraction solaire-mésentérique presque simultanée avec l'expansion pneumatisante. Car ces mouvemens sont fatalement nécessaires pour dériver le *feu* rayonnant de la sphère vitale, incessamment sécrétante et toujours trop pleine, puisqu'elle est une source permanente d'électron, comme le soleil de lumière et de calorique. Mais les concentrations membraneuses de la gastrisation, de la pneumatisation ou de l'encéphalisation, c'est-à-dire, les entraves plus ou moins étendues de ces débouchés,

tiraillés souvent en sens contraire par le balancement alternatif
et gêné du *feu* libre, font éprouver de l'irrégularité, de l'inégalité, de l'intermittence anormale à ce *feu* libre qui, ainsi
modifié, réfléchit son action sympathique sur la pneumatisation
nerveuse, et par conséquent sur le pouls qu'elle opère en
frappant la colonne artérielle sous les efforts réactifs des fibres
charnues du cœur, formées, quoiqu'en disent la plupart des
anatomistes, par les derniers linéamens filiformes des extrémités
plexueuses et ganglionnaires pulmo-cardiaques de l'arbre gris,
mêlés intimément, anastomosés et identifiés en forme de muscle,
avec les derniers linéamens capillaires et oblitérés (en raison
de leur ténuité finale) des artérioles coronaires de l'aorte.
Et l'union intégrante et essentielle de ces fils nerveux et artériels
forme en commun la fibre élémentaire des muscles organiques
tant cherchée par Haller. De là l'irritabilité qu'il a découverte
en eux. Mais cette irritabilité n'est que la continuation locale
du rayonnement élastique du *feu* général, à travers les trames
organiques finalement formées par les extrémités imperceptibles
des dernières ramifications nerveuses grises, qui passent encore
et toujours, dans l'état sain, la chaleur électrique du foyer
vital. Si le cœur a la propriété de réagir aussi fortement contre
le sang rouge, c'est que sa membrane interne est formée par
l'épanouissement de filets nerveux immédiats au siége de la vie, à
la pulpe grise encéphalo-rachidienne, qui rayonne puissamment
par elle; en même temps que le fluide artériel naguère pneumatisé et dès-lors violemment expansif, comprimant avec cette
violence l'expansion du *feu* gris sans cesse émané en abondance
par la membrane interne cardiaque, sollicite de sa part une répulsion vigoureuse relative à son oppression. On voit donc que
tout s'opère dans l'économie par *obstacle* et par repoussement,
par compression et soulèvement. Mais comme tout en voyant les
phénomènes, on ignorait la cause première du fait, le *phlox*, le
feu électro-nerveux soit intégrant, soit rayonnant; nos aveugles
devanciers ne pouvaient dénommer cette *élasticité*, cette force
occulte, que par des expressions abstraites : de là les mots trompeurs de propriétés métaphysiques, tonicité, irritabilité, sensibilité organique, etc., qui dérivent toutes d'un seul agent réactif
quand on le comprime, le *feu* électro-calorique distillé par le
siége de la *vie*, l'arbre pulpeux gris encéphalo-rachidien,
formé par les atomes actifs et phloxiques de l'Univers, purifiés par
les métamorphoses des êtres depuis les astres jusqu'à l'homme,

après avoir passé par la planète, ses minéraux, ses végétaux et ses animaux inférieurs, pour s'élever, par les sécrétismes progressifs des poissons, des reptiles, des oiseaux et des mammifères, jusqu'à notre organisme, le plus parfait de la création, moins cependant par sa *vie* organique, que par l'exquisité consciente de la *vie* animale, dont nous expliquerons plus tard les mystères surprenans.

100° Jusqu'ici nous avons entremêlé, au développement des causes premières de notre être, des questions pathologiques, parce qu'elles se rattachaient immédiatement aux actes centraux de la *vie*; mais nous allons revenir aux explications fondamentales, et dérouler le plus consécutivement possible, les fonctions hiérarchiques de la physiologie, depuis l'essence du foyer jusqu'aux opérations les plus minimes de ses tissus osseux les plus éloignés.

101° Nous dirons d'abord que la physique ne préside pas à notre vitalité; que nos fluides ne reconnaissent pas la pesanteur pour principe : mais qu'ils suivent, au contraire, des lois d'expansion et d'attraction tout-à-fait dépendantes des élémens intimes de l'organisme.

102° La chimie est aussi une science qu'on doit éliminer des explications physiologiques, hygiéniques, pathologiques et thérapeutiques, 1° parce que tout ce qui constitue le corps de l'homme est sous la domination d'une seule force, la nerveuse; 2° parce que toute la matière des organes a été assimilée, maîtrisée par elle, arrangée et organisée par elle; 3° qu'elle n'a que trois modes d'action, l'attraction, le sécrétisme à divers degrés, et l'expansion; 4° que tout ce qui aborde ou ses parties, ou ses dépendances fibrineuses, albumineuses ou gélatineuses, partage ses propriétés et n'agit que comme elle et en raison de l'abondance de ses élémens; 5° que tout agent, soit interne, physiologique, soit externe, pathologique ou thérapeutique, ne peut la frapper que d'une manière, en concentrant son rayonnement dans un rayon plus ou moins voisin du centre vital; 6° qu'elle n'a qu'un mode de défense, le repoussement *élastique* de l'agression par son *feu* expansif; 7° que la destruction de ces lois, ou leur empêchement dans une partie quelconque du corps, la détruit elle-même, l'enraye ou l'affaiblit; parce qu'elle ne compose pas dans son action; qu'elle doit être fatalement et absolument maîtresse et de ses opérations et des matériaux dont elle s'empare et qu'elle choisit, pour les effectuer convenablement.

103° La *vie* a pour siège l'arbre gris encéphalo-rachidien. Sa nature est *phloxique* ou *électro-calorique*, quoique mélangée avec des élémens dénommés fibrineux, albumineux et gélatineux. Son action temporaire ou viagère peut s'appeler *sécrétisme*, c'est-à-dire, action de sécréter, de comburer, distiller : c'est la faculté de diviser, par les atomes actifs ou phloxiques intégrans, des atomes passifs ou aphloxiques, *attirés* et réduits par elle en élémens volatils et impondérables, qu'elle *rayonne* en tous sens par une force expansive analogue à la vapeur comprimée.

104° Le siége de la *vie* a la forme d'un *arbre*. La partie grise de l'encéphale en est le tronc; celle de la moelle épinière en est la tige prolongée ; les ganglions et les plexus solaires, mésentériques, etc., avec leurs divisions les plus extrêmes et qui forment la trame des viscères abdominaux, en sont les racines ; et les ganglions et les plexus pulmonaires, cardiaques, etc., avec leurs terminaisons les plus insensibles, qui constituent la trame des viscères de la poitrine, en sont les branches et les rameaux.

105° Cet arbre, cette *cause* première de la *vie* organique, *attire* des alimens, les *brûle* et les *rayonne*. Une fois brûlés, les uns sont assimilés, c'est-à-dire, réduits en élémens aussi actifs, aussi phloxiques que les parties nerveuses grises primordiales ; les autres sont rejetés et écartés à l'état de scories, comme le sang noir, la lymphe, etc. Cette assimilation peut s'appeler vivification, électrisation, *innervation*, animation, *phloxation*. Ces mots indiquent la faculté qu'a la *vie* de donner à une substance étrangère à elle ses propriétés, soit en lui accordant une partie de son être ou de son *phlox*, parcelle de la grande ame de la Nature, soit, au contraire, en détachant de ses élémens les atomes actifs qu'elle peut s'assimiler. Cette faculté d'*animer* s'appellera électrisation ou innervation, généralement parlant, et quand on l'appliquera à toute l'étendue de la pulpe grise, abstraction faite de ses parties. Mais par catachrèse et abréviation, on pourrait nommer ganglionnation, l'animation par les ganglions ; plexuation, celle par les plexus ; ramation, ramusculation, tramation, celle par les rameaux, les ramuscules, les trames de la pulpe nerveuse grise : passons sur le vocabulaire, mais arrêtons-nous aux lois et aux faits.

106° *Déroulement de la filière des organes depuis le centre de la vie jusqu'à ses extrémités.* — Les filets, les trames, les derniers linéamens de l'arbre nerveux gris constituent tous les viscères, d'abord les membranes muqueuses gastro-intestinales, qui sont les terminaisons finales des ganglions et des plexus inférieurs ou radicaux ; ensuite les membranes muqueuses pulmonaires et artérielles, qui sont les terminaisons finales des ganglions et des plexus supérieurs ou branchiaux. Qu'on suive donc intuitivement leur série et leurs prolongemens dans la texture de l'organisme, et l'on aura l'idée de l'étendue du rayon de l'arbre gris et de sa *sphère* vitale ; car elle embrasse la distance qui sépare ces terminaisons muqueuses et artérielles d'avec le foyer sécréteur encéphalo-rachidien. De plus, elle est contenue dans cet espace en forme métaphorique de ballon ; et elle est remplie de *feu nerveux* gonflant, sans cesse sécrété au centre, impulsé par lui et forcé de rayonner à la circonférence. De sorte que cette circonférence peut se figurer par les tuniques muqueuses et artérielles par où il débordera de dedans en dehors, c'est-à-dire, des gros rameaux nerveux aux ramuscules, des ramuscules aux épanouissemens. L'arbre artériel fera aussi partie intérieurement de la même *sphère* électrique vitale ; et sa source plénifiante sera dans la *pneumatisation* par où le foyer se dégage par bouffées, vapeurs, bonds ; ce qui impulse le sang rouge contre le cœur, qui le renvoie élastiquement dans toute l'étendue aortique. La *sphère* vitale se dégage aussi par l'*encéphalisation*, c'est-à-dire, aux couches nerveuses grises de l'encéphale, qui passent une somme de *feu nerveux* considérable pour l'impulsion, l'animation et la spontanéité de la pulpe blanche, siége de la vie animale, et greffée intérieurement, comme nous le verrons, à ces couches nerveuses grises encéphaliques.

Le troisième débouché de la *sphère* vitale est aux membranes de l'estomac et des intestins, par où son *feu* déborde avec ardeur, surtout quand il est comprimé par des alimens ou par des obstacles pathologiques ; quoique cette débordation ne s'effectue pas moins normalement et toujours par l'expansion solaire-mésentérique, qui électrise et vivifie sans cesse toute la série des viscères abdominaux par la *gastrisation*.

Si donc vous avez l'idée de la *sphère* vitale qui rayonne comme astralement et en tous sens, vous saurez qu'elle est compressible plus ou moins ; mais qu'elle tend à dégager son électron comprimé sur un débouché, quand l'entravement a lieu par un autre et réciproquement. De sorte que ces compressions réitérées, soit de la gastrisation, soit de la pneumatisation, soit de l'encéphalisation, ont donné à la longue une plus grande mobilité au balancement continuel du *feu* libre général, qui va normalement de l'attraction pulmonaire à l'expansion solaire-mésentérique, et alternativement. Alors nous ne serons pas étonnés, quand nous expliquerons les instincts et les passions, de cette mobilité excessive, de cette réactivité morbide de la *sphère* vitale, sous les moindres atteintes à sa compressibilité. Qu'on se rappelle bien que nous ne parlons ici que de la *vie* organique, et que tous ces phénomènes sont aveugles, inconsciens, sans participation du moi, mais aussi insensibles qu'une girouette. Ce sont des opérations matérielles, insenties sensorialement, et seulement électriques, caloriques, nerveuses, phloxiques. Je dis *électriques*, parce que le fluide *opérateur* va rapidement d'un lieu à l'autre par l'intermède conducteur des nerfs ; je dis *caloriques*, parce que ce fluide *opérateur* est la chaleur en essence ; je dis *nerveuses*, parce qu'il est de la nature du nerf gris sécrétant qui le forme et le transporte ; enfin, je dis *phloxiques*, parce qu'il est une émanation du *phlox*, ou de la grande ame active et fluide de la Nature.

107° *Suite du déroulement des organes.* — Après avoir constitué les limites circonférencielles de sa *sphère* nerveuse, aux débouchés membraneux de la pneumatisation, de l'encéphalisation et de la gastrisation, l'*arbre* nerveux gris déroula son annexe, l'arbre artériel, dont les quatre racines artéro-veineuses s'abouchent et s'anastomosent avec les extrémités filiformes des dernières ramifications de ses ramuscules plexueux et ganglionnaires pulmonaires, cardiaques, aortiques, etc.; toutefois après avoir formé intermédiairement le réseau que j'ai appelé pulmonaire commun, parce qu'il est aussi constitué par des élémens et des capillaires veineux et lymphatiques, qui y conduisent le sang des sous-clavières et l'air des bronches. Le chevelu des quatre racines à sang rouge attient donc à l'arbre nerveux gris ; et ce sont ses propres filets qui constituent les rudimens anatomiques de la tunique interne de la tige artérielle, depuis ces mêmes quatre racines artéro-veineuses qui s'abouchent à l'oreillette gauche, depuis cette oreillette même, son ventricule et toute l'aorte, jusqu'à ses branches, ses rameaux et leurs terminaisons finales ou capillaires restiformes. Mais à ces extrémités artérielles, les filamens de l'arbre nerveux gris, de plus en plus décroissans en raison de la distance, après avoir constitué les derniers capillaires aortiques soit sous-cutanés, soit sous-membraneux, ou musculaires ou viscéraux, forment un réseau commun où se rendent les fluides rouge, noir, blanc, et d'où partent de nouveaux filets nerveux toujours de l'arbre gris, pour commencer les capillaires propres des racines de deux arbres nouveaux, le veineux et le lymphatique. De sorte que les filets nerveux gris s'amincissent toujours de plus en plus en s'éloignant du tronc encéphalo-rachidien, pour former ces arbres si distans du centre, et par ce motif si peu animés. D'abord ils ont constitué le réseau veineux le chevelu de ce système, puis ses radicules, et enfin ses racines croissantes, ses deux pivots, caves supérieure et inférieure, son tronc cardiaque droit, et sa tige pulmonaire, veine artérieuse, qui se termine par des branches, des rameaux des ramuscules, des capillaires propres jusqu'au réseau pulmonaire commun des sangs rouge, noir et blanc. Quant à l'arbre lymphatique, il prend aussi ses racines dans le réseau commun aux sangs rouge, noir et blanc qui aboutit aux points sous-cutanés, sous-muqueux, musculaires et viscéraux où les capillaires artériels finissent. C'est de là qu'une multitude de radicules lymphatiques s'élèvent et convergent à deux pivots, comme pour les veines, je veux dire, au réservoir du chyle et à la grande veine lymphatique droite, qui vont se rendre, par les sous-clavières, dans le torrent artériel général, pour constituer ensuite une tige saccadée et à forme inappréciable, quoique l'analyse physiologique des textures et l'indice de leurs propriétés vitales nous aient révélé qu'elle s'est intégrée à la deuxième tunique ossifiable des artères, 1° pour jeter çà et là des rameaux et des terminaisons identiques en nature, propres à ourdir des appareils éliminateurs appropriés aux modifications de son fluide, comme le bronchial, le rénal, le glandulaire, etc.; et 2° pour finir et s'éteindre par des excréteurs et des exhalans capillaires blancs soit sous-cutanés, soit sous-muqueux, ou musculaires ou viscéraux, de même que cet arbre avait commencé par des absorbans semblables. Telle est la continuité de la filière anatomique des quatre systèmes fondamentaux de l'organisme, constituée dans sa trame par des filets nerveux gris de plus en plus ténus, de plus en plus décroissans en raison de la distance du centre focal. Mais ces filets s'étendent encore bien davantage et allongent avec eux considérablement le rayon électro-vital. C'est ainsi que l'arbre artériel, toujours avec les élémens nerveux gris, a déroulé, par ses capillaires terminaux, toute la trame musculaire par des filets, des fils, des linéamens fibrineux qui se sont entrecroisés, enchevêtrés, intriqués, feutrés, de manière à former la chair des muscles, qui ne sont que les appendices des artérioles, de même que les feuilles des arbres ne sont

que l'effet du développement des ramuscules gonflés en bourgeons et déployés dans leur cambium coagulable. Cette chair
musculaire , dans l'origine coulante ou sanguine , sous les influences locales de la domination nerveuse , a été disposée et
placée soit sous-muqueusement , pour former les couches musculaires organiques ; soit intrà-viscéralement, pour concourir avec
les veines et les lymphatiques à construire les organes ; soit enfin
sous-cutanément : mais alors son abondance extrême , ayant été
pénétrée par des nerfs de relation , s'est vue dominée et morcelée
par ces mêmes nerfs , qui déroulant leurs filets et les amincissant
à l'infini , comme la trame des muscles , se sont adhérés , chacun
en particulier, à une couche de cette fibrine artérielle qu'ils ont
tiraillée chacun à sa manière : ce qui lui a fait remplir les offices
si variés de l'extension et de la crispation locomotrices. Delà les
formes et les fonctions de chaque muscle , et delà son asservissement à chaque nerf de relation. De même que l'arbre artériel ,
par ses divisions terminales infinies , a élevé et façonné , conjointement avec les nerfs gris intégrans et élémentaires , tout l'appareil musculaire organique , de relation , viscéral, sous-muqueux
et sous-cutané ; de même l'arbre lymphatique , dans ses terminaisons finales , a déroulé un appareil blanc analogue , toujours
pourtant à l'aide des rudimens nerveux gris indispensables ; je
veux parler du tissu cellulaire. Ce tissu façonné aux extrémités
lymphatiques , est un véritable feutrage de filets blancs enchevêtrés , intriqués , maillés , qui sous les influences dominatrices des
esprits caloriques nerveux pénétrans , s'est coagulé , condensé ,
développé dans tous les interstices des organes , de manière à
former les plans celluleux sous-cutanés ; les enveloppes séreuses
des membranes et des viscères ; les couches sur-ganglionnaires ,
sur-artérielles, sur-veineuses et sur-lymphatiques ; les gaînes sur-
musculaires , sur-tendineuses , circum-articulaires ; en un mot
toutes les lames , les faisceaux , les agrégats , les dispersemens ,
les fibres , les cellules , les toiles , les réseaux de nature cellulaire , soit appliqués , soit interposés , soit intégrés aux systèmes ,
aux appareils, aux organes. Comme ce tissu cellulaire s'est déroulé
petit à petit , toujours en étendue , on peut se faire une idée de
la longueur du rayonnement vital qui suit , depuis le foyer encéphalo-rachidien , les nerfs gris de plus en plus décroissans qui le
conduisent , en l'enfonçant comme eux et avec eux de plus en
plus profondément dans la série hiérarchique des textures organiques artérielles , veineuses ou lymphatiques. Mais ce n'est pas

tout encore. Le tissu cellulaire, se refroidissant par sa distance du foyer, a donné naissance, dans ses terminaisons peu animées, aux membranes séreuses, aux gaînes tendineuses et fibreuses, aux aponévroses, aux capsules synoviales, qui elles-mêmes, chacune en particulier, et par leur sécrétion propre, ont ébauché congénitalement et finalement formé les tendons, les cartilages, les fibro-cartilages, le périoste et les os. Les os sont donc les dernières productions anatomiques de l'organisme, et constitués par les élémens passifs ou aphloxiques les moins vivifiés. Aussi sont-ils le dernier terme où aboutit « *l'aliment (Hip.)* », après avoir subi les métamorphoses et les actions fonctionnelles d'abord du sécrétisme primordial, ensuite des artères, des veines, des lymphatiques et de leurs viscères, de leurs glandes, de leurs effets nutritifs et désassimilateurs, à travers toutes les trames, les tissus, les réseaux, les cellules, qui expriment finalement la gélatine et le phosphate convertis et organifiés en tendons et en os fortement compactes et facilement mobiles.

108° *Série des innervations et des propriétés physiologiques.* — De cet aperçu anatomique général si rapidement énoncé, on peut induire l'affaiblissement du *feu nerveux* depuis le foyer sécréteur suprême où il est distillé, jusqu'aux extrémités ossifiées. De plus on se figurera aisément non-seulement la dispersion et la raréfaction graduelles du *feu* libre à travers cette hiérarchie organique, mais encore la diminution, décroissante dans la même mesure, du *feu* local intégrant à la texture des organes. Voilà la base théorique sur laquelle on doit appuyer la différence des fonctions et des propriétés vitales. Exhubérant dans les parties mêmes de l'arbre gris, soit au tronc, soit aux ganglions des racines solaires, mésentériques, etc., soit aux ganglions et plexus des branches pulmonaires, cardiaques, aortiques, etc., le *feu nerveux* intégrant y produit une contractilité sensible et insensible, ou mieux sans métaphysique, un rayonnement tel qu'il réagit *élastiquement* et très-rapidement contre les obstacles ou les fluides nutritifs, qui se trouvent en contact avec eux, sans avoir le degré de son sécrétisme et de son expansion. Moins saturateur aux artères, il leur donne une contractilité sensible, une élasticité déjà bien moindre, mais pourtant fort considérable. Les veines ont la réaction de leurs molécules intégrantes encore moins active; les lymphatiques moins que les veines; le tissu glandulaire, le séreux, le cellulaire, moins que les précédens : ce qui paraît une contradiction en raison de la fréquence de leur affection; mais elle n'est fondée que sur la fréquence de leur soumission immédiate aux agens physiques qui les agacent constamment, et y ont sollicité, par leur réaction habituelle, une dose de *feu* défenseur intégrant plus considérable que leur nature première ne semblait le comporter. Après eux, dans la série des *innervations*, des contractilités insensibles et sensibles, comme disait Bichat, ou mieux des *élasticités* de tissus, on peut placer finalement les gaînes musculaires, les aponévroses, les tendons, les cartilages et les os. Toutes ces trames diverses, formées par le *feu nerveux* gris élémentaire, à l'aide de la fibrine, de l'albumine, de la gélatine et des sels qu'il a assimilés, possèdent donc intimement, dans leur essence constitutionnelle, une *activité phloxique* intégrante relative à la somme de *feu* organifié. C'est ce *feu* qui leur donne leur *action organique*, ou plus précisément, leur *sécrétisme* propre ; ce qui les fait attirer, sécréter et rayonner dans le même rapport. Otez leur *phlox*, leur *feu* essentiel, vous détruisez le sécrétisme ; vous annullez leur rayonnement, vous paralysez leur contractilité insensible qui en est l'effet *élastiquement* réactif. Exaltez ce sécrétisme local, soit en entravant sa sphère particulière par des fluides irritans, ce qui veut dire plus expansifs, plus excentriques, soit en lui incorporant des élémens nerveux surabondans ; vous augmentez et son action distillatrice et ses irradiations divergentes. Aussi les résultats de son travail sont-ils aussi variés que ses modifications d'excitation, d'irritation, d'inflammation, dont on peut apprécier les degrés par les différences caractéristiques des fluides sécrétés, des pus, des sanies, des humeurs diverses. Si dans la blennorrhagie l'écoulement est verdâtre dans le principe, jaune ensuite et incolore à la fin ; ce triple phénomène est dû à l'intensité, à la diminution et à la disparition graduelle du *feu* local morbidement intégré à la muqueuse urétrale, et à la cessation de son sécrétisme vicieusement exagéré.

Cette différence du *feu* constitutionnel des organes en met donc une semblable et proportionnelle dans leurs propriétés physiologiques matérielles et élastiques, comme dans leurs produits. Ne soyons donc plus étonné si le *feu nerveux* gris est sécrété dans son sanctuaire encéphalo-rachidien ; si le sang rouge est sécrété à l'embouchure pulmonaire du foyer vital ; si le sang noir l'est aux terminaisons capillaires artérielles ; si la seconde lymphe, la plastique, l'est aux terminaisons hépatiques et pulmonaires des veines ; si les muscles séparent la fibrine ; si le tissu

cellulaire la graisse ; si les muqueuses leurs fluides ; si les séreuses leur eau, si les glandes leurs humeurs ; les synoviales leur
huile ; le périoste la substance osseuse ; les os leur moelle.

109° *Du rayonnement élastique, cause de l'élasticité nerveuse et des forces synonymiques, abstractivement dénommées
contractilité, tonicité, irritabilité, sensibilité organique, etc.* —
Les propriétés intimes et de texture de toute cette hiérarchie organique, tiennent au *feu* local constitutionnel. De sorte que
chaque fibre, chaque cellule, chaque organe a sa dose intégrante,
alimentée journellement par le tribut qu'il soutire au sang artériel et au *feu* libre général : ce qui rend son attraction, son sécrétisme et son expansion contractile à peu près égaux et semblables
constamment. C'est donc ce *feu* intégrant caractéristique qui est
l'indicateur ou plutôt la cause du rayonnement élastique des fibres
viscérales contre leurs fluides respectifs ; rayonnement qui est
toujours proportionnel à la somme de son intégration dans la texture. Cette somme variable selon les tissus, selon les organes,
différencie dans le même rapport leurs propriétés physiologiques
de repoussement où d'appel, ce qui a donné sujet aux expressions
métaphysiques de contractilité et de sensibilité. Mais nous réser-
vons le mot sensibilité pour expliquer la faculté que possède la
vie animale, la pulpe blanche, d'éprouver la conscience des
choses et de souffrir et de jouir. Pour le mot contractilité, nous
l'adopterions volontiers pour expliquer un mouvement aveugle
de réaction ; mais il ne matérialise pas assez le phénomène, et
n'inspire pas assez l'impulsion physiologique de sa cause : c'est
pourquoi je lui substitue préférablement l'expression de rayonnement *élastique* et d'expansion. Si donc des vaisseaux, des pores
se trouvent en contact avec des fluides inférieurs ou seulement
égaux substanciellement en expansion, ceux-ci seront happés et
charriés. Mais au contraire, si ces fluides leur sont bien supérieurs, leur rayonnement excentrique, refoulant le leur propre,
sollicitera une réaction énergique qui les repoussera loin d'eux ;
ce qui les éliminera de proche en proche, jusqu'à ce qu'ils se
trouvent harmonisés, assimilés, égalisés avec des conduits et
des fibres semblables et identiques en nature et en expansion.
Voilà le principe qui préside aux lois des contractilités et des
sensibilités organiques diverses. Le *feu nerveux* pneumatisant
repousse, après l'avoir coloré, le sang noir qui pesait sur son foyer
combustif et attractif comme les graves pèsent vers le centre de
la terre. Alors sa colonne de *feu* réagissant par le renvoi de la

pulpe grise concentrée, se rue sur l'agresseur veinoso-artériel, et le chasse dans la cavité nerveuse du cœur gauche, avec une impulsion analogue à sa force expansive et à sa supériorité sur celle du sang. De même le fluide artériel, en harmonie de rayonnement avec ses canaux, est impulsé par eux, tandis qu'ils rejetteraient le sang noir et la lymphe, quoique moins expansifs que lui : ce qui paraît contradictoire en apparence ; puisque d'après notre principe de supériorité, ils devraient le dominer et le happer. Mais il faut tenir compte, 1° de la combinaison des forces physiologiques et de leur opposition réciproque ; 2° des impulsions et des attractions centrales toujours impérieuses ; 3° de la force d'inertie, autrement dit de la passivité des fluides qui est nulle dans le *feu nerveux* dominateur, assez prononcée dans le sang rouge en opposition au *feu* électrique, plus marquée dans le sang noir, bien davantage dans la lymphe, encore plus dans la graisse, la bile, le pus, l'urine, les matières fécales. De sorte que le rayonnement nerveux des fibres, des conduits, des spongioles vasculaires, des cellules, des pores, tendant à s'exécuter de toute sa force, le plus excentriquement possible, rencontre pour obstacle les fluides positifs que j'ai mentionnés ; ce qui concentre ce rayonnement, lequel concentre celui des filets nerveux postérieurs, dont la concentration opprime à son tour l'expansion des ganglions correspondans qui se soulèvent soudain, se crispent et réagissent avec plus ou moins d'impétuosité, de chaleur, de *feu nerveux*, sur les humeurs résistantes, sur les obstacles soit physiologiques, soit pathologiques. Ce qui produit l'excitation de la partie, son irritation, son inflammation, ou plus positivement dit, la sécrétion de l'obstacle, sa cuisson, sa fonte, sa résolution, en le saturant d'électron vital, de *feu nerveux* assimilateur qui le subtilise au point de ne plus offrir de résistance passive aux pores, spongioles, capillaires, vaisseaux qui doivent physiologiquement le charrier, ou pathologiquement l'évacuer. C'est ainsi que la coction s'opère ; que la fonte des humeurs s'effectue; qu'une épine abcède, etc. En parlant ainsi de la force d'inertie qui s'oppose au rayonnement nerveux des absorbans sanguins, veineux, lymphatiques, etc., je n'ai point voulu dire comme Boerhave que les fluides n'entraient pas dans les canaux, parce que leurs globules n'étaient pas en rapports de volumes avec leurs pertuis : ce qui serait rajeunir la théorie surannée d'Asclépiade, et me mettre en contradiction avec mes propres idées et mes tendances · Pour moi tout ce qui est dans le corps, comme partie intégrante ou fluide, a été assimilé plus ou moins au foyer de la *vie*, et jouit d'une force constitutionnelle et élémentaire relative à la dose nerveuse assimilante. Cette dose nerveuse donne à la particule solide ou fluide qui en jouit, les facultés premières du pouvoir assimilateur, je veux dire, l'attraction, le sécrétisme et l'expansion. Ces facultés font obéir la substance assimilée au foyer et à son agent. Mais il ne faut pas oublier aussi qu'en raison de l'activité matérielle et phloxique qui pénètre toutes les parties, soit minérales, soit végétales, soit animales de l'Univers, chaque particule de matière quelconque non alimentaire ou nutritive, n'importe, jouit, à sa manière, par l'activité de ses propres élémens, de l'attraction, du sécrétisme et de l'expansion dus aux parties, quelque minimes qu'elles soient, du phlox, de la grande *activité* de la Nature qui a pénétré son essence et s'est constitutionnalisée avec elle. Alors les substances alimentaires introduites dans l'économie, et converties diversement en fluides biliaires, urineux, lymphatiques, sanguins, etc., donnent donc à leurs élémens les mêmes propriétés intimes d'attirer, de sécréter, de rayonner que le foyer vital animateur, et que son agent organisateur. De sorte que le *feu nerveux* s'efforce de tout maîtriser, de tout fondre, de tout assimiler et asservir à sa force absolue et suprême. Mais quand il ne le peut entièrement, il ne fait que masquer l'activité universelle répandue intimement dans les molécules des fluides organiques. Alors ceux-ci, exerçant leurs propriétés particulières et incessantes d'attraction, de sécrétisme et d'expansion, opposent, partout où leurs globules se trouvent, leur rayonnement latent, la cause de leur compacité insoluble et de leur apparente inertie, au rayonnement élastique du *feu nerveux*, qui est obligé de s'accumuler dans un rapport proportionnel à leur résistance; ce qui produit les réactions, les excitations, les irritations, coctions, sécrétions, résolutions, subtilisations, sublimations, évacuations, absorptions et excrétions diverses. Telle est donc la cause profonde et mystérieuse, tirée d'une des lois les plus occultes de la nature, du rapport physiologique des globules et des pores, des fluides et de leurs vaisseaux, des masses liquides alimentaires, purulentes ou aqueuses avec leurs membranes, leurs enveloppes cellulaires ou kysteuses. Tout s'y opère par action du *feu nerveux* soit local, soit général, sur l'action intégrante et virtuelle des fluides, dont les principes originellement minéraux sont extraits en dehors de l'économie.

De leur opposition résultent tous les phénomèmes des contractilités sensible et insensible et de la sensibilité organique, selon
leur résistance réciproque : car les premières sont dues au *feu*
local suffisant pour vaincre le fluide en contact ; tandis que la
seconde est opérée par le *feu* général qui a besoin d'être en colonne, en bouffée, en vapeurs plus ou moins condensées, pour
rompre les obstacles physiologiques, hygiéniques ou pathologiques plus ou moins concentratifs, comme aux débouchés affectés
par les divers excitans de la respiration, des fonctions sensoriales et de la digestion.

J'avais dit précédemment qu'il fallait tenir compte aussi, 1° de
la combinaison des forces physiologiques, et 2° des impulsions et
des attractions centrales toujours impérieuses. C'est ainsi qu'un
tissu simple a sa force propre de rayonnement attachée à la simplicité de ses élémens, qui est partout la même dans les artères,
la même dans les veines, la même dans les lymphatiques. Mais
elle varie pour les tissus composés avec les simples ; et les facultés
de répulsion et d'élasticité sont en raison identique de leur composition. C'est ce qui différencie la contractilité de la trame multiple des viscères ; ce qui diversifie leurs degrés de réaction contre
leurs excitans naturels. Car sans cette variété de composition,
toutes les parties de l'organisme et tous ses fluides, étant identiques en essence, auraient la même propriété de s'incorporer le
feu nerveux et de le rayonner; ce qui produirait la même uniformité de texture et de force, et rendrait l'anatomie et la physiologie
impossibles par le chaos de molécules similairement réactives.
D'où je conclus qu'il n'y a qu'une force découlant d'une seule
source ; et que cette force, ou *feu nerveux*, conduite diversement
selon les tissus, leur donne, dans le rapport de leur diversité,
ses propriétés matérielles d'attirer, de sécréter et de rayonner, la
cause unique de tous les phénomènes élastiques de contractilité
et de sensibilité qui ne sont réellement que les différens degrés
de son accumulation et de son expansion.

110° *Cours centripète de l'attraction et centrifuge de l'expansion.* — Il faut aussi avoir égard, dans les explications physiologiques, aux impulsions et aux attractions centrales toujours
impérieuses. C'est ainsi que l'attraction de la pulpe grise encéphalo-rachidienne, au lieu de s'effectuer orbiculairement et tout
à l'entour d'elle, s'est créé trois grands vides, trois grands conduits
par où elle s'exerce complétement, et par où elle pompe comme
une ventouse insatiable. Le premier commence à la bouche,

embrasse tout le canal intestinal, les vaisseaux chylifères, le réseau commun pulmonaire. Le second débute par le chevelu des racines veineuses, s'exerce dans les grosses veines, les deux caves, le cœur droit et la tige veineuse, pour terminer ses conduits dilatés dans le réseau pulmonaire commun. Le troisième prend son origine aux absorbans de la peau, des muqueuses, des viscères, de toutes les parties du corps, s'élève en convergent pour aboutir à deux troncs distincts, le réservoir lymphatique et la grande veine lymphatique droite qui se rendent, par les sous-clavières, toujours dans le réseau pulmonaire commun, qui est comme le dernier estomac de la *vie*, puisqu'il est le terme où les parties ascensionnelles liquides de l'organisme s'arrêtent pour être en contact avec le foyer sécréteur, et subir son acte pneumatisant. Mais les parties volatiles, lumineuses, électriques, caloriques, éthérées, sont happées, pompées, attirées de toutes les parties du corps, des superficielles comme des profondes, de la peau, des muqueuses comme des fluides circulans, et par les pertuis des nerfs, des artères, des tissus, des liquides, etc. Ce qui s'opère dans l'alternative de concentration qui sépare l'expansion solaire-mésentérique de la pulmonaire et celle-ci de l'autre. De sorte que les principes volatils et impondérables propres à devenir vitaux, sont pompés par la respiration et la gastrisation dont les surfaces échauffées attirent et absorbent les élémens similaires au *feu nerveux :* de là le sentiment subit de bien-être, de restauration, de vitalité qu'on éprouve dans la syncope, l'asphyxie, la faiblesse, par l'odeur ou la saveur d'un air frais, d'une vapeur pénétrante, d'une boisson aromatique et d'une nouvelle agréable qui est de même nature, dans sa spiritualité électrique, quoiqu'en puissent dire les métaphysiciens, et qui produit les mêmes effets par le débouché de l'encéphalisation. Tel est donc l'ensemble des conduits par où le vide de la *vie* et son attraction se font sentir. Quant à son expansion, elle s'opère orbiculairement, en tous sens, par une divergence circonférencielle, aux extrémités de tous les nerfs, de tous leurs rudimens, dans les membranes et dans les viscères. Mais elle s'effectue principalement à l'encéphalisation pour allumer, entretenir, électriser la vie sensoriale; à la gastrisation pour cuire les alimens; et à la pneumatisation pour précipiter le sang rouge du centre à la circonférence. De sorte que le grand conduit de l'expansion consiste surtout dans l'arbre aortique et ses divisions artérielles et capillaires où elle expire. Alors le *feu nerveux*, qui diverge toujours et ne retourne jamais

sur lui-même, abandonne le sang (que son absence décolore),
et passe ou par la peau où sa température donne l'expression de
son abondance focale; ou par les muqueuses qui peuvent aussi la
faire apprécier; ou finalement par les viscères qui s'enrichissent
de ses élémens excitans, qu'ils absorbent pour entretenir leur
sécrétisme et exercer leur expansion élastique. Voilà pourquoi le
cerveau, recevant tout le *feu nerveux* qui gonfle les carotides et
les vertébrales, est si puissamment animé par leur sang si électrisé,
et voit soudain cesser son action sensoriale et locomotrice, dès
qu'il en est privé. Avec ces données d'anatomie et de physiologie
transcendantes, nous pouvons procéder à expliquer le cours hiérarchique et régulier des fonctions.

111° *Déroulement des fonctions organiques.* — Quand les
alimens du dernier repas ont été entièrement subtilisés par le
cercle des lois vitales; que leurs parties scorieuses ont été éliminées
par les émonctoires ou écartées par les sécrétions diverses; tandis
que les élémens électriques, caloriques, lumineux, éthérés ont
pénétré le siége de la vie, et l'ont saturé de *phlox*, de *feu nerveux :* ce *feu nerveux* surabondant se livre avec toute sa force
aux conditions intimes de sa nature, qui sont l'attraction, le
sécrétisme et l'expansion toujours proportionnels à la somme de
ses atomes actifs ou phloxiques. De là cette attraction puissante du
foyer qui, faisant éprouver son exploitation suprême et dominante
aux membranes muqueuses et aux fluides, inspire au sensorium,
par des irradiations sympathiques et irritantes, le sentiment de la
faim et le besoin de la satisfaire par des alimens. Ceux-ci, visant à
remplir le but de la nutrition, sont introduits dans les cavités
appropriées, où leur présence nécessaire cause une révulsion par
rapport au foyer vital trop plein, dont le rayonnement, concentré à ces muqueuses, se condense pour réagir élastiquement contre
la nourriture agressive. Alors le *feu* libre général déborde avec
véhémence dans le sens de l'expansion solaire-mésentérique, ce
qui enraye un peu l'expansion pulmonaire, surtout chez ceux
qui ont la digestion pénible. De sorte que l'accumulation des
rayons nerveux produit la coction ou plutôt le sécrétisme, la
division, l'atténuation, la subtilisation des alimens dont l'activité
intime électro-atomistique, qui retenait leurs molécules en cohé-
sion, a cédé à la suprématie du *feu nerveux*, qui a séparé ses
molécules pénétrées alors de *feu* vital, assimilées par lui et ren-
dues égales aux siennes et aux tissus gastro-intestinaux, en expansion élastique. Cette confraternité nouvelle, cette égalité

d'expansion avec les muqueuses abdominales, ne crispant plus
leurs nerfs si réactifs (ce qui avait fermé le pylore et contracté
l'estomac), les relâche petit à petit et les ouvre enfin ; de sorte
que le rayonnement de la gastrisation dès-lors vainqueur, ayant
rompu l'*obstacle* des alimens, les pousse à l'état de chyme, dans
le conduit intestinal, par une impulsion électrique marquée,
semblable à celle de la pneumatisation contre le sang rouge : ce
qui fait parcourir à la masse alimentaire le canal digestif, et la
dirige vers l'anus. Mais pendant cet ensemble d'actes, d'autres
fonctions subordonnées s'accomplissent. L'échauffement de l'estomac, y produisant une accumulation électrique considérable,
y détermine un vide qui le transforme en ventouse avide pour les
viscères entourans et aboutissans : de là le pompement du fluide
que la rate sécrète dans sa dépuration artérielle ; de là l'aspiration
du liquide que le foie retire dans sa dépuration veineuse ; de là
l'exploitation de l'humeur que le pancréas s'approprie dans sa
dépuration lymphatique. Desorte que ces trois organes tributaires
fournissent leur contingent scorieux et excrémentitiel à la digestion qui s'en débarrasse inférieurement. Car leur nature nuisible
et trop expansive ou résistante, par l'activité électro–miné–
rale de ses élémens alcalins ou acides, fait crisper les spongioles
absorbantes des muqueuses, et réagir leur trame défensive contre
ces liquides concentratifs : ce qui les pousse petit à petit vers
l'orifice de la défécation. Mais les parties les plus pures du travail
alimentaire, celles qui ont subi une subtilisation entière dans
leurs molécules assimilées à l'albumine gélatino-fibrineuse du sang,
ne crispant pas les spongioles des chylifères par leur expansion
nulle, mais au contraire les dilatant par leur soumission à leur
rayonnement local, et de plus subissant l'action du grand vide
attractif central du siége de la *vie*, effectué par les conduits
lactés aboutissans au foyer circulatoire et à l'attraction pulmonaire
immédiats au sécrétisme primordial ; les molécules alimentaires,
dis-je, dans ces conditions organiques préparatoires, sont pompées par les vaisseaux blancs, par les absorbans du chyle, trans-
portées par le réservoir de Pecquet, mêlées au sang noir à la sous-
clavière gauche, et mise en contact avec le foyer sécréteur dans
son acte attractif de la concentration pulmonaire alternative avec
l'expansion solaire-mésentérique : ce qui donne au fluide veinoso-
chyleux et la couleur rutilante et l'électron intégrant dus à l'incorporation de l'oxigène atmosphérique et du *feu nerveux*, pendant
cette concentration pulmonaire, et surtout pendant sa réaction,

l'expansion pulmonaire du *feu* libre général alternative avec la concentration solaire-mésentérique. Cette impulsion de l'électron focal contre l'agression refoulante de l'air et du sang noir, est l'acte important que j'ai nommé *pneumatisation*. Par elle, par cette fonction rayonnante, le sang noir et chyleux devenu rouge et le *feu* vital sont impulsés, du réseau pulmonaire commun, espèce d'estomac vital, d'antichambre du sanctuaire sécréteur, dans les capillaires artériels, dans leurs radicules aboutissantes, dans les quatre artères veineuses contiguës à l'oreillette gauche, et enfin dans le ventricule gauche lui-même, dont la force réactive organique le renvoie à toute l'aorte et à toutes ses divisions extrêmes, en produisant la secousse du pouls simultanée avec sa réaction dont elle indique la valeur. Et comme le cœur n'a d'énergie que celle que peut lui fournir le foyer vital dont il subit les phases inévitables de surabondance, de plénitude, d'insuffisance et de faiblesse, le pouls indique lui-même médiatement l'état du foyer et le mode actuel de son sécrétisme rayonnant. Le *feu* pneumatisant résulté, 1° de l'électron que le foyer a dégagé par secousses, comme une torpille contrariée, pour sa défense contre l'agression de l'air et du sang noir précipités sur lui pendant son expansion solaire-mésentérique simultanée avec l'attraction pulmonaire si avide ; le *feu* pneumatisant, dis-je, résulté encore ; 2° de l'oxigène aérien séparé de son azote et de ses autres combinaisons ; 3° des particules électro-caloriques et éthéro-lumineuses des alimens pendant la décomposition gastrisante ; le *feu* vital, en un mot, s'échappe donc avec le sang rouge et en rayonnant par l'arbre aortique, par ses rameaux, ses ramuscules, ses capillaires terminaux sous-cutanés, sous-muqueux, musculaires ou viscéraux. Mais là sa force d'impulsion expire, 1° en raison du maillage si ouvert des capillaires artériels terminaux ; 2° en raison du point commençant où l'attraction concentrique du foyer vital se fait sentir pour s'exercer par les canaux des veines et des lymphatiques. L'attraction et l'expansion de l'activité focale, sont donc en opposition ; où celle-ci finit l'autre commence ; et réciproquement où l'expansion commence l'attraction finit : puisque l'une, la dernière, est identifiée avec la nature électro-nerveuse de la pulpe grise encéphalo-rachidienne ; et que l'autre, l'expansion, est attachée à l'excentricité élémentairement et législativement fatale de son sécrétisme rayonnant, comprimé si diversement par les entourages organiques de sa sphère et par les fluides qui frappent sans cesse à la porte de ses débouchés : ce qui a déterminé à la longue l'alternatif balancement de son *feu* libre, par les deux mouvemens intermittens de l'impulsion solaire-mésentérique simultanée avec l'attraction pulmonaire, et de l'impulsion pneumatisante simultanée avec la concentration solaire-mésentérique.

Le *feu nerveux* du sang rouge, cause de sa coloration incandescente, est donc impulsé par la pneumatisation, hors de l'arbre aortique et des capillaires artériels, dans le réseau sous-cutané, sous-muqueux, musculaire ou viscéral commun ou intermédiaire aux artères, aux veines et aux lymphatiques. Mais en vertu de sa divergence perpétuelle qui n'est plus emprisonnée suffisamment, il se perd çà et là, il rayonne partout indistinctement, surtout pourtant par la peau et par les muqueuses où il donne le thermomètre de la chaleur vitale, et dans le tissu cellulaire généralement interposé qui s'en enivre sans cesse, la cause de sa vitalité élastique et de ses prétendues propriétés métaphysico-physiologiques. Alors si le *feu nerveux*, cause de la coloration artérielle, abandonne le sang rouge aux terminaisons de ses capillaires, il n'est plus surprenant que ce dernier redevienne noir : c'est aussi ce qui s'effectue. Ses élémens désélectrisés et non plus impulsés par la pneumatisation, devenus passifs du mouvement contraire, de l'attraction pulmonaire, passent, les noirs, dans les capillaires commençans, dans les radicules, les racines de l'arbre veineux, dans les deux pivots caves supérieur et inférieur, dans l'oreillette et le ventricule du cœur droit, pour être impulsés, en raison des élémens nerveux ganglionnaires et plexueux intégrés à ses parois membraneuses et charnues, dans la tige pulmonaire (veine artérieuse), dans ses rameaux, ses ramuscules, ses divisions, ses capillaires veineux, jusqu'au réseau pulmonaire commun aux fluides atmosphérique, veineux et lymphatique, et que nous avons appelé le vestibule du sanctuaire de la vie. C'est là qu'en contact, comme nous l'avons expliqué précédemment, avec le foyer vital, ces derniers fluides, par leurs combinaisons et leurs modifications électriques sous ses influences attractive et pneumatisante, reprennent une nature vivifiante et nerveuse, et par conséquent une coloration artérielle, pour se transporter par l'aorte jusqu'à ses capillaires terminaux, où cette nature et cette couleur se dissipent sous l'évaporation, l'envolement, la perte complète du *feu nerveux* pneumatisant. Là, comme le sang noir à l'égard des veines, la lymphe, répandue dans le réseau commun intermédiaire aux trois fluides artériel, veineux et blanc, passe dans ses capillaires absorbans, monte, par des divisions et des anastomoses innombrables, dans les deux grandes racines de son arbre tronqué et défiguré, je veux dire, dans le réservoir du chyle et la grande lymphatique droite où aboutissent les absor- bans de toutes les parties du corps, pour se transporter avec le sang noir dans le réseau pulmonaire commun, le lubréfier et subir l'impulsion pneumatisante comme le sang artérialisé; ce qui la plastifie, l'électrise, lui donne des qualités plus complètes de consistance et de vitalité, propres à aider à la formation du tissu cellulaire et des autres parties blanches, et à favoriser sa sécrétion par les glandes et les tissus lymphatiques divers. Car de même que le sang rouge, dans son cours excentrique, avait nourri les différens organes pelotonnés ou épanouis aux rameaux aortiques, tels que la glande pinéale, la rate et la pie-mère, la thyroïde, la fibrine caverneuse, etc., destinés à des fonctions par- ticulières moins de sécrétions que de réceptacles dans les érections vitales des quatre appareils : la pie-mère et la glande pinéale pour l'encéphale, la thyroïde et les poumons pour la poitrine, la rate pour l'abdomen, les corps caverneux pour les génitaux; de même encore que le sang noir, dans son cours concentrique, avait nourri les différens organes annexés à ses parties arboréales et destinés à des dépurations diverses, comme les glandes de Pa- chioni et l'arachnoïde pour la tête, les glandes bronchiques pour la poitrine, le foie pour le ventre, la prostate pour l'appareil reproducteur; de même la lymphe nourrit des organes analogues suspendus et fixés aux régions diverses de son arbre à sang blanc, tels que la dure-mère et les parotides pour l'encéphale, la plèvre et les glandes salivaires pour la cavité pectorale, le péritoine et le pancréas, son dépurateur de prédilection, pour l'abdomen, la tunique vaginale et les glandes de Cowper pour les rouages généra- teurs. Comme l'arbre artériel s'est étendu indéfiniment à l'aide des rudimens nerveux de ses membranes, et a formé par des intrications, par un feutrage, par un maillage compacte et mul- tiple, 1° les couches musculaires sous-membraneuses; 2° les par- ties fibrineuses des viscères; et 3° tout l'appareil des muscles; comme l'arbre veineux, à l'aide des rudimens nerveux de ses tuniques constituantes, a développé, 1° ses capillaires propres sous-cutanés; 2° les sous-membraneux; 3° les musculaires; et 4° les viscéraux; de même l'arbre lymphatique, qui devait con- tenir à lui seul toute la masse fluide des deux autres, a déroulé une quantité prodigieuse d'organes pour sécréter, élaborer et éliminer son fluide dont la source alimentaire artérielle et veineuse est incessante ; et ces organes furent, 1° le tissu cellulaire condensé à peu près comme le musculaire de nature artérielle ; 2° les membranes séreuses et fibreuses ; 3° des faiseaux qui joignent le premier à ces derniers ; 4° des appareils d'élimination, comme le bronchique, le salivaire, le rénal et le sudorifique dû, avec le transpirateur intestinal, aux excréteurs, aux exhalans circonférenciels ; enfin 5° les gaînes musculaires et tendineuses, les aponévroses, les tendons, les capsules synoviales, le périoste, les cartilages, les ligamens et les os. Et tous ces organes comme ceux formés par les artères et les veines, se nourrissent, attirent, sécrètent, rayonnent ou excrètent, exhalent, en raison de l'abondance de l'*élément* nerveux qui entre dans leur composition intime, et qu'ils reçoivent par sa dispersion indéterminée dans l'économie, à la sortie du sang rouge et des diverses parties organiques d'où il diverge toujours excentriquement. Et la cause de la compacité graduelle de ces organes blancs depuis les lymphatiques, le cellulaire, les glandes, les séreuses, jusqu'aux tendons, aux cartilages, aux os, provient de l'insuffisance, de la privation du *feu nerveux* ; ce qui consolide la lymphe, dont les élémens passifs et refroidis se précipitent et s'arrangent physiologiquement sous les dernières ossillations de l'innervation, qui y pousse avec peine ses vapeurs rares et expirantes. Les poils et les ongles ne sont que les résidus minéraux des alimens animalisés avec peine par la série des élaborations antérieures, et qui se fixent finalement à la circonférence, pour servir d'intermédiaire et de défense contre les impressions ou les agressions extérieures. Mais comment s'entretient le centre de la *vie*, comment s'enivre-t-il d'*électron* nerveux, et le distribue-t-il aux organes pour renouveller le cercle de la réparation et de la dépense ?

112° *Réparation, dépense, distribution et autres lois de l'innervation.* — Le foyer sécréteur, autrement dit, la pulpe encéphalo-rachidienne, par la puissance attractive dévolue à ses atomes phloxiques constituans, appelle le sang rouge aux portes de son sanctuaire, c'est-à-dire, à la gastrisation et à la respiration, dans les deux mouvememens concentratifs qui leur sont alternatifs avec leurs deux mouvemens d'expansion. C'est-à-dire, que pendant l'attraction pulmonaire, la pulpe grise attire les élémens spiritueux, oxigénés, caloriques, lumineux, électriques ou éthérés du chyle et du sang. De même pendant la concentration solaire-mésentérique, elle attire, par les plexus et ganglions abdominaux, les mêmes principes subtils et vivifians du sang et du chyle qui arrosent et pénètrent les membranes muqueuses dila-tées. Alors ces principes actifs et innervans, pompés par le foyer de la *vie*, dans son premier acte *attractif* exercé alternativement par ses deux terminaisons pectorales et abdominales, c'est-à-dire, à la concentration pulmonaire et à la solaire-mésentérique, s'ac-cumulent dans sa sphère vitale qui s'en grossit et s'en entretient temporairement. Elle les brûle, les distille, les décompose, les assimile par son second acte, le *sécrétisme*, afin de les rayonner, irradier, dépenser, par son troisième acte, l'*expansion*. Et cette expansion s'effectue par les mêmes voies que l'attraction, dans l'alternative des deux concentrations pulmonaire et abdominale, je veux dire, pendant l'expansion respiratoire et l'expansion solaire-mésentérique attachées à leurs ganglions, plexus et annexes vis-céraux respectifs. C'est ainsi que le foyer de la *vie*, constitué par le centre et toutes les dépendances de la pulpe grise, qui forme en rudimens le canevas anatomique de tout l'organisme; c'est ainsi, dis-je, que le foyer de la *vie* s'enivre d'électron tiré des alimens et de l'air, digérés, séparés, distillés, sécrétés, pour le rayonner excentriquement à toutes les parties de la circonférence, par les deux mouvemens expansifs et alternatifs de la pneumati-sation et de la gastrisation. Vous avez donc l'idée du foyer de la *vie*, de son action comburante, de son rayonnement. L'*attraction* apporte des matériaux vivificateurs; le *sécrétisme* atomistique intégrant les sépare et les assimile; l'*expansion* les dépense. Com-ment donc s'opère cette dépense? Lorsque le foyer est plein, que sa sphère, limitée par les organes entourans, est saturée de *feu ner-veux*, cette sphère électrique comprimée cherche une issue quel-que part. Elle en trouve trois : la première, *encéphalisation*, est le rayonnement ou débouché capital par lequel elle dégage un *feu nerveux* comme flambant, pour allumer, électriser, vivifier, in-nerver la pulpe blanche et ses annexes, le siége, *greffé sur elle*, de la *vie* animale, sensoriale et locomotive. La seconde issue de la sphère rayonnante est la *pneumatisation*, par laquelle elle dépense une somme de *feu nerveux* propre à vivifier, innerver, électriser les dépendances des glanglions, des plexus, de leurs rameaux et des dernières divisions nerveuses de la poitrine, c'est-à-dire, tout l'appareil respiratoire et circulatoire *greffé sur elles*, avec toutes les parties fibrineuses, artérielles, veineuses, lympha-tiques et gélatineuses, dont l'origine formatrice est partie de la poitrine, je veux dire, de l'impulsion pneumatisante. La troisième issue de l'électron focal est la *gastrisation* d'où s'échappe, dans l'expansion de ses deux mouvemens alternatifs, le *feu* propre à innerver, animer, enivrer, électriser les ganglions et les plexus du ventre, ainsi que leurs rameaux gris et toutes leurs terminaisons finales adjacentes soit fibrineuses, artérielles, veineuses, lymphatiques et gélatino-osseuses, les matériaux avec lesquels tout l'appareil gastro-intestinal s'est formé complétement. De sorte que les deux appareils pectoral et abdominal, qui comprennent à eux seuls tous les viscères quels qu'ils soient de la *vie* organique, dérivent de la pneumatisation et de la gastrisation, comme de deux sources premières. Et ces deux sources sont les deux débouchés fondamentaux de l'électrisation, qui a impulsé, à l'aide de son *feu suprême*, la fibrine, l'albumine et la gélatine combinées à lui de manière à organiser, 1° tous les nerfs et leurs terminaisons membraneuses; 2° toutes les artères avec leurs capillaires, leurs viscères, leurs tissus musculaires aboutissans; 3° toutes les veines avec leurs pelotonnemens et leurs réseaux; 4° tous les lymphatiques avec leurs absorbans et leurs excréteurs, leurs capillaires, ainsi que leurs produits soit directs, comme le tissu cellulaire, les glandes et les membranes séreuses, soit plus médiats, comme les gaînes fibreuses, les aponévroses, les tendons, les synoviales, les cartilages, le périostes et les os.

Telles sont donc les deux causes primitives de la formation architecturale de la *vie* organique et de toutes ses parties. Mais n'oublions pas que ces deux causes, la *pneumatisation* et la *gastrisation*, ne sont que les deux débouchés permanens de l'*électron* focal qui, suivant toutes les vicissitudes de la sphère vitale, en trahissent l'état plein ou vide, resserré ou dilaté, par le reflet inséparable qu'ils transportent aux fonctions respiratoire, circulatoire et digestive. Si le foyer est trop plein, il déborde avec violence par ses débouchés; s'il est trop vide, il les détend, les relâche eux et leurs dépendances organiques, c'est-à-dire, tout le système des viscères qu'il exploite, dont il soutire le *feu nerveux* pour s'entretenir à leurs dépens : d'où résultent et la maigreur et la débilité consécutives aux privations et à la faim prolongée, jusqu'à ce que l'irritation du centre mental irradie ses influences nerveuse et sanguine sur l'abdomen, où il produit bientôt l'inflammation et ses réactions délirantes.

Dans la formation journalière du sécrétisme électrique, la somme du *feu nerveux* sécrété est à peu près la même, en raison de l'exigence limitée des mêmes fonctions, sous l'effet des mêmes besoins et des mêmes habitudes. Aussi sa répartition est à peu près la même qu'auparavant, à moins qu'on ne change ces mêmes coutumes : ce qui modifierait la dispensation du *feu nerveux*. Mais dans la normalité, cette dispensation s'opère ainsi qu'il suit, du centre à la circonférence. La pulpe grise, siége de la *vie*, s'en approprie autant qu'il lui en faut pour être saturée, enivrée, pour gonfler sa sphère rayonnante ; après quoi elle le rayonne avec plénitude et énergie par ses deux mouvemens alternatifs, d'abord à l'encéphalisation, ensuite à la pneumatisation et à la gastrisation, je veux dire, dans tous les ganglions gris, dans tous leurs plexus, leurs rameaux aboutissans, leurs parties nerveuses annexes soit muqueuses, artérielles, veineuses, lymphatiques, etc., ainsi que dans le sang rouge, dans le noir, dans la lymphe, etc. De sorte que toute la *vie* radicale, organique, inférieure, est saturée d'électricité, non-seulement intégrante et constitutionnelle, mais encore libre, générale et rayonnante. C'est le *feu* local (fixé dans les mêmes proportions que le *feu* général est irradié), qui exécute les lois de texture et d'*élasticité insensible*, selon la force de son rayonnement ; et c'est le *feu* libre général qui remplit les lois de sensibilité organique ou d'*élasticité apparente* contre les fluides internes ou les excitans externes qui s'opposent à son expansion réactive. De sorte que, dans la hiérarchie du déroulement des organes, cette répartition du *feu* libre est gradué. Aussi vif aux trois débouchés qu'au centre de la *vie*, le *feu* libre qui en sort, réagit avec une *élasticité* impérieuse et incoercible contre les excitans encéphaliques, respiratoires et digestifs ; ce qui nous fait croire que le *feu nerveux* enivre les ganglions, les plexus, leurs rameaux et leurs épanouissemens extrêmes viscéraux, les intermédiaires du foyer à la circonférence. Aussi après le foyer, ses annexes, les couches grises encéphaliques, les ganglions pulmonaires, cardiaques, etc., et les solaires, mésentériques, etc., sont-ils les plus animés, les plus électrisés ; ensuite leurs rameaux respectifs ; puis leurs terminaisons particulières ; enfin, dans un ordre décroissant, leurs organes aboutissans réciproques, les fibrineux, les albumineux, les gélatineux, ou mieux les artériels, les muqueux, les veineux, les lymphatiques et leurs métamorphoses viscérales, simples ou compliquées. De sorte que chaque organe reçoit son tribut électrisant du foyer ; que les plus rapprochés du foyer sont les plus favorisés ; et les plus éloignés les moins riches soit en électrisation constitutionnelle, soit en *feu nerveux* de transport, de conduction. Voilà ce qui différencie leurs facultés physiologiques comparées les unes aux autres. Voilà pourquoi chaque viscère, chaque tissu, chaque particule organique attire, sécrète et rayonne les uns plus que les autres. Et par conséquent pourquoi, quand leur attraction et leur expansion réciproques sont en présence, il en résulte soit des absorptions, soit des répulsions : ce qui a fait imaginer les dénominations abstraites de contractilités, de sensibilités organiques, qui rappellent des propriétés et des facultés métaphysiques; tandis que ces effets matériels sont dus à des causes positives et dimensionnelles, puisque c'est au *feu nerveux* et à la diversité de ses distributions. Si le *feu nerveux* des débouchés impulse avec violence l'air atmosphérique à la pneumatisation, les impressions concentratives à l'encéphalisation, les alimens à la gastrisation, c'est que les irradiations trop excentriques de l'électricité de ces excitans extérieurs, tendent à trop limiter et à opprimer la sphère vitale et son foyer : ce qui provoque les réactions instinctives rayonnantes de son expansion, qui a besoin d'être plus excentrique encore et de dominer les influences agressives, pour s'exercer avec plus de plénitude et de liberté. Si les artères repoussent le sang noir, les veines la lymphe, le larynx d'autres fluides que l'air, l'estomac les poisons, les capillaires blancs les globules rouges, le tissu cellulaire des liquides étrangers, etc., etc.; c'est que dans ces contacts divers, il y a toujours deux expansions en présence, et que la plus forte repousse la plus faible : sinon le fluide dominateur reste sur l'organe impuissant, paralyse son *feu* local, désorganise le tissu, et exerce des ravages dénaturans, purulens, corrosifs, selon sa nature plus énergique relativement à la plus grande faiblesse de l'organe compromis et du rayonnement général, qui n'a pu le vaincre dans ses réactions aiguës comme dans ses efforts chroniques. Si, au contraire, les globules rouges sont happés par les pores artériels, les noirs par les veineux, les blancs par les lymphatiques, l'air par les poumons, les alimens par les membranes stomacales, les fluides divers par leurs conduits, les humeurs par leurs absorbans respectifs, c'est qu'il y a toujours deux attractions et deux expansions en présence. Mais ici, contrairement aux effets énoncés plus haut, les corpuscules exposés aux pores sont égaux à eux en rayonnement intrinsèque; ce qui les maintient en contact fraternel; ce qui empêche leur répulsion comme dans le cas précédent. Mais de plus accumulés sur ces mêmes pores, les corpuscules ressentent l'effet du vide central de la *vie*, vide impérieusement attractif qui entraîne au foyer tous ses élémens congénères et identiques qui peuvent entretenir son avidité. C'est par l'attraction gastrisante que le chyle pénètre les lactés, et que les atomes électriques suivent immédiatement le trajet des cordons nerveux à travers les membranes muqueuses ; c'est par le vide attractif de la digestion que l'humeur hépatique est éjaculée dans l'estomac ; que la rate y distille son fluide à travers les pores membraneux ; que le pancréas fournit le sien ; que les excréteurs transpirent leurs mucus, etc. C'est par l'attraction pulmonaire qui se fait sentir du centre aux parties les plus éloignées de la circonférence, que l'air est pompé ; que le sang rouge décoloré, désélectrisé, et alors noir et en harmonie d'attraction et d'expansion avec les capillaires veineux originels, est absorbé par eux, et gagne le point de départ de cette attraction focale. C'est par la même loi que les lymphatiques sucent et transportent la lymphe au réseau pulmonaire commun ; que les membranes séreuses absorbent leur eau, les tissus divers leurs humeurs propres, etc. Retenons donc bien que la cause de ces prétendues contractilités et sensibilités réside d'abord dans les *attractions* et les *expansions* partielles, mais encore dans les générales, celles qui appartiennent au foyer alternativement avide et rayonnant.

Il n'y a pas que le foyer sécréteur qui brûle, qui distille, qui décompose, qui sécrète : tous les organes jouissent de cette propriété dans le degré de leur place, dans la hiérarchie du déroulement architectural. Voilà pourquoi les ganglions viennent après le foyer, les plexus après les ganglions, les muqueuses gastrisante et pneumatisante après les plexus, puis les membranes artérielles, veineuses, lymphatiques, leurs viscères respectifs simples ou composés, et enfin leurs réductions en matières plus ou moins inertes, comme les tendons, les cartilages et les os. Chacun a donc une force propre de sécrétisme et relative au *feu* local, constitutionnel, et au *feu* général, d'emprunt, de conduction. Aussi leurs produits sécrétés diffèrent autant que leur force sécrétante ; ce qui caractérise et diversifie leurs humeurs respectives. Et de plus comme leurs doses de *feu nerveux* d'emprunt en même temps que leur sécrétisme intime peuvent s'augmenter et s'exalter, il en résulte une différence aussi tranchée dans leurs produits individuels, selon une foule de circonstances : de là les divers *feux* qui transmettent à la main de l'explorateur le sentiment d'une chaleur âcre, mordicante, sèche, halitueuse, intense, rare, etc. De là les diverses nuances du sang qui dénotent son degré de coction, d'incandescence, de brûlure, depuis le beau rouge artériel, jusqu'au noir du mélœna et au vert de la putridité. De là les divers aspects de la lymphe séreuse, limpide, latescente, trouble, épaisse, coagulée, grisâtre, sanieuse, etc. J'en dirais autant des humeurs si dissemblables, des pus si différens, des gangrènes si multiples. Car chaque tissu peut sécréter un produit variable selon ses forces actuelles, et les efforts qu'il met pour rompre un obstacle à son expansion électrique. Un fluide étranger sur le tissu cellulaire manifestera des désordres dans les rapports, 1° de sa nature étrangère; 2° de sa résistance propre; 3° de l'énergie du foyer vital; 4° des maladies autres qui l'exploitent, et 5° d'une foule de circonstances individuelles. La lymphe en contact avec lui ne sollicitera pas la réaction que provoquerait le sang, le sang que l'urine, l'urine que l'opium, l'opium que le *feu*. De là des sécrétions diverses et des dénaturations organiques conséquentes. Il n'est pas vrai que les organes sécréteurs choisissent dans le sang les matériaux similaires propres à la confection de leurs humeurs. Le sang aborde leur tissu en nature. Mais le *feu* intégrant et le *feu* de conduction, différens dans chaque glande comme dans chaque trame organique (car ce que nous disons ici peut être appliqué généralement à toute fibre viscérale); les deux *feux*, dis-je, et le général et le partiel de la glande supposée, étant refoulés dans leur rayonnement par le sang qu'impulse la pneumatisation dans les artères glandulaires, réagissent contre ce sang agresseur et s'accumulent contre lui; ce qui produit un obstacle local, une excitation, une irritation, une inflammation physiologique obtuse; jusqu'à ce que le *feu nerveux* ait été assez fort pour cuire ce sang, le fondre, le décomposer, le sécréter, le résoudre, et ensuite éliminer sa métamorphose en un fluide résultant du phénomène, et susceptible d'être excrété en nature, qui rappelle celle du sang modifié par une plus ou moins grande somme de *feu nerveux*. C'est cette somme variable de *feu nerveux* contre un sang toujours identique, qui seule diversifie les humeurs glandulaires comme les sécrétions phlegmasiques. C'est tellement vrai, que le sang veineux qu'on peut extraire des veines des diverses glandes, comme celles des muscles et des autres viscères, est partout et toujours le même; ce qui ne devrait pas arriver, si chaque sécréteur ne faisait que choisir les matériaux propres à la confection de son liquide. Il y a donc identité d'agent, le *feu nerveux*; identité de moyens, le sang rouge; identité de scorie, le sang veineux; et seulement diversité de produit, par la variabilité des doses du *feu* sécréteur.

Tel est le cadre des lois primordiales de la *vie* générale et des petites vies particulières qui lui ressemblent dans leurs fonctions fondamentales d'attraction, de sécrétisme et d'expansion, comme dans leur innervation intime de texture, ainsi que dans leur réaction spéciale contre les agens soit physiologiques, soit hygiéniques ou pathologiques. Avec ces données de philosophie médicale si profonde, on peut expliquer tous les problèmes organiques d'ensemble et de détails. Il n'existe donc plus d'autre énigme de la *vie* radicale de l'homme que la connaissance intime du *phlox*, c'est-à-dire, de l'élément *électrique* de cette vie, comme des élémens fibrineux, albumineux, gélatineux et calcaires. Mais cette connaissance est à jamais interdite à notre intelligence et à nos moyens de décomposition. Une nouvelle découverte en ce genre ne ferait qu'en nécessiter une seconde, et ainsi de suite jusqu'à l'absolu; c'est-à-dire, jusqu'au *phlox* universel, jusqu'à l'*activité atomistique* de la Nature générale, dont la pulpe nerveuse vivante et son *feu* sont, dans l'organisme, les expressions et la quintessence, et jusqu'à l'*aphlox* universel, jusqu'à la *passivité atomistique* du monde, dont la fibrine, l'albumine, la gélatine et les sels sont, toujours dans l'organisme, la représentation un peu mélangée d'activité nerveuse. Et cette passivité et cette activité générales, par leurs lois universelles d'attraction, de sécrétisme et d'expansion, l'une sur l'autre, ont présidé au déroulement, à l'organisation, ainsi qu'à la vitalité de la Nature, qui est en grandiose ce que l'homme est en miniature; puisque l'homme est le produit comme floral du grand arbre universel, qui l'a enfin déroulé dans ses phases multi-séculaires, comme un marronnier, après une succession immense de minutes et de secondes, développe et la fleur épurée et le fruit sommital, qui couronnent et terminent son existence et son feuillage majestueux. (Voyez ma Physiologie de la Nature.)

113° *Idée précise qu'on doit se faire de la vie organique.* — Jusqu'ici nous avons expliqué la *vie* organique dans son foyer, dans ses deux appareils immédiats pectoral et abdominal, et dans leurs dépendances organiques. Otez la peau, les nerfs des sens, les parties blanches de l'encéphale et de la moelle épinière, ainsi que leurs cordons blancs latéraux, ceux qui plongent dans les viscères et s'adaptent à l'origine des muqueuses, ceux qui pénètrent dans les muscles de relation et s'y adhèrent, ainsi que les deux filières honteuses qui vont aboutir aux testicules et aux ovaires pour y sécréter le produit prolifique de l'arbre animal; enlevez, dis-je, ces parties en imagination, par un travail abstrait et d'intuition ; représentez-vous ensuite ce qui restera : vous aurez alors toute la *vie* organique dans son intégrité, avec ses formes circonférencielles, ses matériaux intermédiaires et ses ressorts centraux qui ont tout impulsé, tout maîtrisé, tout organisé, en étendant le plus possible le domaine viscéral, qui n'a trouvé d'obstacle et de limite que dans la force elle-même limitée des atomes intégrans électro-nerveux gris, concentrée par la résistance de l'air extérieur. Mais comme cette résistance est à peu près la même dans son élasticité générale, qu'elle n'est modifiée que par le froid et le chaud, il s'en suit que la principale cause du volume des animaux consiste principalement dans la somme et dans la nature des élémens nerveux sécréteurs. Voilà ce qui différencie la *vie* organique d'un rat de celle d'un éléphant, d'un tigre et d'un furet. Imaginez dans ce dernier, cent milliards de milliards de fois plus d'atomes électriques dans sa pulpe grise, que dans celle du premier ; comme sa *vie* radicale changera ! quelle exhubérance d'innervation, quelle vigueur d'attraction et d'expansion ; quelle impétuosité de pneumatisation, de gastrisation et d'encéphalisation ! Et par conséquent quelle énergie conséquente des appareils pectoral et abdominal, les productions congénitales directes des deux débouchés pneumatisant et gastrisant. Retenons donc bien que la *vie* organique est l'effet de l'activité atomistique centrale ; qu'elle en est le reflet, la modification, la représentation servile ; que l'une indique l'autre, que la force focale détermine la forme de ses appareils et de leurs appendices viscéraux ; que là où la pneumatisation est puissante, les systèmes sanguin et respiratoire sont vigoureux ; que là où la gastrisation est énergique, le système abdominal et ses fonctions sont résistans et vivaces. L'électrisation focale est le moteur, le sculpteur, l'organisateur suprême ; la fibrine, l'albumine et la gélatine forment la pâte obéissante qu'elle pétrit et dispose par ses impulsions maîtrisantes et absolues et qu'elle cherche à étendre, par une hiérarchie décroissante de texture, du centre sécréteur aux extrémités sous-cutanées plus ou moins arrêtées par l'élasticité concentrative de l'air et les vicissitudes climatériques.

Formons-nous donc une idée anatomique précise de cette *vie* organique qui comprend, 1° son foyer sécréteur, la pulpe grise encéphalo-rachidienne constituée sous forme arboréale dont elle compose le tronc et la tige ; 2° ses racines ganglionnaires et plexueuses solaires, cœliaques, mésentériques, sous-diaphragmatiques, etc., et leurs terminaisons membraneuses et viscérales,

qui ont déroulé l'appareil abdominal avec tous ses organes nerveux,
musculaires, artériels, veineux, lymphatiques, séreux, fibreux,
aponévrotiques, osseux; 3° ses rameaux ganglionnaires et plexueux,
pulmonaires, cardiaques, aortiques, etc., et leurs terminaisons
membraneuses et viscérales, qui constituent les appareils respiratoire et circulatoire, avec tous leurs organes vasculaires artériels,
veineux, lymphatiques et leurs fluides, ainsi qu'avec les parties
simples ou composées que leurs élémens nerveux, fibrineux,
albumineux et gélatineux, concourent à former, tels que le tissu
musculaire dans sa généralité, le tissu cellulaire dans toute son
étendue, l'ensemble des glandes, des séreuses, des gaînes fibreuses et aponévrotiques, des tendons. cartilages, capsules synoviales, périoste et os. Voilà la *vie* organique toute entière.
Eliminez, je le répète, tout ce qui conduit, passe, transmet la
sensibilité sensoriale, comme la peau, les nerfs des sens, l'encéphale et les parties de la moelle, les nerfs blancs épiniers plongeant dans les muscles volontaires; retranchez aussi les organes
générateurs qui sont les fruits prolifiques et sommitaux de l'arbre
de relation sensorio-locomoteur; et vous aurez l'ensemble de
cette *vie* que vous vous figurerez avec netteté et dans son intégrité; que vous comprendrez animée par un centre sécréteur, aux
deux débouchés, sources de l'électrisation, je veux dire, aux appareils pectoral et abdominal, d'où ce qui compose l'anatomie de cette
vie, a surgi et a été déroulé et innervé graduellement par le *feu*
nerveux pneumatisant et gastrisant. J'ai avancé ces idées, pour
mieux vous faire saisir ultérieurement en quoi consiste la *vie*
animale, dont la pulpe blanche est le siége et qui est greffée sur
deux points suprêmes de la *vie* organique : premièrement sur les
couches grises de l'encéphale, par où le *feu nerveux* flambe et
déborde pour l'électriser, par l'acte que je nomme encéphalisation;
et secondement, sur les extrémités épanouies des artères carotides
et vertébrales dont le sang, énivré des bouffées spiritueuses de la
pneumatisation, va échauffer, innerver, électriser aussi cette *vie*
animale, cette pulpe blanche, qui y puise la condition fatale de
son existence et de sa vitalité conséquente, puisqu'elle est conditionnelle de l'autre et greffée sur elle, comme la fleur sur son
végétal, comme la rose sur sa tige; et qu'elle s'affaiblit, se maintient en équilibre, ou s'exalte forcément, servilement, fatalement,
quand la *vie* organique se ralentit, s'exerce convenablement ou
s'exagère. De sorte qu'elle n'est plus qu'une girouette dont l'autre
est le vent : puisqu'elle en est le reflet, qu'elle en subit les phases,

et en suit les vicissitudes sanitaires , morbides ou thérapeutiques. Elle nous servira donc de thermomètre , d'appréciateur symptômatique , d'indicateur de l'état radical de la *vie* primordiale et originellement impulsive ; puisque celle-ci est la source de la spontanéité sécrétante et du *feu* animateur. Arrière donc , métaphysique et romans creux sur la spiritualité , sur l'incorporéité de notre ame pensante qui ne devrait pas être entraînée dans les conditions matérielles de l'existence de l'autre. Fuyez, systémateurs visionnaires , fauteurs de préjugés abrutissans , qui entretenez l'humanité dans ses rêves enfantins , et la bercez d'espoirs trompeurs ; disparaissez de la science , registres , codes , préceptes de la fantasmagorie psycologique... Nées dans le cours des temps , sous l'enfantement monstrueux d'imaginations déréglées , et nourries par des intuitions platoniques , vos inventions vont crouler au pied de la raison éclairée par la science , enhardie par la vérité , et électrisée par les inspirations imposantes de la Nature dévoilée !.. Mais avant d'arriver à ces mystères importans , nous devons achever ce qui appartient à la *vie* organique , c'est-à-dire, parler de ses âges , de ses tempéramens , des sexes , des habitudes , qui tous pèsent sur elle et ne ressortent que d'elle.

114° *Ages de la vie organique.* — La pulpe grise encéphalo-rachidienne , composée d'élémens actifs sécréteurs électro-caloriques , était très-débile et rudimentaire dans la semence du mâle introduite dans le sanctuaire utérin. Mais par son mouvement inflammatoire et le stimulus attractif attaché à ses atomes phloxiques , cette glaire embryonique s'est avidement incorporé des élémens nutritifs analogues à sa nature électrique , qu'ils ont progressivement grossie et entourée de matériaux sanguins plus ou moins passifs , tels que la fibrine , l'albumine et la gélatine disposé*es* organiquement autour du centre sécréteur , et d'après ses expansions primitives. De sorte que les formes de la pulpe grise encéphalo-épinière se sont petit à petit dessinées arboréalement ; que ses rameaux nerveux pectoraux , destinés à la respiration et à la circulation, se sont arrangés aux extrémités épanouies de ses ganglions supérieurs et de leurs plexus naissans ; que ses racines abdominales , propres aux fonctions ultérieures de la digestion , se sont organisées sous les impulsions dominatrices de ses ganglions et plexus inférieurs solaires , mésentériques commençans. Les rudimens nerveux , d'abord distribués , ont ébauché le canevas de tous les organes , de tous les tissus. Le cœur a pris sa forme et ses forces sous les impulsions originelles.

Tout le système des artères s'est placé consécutivement ; puis l'embranchement des veines ; ensuite l'ensemble des lymphatiques. Après eux se sont déroulés leurs viscères respectifs et leurs tissus dérivatifs, comme le membraneux, le musculaire, le cellulaire, le cartilagineux, etc. Le mouvement sécréteur intestin a présidé à tout ; il s'est exercé progressivement, et a mis l'organisme en état de se suffire à lui-même, et de subir le coup électrisant de la naissance sensoriale qui doit amener son indépendance de la mère. Car jusque là c'est en elle qu'il pompe sa nourriture ; c'est à elle qu'il emprunte sa circulation dont elle est le point de départ, et qui lui impose des voies ultérieurement impropres, telles que le canal veineux, le canal artériel, le trou de Botal. Mais quand son sécrétisme s'est suffisamment fortifié par l'accumulation et l'incorporation d'élémens électriques abondans ; quand son expansion arrive au point de rayonner un *feu nerveux* égal à celui de la mère ; il s'oppose à l'expansion circulatoire et nerveuse de celle-ci jusqu'alors maîtrisante, mais dont il va s'affranchir. Alors il concentre ses efforts, il se rue avec une réaction énergiquement violente contre ses irradiations oppressives ; et devient par sa révolte une agression morbide, un ingesta malfaisant pour l'utérus irrité. Celui-ci à son tour se crispe antagonistement ; et de cette lutte respective résultent l'accouchement et ses suites physiologiques. Pour la mère, c'est la disparition graduelle du stimulus irritatif qui accumulait le sang à la matrice, et qui le transporte bientôt aux mamelles, sous les influences dominatrices de la pneumatisation si impérieuse à l'âge nubile, où les ganglions et les plexus pectoraux avec leurs aboutissans mammaires sont plus électrisés que les abdominaux. D'ailleurs ceux-ci, dans la grossesse, enrayaient, par leur entrave, le mouvement expansif des autres qui, se livrant après l'accouchement à leur entière liberté, appellent en eux l'excitation physiologique et le *feu nerveux*, qui [sollicitent soudain la confection du lait et l'afflux des fluides propres à le sécréter. Mais pour l'enfant, il se fait des changemens extraordinaires. Au lieu d'obéir comme auparavant aux impulsions originelles de la mère, il s'en est affranchi ; son sécrétisme expansif est tombé sous la domination de l'atmosphère. Alors la colonne d'air, qui se fraye un jour par l'appareil bronchique, repousse le *feu nerveux* central orbiculairement rayonnant, et quelquefois le tue, quand il n'a pas assez de force de réaction, comme lorsque l'enfant n'est pas à terme. Mais quand il est vigoureux, le *feu nerveux* de la petite sphère vitale, repoussé par l'air dans l'arbre gris encéphalo-rachidien jusqu'à ses racines ganglionaires et plexueuses solaires-mésentériques, subit bientôt la réaction électrique de ces parties, qui se crispent et le renvoient élastiquement par le débouché de la pneumatisation contre l'air agresseur. Celui-ci refoulé retombe bientôt en colonne dans les poumons, et reconcentre le *feu nerveux* de la pneumatisation à la gastrisation qui le rechasse encore. De là l'alternative des deux mouvemens fondamentaux du *feu* libre de haut en bas, et qui apportent au foyer intermédiaire les élémens phloxiques appliqués aux membranes pulmonaires et abdominales absorbantes comme ce foyer lui-même : et ces élémens sont l'oxigène, le calorique, l'électron, et la lumière de l'air, pour les poumons ; et le *feu nerveux* et les principes caloriques, électriques, éthérés du lait et plus tard des alimens, pour le canal digestif. Alors la pneumatisation du nouveau-né s'effectue et impulse le sang qu'elle a trouvé dans les artères. Cette impulsion si vive, en comparaison de la maternelle utérine dès-lors suspendue, ferme bientôt le trou de Botal, et oblitère bien vîte les autres voies sanguines désormais inconvenables à la circulation nouvelle, et contraires aux impulsions et aux irradiations propres du sécrétisme devenu le seul principe et le seul dominateur. De sorte que l'expansion générale s'effectue par le système artériel ; et que l'attraction focale s'opère par les veines et les lymphatiques. Le reste se passe comme dans l'adulte ; et les fonctions particulières, conséquentes des fondamentales se régularisent et s'affermissent avec elles. Et tout se complète et agit selon les impulsions nerveuses centrales et selon les destinations , en grossissant de plus en plus par l'acquisition progressive de nouveaux matériaux nerveux, fibrineux et gélatineux, qui font monter le volume général et les partiels, ainsi que les sécrétismes divers, à un diapason de plus en plus élevé, propre à gagner graduellement l'âge de l'adolescence et de la jeunesse. Mais de l'enfance à cette période de la *vie*, le temps intermédiaire est employé par le tronc encéphalo-rachidien à grossir sa partie encéphalique, et par conséquent à rayonner son *feu* vital par l'encéphalisation ; ce qui fournit un électron abondant à la *vie* animale, la rend de plus en plus vivace, et la prédispose aux maladies de la tête si nombreuses à cet âge de spasme, de névralgies, de convulsions et d'irritations cérébrales. Mais cette prédominance encéphalique se perd petit à petit, à mesure qu'elle est arrivée à une hauteur relative au développement général futur. Et les ganglions et les plexus pulmonaires ,

cardiaques , aortiques , etc., les plus voisins de l'encéphale ,
reçoivent bientôt son surcroît d'inervation. Ces parties vitales
grises sécrètent de plus en plus , et s'efforcent d'élever la pneumatisation , c'est-à-dire , le dégagement pulmonaire de l'électron
gris , au diapason de celui de l'encéphalisation ; et le temps employé à cette progression physiologique , sépare l'enfance de
l'adolescence , et celle-ci de la jeunesse. Mais alors l'appareil
pectoral composé des fonctions respiratoire et circulatoire ,
grossit et grandit continuellement , sous l'influence du *feu* pneumatisant qui impulse un sang bien colorifié et une fibrine bien
oxigénée. De là résultent l'acroissement concomitant et subordonné de tous les organes attachés aux terminaisons des systèmes
artériels, veineux et lymphatiques , ainsi que le volume l'énergie ,
la virtualité des poumons , du cœur et de l'aorte dont la supériorité alors dominante les prédispose aux maladies inflammatoires
pectorales , propres à la jeunesse. Mais quand le sécrétisme des
branches ganglionaires et plexueuses de la poitrine, s'est élevé à
la hauteur harmonique du sécrétisme encéphalique, l'arbre vital
nerveux gris, développé dans son tronc et dans ses parties pectorales ,
dirige toute sa vitalité sur les racines ganglionaires et plexueuses solaires-mésentériques , dont l'action organique, dont l'innervation
sécrétante veut monter au niveau et du sécrétisme pectoral ou pneumatisant , et du sécrétisme encéphalisant. Le temps, employé à ces
efforts harmoniques, sépare la jeunesse de la maturité , et prédispose
l'adulte aux maladies abdominales, aux concentrations gastriques, et
aux embarras hépatiques. Car c'est une loi physiologique que le
lieu où s'exerce la plus forte *attraction*, le plus grand *sécrétisme*,
la plus puissante *expansion*, devienne le siège éventuel du plus
grand nombre d'affections. Mais par cette tendance électrique de
la gastrisation pour égaler en énergie et en rayonnement les deux
autres débouchés encéphalisant et pneumatisant, il résulte bientôt
un équilibre général , où les sécrétismes encéphalique , pectoral
et abdominal sont en harmonie parfaite et attirent, sécrètent ,
rayonnent de manière à dépenser le *feu* vital avec impartialité et
sans prédilection de lieu , d'appareil , d'organe. Aussi cette période est le plus haut point du développement de l'individu, qui
ne peut plus que s'affaiblir postérieurement dans une de ses trois
parties vitales sécrétantes , encéphalique , pectorale ou abdominale. La pulpe grise générale , se condensant de plus en plus avec
des matériaux moins purs que ses premiers élémens phloxiques ,
s'encroûte plus ou moins d'*aphlox* ou de passivité intégrante, qui

ralentit le mouvement sécréteur d'abord de l'appareil cérébral, puis après de la pneumatisation, puis enfin de la gastrisation, qui s'affaiblissent tous les trois dans les mêmes rapports qu'ils s'étaient fortifiés, sauf les exceptions individuelles. Et cet affaiblissement des trois débouchés de l'électricité focale qui limite sa puissance et son siége, entraîne par conséquent les organes de leur dépendance respective dans la même diminution d'action : de là résultent, à mesure qu'on décrépit, la perte d'énergie pour les opérations mentales, le peu de ressort des poumons et du cœur, la langueur des digestions, et en général l'enrayement graduel de toutes les fonctions particulières dépendantes des trois capitales. Tout se condense, tout se dessèche, tout se tarit successivement avec la source primordiale sécrétante, avec le foyer nerveux gris central. Le *feu encéphalisant* devenu insuffisant n'anime presque plus les organes sensoriaux et locomoteurs, qui ont de la peine à se soulever sous un électron nerveux rare et impuissant. Le *feu pneumatisant* n'impulse le cœur qu'avec faiblesse et langueur ; ce qui ralentit les trois circulations artérielle, veineuse et lymphatique, et amortit les opérations insensibles qui s'opèrent dans les mailles de leurs tissus composés, musculaire, cellulaire et autres. Le *feu gastrisant* ne sature qu'imparfaitement des alimens insuffisans ou réactionnaires, qui ne peuvent en assez grande quantité aborder le foyer de la *vie* dès-lors incapable de les convoquer par son attraction mourante, de les trier par son sécrétisme décroissant, et de les rayonner par son expansion expirante. Et tous ces phénomènes s'aggravent, empirent au fur et à mesure qu'on approche du terme progressif ; jusqu'à ce que l'envolement complet de l'activité nerveuse, auteur du mouvement vital attaché à la pulpe grise encéphalo-rachidienne, annonce la mort définitive par la cessation du sécrétisme focal, par l'expiration finale de la dernière expansion pneumatisante, qui suspend à jamais les quatre mouvemens fondamentaux de l'attraction pulmonaire alternative avec l'expansion solaire-mésentérique, et de la concentration solaire-mésentérique alternative avec l'expansion pulmonaire. Dès-lors les fonctions primordiales ont cessé, et les secondaires aussi ; car les poumons ne respirent plus, le cœur ne bat plus : il ne reste plus dans l'économie d'autres opérations physiologiques que celles attachées au *feu nerveux* constitutionnel, qui oscille encore sur ses fluides en contact. Mais par la déspiritualisation insensible, par sa désassimilation et son envolement progressif et terminal, tout s'arrête, tout mouvement s'annule ; le pouvoir attractif de la terre se fait seul sentir par la chute des liquides qui n'obéissent plus à la physiologie, c'est-à-dire, à l'attraction focale, au sécrétisme nerveux et à son expansion jadis si impérieuse aux trois débouchés de l'encéphalisation, de la pneumatisation et de la gastrisation, maintenant paralysés, oblitérés, refroidis. Aussi bientôt la décomposition s'empare du cadavre ; une putréfaction repoussante semble éloigner l'audacieux investigateur qui voudrait, par l'anatomie autrefois sacrilége, découvrir le mécanisme de l'homme, dans la crainte que le physiologisme, le suivant de près, ne démontre tout le néant de la *vie*. Et tout s'envole, tout disparaît, tout semble s'anéantir, pour effacer la trace de l'existence. Mais les élémens éthérés, électriques, caloriques, nerveux, actifs, lumineux, dispersés dans l'espace en raison de leur impondérabilité et de l'expansion atomistique inséparable de leur nature, retournent vers les astres, leur source primitive, d'où ils sont de nouveau lancés sur les mondes opaques, pour réveiller et essayer de nouvelles organisations ; tandis que les matériaux pondérables s'enfouissent et suintent dans le sol, jusqu'à ce que des spongioles organiques, soumises à un centre vital d'attraction, de sécrétisme et d'expansion, les pompent pour alimenter un foyer électrisant, sinon toujours semblable à ses auteurs originels, du moins analogue quant à l'action organique d'animation soit végétale soit animale : car tel est le cercle de la métempsycose terrestre et des élémens actifs célestes, jusqu'à ce que notre planète elle-même se déssasimile et s'éteigne aussi, selon sa nature organisée et vivante, au profit d'astres supérieurs soumis à de pareilles lois aussi impérieuses, mais d'une physiologie plus grandiose.

115° *Tempéramens de la vie organique.* — On voit qu'on peut expliquer la *vie* radicale ou inférieure sans le secours de la supérieure ou *vie* de relation, qui est greffée sur la première et qui en suit les vicissitudes. Aussi les phases de la vitalité, je veux dire, les âges et les tempéramens lui appartiennent-ils, comme cette vitalité elle-même, dans sa nature électrique sécrétante et dans son jeu expansif. On est convenu d'appeler *tempéramens* certains modes de l'organisme, selon qu'une de ses parties principales dominait. Mais à la rigueur, il n'y a que trois tempéramens primaires; les autres n'en sont que des modifications secondaires. Ces trois tempéramens sont le *nerveux*, le *sanguin* et le *bilieux*. Le nerveux est dû à la prédominance de l'*encépha-*

lisation ; le sanguin à celle de la *pneumatisation*, et le bilieux à celle de la *gastrisation*. C'est-à-dire, que le *feu nerveux* s'échappant avec plus d'abondance par les couches grises de l'encéphale, offre une impulsion et une électrisation exhubérantes à la *vie* de relation ; ce qui y appelle et concentre toute l'activité nerveuse de l'organisme, et tend à exagérer les fonctions mentales et la mobilité musculaire : d'où dérivent à la longue l'habitus anatomique et les manières de penser et d'agir de l'individu jouissant d'une expansion encéphalisante aussi exaltée. Mais le tempérament sanguin, provenant de la puissance vivace du *feu nerveux* rayonnant par la pneumatisation, caractérise son possesseur par des appareils respiratoire et circulatoire vigoureux, ainsi que par la force soit des tissus, soit des fonctions qui en dérivent. C'est ainsi que les organes musculaires sont fortement tracés, solidement fixés à des leviers robustes; et que tous les viscères s'abreuvent d'un sang saturé d'électron vital : ce qui vivifie et excite puissamment leurs actes respectifs. C'est pourquoi le cerveau greffé sur les carotides et les vertébrales qui l'enivrent et le nourrissent, est doué de qualités expansives et si brillantes dans le tempérament sanguin. Mais pour le bilieux, comme sa prédominance est due à l'empire d'une gastrisation supérieure, c'est-à-dire, au sécrétisme et au rayonnement plus énergiques des ganglions et des plexus solaires, cœliaques, mésentériques; le tempérament bilieux, dis-je, se reconnaît par la susceptibilité de l'appareil abdominal, par sa voracité, ses exigences et le volume de ses organes membraneux et viscéraux, comme de leurs annexes musculaires, vasculaires, séreux et osseux. Aussi tandis que tout est sécrétisme, mouvemens et spasme dans le nerveux; que tout est expansion et force dans le sanguin : tout au contraire est attraction et consommation dans le bilieux. Mais ces prédominances tempéramentales ne se contentent pas d'être locales ; elles réagissent aussi généralement par les fluides récrémentitiels respectifs qu'elles fournissent à la masse du sang, par la nature nouvelle que ces fluides lui donnent, par les esprits autres qui en sont triés et sécrétés. Ce qui change à la longue l'essence même de la pulpe grise, siége de la *vie* organique, et formée de ce mêmes élémens tempéramentaux ; ce qui modifie l'intensité de son électrisation et de son activité intégrante; ce qui imprime un rhythme particulier à son sécrétisme, une force propre à son attraction, un rayonnement caractéristique à son expansion; et par conséquent ce qui détermine le degré de balancement de son *feu* libre, et influe sur les quatre mouvemens fondamentaux de la concentration pulmonaire alternative avec l'expansion solaire-mésentérique, et réciproquement. Car on conçoit évidemment que si la pneumatisation s'effectue avec plus de plénitude et d'empire que la gastrisation, le balancement du *feu* libre ne peut être le même que dans le cas contraire, où la gastrisation l'emporterait sur elle. C'est cette abondance locale du rayonnement nerveux de la *vie* dans un appareil, qui détermine le tempérament et ses formes dessinantes. Voilà pourquoi le bilieux a le ventre large, le bassin développé et ses organes ardens; tandis que sa poitrine est ordinairement plus étroite comparativement et plus allongée, et que ses épaules sont hautes et plates, en raison de la chaleur abdominale dont l'expansion refoule les poumons le plus possible. Au contraire le sanguin a la poitrine ample et carrée, les épaules rondes, et le ventre et le bassin plus étroits comparativement ou au moins bombés et refoulés en bas par l'expansion pectorale supérieure à l'abdominale. On voit comme tout est conséquent dans cette doctrine qui certes n'est pas la mienne, mais « celle de celui qui m'a envoyé : » Jévohah ou le *phlox* universel, l'agent suprême de la Nature. Tout s'enchaîne, principe par principe, conséquence par conséquence. Tout dérive du centre électrisant à la circonférence électrisée. Or dans cette physiologie, que deviennent la métaphysique et les propriétés abstraites, les forces spirituelles et les ames inétendues. Tout cela n'est qu'absurdité, mensonge ou erreur d'une civilisation dans l'enfance; et toutes ces idées creuses doivent tôt ou tard s'évanouir devant la matérialité des agens vitaux, la réalité des phénomènes et la rationalité des inductions.

· 116° *Du sexe par rapport à la vie organique.* — Il n'en existe point dans cette *vie* radicale. Concentré dans la pulpe grise, dans ses ganglions et plexus, ainsi que dans leurs terminaisons viscérales, le sécrétisme n'a pas d'appareil particulier pour se reproduire. Mais chez les races commençantes du règne, elle, la *vie* organique, a la propriété de développer des individus semblables par la section de ses parcelles homogènes et pullulantes, comme chez les polypes et chez les radiaires. De plus la faculté de bourgeonner et de régénérer des parties coupées s'étend fort loin dans les races jusqu'aux crabes et jusqu'à nos meurtrissures. Cette faculté est liée au *feu nerveux* local et à sa force attractive et plastique. C'est ce *feu* qui préside aux mouvemens de contractions des reptiles et des poissons tronçonnés; parce que la *vie* organique y est vivace, dominante et saturée d'électron gris. Mais plus on s'élève, plus elle diminue et se localise, restreinte au cœur et aux intestins pour l'homme. Alors elle n'a plus d'influence génératrice : elle s'est rendue dépendante d'un centre fabricateur qui la dispense par le double balancement d'attraction et d'expansion du *feu* libre, repoussé alternativement aux deux débouchés opposés de la sphère rayonnante. C'est cette même sphère qui, rencontrant plus d'obstacles externes et de résistances chez les mâles, s'est consolidée, gonflée, enivrée d'un *feu* électrique supérieur, plus énergique et plus condensé que chez les femelles : ce qui a développé analogiquement leurs viscères, leurs tempéramens, leur organisme respectifs et si différens. La sphère vitale de la femme et les mouvemens alternatifs de son *feu* libre sont bien plus faibles, plus mobiles, plus accessibles aux concentrations extérieures soit affectives, soit pneumatisantes, soit gastrisantes. Tandis que l'homme, à force de s'y opposer et de chercher à les vaincre, a acquis un degré de résistance qui a caractérisé la vigueur de son sécrétisme et de son expansion. Aussi tandis que la *vie* organique de sa compagne ressemble assez à celle de l'enfance, lui l'acquiert dans l'adolescence, presque aussi puissante qu'elle dans son âge adulte. Faisons donc toujours cette différence radicale dans nos comparaisons sexuelles, afin d'en tirer des lumières certaines de curation, dans nos applications thérapeutiques soit morales, soit médicamenteuses.

117° *Des habitudes.* — Dans les considérations philosophiques des causes premières de la *vie* inférieure ou organique, nous devons nous élever plus haut que nos prédécesseurs, qui n'ont jeté les yeux et leurs observations que sur la superficie de l'homme, appliquant seulement les influences alimentaires, affectives, climatériques, sur les formes physiques ou au moins sur des organes isolés, ou des appareils particuliers. Quelle petitesse de conceptions, quelle myopie de pénétration ! Mais l'habitus, les formes, les organes, les appareils ne sont que de la fibrine, de l'albumine, de la gélatine et des sels, c'est-à-dire, que de la passivité arrangée, animée et toujours impulsée soit par le *feu nerveux* intégrant, soit par le *feu nerveux* général. Le *feu nerveux* est donc l'agent capital des organes, c'est donc sur lui que pivotent, qu'arrivent, que tombent sans cesse les influences étrangères à l'organisation. Ne le perdez donc pas de vue dans vos recherches comme dans vos explications. Or rayonnant du centre de la *vie* à la circonférence par le sang rouge intermédiaire, il

sert de balancement incessant du dehors au dedans, et du dedans
au dehors. Mais ce *feu nerveux* est lui-même soumis à des lois
conditionnelles de l'existence vitale. Et ces lois sont son expansion
centrifuge opérée alternativement aux attractions centripètes ;
je veux dire que s'exerçant de la pneumatisation à la gastrisation,
et réciproquement, par une incessance fatale, il supporte l'action
des obstacles du dehors, qui impriment aussi par contre-coup
une modification conséquente sur ces mêmes mouvemens alternatifs, et par eux sur le foyer lui-même, sujet passif de ces
balancemens inévitables, et centre réactif et final de leur agression.
Or, que des habitudes encéphalisantes, effectives, intellectuelles,
passionnées, refoulent souvent le *feu* gris qui flamboie et rayonne
par les couches grises cérébrales, ce *feu*, concentré sur le foyer,
rétrécira sa sphère vitale, la circonscrira ; et comme elle est sans
cesse divergente et fatalement incoercible, sous peine d'extinction, elle réagira et précipitera son électron refoulé soit dans le
débouché pneumatisant, ce qui amènera tôt ou tard la prédominance
sanguine, soit dans le débouché gastrisant, ce qui occasionnera, dans
un laps quelconque, la supériorité bilieuse ou mieux abdominale.
Alors l'organisme contractera par la répétition des mêmes mouvemens fondamentaux du *feu* gris, des modifications résultantes à la
fois et de la nature des concentrations encéphalisantes, et du degré
de réaction que l'élasticité des autres débouchés apportera dans
leur défense et leur opposition respectives. De là des nuances de
tempéramens ; de là des hypertrophies viscérales particulières, et
des augmentations ou des diminutions des fonctions locales.
D'un autre côté si des habitudes climatériques, comme les vicissitudes de l'air et ses degrés de chaleur, de froid, de pureté ou de
viciosité, agissent long-temps sur le rayonnement pneumatisant ;
sa concentration refoulante sur les autres débouchés et leurs
réactions diverses amèneront aussi des variétés tempéramentales
conséquentes. J'en dirais autant des excitans concentratifs de
l'alimentation si différente chez les peuples frugivores, carnivores,
ichtyophages, omnivores, et chez les divers individus dont les
conditions sociales et l'aisance sont si variées. Ces excitans refoulant si diversement le *feu* qui rayonne par la gastrisation,
modifieront son mouvement alternatif ; agiront sur les deux
autres débouchés encéphalisant et pneumatisant ; et amèneront
tôt ou tard une constitution relative et à ces influences alimentaires
si multiples et à ces réactions organiques si diverses. De plus un
climat froid, refoulant *habituellement* la lymphe des excréteurs

cutanés, l'amasse sous son réseau, et prédisposera à la nuance tempéramentale des Hollandais. Tandis qu'un climat chaud, la transpirant sans cesse, desséchera l'habitus, comme chez certains peuples méridionaux. Parlerai-je des professions physiques, des occupations intellectuelles, des habitudes morales, et de la répétition des mêmes travaux, des mêmes repas, comme des mêmes plaisirs? Mais analisez-les : vous sentirez bientôt qu'ils portent tous en dernier ressort ou sur l'encéphalisation, ou sur la pneumatisation, ou sur la gastrisation : car nous ne sommes que cela; et nous n'avons que ces trois modes de manifestations, qui se doublent pour former l'attraction ou l'expansion *encéphalisantes*, l'attraction ou l'expansion *pneumatisantes*, l'attraction ou l'expansion *gastrisantes*. Mais ces concentrations ou leurs rayonnemens réactifs se modifient de mille et mille manières; montent à mille tons différens; se transportent multiplement d'un débouché à l'autre; ce qui différencie, ce qui nuance à l'infini les dépendances viscérales annexées à leurs extrémités innervantes, ganglionaires et plexueuses. D'où résultent conséquemment la susceptibilité non-seulement du foyer sécréteur expansif et de sa sphère incoercible, mais encore l'irritabilité élastique des divers organes fibrineux, albumineux, gélatineux, si différemment animés.

Retenons donc bien les causes philosophiques par lesquelles les *habitudes* influencent si puissamment l'organisme, en imprimant à son *feu* libre une mobilité caractéristique de tel ou tel tempérament, de telle ou telle constitution et de leurs nuances infinies. Le nerveux réagit sur les concentrations, ordinairement par la pulpe mentale greffée sur l'encéphalisation, et par des précautions inspirées par l'esprit. Le sanguin réagit presque toujours par la pneumatisation, le courage et la force; le bilieux par les emportemens ou la crainte, les stratagèmes et les projets haineux. Mais dans ces dernières considérations, j'associe l'organe sensorial ou conscient aux explications organiques, en le soumettant aux irradiations des trois débouchés électriques : nous y reviendrons plus tard.

Ainsi les modifications d'hypertrophies ou d'atrophies de certaines parties insignifiantes de l'organisme, comme les nuances d'excitation ou d'affaiblissement physiologiques de telles ou telles fonctions plus ou moins importantes, doivent finalement se rapporter aux diverses manières de réactions du *feu* libre, contre les concentrations habituelles soit sociales et affectives, soit intellectuelles et scientifiques, soit climatériques et pulmonaires, soit alimentaires, soit cutanées, soit professionnelles, etc. J'ai donc posé une base de plus à l'édifice médical dont la destinée va changer sous les inspirations profondes qui élaguent la superficie des choses pour s'attacher à leur essence même ; qui abandonnent les phénomènes de reflet pour ne considérer que leurs causes intimes; qui, en un mot, au lieu de laisser l'esprit dans le vague, lui permettent de lire à la source de la *vie* et de concevoir, quoique intuitivement, et son jeu sécréteur, et sa force attractive, et l'expansion de son *feu*, et sa dérivation aux trois débouchés radicaux par le double mouvement alternatif fondamental, d'où il jaillit pour aller électriser les viscères aboutissans, rayonner par leurs pores, et s'opposer aux agressions circonférencielles qui pourraient, en l'enrayant, opprimer son foyer fabricateur, détraquer ses conduits, et rompre la machine animée, après des efforts impuissans de son atmosphère bientôt étouffée.

118° *Des passions, toujours par rapport à la vie organique.* — Ce que nous avons dit des habitudes peut s'appliquer aux passions, dont le jeu roule sur le balancement alternatif du *feu* libre rayonnant, qui est concentré sur le foyer à des degrés divers, par les impressions passionnantes; et qui est transporté avec une violence variable, par la réaction de ce foyer sécréteur, soit sur le centre mental par où ces impressions passionnantes sont arrivées, soit sur des viscères plus ou moins importans sur-électrisés par ces secousses orageuses enflammantes. Supposons notre foyer qui sécrète son électron ; imaginons sa sphère rayonnante autour de ce foyer; figurons-nous ses trois débouchés encéphalisant, pneumatisant et gastrisant; et de plus n'oublions pas le degré de mobilité imposé au balancement alternatif du *feu* libre par les habitudes et la susceptibilité réactive que le foyer en a retirée : avec ces considérations, nous concevrons aisément les passions. Une impression affective pénétrante refoule impétueusement le *feu* libre du sensorium au point le plus extrême de concentration du siége de la *vie*, c'est-à-dire, à la corde radicale de la pulpe grise sécrétante encéphalo-rachidienne; cette impression, cette secousse électrique produit des effets divers sur ce foyer vital, selon les degrés de son intensité. Si elle est supérieure aux irradiations de la *vie*, elle la tue, elle l'éteint, comme dans la mort subite causée par les frayeurs terribles. Si elle est inférieure, la *vie* réagit dans des rapports directs avec l'énergie de sa trempe et de celle des deux débouchés pneumatisant et gastrisant, c'est-à-dire, des ganglions et plexus pectoraux ou pulmonaires et cardiaques, et des ganglions et plexus abdominaux ou solaires et mésentériques. Si donc l'impression passionnante est de nature concentrative et inférieure à la *vie*, le *feu nerveux* qui l'apporte, parcourt tout l'arbre gris encéphalo-rachidien, et se termine à ses racines solaires-mésentériques, où sa secousse fait éprouver un sentiment pénible au centre phrénique et un tiraillement électrique aux viscères digestifs sur-innervés. Aussi la répétition de ces concentrations sensationnantes, prédispose au tempérament bilieux et mélancolique, et aux phlegmasies gastro-hépatiques. Dans ce cas, le foyer vital nerveux gris réagit ou ne réagit pas. S'il ne réagit pas, la secousse électrique reste à demeure et se perd dans les ganglions, les plexus, leurs viscères et par conséquent les entrailles qui l'absorbent sans la renvoyer. Alors le sensorium est en proie à une crainte passive, il s'affaisse, il s'affaiblit, lui, sa volonté, sa voix, ses muscles et l'attitude générale. Si au contraire le foyer vital organique réagit, ou plutôt les viscères où la secousse parvient, alors le *feu* libre est transporté avec violence de la gastrisation à la pneumatisation sur-irritée, qui 'elle-même impulse le sang avec impétuosité sur le cerveau : d'où résulte soudain sa tension, l'énergie de sa volonté, sa fureur, ses coups, le volume impérieux de la voix, la crispation des muscles et un extérieur menaçant. Fixons donc bien dans notre esprit, 1° la cause des passions concentratives ; 2° leur effet constrictif sur la *vie* organique et les viscères ; 3° la réaction de ces derniers par le retour plus ou moins ardent du *feu* libre ; 4° le partage de force que le cerveau essuie dans ce dernier cas sous le ballonnement du *feu* libre qui l'entraîne, ou son affaiblissement énervant sous son retrait intrà-viscéral.

Dans les passions expansives, au contraire, le cerveau est dilaté par l'espèce de chatouillement des impressions passionnantes; loin d'être crispé comme dans les cas précédens. Alors ses pores ouverts laissent un accès libre à la circulation, dont le sang est transporté avec vigueur par la pneumatisation. En effet toute sensation agréable porte, comme les pénibles, son action première sur le foyer de la *vie*, parce qu'elle agit, comme une secousse excentrique, sur l'excentricité incoercible et incompressible du rayonnement vital. Quand son énergie l'emporte sur ce rayonnement, il le tue et l'éteint, comme dans les joies mortelles; quoique ce soit le plus souvent par la réaction apoplectifère de la pneumatisation, néanmoins il est des cas où l'anatomie pathologique n'a trouvé aucune trace apparente de désordre viscéral : ce qui doit faire attribuer la mort à la paralysie du siége de la *vie*.

Mais quand la sensation passionnante est inférieure à l'excentricité focale, alors elle l'opprime plus ou moins passagèrement,
parcourt également tout son arbre gris avec ses branches pectorales et ses racines abdominales ganglionaires, plexueuses et
viscérales, qui réagissent avec facilité, avec une élasticité prompte,
vigoureuse, impétueuse, selon la cause agressive, et transportent le *feu* libre général sur la pneumatisation dilatée; d'où
résulte le sentiment d'ardeur qu'on éprouve alors à la poitrine et
qui contraste physiologiquement avec celui du centre phrénique.
Comme la pneumatisation, en portant le sang au cerveau, anime ce
dernier greffé sur elle, la *vie* fait partager au *moi* les phases, l'état,
la secousse de son *feu* libre et les effets de son abondance, de son
intensité, de sa stimulation; ce qui l'épanouit, facilite son jeu,
lucidifie l'intelligence, anime la volonté, clarifie la voix, gonfle
les muscles, et inspire cette gaîté, cette mobilité, cette loquacité et tous les actes médicateurs de la plénitude électrique, de
l'expansion sensoriale et d'une dérivation nerveuse aisée. Voilà
comme les deux genres de passions expansives et concentratives,
gaies et tristes, de plaisir et de douleur, portent originellement
sur le rayonnement vital et primordial de la *vie* qui ne fait sentir
que des effets secondaires au centre mental; effets divers résultant
multiplement, non-seulement de la force centripète des impressions sur l'excentricité focale, et de la force divergente et réactive
de cette dernière, mais encore de l'énergie d'élasticité de la trame
des viscères soit abdominaux, soit pectoraux qui, quoique héri-
tant de la même susceptibilité que la pulpe vitale et lui empru-
tant sa force intrinsèque, sont pourtant pourvus d'une force
particulière capable d'influencer et de modifier les réactions centrales. C'est ainsi, en prenant les extrêmes, que les bilieux,
dont les viscères gastriques sont surexcités et par conséquent en-
croûtés de fibrine par le long effet de leur stimulus, passant avec
peine l'électron libre à travers leur trame plus compacte et plus
résistante, ce qui l'empêche de se perdre avec une expansion
indéfinie et sans réaction, éprouvent, dans les passions concentratives, un choc d'entrailles qui les porte à repousser le *feu nerveux* sensationnant du débouché gastrisant au pneumatisant,
c'est-à-dire, sur les poumons. Tandis que chez les sanguins,
dans les passions dilatantes, le *feu* libre transporté du centre
focal sur des viscères pectoraux toujours stimulés et fibrineuse-
ment compactes, ce qui les empêche de le dériver avec une
expansion indéfinie et épuisante sans réaction; le *feu* libre, dis-je,

est élastiquement refoulé de la pneumatisation à la gastrisation, dans l'exécution incessante de son balancement alternatif respiratoire et expiratoire. Alors les entrailles, recevant ce *feu nerveux* expansif avec une exhubérance inaccoutumée, éprouvent les trésaillemens de la joie qui font quelquefois se rouler à terre, comme dans les rires immodérés qui, épuisant l'innervation par une dépense électrique trop forte, affaiblissent et renversent parfois syncopalement la *vie* de relation. Ce que nous disons des sanguins et des bilieux, est applicable à tous les tempéramens; car le tempérament n'est que la prédominance ganglionaire, plexueuse et viscérale soit de la poitrine, soit du ventre à des degrés divers. On voit donc que chaque individu doit réagir sur les sensations dans un rapport aveugle avec son organisation, et que par conséquent la volonté et l'intelligence y ont peu de part. L'homme et les brutes ne sont donc que de véritables machines électriquement construites. Aussi Christ était grand, Christ était profond, quand il disait des colères : « Laissez-les agir, laissez-les dire, ils ne savent ce qu'ils font. » En effet il y a quelque chose de primitif et de radical chez l'homme; ce quelque chose, c'est son *phlox* vital inférieur dont le sécrétisme incessant est la condition capitale d'existence; puis son rayonnement sans obstacle et avec un équilibre, une mesure convenable. Or tout porte atteinte constamment à ce rayonnement, puisque toute sensation, toute pensée, tout choc y arrive inévitablement : de là des réactions aveugles, qui, fortes, entraînent la volonté, c'est-à-dire, le moi; qui, faibles, ne l'intéressent pas. Aussi ce moi n'est-il serein, n'est-il maître de ses actions que dans le rhythme naturel d'une *vie* radicale tranquille, sans sécrétisme exagéré, sans exaltation locale de ganglions, de plexus, de viscères, et non comme chez les bilieux, les sanguins, les atrabilaires, les nerveux, etc. Mais comme ce rhythme est impossible; comme la condition de l'animalité emporte un mode quelconque d'organisation; comme ce mode nécessite toujours des sécrétismes partiels et des prédominances viscérales, des supéractivités organiques; comme ces prédominances influencent sans cesse le *feu* focal, le rayonnement de la *vie* qui en répercute les irradiations soit directes ou internes, soit de reflet ou externes, au centre mental, au sensorium : il s'ensuit que celui-ci est sans cesse balloté par elles, instigué par elles, entraîné par elles; d'où résultent et la spontanéité de chaque individu, et ses tendances personnelles, et sa manière de penser et d'agir (caractère), et les actes d'ensemble ou isolés, et la couleur des systèmes d'imagination ou le cachet des démarches particulières qui, tous dérivent aveuglément, mécaniquement, physiologiquement des impulsions nerveuses viscérales, ganglionaires, focales, dans les rapports de leur domination respective. Que devient donc le libre arbitre de l'homme?..... qu'est-ce donc que l'homme?..... Ah! que de crimes produits par lui « *sans savoir ce qu'il faisait!* » Que de châtimens injustes appliqués sans connaissance de cause!..... Le sage qui connaît à fond la Nature, ne peut que gémir de la condition humaine, de son existence aveugle, comme de son affreuse destinée. Elle a en partage toutes les qualités de la brute, une partie de ses instincts, et un entraînement pareil à les satis-faire. L'homme ne l'emporte que par un sécrétisme supérieur de sa pulpe mentale qui, ayant acquis à la suite des siècles un volume et un rayonnement bien plus puissans, a pu réagir avec un peu plus de vigueur sur les irradiations viscérales, essayer de les maîtriser, et se donner, par l'influence des lois et de la crainte, une espèce de volonté toujours tiraillée en sens contraire par les intérêts primordiaux, qu'inspirent, que soufflent sans cesse la tendance et le rayonnement de sa pulpe grise. Mais s'il a gagné sensorialement, il a perdu organiquement. Forcée de nourrir une greffe mentale trop exploitante, la *vie* inférieure a vu s'appauvrir ses viscères ; diminuer la spontanéité et la mobilité de l'individu ; et s'affaiblir la résistance qu'elle opposait aux causes maladives et mortifères aujourd'hui bien plus nombreuses. Je m'arrête, parce que je me sens entraîné dans une digression relative à la *vie* animale. Pourtant le secret de l'homme moral comme de l'homme physique, réside dans le texte et les inductions possibles de ce paragraphe si important.

119° *Perfection progressive de la vie organique depuis les animaux les plus simples, les polypes jusqu'aux plus composés, les mammifères et l'homme.*—Les naturalistes ne se sont pas encore formé une idée exacte de la grande anatomie et de la puissante physiologie de la Nature; je veux dire, de son organisation et de sa *vie*. Peut-être mon ouvrage sur l'Univers en donnera-t-il le véritable système. Pour le moment contentons-nous de rappeler, 1° que tout part d'un germe primitif, formé des deux sortes d'atomes incréés, les *actifs* et les *passifs* dont la double somme constitue le *phlox* et l'*aphlox* éternels ; 2° que par leurs facultés intimes d'*attraction*, de *sécrétisme* et d'*expansion*, ils ont amené, depuis le centre originel de la Nature jusqu'à ses extrémités, une gradation d'organisations astrales et planétaires, sous forme arboréale, qui ne s'est arrêtée, dans ses développemens ramificatifs, qu'avec l'expiration de l'activité de la matière par rapport à ses élémens inertes. De même chaque organisation en particulier, constituée par les mêmes forces, a déroulé ainsi, et par la même série de développemens, son existence propre, sous forme occultement arboréale et ramificative. De sorte que les matériaux les plus purs furent placés au centre, et les autres de plus en plus éloignés de lui dans les rapports de leur hétérogénéité plus disparate. En un mot, il est arrivé, dans l'ensemble de l'Univers et dans ses singuliers, les mêmes dispositions et le même arrangement que dans un organisme animal, où la matière nerveuse maîtrisante est au foyer et à ses appendices immédiats; et où la fibrine, l'albumine et la gélatine se superposent successivement les unes aux autres, en raison de leur homogénéité substancielle plus voisine de la matière focale. De même dans l'organisation planétaire de notre globe, les forces vives, attractive, sécrétante et expansive furent placées au centre et rayonnées à la circonférence, sous forme de ramifications métalliques. Mais la matière des terrains primitifs, secondaires, etc., leurs roches, leurs terres, etc., furent superposées aux premiers, dans une hiérarchie de déroulement analogue aux tissus décroissans nerveux, rouge, noir, blanc, d'un animal. De plus après avoir essayé des organisations minérales tellement originelles qu'elles sont perdues, la force croissante de notre planète, avec leurs débris, a ébauché postérieurement des organisations végétales primitives, qui à la longue ont fourni, par leurs détritus et les influences solaires et atmosphériques, des matériaux propres à commencer le règne animal. Et ce règne, comme ses deux précédens, s'est graduellement élevé des animaux les plus simples aux plus composés, et a de plus en plus amené des races plus compliquées et plus parfaites, depuis ses ébauches premières jusqu'aux terminales, les mammifères et l'homme. Et cette marche générale ne fut point l'effet du hasard, mais d'une succession de phénomènes engendrés les uns par les autres; comme un fœtus déroule successivement toutes ses diverses parties, et acquiert graduellement toutes les forces générales ou locales qui doivent l'animer; comme encore, un germe végétal passe successivement par toutes les périodes de ses évolutions organiques, qui amènent, après une infinité de minutes, secondes, tierces, etc., qui sont comparativement ses siècles; qui amènent, dis-je, progressivement et insensiblement des substances différentes dans leur pureté comme dans leurs forces intrinsèques : telles qu'une tige, des branches, des rameaux, des ramuscules, la matière verte de la feuille, les élémens colorés de la fleur, et la pulpe savoureuse du fruit. Eh bien, de même, le règne animal s'est élevé, par l'élaboration de sa matière *électrique* composante, et l'accumulation graduelle de ses forces *attractive*, *sécrétante*, *expansive*, des espèces simples aux compliquées, en perfectionnant l'organisation, ainsi qu'en enrichissant de plus en plus ses lois par l'addition progressive de nouvelles fonctions. Et pour nous en tenir seulement à la *vie* organique, nous verrons que l'origine de l'animalité semble poindre par le genre monade, où le sécrétisme attaché à la pulpe composante, est tellement simple, qu'il n'a permis ni organe, ni fonction spéciale. Aussi se reproduit-il par sections. Dans les polypes, *le sécrétisme vital* s'est déjà concentré dans un sac sans ouverture où il essaye de rayonner par le phénomène gastrisant. Leur substance gélatineuse est tellement saturée d'électron gris, qu'elle se reproduit soit par des coupures artificielles, soit par des détachemens naturels; ce qui leur a fait attribuer la génération fessipare et gemmipare. Les radiaires se compliquent déjà; car on remarque dans leurs parties une disposition à la forme rayonnante due à la localisation de l'expansion du *feu* sécrété, qui s'efforce de suivre dans sa divergence excentrique des directions précises et irradiantes. De plus possédant des trachées aquifères, il ont sur les animaux précédens, une ébauche de pneumatisation appropriée à un milieu liquide, probablement le premier séjour conditionnel du règne naissant. Leur corps mou, régénératif, est aussi gemmovipare; ce qui nous indique un sécrétisme déjà exhubérant, et qui cherche à localiser le superflu, pour organiser plus tard un appareil reproducteur plus complet. Les vers, indépendamment des facultés précédentes régénérative, gemmovipare, jouissent de stigmates qui sont, comme les trachées, des premières ébauches de respiration, par où le *feu*, sécrété par la pulpe grise constituante, se mettra un jour en rapport élastique avec les milieux liquides ou aériens. De plus possédant une entrée et une sortie alimentaires, ils prouvent que le sécrétisme cherche à prendre une forme déterminée de bas en haut, tandis qu'il était général dans les polypes, et seulement rayonné dans les radiaires. Comme ils s'accouplent et semblent prendre plaisir à un attouchement réciproque, où le plus fort sur le plus faible produit l'effet d'une expansion active sur une passive; on peut induire de la tendance animale à se rapprocher, la formation prochaine de sexes déterminables où l'un sera soumis à l'opération de l'autre. Dans les insectes, dans les arachnides et dans les races supérieures, la scène change : le sécrétisme est localisé; il a une moelle grise longitudinale et des appendices en formes de branches et de racines, où la pneumatisation, pour les premières, s'exerce par des stigmates et des trachées, et où la gastrisation, pour les secondes, s'effectue sur des cavités alimentaires distinctes. De plus, le sécrétisme surabondant en expansion pour leur organisation, lui permet de concentrer en globules électriques et kysteux le superflu du *feu* vital rayonnant : ce qui détermine et les sexes, et les appareils générateurs, et les œufs reproducteurs. Quant à leurs métamorphoses, elles sont dues à l'apparition du débouché encéphalisant, et à la prédominance qu'il donne à son contigu le pneumatisant, au détriment du troisième; parce qu'il y fait converger une plus forte somme de *feu* gris rayonnant; lequel y appelle tous les sucs, y modifie les organes, et les rend propres à développer des appareils nouveaux, et à étendre la sphère et les fonctions soumises aux expansions dominantes. Mais cette aptitude à se métamorphoser se perd dès que l'équilibre s'établit d'une manière durable entre le sécrétisme, qui fabrique le *feu nerveux*, et ses trois débouchés encéphalisant, pneumatisant et gastrisant, qui le dépensent par les viscères adhérens à leurs extrémités nerveuses grises. Jusqu'ici nous n'avons vu, dans la *vie* organique, ni glandes conglobées pour les sécrétions, ni veines, ni artères, etc., parce que le *sécrétisme* n'était pas assez puissant en attraction, en distillation et en rayonnement, pour attirer des alimens, les travailler, les brûler et les rejeter convenablement; pour nécessiter des canaux d'apport et de transport, et des viscères de stase; pour mettre des liquides en opposition avec les débouchés encéphalisant, pneumatisant et gastrisant trop faibles. Mais ces ébauches se forment petit à petit, par des essais progressifs, dans les crustacées, dans les annelides et dans les mollusques, qui ont de plus une moelle grise à forme arboréale déterminée. Sa partie supérieure exerce un rayonnement animateur propre à l'encéphalisation; ses branches pneumatisent des organes immédiats qui adhèrent finalement à des branchies; ses racines grises pratiquent la gastrisation sur des sucs appropriés à la nature individuelle; et des artères et des veines naissantes cherchent à établir des communications entre le *feu* central et les agens hygiéniques ou les fluides constituans. De plus l'extrémité caudale et viscéralisée de cette moelle, change le superflu de l'électrisation

en globules, en kystes, en œufs reproducteurs, propres à donner
naissance à un sécrétisme nouveau et semblable à leurs auteurs
quant à la force d'attraction et d'expansion, ainsi qu'aux dispositions organiques héréditaires. Jusqu'ici nous n'avons pas eu de
squelette dans les races, parce que le sécrétisme comburant
n'était pas assez énergique pour fournir des scories phosphatées
et gélatineuses assez abondantes. Mais dans les poissons, les
reptiles, les oiseaux et les mammifères où cette énergie est si
puissante, le squelette apparaît, se consolide et se perfectionne
graduellement. Il est encore incomplet dans les poissons et les
reptiles, parce que leur *vie* organique est moins riche en débouché
pneumatisant que celle des oiseaux et des mammifères. En effet
le leur n'a déroulé, à ses extrémités nerveuses, que des branchies
ou des poumons faibles, et n'a établi entre l'air et son *feu* rayonnant que des conduits insuffisans, annexés à un cœur seulement
univentriculaire. Alors le sang rouge mêlé au noir, ou plutôt un
sang mixte peu riche en principes spiritueux, oxigénés, électriques, caloriques, lumineux, ne peut fournir aussi abondamment
et aussi fréquemment le *sécrétisme* de matériaux réparateurs,
que dans les classes supérieures : ce qui a rendu le sang des poissons et des reptiles pauvre et froid ; tandis que celui des oiseaux et
des mammifères est rutilant, riche et chaud ; ce qui est dû à
l'ampleur de leurs poumons qui, dans un temps donné, pompent
tant d'oxigène, le père de la lumière et l'aliment du *feu*. Alors
le sécrétisme vital, enivré de ce fluide spiritueux, s'est exalté
sous sa présence, a vivement rayonné son superflu sur les viscères
plus animés, les a embrasés de sa chaleur, les a vivifiés de son
électricité : ce qui a fait monter l'organisme ainsi privilégié à la
hauteur de vitalité et de fonctions, où nous les admirons dans les
races sommitales du déroulement de la création planétaire. C'est
ce qui a nécessité deux conduits sanguins et un cœur double,
pour l'aliment de transport concentrique, et pour les matériaux
d'exportation excentrique : autrement dit, pour opérer l'attraction et l'expansion dans toute leur plénitude et leur perfection.
Mais à mesure que le *sécrétisme* focal a pris des dimensions plus
considérables, que sa *sphère* s'est agrandie, que ses *débouchés* se
sont ouverts et exercés plus librement : à mesure aussi les systèmes
albumineux et gélatineux se sont précisés et augmentés ; à mesure
le fibrineux s'est ébauché et s'est étendu, et par conséquent leurs
viscères dépendans avec eux : ainsi les tissus blancs et leurs organes, avec le système albumino-gélatineux ; les tissus rouges et

leurs rouages , tels que le cœur, la rate , le foie , etc., avec le système fibrineux ; les couches grises encéphaliques, les ganglions et les plexus de la pneumatisation et de la gastrisation , ainsi que leurs appendices terminaux , comme branchies , stigmates , poumons, sacs , estomac, intestins , avec l'extension des ramifications et des trames nerveuses grises de la pulpe vitale. Et cette pulpe vitale a déterminé des parties reproductives , des moyens générateurs et des sexes distincts, selon ses développemens proportionnels à ces diverses apparitions , à ces diverses évolutions organo-animales, et sous la sollicitation d'irritations affectives concomitantes et également progressives. Car quoique la *vie* organique ait aussi un plexus terminal qui soutire , dans la puberté et jusqu'à la fin de la virilité, le *feu* gris exhubérant de son sécrétisme , pour la confection du sperme , conjointement avec le *feu nerveux* blanc de relation : nous devons néanmoins rattacher les sexes à la *vie* animale , et ne faire présider l'autre qu'aux générations fessipares , gemmipares , ovipares , qui peuvent reproduire sans le secours du mâle. Mais tout accouplement indispensable indique assez que son influence prolifique dérive immédiatement de la *vie* de relation , dont la moelle épinière fournit les principaux frais à ses deux réservoirs glanduleux , testiculaires ou ovariens, suspendus à deux nerfs de son sommet caudal , comme deux fruits à deux ramuscules d'un arbre supporteur.

120° *Récapitulation générale des principes antérieurs.* — Il résulte des propositions avancées jusqu'ici , 1° que la *vie* consiste dans un travail moléculaire attaché à l'essence même de la pulpe grise nerveuse ; 2° que ce travail, *sécrétisme,* action organique, est le centre de deux courans contraires : l'*attraction* qui appelle des alimens, et l'*expansion* qui les dépense ; 3° que l'*activité* intrinsèque de la matière vivante nerveuse grise est inconsciente ; 4° qu'elle ne manifeste ses phénomènes que par l'aveugle *élasticité* attachée à son *feu* libre , de transport, ou à son *feu* local , constitutionnel ; 5° qu'elle et son *feu* sont les deux puissances *facultatives* , omnipotentes, *matérielles* et positives de la physiologie; 6° quelle a *développé* dans les races des *fonctions* et des viscères *proportionnels* en nombre et en forces à l'abondance de ses atomes *actifs* intégrans, à l'énergie de son travail *sécréteur*, à la quantité des scories gélatineuses, albumineuses et fibrineuses qu'il a fournies pour la compacité architecturale et *passive* des systèmes , des appareils et des organes; 7° que simple dans les classes inférieures , elle s'est compliquée et fortifiée dans les supérieures qu'elle a enrichies progressivement d'une *sphère* vitale plus vaste , d'un *rayonnement* plus pénétrant , et de tissus plus nombreux, pour la contenir, en saturer et en dépenser le superflu; 8° que cette sphère sous les influences externes alimentaires , atmosphériques ou affectives, a développé petit à petit trois *débouchés* par où le *feu* sécrété se met en rapport *harmonique* avec les objets influençans; 9° que faibles dans les animaux à stigmates et à branchies , ainsi qu'à estomacs imparfaits et à sensorium seulement ébauchés , ces débouchés *pneumatisant*, *gastrisant* et *encéphalisant* se sont fait jour, dans les classes supérieures, de manière à *réagir* avec vigueur contre leurs excitans respectifs; 10° que la périodicité de leur agression , je veux dire de leur compression sur la sphère rayonnante , a déterminé aussi la *périodicité* de ses réactions; 11° que cette périodicité a causé, par la résistance impérieuse du foyer encéphalisant , le *balancement* de son *feu* excentrique, de haut en bas, c'est-à-dire, de la pneumatisation à la gastrisation sans cesse *alternatives*; 12° que ces trois débouchés sont non-seulement les *sources* de l'électron radical, du *feu nerveux*, mais encore le *point* de *départ* des appareils encéphalique, pulmo-circulatoire et gastrique qu'il a formés de son essence phloxique , conjointement avec la fibrine , l'albumine et la gélatine; 13° que le centre de la *vie* et ses irradiations focales sont *influencées* surtout par ces trois débouchés, soit immédiatement par les fluides qui pénètrent jusqu'à leur sanctuaire et leur sortie , soit médiatement par les corps extérieurs qui , agissant sur les viscères , refoulent le *feu nerveux* divergent aussi par les pores secondaires et circonférenciels. Il résulte encore, 14° que si l'encéphalisation préside à la vitalité de l'existence sensoriale et locomotive greffée sur elle; que si la pneumatisation électrise tout l'appareil respiratoire et circulatoire élevé sur elle, que si la gastrisation anime toute la série des fonctions abdominales fondées sur elle; la totalité de l'organisme est soumise aux phases d'*excitation*, de *normalité* et de *faiblesse* du foyer organique suprême, du sécrétisme dominateur de la pulpe nerveuse grise primordiale; 15° que son effet d'exagération est de précipiter son *acte distillateur* qui émane un *feu nerveux surabondant*; 16° que ce *feu* exécutant avec une rapidité conséquente le double balancement fondamental de la respiration à la gastrisation , *exagère* également les fonctions principales *encéphalisante* , *pneumatisante* et *gastrisante* , ainsi que toutes les petites *fonctions secondaires* appuyées respectivement sur chacune d'elles; 17° que dans les cas d'équilibre normal , le *feu* rayonnant avec la même mesure que le foyer sécrète, et animant de même les trois appareils primitifs, vivifie tout l'organisme avec la même *modération*; 18° que dans les cas de langueur, où le sécrétisme de la pulpe grise s'amortit lui et son rayonnement, toute l'économie tombe de même dans une *débilité* et une impuissance égales; puisque toutes ses parties animées par lui, sont obligées de passer son *feu* divergent et pauvre, et par conséquent de donner le reflet de sa rareté, et de servir ainsi de thermomètre vital. Enfin on peut induire aussi des principes émis précédemment; 19° que le *feu nerveux* est l'auteur du *pouls*, et fournit une *appréciation* exacte de l'état focal lui-même; 20° qu'il est encore la *chaleur* en essence, et qu'on peut par conséquent l'estimer par le tact; 21° que solliciteur suprême des fluides, c'est-à-dire, *stimulus* impérieux et dominateur, là où se trouve le *feu nerveux*, le fluide sanguin est *forcé* d'accourir, entraîné comme l'ombre par le corps; ce qui a gradué progressivement les textures *selon l'innervation* depuis l'arbre gris central jusqu'à ses ganglions et ses plexus, et depuis leurs appendices fibrineux jusqu'à leurs terminaisons albumineuses et gélatineuses; 22° que là où est la plus grande *somme* de *feu nerveux*, là se précipite *plus de sang :* ce qui en présente à chaque appareil, à chaque organe, à chaque fonction, une dose *proportionnelle* aux élémens électriques qui entrent dans leur composition, et ce qui établit une *hiérarchie* et de textures, et de fonctions, et d'innervation, et d'alimentation, les causes occultes de l'ordre admirable de la *vie* organique ; 23° que là où le *feu* est *arrêté*, soit par des corps étrangers, soit par des fluides intégrans, il est *refoulé* sur lui-même et par conséquent sur le foyer; 24° que la concentration du foyer produit une *réaction* non-seulement sur le lieu entravé, mais encore sur les autres parties par où il peut se dériver : d'où résulte une foule de désordres pathologiques; 25° que les *moyens* locaux et généraux d'empêcher cette concentration, d'équilibrer l'expansion, et de ramener l'état régulier du sécrétisme, sont les seuls *fondemens* rationnels de l'art de guérir, et dérivent par conséquent des vérités profondes, positives et neuves que j'ai émises et dont je ne pousserai pas plus loin la trop longue énumération ; voulant de suite arriver à la *vie* sensoriale, qui ne nous surprendra pas moins dans sa nature substancielle et dans son jeu mystérieux, que dans la témérité anti-superstitieuse de sa sublime explication.

CHAPITRE V.

**DÉVELOPPEMENT DE LA VIE SUPÉRIEURE, CONSCIENTE
OU SENSORIALE ET LOCOMOTIVE, DITE ANIMALE,
PAR BICHAT.**

121° J'entends par *vie animale* celle qui est douée de la propriété de sentir avec douleur ou plaisir, de connaître les objets du dehors, d'éprouver les impressions de la *vie* organique qui l'influence aussi, de combiner des idées, de s'en ressouvenir, de les comparer, d'en créer de nouvelles, de vouloir, de manifester son existence par la voix et la locomotion, enfin de s'associer à un individu semblable et d'un autre sexe, pour se procurer le plaisir sensorial de la volupté par lequel l'espèce se reproduit.

122° Tel est l'ensemble des fonctions de la *vie* animale; mais elles sont dues à des propriétés dépendantes de l'*essence* qui la constitue, et attachées aux diverses parties de la forme qu'elle a prise, sous les impulsions natives et originelles du règne.

123° L'essence de la *vie* animale est la *pulpe blanche* nerveuse, tandis que la grise est celle de l'organique.

124° Comme cette dernière, comme le système artériel et comme le veineux, la pulpe blanche nerveuse a revêtu la forme *arboréale* sous les mêmes lois universelles, l'attraction, le sécrétisme et l'expansion, attachés aussi à ses élémens quintessenciels intégrans.

125° Ses *racines* sont multiples. Les unes s'implantent dans le domaine de la *vie* organique et s'insinuent dans ses viscères principaux; ce sont les nerfs pneumo-gastriques qui plongent dans les appareils pneumatisant et gastrisant, 1° pour transporter au sensorium l'état de vacuité ou de plénitude de la *vie* inférieure affamée ou rassasiée; et 2° pour l'avertir des excitans hygiéniques salutaires ou malfaisans, afin qu'il réagisse en conséquence pour s'y livrer ou s'y soustraire. Les autres *racines* animales sont les nerfs des sens de la vue et de l'ouïe, du goût et de l'odorat. Les deux derniers sont spécialement consacrés à la satisfaction des besoins de nutrition de la *vie* radicale; tandis que les deux autres sont destinés surtout à la conservation et aux jouissances de la *vie* sensoriale.

126° Son *tronc* est constitué par toute la partie blanche de l'encéphale, et comprend, 1° le cerveau; 2° la protubérance annulaire; 3° le cervelet. Ces organes sont divisés en compartimens intérieurs qui se correspondent et qui ont des fonctions particulières. Ainsi les deux cavités latérales et supérieures du cerveau forment les deux oreillettes de l'arbre de relation ; et celle du cervelet en constitue le véritable et unique ventricule ; tandis que la protubérance annulaire est perforée par un canal, qui s'abouche intermédiairement avec les oreillettes par les deux trous situés de chaque côté de la vulve de Colombo, et avec le ventricule du cervelet par l'orifice de l'aqueduc de Sylvius, sous la valvule de Vieussens. Retenons donc bien que les deux ventricules latéraux communiquent au moyen, et le moyen au quatrième : car ces rapports sont aussi nécessaires pour expliquer les actes moteurs, que ceux de l'oreillette et du ventricule gauche du cœur le sont pour rendre compte des phénomènes circulateurs du sang rouge.

127° La *tige* de l'arbre de relation est constituée par la partie nerveuse blanche de la moelle épinière, dorsale, lombaire et sacrée. Mais cette pulpe blanche est divisée imperceptiblement et dans toute sa longueur, en deux faisceaux au centre desquels Gall et Spurzheim ont trouvé, chez les enfans, un canal médullaire presque inappréciable. (Voyez Cloquet.) Ces deux canaux fistuleux et oblitérés dans l'adulte par la médulle nerveuse motrice, communiquent, après s'être entrecroisés aux pyramides et aux olives, au ventricule du cervelet qui s'y ouvre par le calamus scriptorius. De sorte qu'il y a correspondance continue entre les ventricules supérieurs, moyen et quatrième avec les deux pertuis médullaires de la tige nerveuse blanche épinière, dorsale, lombaire et sacrée.

128° Cette *tige* de la *vie* de relation donne naissance à trente-un filets blancs nerveux doubles, qui sont ses branches et ses rameaux de même que les sens ont été nommés ses racines. Mais ces *rameaux* sont répartis avec une sagesse admirable, et servent à des fonctions diverses selon leur hauteur ascensionnelle. Les uns, affectés surtout au tronc sensorial, sont destinés au jeu de la physionomie ; ce sont les nerfs moteurs oculaires communs et externes, trijumaux, pathétiques, etc., et leurs ramifications. Les autres sont affectés à l'exécution des actes de l'appareil vocal. Des troisièmes rameaux blancs nerveux vont s'allonger pour la locomotion des bras; des quatrièmes pour mouvoir les muscles des différentes régions du cou, du dos, de la poitrine, des lombes, du ventre, etc. Des cinquièmes vont s'étendre pour remuer les jambes et effectuer la marche.

129° Mais toutes les terminaisons de ces nerfs, en s'amincissant de plus en plus, ont fini par s'épanouir, s'anastomoser et former un réseau général qui est la peau, le *feuillage* de la *vie* de relation, ou plutôt son tégument protecteur externe, comme les muqueuses sont le tégument protecteur interne de la *vie* organique ou nerveuse grise.

130° De même que dans le règne végétal, chaque arbre a des *fruits* appropriés; de même que le système artériel a son organe dépurateur, la rate; le veineux le sien, le foie; le lymphatique, le sien encore, le pancréas; ainsi l'arbre de relation a son appareil fructiforme, constitué par les deux testicules ou les deux ovaires, selon les sexes. Et ces glandes formées par le pelotonnement à l'infini de deux filets blancs dérivatifs des nerfs sacrés, sont attenans à la partie caudale de la moelle épinière, et terminent comme appendices la structure anatomique de l'arbre de la *vie* animale.

131° Nous avions omis que, de même que les pneumo-gastriques étaient des racines destinées aux besoins d'appropriation de la *vie* organique, il y avait aussi des rameaux réservés aux besoins des excrémentitions de la même *vie*; et ces rameaux blancs sont les nerfs qui vont s'enchâsser aux sphincters de l'anus, de la vessie, etc., pour ressentir, par le contact de leur plénitude, l'effet malfaisant que les matières contenues peuvent exercer sur les muqueuses, afin d'en avertir le sensorium qui procède aux moyens de les en débarrasser. De même aussi que parmi les racines sensuelles, il existe des nerfs destinés à impressionner surtout le sensorium, ceux de la vue et de l'ouïe; de même il est des rameaux blancs affectés aussi à son service spécial: ce sont les nerfs des membres qui vont s'épanouir à la peau, pour effectuer le *tact*. Car quoique ce tact s'opère par toutes les régions du derme et même de toute partie nerveuse blanche correspondante avec le sensorium, il est surtout affecté aux cordons qui vont former le réseau cutané de la paume des mains et de la pulpe des doigts.

132° *Son origine.* — Nous avons vu la *vie* organique faire surgir, à ses rameaux ganglionaires et plexueux effectifs de la pneumatisation, l'appareil artériel qui, à l'aide du *feu nerveux* gris, a déroulé ses racines artérielles, son tronc cardiaque, sa tige aortique et ses terminaisons branchiales, ramusculaires et finales ou capillaires, dont la force et le développement caractérisent le tempérament sanguin. Nous avons vu aussi que c'est l'acte gastrisant qui a présidé à la confection primitive de l'appareil abdominal et de ses organes, siége du tempérament bilieux marqué par leur prédominance. Eh bien, l'*acte flambant*, attaché à la pulpe grise encéphalique, et que j'ai nommé *encéphalisation*, est la cause première et analogue qui a développé, dans l'origine des races et dans le fœtus même, les élémens, la forme et la *matière* de l'arbre de relation, qui est greffé intérieurement à la concavité de la pulpe grise encéphalique, le siége, par sa prédominance sur les deux autres débouchés, du tempérament que j'ai nommé nerveux. Mais comment ce phénomène a-t-il pu se faire, dira-t-on? Qui peut approfondir un tel mystère?.. Ce sont les analogies de la Nature et ses lois régulières qui nous l'apprendront. Ainsi le bourgeon fructifère soit d'un marronnier, soit d'une rose, si grossier d'abord, est enveloppé d'une tunique corticale impure. Mais bientôt une germination silencieuse et interne fait *sécréter*, petit à petit et à la longue, des élémens plus exquis, pour faire jaillir enfin une substance *florale*, véritable *vie* de relation du végétal. Que voyons-nous dans ces phénomènes? Un changement interne de texture, une purification manifeste d'organes, une quintessence évidente dans la coloration de la fleur, et une subtilité frappante dans l'élasticité amoureuse des organes reproducteurs. A quoi donc attribuerons-nous ces métamorphoses étonnantes et progressives d'un tel changement de nature? Au *sécrétisme* seul de la matière intégrante qui, à l'aide de son *attraction*, de son *travail élaborateur* et de son *expansion*, a pompé des alimens grossiers qu'elle a épurés et rayonnés ensuite, en dirigeant leurs sucs coagulables de manière à développer progressivement des organes d'une nature graduellement perfective, la cause ignorée de l'évolution florale et de ses parties internes successivement plus admirables et plus exquises. Eh bien, il en est de même de la *vie animale* par rapport à l'organique. Car cette dernière, radicale, primitive, antérieure, a sécrété l'autre, sa greffe, son produit floral et dépendant; car elle continue toute la vie à la nourrir, à l'étendre, à la fortifier, à la grossir par les mêmes tendances originelles qui l'ont ébauchée, constituée et agrandie. Ainsi la pulpe grise de l'encéphale, à l'aide des carotides et des vertébrales dont elle a sécrété le sang nourricier, a changé ce sang en *feu nerveux* gris saturateur et enivrant, qui rayonna sa vapeur encéphalisante, c'est-à-dire, cérébralement expansive; et cette vapeur, par l'obstacle même des parois corticales et des autres obstacles membraneux et osseux emprisonnans, se condensa dans le canal encéphalo-rachidien, forma d'abord complétement toutes les parties grises, et par le sécré-

tisme continu de ces dernières, ébaucha la *pulpe blanche* adhérente qui se grossit insensiblement, s'annexa à sa mère dans toute
son étendue, et par son développement incessant et graduel,
prit enfin la forme arboréale, sous l'impulsion de son auteur et
les irradiations spéciales de son sécrétisme propre. C'est-à-dire,
que la pâte pulpeuse blanche, sécrétée primordialement par la
grise, s'allongea en avant pour dessiner les nerfs des sens, les
racines animales; qu'elle se condensa au tronc pour renfler les
ventricules supérieurs, moyen et quatrième; et qu'elle s'étendit
postérieurement pour constituer la tige blanche épinière, ses
multiples rameaux, sa peau enveloppante et finalement ses fruits
génitaux reproducteurs. Distillée, sécrétée, ourdie, tramée,
épaissie, pétrie, modelée par la *vie* organique dont elle est une
sécrétion quintessenciée, la pulpe nerveuse blanche a participé
aux mêmes propriétés que les élémens gris ses fabricateurs; aussi
sa substance si pure *attire* comme elle, *sécrète* comme elle et
rayonne comme elle.

133° Elle a aussi ses besoins, sa nécessité d'*entretien* et de
réparation, ainsi que ses *dépenses*. Par ses besoins attractifs,
elle puise dans l'encéphalisation (ou le *feu* gris flambant de la
pulpe corticale), des élémens nourriciers qui seraient insuffisans,
sans le secours indispensable des artères carotides et vertébrales
qui l'ont pénétrée, sur lesquelles elle est greffée et balancée, et
qui lui font ressentir toute l'influence comme l'énergie et la faiblesse du *feu* gris pneumatisant, dont son activité sensoriale et
locomotive est le servile reflet, l'obéissante girouette, le miroir
parlant, étant nourrie, impulsée, vivifiée, électrisée, diminuée
ou exaltée, selon qu'il est primitivement en proie à ces modes
divers d'être. Coupez les carotides et les vertébrales : affaissement
et extinction complète de la *vie* sensoriale; diminuez le transport
du sang, tempérez-le, fortifiez-le, exagérez-le : vous verrez par
conséquence immédiate, le sensorium prendre toutes ses nuances
inséparables, puisqu'il est greffé sur la pneumatisation surtout,
quoique emprisonné et concentré entièrement par la pulpe grise
encéphalisante.

134° *Feu nerveux blanc.* — Le sécrétisme progressif de la
pulpe blanche a grossi successivement sa nature, et l'a enrichie
de modes substanciels différens. C'est ainsi qu'elle a d'abord déroulé l'enveloppe canaliculaire et fibreuse des névrilèmes, dans
toutes les régions où ils existent. Ensuite elle a sécrété elle-même
sa partie interne médullaire qui s'est plus ou moins condensée

pour organiser les masses principales de l'encéphale, telles que cerveau et corps calleux, protubérance et cervelet, moelle épinière, etc. Cette moelle intrà-névrilématique s'est liquéfiée ailleurs pour pouvoir, par son allongement ou son raccourcissement sous la crispation et l'expansion du sensorium et des névrilèmes, effectuer les actes locomotifs dont nous résoudrons le problème. Un autre produit de la pulpe blanche de relation est le *feu nerveux blanc* sécrété par toute sa masse encéphalique. De même que le *feu nerveux* gris est l'effet du travail atomistique de la pulpe grise, et sert à tous ses actes fondamentaux et organiques ; de même le *feu nerveux* blanc, serviteur fidèle et enfant de la pulpe animale, sert à l'exécution de toutes ses opérations sensorio-locomotives. Mais retenons bien que ce *feu nerveux* blanc est le seul *agent* de la *vie* de relation ; que c'est une espèce d'*éther* électrique qui remplit et *gonfle* le canal encéphalo-rachidien de la pulpe blanche et de ses névrilèmes péri-médullaires ; qu'il ne peut jamais être remplacé par le *feu nerveux* gris, à moins que ce soit pathologiquement, comme dans les soubresauts, les convulsions, l'ataxie ; qu'il n'est pas chaud en essence comme ce dernier, mais qu'il est plutôt de nature lumineuse et phosphorescente : ce qui devrait lui faire réserver le nom d'*éther nerveux*, contrairement à l'autre à qui l'on conserverait la dénomination définitionnaire de *feu nerveux* gris, ou de *phlox* vital. Retenons aussi que l'éther nerveux n'a aucune action sur le sang; qu'il ne l'attire pas comme l'ombre suit le corps, comme l'eau obéit à la pesanteur, comme l'air se précipite dans le tourbillon appellateur d'un flambeau, propriétés caractéristiques de l'autre, du *feu nerveux*. De plus sa quantité, sa rareté, sa suffisance n'importent en aucune manière à la *vie* organique, ne l'influencent que légèrement, par contre-coup, ou plutôt seulement par défaut d'équilibre, ou excès de résistance : puisqu'il est, avec la *vie* sensoriale son fabricateur, un produit dépendant, une girouette mobile qui suit le degré d'une impulsion radicale indispensable, à laquelle cette *vie* sensoriale n'apporte d'autre opposition que la réaction de sa spontanéité.

135° *Spontanéité et force expansive de la pulpe blanche.* — La pulpe sensoriale, quoique entée sur l'organique, a un centre *sécréteur* et *rayonnant*; elle possède une *sphère* d'expansion plus ou moins extensible et un point de départ d'irradiations propres, qu'elle peut opposer aux impulsions permanentes et incessantes du *feu* gris pneumatisant ou intrà-artériel, et du *feu* gris encéphalisant ou de la pulpe cérébro-corticale. De sorte que dans l'état de veille, il y a excitation réciproque entre l'expansion radicale du *feu* de la pneumatisation, qui pousse et concentre, par le sang des carotides et des vertébrales, l'*oppressibilité* de la sphère sensoriale; tandis que celle-ci, par l'*excentricité* de son *éther* nerveux, presse orbiculairement contre les efforts agresseurs, et pèse notamment sur les parois grises encéphaliques, dont elle entrave la tendance encéphalisante.

Ainsi l'on voit la réciprocité de dépendance et d'opposition dans les deux *vies*, dont la force harmonique et la vigueur d'ensemble dépendent de l'exactitude et de l'équilibre de leurs rapports. Cette dépendance est tellement absolue que si les carotides et les vertébrales n'apportaient à la pulpe blanche qu'un *feu* pneumatisant insuffisant et débile, celle-ci, affaiblie, n'enverrait aux nerfs blancs thoraciques qu'un *éther* nerveux pauvre et impuissant; ce qui ralentirait leur *élasticité*, diminuerait le ressort de la poitrine, enrayerait la respiration, et menacerait la pneumatisation de suffocation extinctive.

136° Jusqu'ici nous n'avons considéré la *vie animale* que dans le fœtus et par conséquent sans conscience, sans sensorialité acquise, nous reviendrons plus tard à cette qualité accidentelle, due au contact oxigénateur et éthérisant de la naissance. Nous allons continuer à expliquer les propriétés intimes de structure et d'essence de cette même *vie* de relation, avant de passer aux actes transportans de l'intelligence, de la volonté et du mouvement.

137° Tout l'arbre animal, ses racines, son tronc, sa tige, ses rameaux, son enveloppe et ses fruits reproducteurs ont été *sécrétés* primitivement par l'arbre gris inférieur et annexés, dans toute leur longueur, sous la dépendance et l'application immédiate de leurs parties créatrices : de là les rapports divers soit d'ahérence, soit de séparation, et la diversité de distribution des différens organes de cette même *vie* animale.

138° *Union des deux vies.* — *Ses* liens avec son auteur, la *vie* radicale, sont multiples. Les premiers s'effectuent surtout à l'encéphalisation, par l'identification et la superposition des deux pulpes blanche et grise, siége des deux *vies*. Ensuite leur adhérence se maintient aussi dans toute la continuité du rachis gris et blanc, et dans les doubles rameaux également blancs et gris qui s'échappent des deux côtés de cette même moelle épinière dorsale, lombaire et sacrée; lesquels rameaux gris et blancs font encore communiquer la *vie* de relation avec les ganglions, les plexus, leurs ramuscules et les viscères de la *vie* nutritive. De plus les extrémités postérieures de certains nefs blancs, en s'attachant aux sphincters excrémenteurs, établissent de nouveaux rapports avec les fonctions internes. Tandis qu'en avant les pneumo-gastriques, véritables racines animo-organiques, en plongeant dans les appareils pulmonaire et abdominal pour ressentir l'influence malfaisante ou convenable des excitans hygiéniques, forment des liens indispensables et sur-ajoutés aux précédens entre les deux *vies*, la fondamentale ou radicale, et la secondaire, la greffée ou de relation. Nous avons vu aussi que la pneumatisation, en élançant son *feu* gris vivificateur indispensable dans le domaine animal, par les artères vertébrales et carotidiennes, était le pivot et le lien *le plus capital* entre les deux pulpes grise et blanche, siéges des deux *vies* ; et que par contre la *vie* animale, en rayonnant à ses nerfs thoraciques souleveurs de la poitrine et effectifs de la respiration, rendait la *vie* inférieure tributaire de sa volonté et copartageante de son existence, comme de ses vicissitudes morbides ou sanitaires.

139° Ces liens ne sont pas les seuls, il en est d'autres encore fort importans et qui n'ont été que soupçonnés par certains expérimentateurs. C'est ainsi que, tandis que les pneumo-gastriques avertissent le sensorium des agressions hygiéniques nuisibles ou utiles aux surfaces muqueuses de l'air et des alimens, et tandis qu'ils ne font que lui transporter le besoin de vacuité, la cause de la faim, ou de plénitude, la cause des excrétions ; les deux *vies* adhèrent entre elles à l'extrémité finale de tous les nerfs blancs et de toutes les artères. Les carotides et les vertébrales ne sont donc pas les seuls liens de ce genre, puisque toutes les autres terminaisons artérielles s'amincissent, s'éteignent, deviennent filiformes pour s'unir, s'enchevêtrer, s'anastomoser et se feutrer avec les derniers linéamens, avec les fils les plus ténus, les plus déliés des nerfs blancs de relation qui se marient, s'identifient, se coagulent pour composer la substance même du muscle, dont la nature double est à la fois sanguine et nerveuse, et reçoit deux impulsions permanentes et opposées : 1° l'influx du sang rouge et du *feu* gris pneumatisant ou intrà-artériel ; et 2° du *feu* blanc sensorial, autrement dit, de l'*éther* nerveux. De sorte que lorsque la force volontaire et éthérée presse le muscle, il le resserre, le crispe sur les artères, dont le sang et le *feu* expansif résistent à cette crispation, de toute la force vitale propre à l'individu : d'où il suit que la vigueur locomotive de chaque animal est toujours relàtive à son tempérament, autrement dit, à l'intensité des mouvemens fondamentaux concentriques et excentriques de son *feu* libre, ainsi qu'à la somme toujours proportionnelle des atomes actifs intégrans, causes et opérateurs de ces mouvemens radicaux.

140° *Propriétés vitales intégrantes.* — La pulpe blanche, dans toute son étendue, a été sécrétée, formée, pétrie par la grise et configurée sous les impulsions de cette dernière, en même temps que sous ses irradiations propres. Car ayant participé à la nature de son auteur, quoique d'une essence supérieure, puisqu'elle est l'effet de sa purification en un produit nouveau; la *pulpe blanche* a participé également aux propriétés *atomistiques* de ses molécules *actives* constituantes, et par conséquent aux trois *propriétés* que nous avons reconnues comme universelles, l'*attraction*, le *sécrétisme* et l'*expansion*. Par son attraction propre, le tronc encéphalique s'est formé sphéroïdalement, pour devenir le siége du sécrétisme de la *vie* de relation; et ce sécrétisme s'est créé des communications directes et immédiates avec les objets du dehors, en avant par les nerfs des sens, les racines de l'arbre; et en arrière par sa tige épinière et par les nerfs des membres, de la voix et de la reproduction, les parties ramusculaires de l'arbre animal. De sorte que l'*attraction* sensoriale s'exercera surtout par les sensations; le *sécrétisme* par la distillation de l'*éther* nerveux, l'agent ampliateur interne; et l'*expansion* par les sons, la locomotion et la volupté.

141° *Elasticité aveugle de l'éther nerveux blanc et de la pulpe blanche.* —La pulpe blanche, siége de la *vie* animale, attire donc, sécrète donc et rayonne donc. Son rayonnement est l'*éther* nerveux, l'agent de la locomotion et des sensations. Elle en est pénétrée, saturée, enivrée. Cette condition d'état lui donne la faculté inséparable d'être irritée sous les excitans divers de la *vie* interne. Comme nous faisons abstraction de la sensorialité, pour n'en parler que plus tard, et que nous ne considérons la *vie animale* que dans le fœtus et le sommeil le plus complet, nous devons dire que son irritabilité n'est que l'effet aveugle et inconscient de l'*élasticité* du *feu nerveux* blanc, sous les impulsions soit du gris, soit du sang rouge, soit du calorique, de la lumière, de l'électricité et des excitans externes. Sachons donc que la pulpe blanche est élastique, irritable aveuglément, sans recourir à la faculté sensoriale. Mais seulement par la même raison que la pulpe grise l'est et le doit à son *feu* gris comprimé, elle le devra aussi à son *feu* blanc refoulé; et son *élasticité* réagissante se révoltera en *raison* de l'intensité de la *compression.* Voilà l'irritabilité insentante qui préside à la *vie* de relation des premières races animales, soit des polypes, soit des radiaires. Voilà l'élasticité qui, sous l'influx du *feu* gris, fait soulever, à l'aide du *feu* blanc, les muscles volontaires pendant les spasmes du sommeil et même de la *vie* utérine, sans que le sensorium en soit averti. Ce sont des mouvemens machinaux dus à des impulsions instinctives et radicales, et exécutés par des agens aveugles, les névrilèmes blancs et l'*éther* nerveux qu'ils emprisonnent.

142° Idée et origine du mouvement.— Selon notre doctrine, tout l'arbre de relation, dans le sommeil comme dans le fœtus, ne jouit donc pas de la sensorialité, c'est-à-dire, de la conscience des choses. Pourtant toutes ses parties blanches jouissent intrinsèquement de l'attraction, du sécrétisme et de l'expansion attachés à la quintessence de leur substance, le produit sécrété par l'épuration fonctionnelle et originelle de la pulpe grise. De plus cette pulpe blanche distîlle un *éther* nerveux, son agent locomoteur et renfermé dans le canal blanc encéphalo-rachidien. Cette même pulpe blanche, siége de la *vie* animale, est encore *élastique*, c'est-à-dire, inconsciemment irritable et contractile comme la grise, et réagit sur les agressions à son oppressibilité par ses crispations propres et par l'intermédiaire de son *feu blanc*, qu'elle interpose toujours entre elle et les corps concentratifs où excitans. Je voulais vous amener à cette idée de crispation d'une pulpe, d'une trame nerveuse sous l'aiguillon d'un *stimulus*. Cette pulpe est par elle-même un centre de mouvement qui est alors inhérent à sa substance. Or comme cette substance est le résultat de l'accumulation intime des atomes *actifs* universels dans leur maximum d'épuration et de subtilité, nous avons donc une idée exacte de la cause et de la source du *mouvement* en général, du *mouvement* philosophique et absolu; problème qu'Aristote et tous les Péripatéticiens ne pouvaient ni concevoir, ni résoudre. Mais si le mouvement part d'une substance; elle en est donc la source et la cause. C'est donc à ses élémens qu'elle le doit. Or, tout se réduisant en atomes *phloxiques* et *aphloxiques*, actifs et *passifs* pour notre doctrine, cette activité matérielle, le *phlox*, que j'ai mentionné comme l'agent primordial de la grande organisation de la Nature, est donc le mouvement en essence, et par conséquent sera la force unique présidante à la petite organisation

humaine. Mais comme la pulpe grise est aussi mouvante , comme
la blanche l'est encore et toutes les parties fibrineuses , albumineuses et gélatineuses, qui trahissent cette propriété élémentaire
à divers degrés , selon qu'elles sont plus ou moins entachées de
passivité ; il est rationel de dire que le mouvement des corps est
en rapport avec leur pureté atomistique et leur *dose* intégrante
de l'*activité* universelle. De là la multiplicité des forces chimiques ,
des réactions organiques végétales et animales , et , pour la physiologie céleste , des balancemens astronomiques qui entretiennent
les rapports planétaires , solaires et constellaires. Tout se réduit
donc , en philosophie transcendantale , à l'unique considération
des deux atomes *phloxiques* et *aphloxiques* capitaux que j'ai pré-
sentés comme la dichotomie religieuse , mère de la vérité universelle , et pivot de toutes les explications naturelles et scientifiques.

143° *Origine de la sensorialité.* — L'élasticité mouvante et
de la pulpe animale et de son agent , l'*éther* nerveux , présida
aveuglément et inconsciemment , dans les premières races , à une
locomotion instinctive soit spontanée , soit provoquée par des
excitans. De sorte que les animaux originels les plus simples ne
furent qu'irritables , qu'élastiques , c'est-à-dire , de véritables
machines insentantes , douées pourtant d'attraction , de sécrétisme
et d'expansion dans leurs deux *vies* alors entièrement analogues ,
sinon dans leur nature intrinsèque , du moins dans la similitude
de leurs phénomènes réactifs également privés de la conscience
des choses. Mais à mesure que la pulpe blanche s'est condensée ,
agrandie , épurée , et que ses réactions fréquentes ont amené une
tige épinière bien caractérisée , un tronc cérébro-cérébelleux
puissant et spontané , des racines sensuelles d'une communication
facile avec les agens externes , des rameaux postérieurs pour le
transport de l'*éther* nerveux superflu , enfin des réceptacles
floraux et fructiformes pour évacuer une médulle régénératrice ;
après ou plutôt pendant ces essais et ces résultats , il s'est formé ,
dis-je , au centre de l'encéphale , un noyau pulpeux d'une nature
suprêmement délicate , d'une nature exquisement supérieure ,
d'une *quintessence* inouïe et jusque là sans exemple dans l'évolution des organisations planétaires. Et cette quintessence , cette
purification nouvelle et transportante fut la *sensorialité* , c'est-à-
dire , une *pulpe* sentante , susceptible de *jouir* et de *souffrir*
sous le contact électrique soit des objets externes , avec lesquels
elle établit bientôt des communications par les sens , soit des
organes internes , dont elle fut enveloppée protectricement ;

ayant été emprisonnée dans leur sanctuaire malléable, la pulpe grise influençable aussi par les secousses sanguines alimentaires, hygiéniques et pathologiques. Mais cette pulpe sensoriale, consciente par nature, sensitive par élémens, puisqu'elle est le produit sommital, final et quintessenciel de toutes les évolutions créatrices et épurantes de notre planète à déroulemens progressivement minéraux, végétaux et animaux; cette pulpe sensoriale, dis-je, n'était qu'un faible *germe* qui commença à poindre dans les races originelles, et qui grossit, s'agrandit et se perfectionna insensiblement, en montant avec elles le ramuscule zoologique, (voyez la deuxième planche des Prolégomènes de cette philosophie médicale); de sorte qu'elle les doua successivement de la *faculté* de *souffrir* et de *jouir* dans le rapport de sa présence, de sa grandeur, de son abondance, de sa subtilité. Car nous ne devons pas oublier que, produit de la distillation incessante de la pulpe grise, elle n'en est que l'effet analogue, que le reflet servile, qu'un agent conséquent de son auteur. De sorte qu'elle est la compagne ordinaire et la représentation identique de la *vie* radicale, dans toutes les races où elle se trouve. Elle les caractérisera donc comme l'autre *vie*, sa mère, et se perfectionnera donc avec elle. Qu'il y a loin de ces idées justes et raisonnables sur la nature des causes premières de l'ame pensante, aux romans insensés de ces visionnaires métaphysiciens, qui ne se sont jamais enfoncés dans les replis ténébreux de la vérité originelle, dont le voile est découvert aujourd'hui pour mon imagination désabusée !

144° *La sensorialité est la propriété moléculaire d'un organe.* —La sensorialité, par ses perfectionnemens et ses acquisitions graduelles, s'est localisée dans l'encéphale des animaux ; et en qualité de pulpe nerveuse s'est déployée intérieurement aux cavités cérébrales, au centre même des crispations autrefois aveugles et inconsciemment réactives, mais désormais sensitives de la pulpe nerveuse blanche. Alors en s'adossant à la partie interne des ventricules encéphaliques, elle s'est identifiée à cette pulpe blanche qui l'a sécrétée ; et elle est devenue l'organe le plus saillant de l'économie, puisqu'elle est le *siége* du sentiment perçu, du *moi*, ou de la propriété intime et moléculaire d'avoir la notion de soi et des autres : ce que les philosophes du dix-huitième siècle ont nommée sensibilité, mot abstrait et trompeur que Bichat avait imposé aussi aux facultés contractiles de la *vie* organique, et qui, pour éviter toute méprise, doit être remplacé par l'expression

de *sensorialité*. La sensorialité sera donc la propriété, d'une partie de la pulpe blanche, de jouir et de souffrir, de se sentir,
d'avoir la perception du moi; en un mot, ce sera l'*attribut*
atomistique, élémentaire, substanciel d'un *organe*, qu'on appellera, si l'on veut, ame pensante, avec tous les cerveaux creux de
nos prédécesseurs, qui n'avaient pas assez de connaissances physiologiques pour en découvrir l'origine mystérieuse et en approfondir la nature transportante. Ce sera donc pour nous synonyme
de pulpe mentale, pulpe sensoriale, organe du moi, sensorium,
substance pensante, et toutes les autres définitions qui tendront
à identifier l'attribut, la propriété consciente avec l'essence purifiée qui en jouit.

Cette pulpe sensoriale est en abondance diverse dans les races,
ce qui différencie dans les mêmes rapports leurs facultés animales :
car devenue centre spontané et mouvant de l'ensemble, elle a
modifié leurs formes, leurs habitudes, leurs facultés secondaires.
C'est dans l'homme qu'elle est, relativement à la masse, concentrée
et purifiée avec le plus de largesse; car elle n'est pas d'une
nature identique chez tous les animaux; puisqu'elle est l'effet
immédiat de leur pulpe grise, qui diffère aussi autant en essence
qu'en quantité, dans les diverses classes. De même elle varie
comme la pulpe grise, et non-seulement dans les classes animales
les plus opposées, mais même dans tous les individus d'une cité,
dont deux pulpes mentales ne peuvent être similaires entièrement, puisqu'étant l'effet, comme nous le verrons, du tempérament, de l'état des viscères, du régime, des habitudes, du sexe,
de l'éducation, des professions, des influences sociales, le *sensorium* prend une foule de natures, de modifications, de puretés,
d'activités, de crispabilités, et d'expansions différentes. Mais
attachons-nous à l'homme en général; et après avoir exprimé sa
nature sentante, procédons à décrire ses lois.

145° *Etendue de l'organe sensorial.* — Chez la plupart des
quadrupèdes, quoiqu'ils soient les animaux où, relativement au
volume, la pulpe sensoriale est le plus accumulée, elle l'est
pourtant en bien plus petite quantité que chez l'homme. Car
dans ce dernier, elle s'identifie avec la majeure partie des plans
de substance blanche qui constituent l'encéphale et son rachis
nerveux. Elle s'est comme identifiée avec elle, et y a pris naissance par une foule de fibres d'où elle converge centralement. Sa
masse sentante la plus considérable constitua le *corps calleux*
qui est le siége spécial du moi, du sensorium, de la faculté de

sentir avec conscience. Pourtant la pulpe mentale son synonyme n'est pas exclusivement localisée en lui. Toutes les parois des ventricules latéraux en sont tapissées, ainsi que celles du canal nerveux qui perfore la protubérance annulaire, et qui établit une communication des premiers ventricules avec le quatrième, celui du cervelet. Ce dernier organe renferme aussi, intérieurement à ses parois ventriculaires, une couche très-considérable de substance sensoriale, qui lui donne la faculté si irritable de se crisper aux moindres sollicitations de l'*éther* nerveux blanc. Enfin je suis persuadé que cette pulpe blanche sentante se prolonge encore dans le double canal de la moelle épinière : car j'éprouve un courant de sensibilité électrique dans cette région, toutes les fois que mon sensorium frémit ou vibre, sous l'effet d'une pensée forte, d'une impression sublime, d'un sentiment qui transporte d'admiration ou produise l'extase intellectuelle.

146° *Attraction, sécrétisme et dégagement nerveux de l'organe conscient.* — Le sensorium, l'organe du sentiment, la pulpe mentale, le moi incarné, est donc connu et localisé. Mais comme la pulpe grise, siége de la *vie* organique, et comme la pulpe blanche du fœtus, son intermédiaire et siége de la *vie* animale dont elle forme le principal et indispensable attribut; la pulpe sensoriale attire, sécrète et rayonne aussi, par les facultés inhérentes à l'activité de ses atomes constituans. Son acte sécréteur s'opère sans cesse, 1° à l'aide des vapeurs encéphalisantes de la pulpe grise qui l'emprisonne; et 2° à l'aide du sang rouge et de l'esprit pneumatisant qui lui arrivent par les carotides et les vertébrales, les canaux nourriciers principaux de cette même sensorialité matérielle, qui expirerait bientôt par leur section ou seulement leur ligature. Le produit du sécrétisme sensorial est un fluide analogue à sa nature; c'est l'éther nerveux blanc déjà mentionné, l'agent unique et indispensable de la locomotion. Cet *éther* nerveux est renfermé dans le canal sensorial encéphalo-rachidien, comme le *feu* gris dans les nerfs ganglionaires, comme le sang rouge dans les artères, comme le noir dans les veines, comme la lymphe dans les lymphatiques. Ce canal est son réservoir, son conduit approprié, il le remplit, le gonfle, l'érectionne sans cesse dans l'état de veille et de santé; et pénètre, sature, enivre aussi constamment la pulpe consciente qui en constitue les parois médullaires. A force d'être sécrété par le triage du sang à travers la pulpe grise qui le change en *feu* gris, et par le triage de ce *feu* gris à travers la pulpe blanche sentante qui le change en éther nerveux, cet *éther* devient surabondant par l'effet de sa source incessante. De sorte qu'il ballonne l'arbre sensorio-locomoteur, qu'il le tend, qu'il presse orbiculairement en tous sens les parois de sa sphère supposée, et cherche à se créer des issues dérivatrices. C'est pourquoi il s'est frayé ces mêmes issues, 1° en avant par les sens, les racines de l'arbre, et par les pneumo-gastriques qui en portent quelquefois la secousse soulageante à la *vie* organique qui en est opprimée; 2° au corps calleux par la fonction de la pensée et de la volonté dont nous verrons le physiologisme; 3° au cervelet par l'impulsion obéissante de la locomotion que nous expliquerons aussi; 4°-dans tous les névrilèmes des muscles où l'éther nerveux, conduit par la médulle interne, comme l'électricité par un fil métallique, est déchargé convulsivement au dehors par secousses, par crispations, comme les jets électriques de la torpille; 5° il se décharge encore, à l'état libre, à l'extrémité même de tous les nerfs, et notamment de ceux qui garnissent les sphincters et de ceux qui s'épanouissent à la peau où s'exerce le tact; 6° enfin quand cet éther est sécrété en surabondance et qu'il est peu dépensé, il forme lui-même, par sa condensation graduelle, la médulle interne des nerfs et du rachis. Et lorsque cette médulle est trop compacte ou trop accumulée, elle concentre le rayonnement même de l'éther nerveux qui est refoulé sur le sensorium rayonnant : ce qui devient pour lui un obstacle importun. Alors agacée par cette médulle gênante qui gonfle tout l'arbre animal et tous ses névrilèmes ballonnés, la pulpe mentale cherche instinctivement à s'en débarrasser par ses dérivateurs naturels, je veux dire, par la double filière nerveuse des organes reproducteurs, que nous avons vus attenans, comme des appendices immédiats, à la double extrémité caudale de la tige épinière, d'où ils soutirent les élémens de leur liquide fermentatif, susceptible de renouveler l'espèce.

147° *Turgescence de tout l'arbre locomoteur par l'éther nerveux.* — Nous devons donc toujours avoir présens devant les yeux et le sécrétisme incessant de l'éther nerveux, et le ballonnement érecteur du canal sensorio-locomoteur, et le besoin continuel pour sa sphère de dériver cet éther nerveux, et finalement sa métamorphose possible, depuis la puberté jusqu'après la virilité, en un liquide bouillonnant et reproducteur. Ce qui entravera la fabrication de cet agent animal, ce qui ralentira ou exagérera son sécrétisme, ce qui mettra obstacle à sa dérivation nécessaire, sera donc une cause de maladie pour la *vie* sensoriale qui est forte avec son abondance, faible avec sa diminution, bien portante avec son exacte quantité, convulsée, délirante par sa superfluité ou sa rétention dans sa sphère obstruée. Si donc (par réminiscence) la *vie* organique, c'est-à-dire, son siége, la pulpe grise, est enivrée, saturée, échauffée, par son agent, le *feu nerveux* gris, qui remplit et gonfle sa sphère limitée par les artères pneumatisantes, les membranes muqueuses gastrisantes et les couches grises corticales encéphalisantes ; la pulpe sensoriale, à son tour, est aussi pénétrée, enivrée, électrisée sans cesse par son *éther* nerveux, qui gonfle son canal encéphalo-rachidien et ballonne sa sphère, limitée par les organes des sens, par les couches mentales, par toutes les extrémités finales des nerfs moteurs qui pressent en tous sens les terminaisons dernières des artérioles musculaires. De sorte que les deux sphères s'oppriment, se concentrent, se refoulent mutuellement au point de contact des nerfs blancs terminaux et des artérioles finales. Qu'on se figure donc leur opposition incessante d'électricité, leur rayonnement permanent, une des causes les plus sages, quoique les plus obscures de l'excitation réciproque des deux *vies*, qui puisent dans ce phénomène un aliment continuel au besoin de stimulation, pour la compressibilité réciproque de leur sécrétisme avivé toujours par leur résistance opiniâtre.

148° *Besoin sensorial de dériver l'éther nerveux.*—Si l'éther nerveux plénifie, gonfle la sphère sensoriale, c'est-à-dire, l'arbre blanc encéphalo-rachidien, s'il tend à rayonner toujours par ses parois et ses pores ; comme nous avons vu qu'il a des issues par toutes les extrémités des nerfs, et notamment en avant par les racines des sens, et en arrière par les extrémités des névrilèmes musculaires et de la peau : il est soumis dans son expansion incessante à des obstacles sans nombre, hygiéniques ou pathologiques, qui le refoulent au centre mental. Ces obstacles sont la lumière, le calorique, l'électron, les corps externes, les organes internes, et notamment les extrémités expirantes des artérioles, qui s'oblitèrent pour s'anastomoser et s'identifier avec les extrémités des nerfs musculaires blancs. Mais l'habitude de ces obstacles, de ces refoulemens sur la pulpe sensoriale, a amené la susceptibilité de crispation de cette dernière, qui, réagissant sur son fluide comprimé, l'exprime, le presse, le dérive, le transporte comme l'éclair et expansivement aux deux extrémités de son arbre, aux racines et aux rameaux, d'où jaillissent érectivement le spasme de la physionomie, et la pose et le geste musculaires. Nous saurons donc que le canal central encéphalo-blanc est le point de départ de la crispation volontaire et motrice ; et que cette crispation s'opère par la compression de l'agent nerveux éthéré qui parcourt ce canal, et qui est déchargé compulsivement sur les extrémités sensitives ou locomotrices, à travers la médulle conductrice des névrilèmes de relation. Car telle est la cause et le mécanisme du mouvement dû, dans l'animal comme ailleurs, à des atomes actifs soit organifiés, soit gazeux, impulsant primitivement, ou impulsés scondairement. Avec ces préliminaires, rapidement énoncés, nous allons passer successivement à l'explication physiologique des sensations, de l'intelligence et de ses facultés, de la volonté, de la locomotion et de l'acte générateur.

149° *Emprisonnement salutaire de l'organe mental.* — Le sensorium, la pulpe consciente est la substance animale la plus pure, la plus subtile, la plus quintessencielle. Douée de l'irritabilité la plus vive, de la réactivité la plus soudaine contre les contacts externes, elle aurait été foudroyée par leur immédiatité directe. C'est ainsi que l'air, pesant de toute la colonne atmosphérique sur l'extrémité nue d'un nerf dentaire, la fait souffrir horriblement. De même l'impulsion si puissante de la lumière, l'oppression d'un son trop intense, l'alcalinité de certaines saveurs, la pénétration d'une odeur délétère, la secousse inattendue d'une torpille, l'auraient tuée, paralysée, éteinte, si la Nature prévoyante ne l'avait pas renfermée dans un sanctuaire impénétrable, où elle peut, sans se compromettre, établir des relations extérieures par des intermédiaires neutralisans. C'est ainsi que le fœtus si fragile a besoin du silence utérin et de sa protection défensive pour naître, croître et acquérir sa virtualité propre à la naissance. De même la pulpe mentale germa dans les couches grises encéphalisantes, qui furent sa matrice nécessaire propre à la protéger contre des excitations trop renversantes. Le sensorium, ainsi emprisonné, n'eut donc de rapports avec les viscères nutritifs et avec les corps étrangers, que par les irradiations de son *éther* nerveux à travers la médulle des cordons névrilématiques. Encore leurs extrémités furent-elles salutairement enveloppées de membranes et d'humeurs, capables d'atténuer ce que les impressions physiques ou internes auraient de trop impétueux pour la fragilité mentale, souvent plus faible que les impulsions forcées de son éther nerveux interposable.

C'est donc à l'aide d'organes intermédiaires que les rapports s'établirent entre la pulpe consciente et les corps susceptibles de la frapper.

150° *Organes des sens.* — Ces organes furent les portes extérieures de l'ame, du sensorium. En examinant leur structure spéciale, on est surpris d'admiration, en s'apercevant avec quelles précautions la Nature a multiplié les moyens d'empêcher les secousses physiques, et de mettre les nerfs sensoriaux à l'abri de leurs atteintes diverses. Car le nerf optique, enveloppé de plusieurs tuniques en arrière, est protégé en avant par une humeur épaisse, un cristallin, une humeur liquide, plusieurs membranes crispables, et la cornée, et la conjonctive ; de sorte qu'il faut que la lumière traverse tous ces obstacles, s'atténue en eux, se divise à l'extrême, et arrive débile et innocente sur la rétine, qui la transporte à son tour à l'organe conscient. Ceux qui connaissent l'organisation minutieuse de l'oreille interne et externe, avec les humeurs, les membranes, les labyrinthes, les conques propres à diviser le son, à l'assouplir, à le diminuer, auront comme moi l'idée de la prudence qui a disposé toutes ces parties, pour mettre le nerf acoustique à l'abri des vibrations paralysantes et terribles des écroulemens, des détonnations et de la foudre. J'en dirais autant des nerfs olfactifs, gustatifs et tactifs. Enveloppés de membranes appropriées, lubrifiés par des humeurs particulières, ils trouvent, dans leur position anatomique, des défenses suffisantes contre l'atteinte corrosive et meurtrière des corps susceptibles de les affecter. N'en est-il pas de même pour les pneumo-gastriques ? Les racines des sens sont donc protégées convenablement par l'anatomie admirable de leurs enveloppes ; et les organes qui les renferment, tout en mettant la pulpe sensoriale à l'abri des objets du dehors ou des influences viscérales, servent donc pourtant à établir entre elle et eux des communications nécessaires. C'est à cette double idée que j'ai voulu vous amener, afin de vous faire conclure avec moi, que si l'ame était immatérielle et non de nature nerveuse, la force première qui a présidé à sa position et à sa défense, aurait agi inconséquemment et inutilement ; ce que les auteurs orgueilleux et illogiques aiment mieux penser que d'abandonner leur manière de voir déraisonnable et fondée sur la prévention et le vide de l'imagination.

151° *De la substance des sensations.* — Tout ce qui est dans l'Univers est corps et de nature physiologique, je veux dire,

activo-passive; ce qui unit l'idée de matière et l'idée de sa qualité
caractéristique, en une identité actuellement inséparable : parce
que si le fer est fer, c'est que sa matière ne fait qu'un tout avec sa
propriété ferrugineuse ; puisque même c'est une absurdité de le
supposer autrement, et de faire abstraction de l'une pour parler
de l'autre et réciproquement. Et c'est pourtant un tel langage
qui prévaut depuis les Platoniciens, dont les rêveries ont imaginé
la spiritualité inétendue et la matière inqualifiée, pour en faire
deux entités chimériques qui ne peuvent exister à part : puisque
partout le *phlox*, l'*activité*, est liée élémentairement et moléculairement à l'inertie, à l'*aphlox*, par une conjugaison unitaire,
essentielle, intime, primordiale dans les atomes hybrides, qui,
quoique d'une nature jumelle, ne forment pourtant et partout
qu'un composé simple d'activité et d'inertie identifiées, de *phlox*
et d'*aphlox* incarnés.

Parmi ces corps activo-passifs, il en est qui peuvent influencer
la pulpe mentale médiatement par les sens : ce sont les couleurs,
les sons, les odeurs, les saveurs, les tactilités. Ces élémens de
sensations sont tous matériels et plus ou moins subtils. C'est si
vrai qu'ils sont matières, que si vous mettez plusieurs substances
dans un creuset, et si vous faites chauffer, presque toujours vous
aurez des produits diversement colorés, d'une odeur et d'une
saveur différentes, offrant des aspérités spéciales, donnant, par le
bruit de la réaction, des sons particuliers. Changez les substances
pour leur en substituer de nouvelles et à plusieurs reprises, vous
aurez des couleurs, des odeurs, des saveurs, des tactilités et des
sons aussi variés que les mutations. Si donc il n'est rien d'immatériel dans un creuset, tous les élémens des sensations seront
dimensionnels et plus ou moins corpusculaires. La lumière, les
odeurs, les saveurs sont des quintessences pénétrantes dues à
l'activité de leurs atomes ; le son doit être rapporté aux vibrations
de l'air; et les tactilités aux impressions de résistance que les
matières font sur l'*éther* nerveux rayonnant. Tous les corps de
notre planète, quels qu'ils soient, sont imbus d'un fluide électrique constitutionnel, qui a sa source dans le sécrétisme vital de
notre globe organisé et vivant, et qui anime toutes ses parties
par sa saturation latente en elles. De sorte que cette électricité,
sans cesse transpirante, enivre toutes les substances terrestres,
plus ou moins sans doute, mais éminemment les esprits, les
quintessences, les corpuscules sensationnans. Le fluide électrique,
dans notre monde subsolaire, est comme le *pneuma* général que

Zénon supposait répandu universellement. Il aide aux sensations en se détachant des corps ébranlés, pour aller porter, avec les substances impressionnantes, le cachet de la source de son émanation et servir à mieux les caractériser.

152° *Rapports de l'origine des nerfs apporteurs des sensations avec la pulpe mentale.* — Tous les nerfs blancs susceptibles de transporter les impressions internes ou externes au sensorium, sont remplis de la médulle blanche renfermée dans les névrilèmes, et qui est indispensable à la conduction de l'*éther* nerveux qui la sature et qui les gonfle eux, ces névrilèmes, ainsi que tout le canal blanc encéphalo-rachidien. Tous ces nerfs transmisseurs vont aboutir aux parois de pulpe blanche de ce canal, et s'annexent aux parties suprêmes et les plus exquises de l'*organe conscient*, constitué non-seulement par le *corps calleux* qui en est l'agent capital et la masse la plus considérable de la *sensorialité*, mais encore par le troisième et le quatrième ventricules, ainsi que par le *calamus* et ses deux tuyaux épiniers. De sorte que les racines des sens antérieurs vont former les planchers des ventricules latéraux, où elles se renflent dans les corps cannelés, les couches optiques et les autres parois, où leurs névrilèmes particuliers s'élargissent en cavités amygdaloïdes, qui sont les *premières portes* de l'ame, de la pulpe mentale, tandis que les organes externes des sens n'en sont que les deuxièmes ouvertures.

153° *Sensations.* — Aussi chaque fois que ces organes des sens sont ébranlés, leur *éther* nerveux, secoué dans leur médulle innévrilématique, est transporté sur les planchers cérébraux originels, traverse les cavités amygdaloïdes, et agite le *feu* blanc sous-sensorial des ventricules, qui avertit ainsi la *pulpe consciente* des atteintes externes, des impressions circonférencielles à sa sphère. C'est ainsi que les corps, réfléchissant la lumière qui les frappe, la lancent dans l'organe visuel dont les membranes, les humeurs, le cristallin et le corps vitré l'atténuent, la sécrètent, la divisent, avant d'arriver à la rétine qui la perçoit ainsi modifiée, et la transmet à travers les névrilèmes optiques, jusqu'aux cavités amygdaloïdes des ventricules latéraux. Et l'ébranlement de cette impression, remuant élastiquement l'*éther* interne, le refoule sur l'*organe mental*, le corps calleux conscient qui en perçoit le sentiment; alors il y a *sensation*. C'est de la même manière que les saveurs, les odeurs, les sons, les tacts, arrivent, à travers des organes appropriés et atténuateurs, au siége calleux de la pulpe percevante; et l'impressionnent analoguement à leur anatomie,

à leur physiologie et à la nature des corpuscules savoureux, odorans, sonores et tactiles. Voilà comment s'exécutent les sensations
externes. Mais il en est d'internes. C'est ainsi que les pneumo-
gastriques et les nerfs blancs, plongeant dans les sphincters,
avertissent aussi le sensorium des impressions organiques qui se
passent sur les muqueuses, soit pour les besoins d'attraction,
comme ceux de la faim, de la soif, de respirer; soit pour les
besoins d'expansion, comme ceux de cracher, d'uriner, d'excrémenter. De sorte que les sensations soit externes, soit internes,
s'opèrent par un refoulement de l'*éther* nerveux blanc à l'origine
des nerfs de relation, qui transportent cet éther moniteur à la
pulpe mentale, par une *ondulation* toute mécanique et qui
prend son origine à la circonférence de la sphère sensoriale.

154° *Locomotion.* — Mais cette *ondulation* d'*éther* nerveux
est une excitation qui, frappant, heurtant l'organe mental, le
concentre et l'oppresse: aussi soudain et comme par angle réflectif,
il se crispe sur cette ondulation éthérée, comme le cœur sur le
sang; il l'embrasse, la comprime et la renvoie, par sa réaction,
dans le canal postérieur encéphalo-rachidien, où elle est dérivée
et rayonnée par des nerfs propres à remplir les besoins externes
ou internes, que les sensations avaient sollicités. Ainsi dans cet
acte, il y a trois temps et trois phénomènes à considérer : 1° le
transport *onduleux* et concentrique de l'impression ; 2° la perception sensoriale et la crispation compressive centrale; et 3° le
transport évacuateur et expansif de l'*éther* impressionnant. Cette
crispation mentale, cette crispation primitive est la *cause* première du *mouvement* locomoteur. Si l'on frappe sur une vessie
natatoire, on la crève; et le fluide interne est repoussé dans le
rapport de la force employée. Si l'on comprime un grand tuyau
de cuir gonflé d'eau, il se rompt à l'une de ses extrémités, et l'eau
jaillit dans le rapport de la compression. À plus forte raison en
est-il de même du fluide nerveux blanc qui est si peu coercible et
compressible, et qui doit toujours céder à l'impulsion de la pulpe
sensoriale, sous peine de la tuer, de la déchirer, de la paralyser.
Alors impulsé par elle, il se rue en conséquence à travers la
médulle innévrilématique, et se décharge, comme une torpille,
sur les terminaisons des dernières fibrilles nerveuses annexées aux
musculaires, c'est-à-dire, aux dernières artérioles qui les constituent; et leurs faisceaux sanguins, essuyant le même degré de
compression que l'*éther* nerveux, qui ne peut s'évaporer, puisqu'il est emprisonné dans leurs globules, leurs mailles et leurs

gaînes celluleuses et fibreuses ; et leurs faisceaux sanguins , dis-je ,
crispés aussi, entraînent la résistance des os et la tension de l'arbre
artériel , dont la multiple opposition cause l'érection des parties
locomotives , par l'advention incessante de l'*éther* nerveux, toujours sécrété et toujours irradié énergiquement dans ce cas par
la pulpe sensoriale. Ainsi dans tout nerf moteur, il faut supposer
que sa force actuelle lui vient , 1° de la *pulpe mentale* impul-
sante ; 2° de son *éther* nerveux gonflant ; 3° de la résistance
extrême des faisceaux musculaires crispés , des os et de la colonne
sanguine ; car alors , non-seulement les efforts tendent à peser
contre la terre , ce qui nécessite l'opposition intermédiaire et
robuste des os ; mais encore elle pèse, elle presse aussi sur la
pneumatisation qui impulse le sang artériel : de là pour le premier
cas , la fréquence des fractures , et pour le second , celle des
anévrismes consécutifs aux violens efforts locomoteurs. Ce qui
nous indique qu'alors , il y a deux forces en opposition , la force
mentale volontaire et impulsive , et la force tempéramentale et
résistante , celle de l'expansion pneumatisante du *feu* gris , dont
le principal organe peut se rompre ou se bosseler, quand le moi
veut plus que ne peut la compressibilité des deux mouvemens
d'expansion pulmonaire et solaire-mésentérique du *feu* libre de
la *vie* organique ; ce qui revient à dire , quand le tempérament
est moins fort que la volonté. Chaque fois que la pulpe mentale
s'est crispée , il y a donc eu décharge de son agent , de l'*éther*
nerveux ; il y a eu secousse des muscles et dissipation de cet *éther*
moteur. Aussi dans le geste , dans la voix , dans les efforts , dans
les morsures , dans tous les actes musculaires quelconques , il y
a émanation , dépense , rayonnement de cet *éther* animal. De là
le venin d'un enragé , d'un homme furieux qui , entaillant les
chairs, y insinue son *feu* particulier bientôt , pour un autre ,
un poison électrique mortel , quand, par la circulation , il
aborde les centres sécréteurs vitaux et sensoriaux. Ses atomes
violens et délétères les détraquent , les altèrent , les morbifient ,
les exaltent , et produisent ces affections fébriles , délirantes et
ataxiques si déplorables et si rebelles aux efforts de l'art.

155° *Atmosphère nerveuse du sensorium.* — N'oublions
jamais ce rayonnement permanent de l'*éther* nerveux qui s'effectue toujours non-seulement dans l'état de locomotion , mais
encore dans le repos , et même dans le sommeil, dérivant sans
cesse à travers les nerfs et la peau , dont l'effet magnétique sur
nous peut nous donner l'indice de sa source , et nous inspirer la

valeur de l'individu qui le rayonne. Car dans la veille, c'est cet *éther* qui sort par les yeux fort ou faible, abondant ou rare, vivement impulsé ou peu tendu. Puisque tous ces états dénotent le mode actuel de l'*organe conscient* qui l'irradie immédiatement par les pores érectionnés des nerfs optiques, et médiatement par tous les autres nerfs blancs qu'il traverse, pour former l'*atmosphère nerveuse* blanche de chaque individu. C'est du mode de sécrétisme sensorial, c'est du degré de réaction de sa pulpe sur son esprit, que résultent la tension habituelle des muscles et l'expansion de cet esprit locomoteur : d'où proviennent et la physionomie, et la pose et le geste, dont la répétition journalière finit par caractériser tel ou tel homme, au point que ses amis peuvent le reconnaître seulement à la silhouette de son ombre.

156° *Localisation du moi, de la perceptivité intelligente.* — De même que les *propriétés* contractiles et réactives de la *vie* organique ne sont pas des essences *métaphysiques*, mais l'effet inséparable de l'*élasticité* de la pulpe grise et inconsciente; de même la *faculté* de percevoir avec douleur et plaisir, et celle de se crisper sur les impressions sensationnantes, sont deux qualités *substancielles* de la pulpe blanche animale. Aussi la psycologie et toutes ses puissances spirituelles ne trouveront pas de place dans cet écrit sévère, qui les rejette comme des chimères imaginées par le délire, le mensonge et l'erreur. Toutes ces facultés conscientes et motrices se réduisent à une seule propriété, la *sensorialité*, synonyme de sensibilité physique, avec sa susceptibilité inséparable de jouir et de souffrir, ce qui la différencie de la sensibilité mécanique, aveugle et inconsciente des végétaux et de la *vie* organique. La sensorialité, le moi, la pulpe mentale sont l'état moléculaire et conditionnel d'un *organe*, de la substance blanche nerveuse intrà-céphalique. Toutes les parois des ventricules latéraux, moyen et quatrième, jouissent de cette faculté attachée à leur essence purifiée. Mais la masse la plus considérable de cette substance est le *corps calleux*, qui est réellement l'ame pensante des philosophes anciens. Pourtant toutes les autres parties similaires, quoique moins pures, sentent comme lui, sont annexées à lui, et participent concomitamment à la même co-existence, à la même affectibilité et aux mêmes réactions. Retenons donc à jamais que le centre mental de perception est le corps calleux, organe dimensionnel, sensible, conscient, percepteur, avec connaissance de cause, des impressions externes. C'est si vrai que l'organe mental est dimensionnel et a plusieurs points d'action, que très-souvent je lis, et par distraction, je pense à toute autre chose, ce qui ne m'empêche pas de continuer ma lecture ; de sorte que lorsque ma distraction est dissipée, je me trouve avoir parcouru 10, 20, 30 lignes : ce qui indique que ma *pulpe consciente*, tout en s'occupant d'un objet interne ou mental, en poursuivait un autre externe, le sujet de mon livre. Mais comme la sensorialité, quoique disséminée, est une en nature, une en conscience, une en *moi*; et que sa faculté percevante, identique dans toutes ses parties, se rapporte à la portion majeure qui s'exerce actuellement et qui entraîne l'ensemble dans son action : il s'ensuit que j'ai peu, et même que je n'ai pas la notion et la mémoire de la lecture des 10, 20 ou 30 lignes que j'ai machinalement perçues et suivies, pendant la préoccupation distractive de la pulpe sensoriale, agacée plus stimulamment par un autre sujet intrà-cérébral.

157° *Principal organe du mouvement.* — La pulpe sensoriale et encéphalique, en même temps qu'elle perçoit avec douleur et plaisir les impressions externes ou internes, jouit aussi, dans toute son étendue, de la faculté de se crisper sur les sensations trop dilatantes ou trop compressives. Et cette faculté de *crispation*, inséparable de la sensorialité, est répandue comme elle dans toutes les parois blanches encéphaliques, et caractérise éminemment le *corps calleux*, le premier averti, et le plus interressé à recevoir ou à rejeter les impulsions agréables ou nuisibles de l'*éther* nerveux impressionnant. De sorte que le sensorium, que le corps calleux agit et réagit sur son éther sous-jacent, le retient ou le chasse ; entraînant ainsi, par ses rapports fibreux avec la masse blanche encéphalique, toutes les parties sensoriales et motrices dans une même communauté d'état, de consentiment, co-impulsion, de crispation, de peine et de soulagement. Le *mouvement* est donc connu ; c'est un mode fonctionnel d'un organe dont l'activité atomistique est entraînée dans son ensemble par une cause impulsive d'excitation. Mais ce mouvement, quoique primordial à la pulpe mentale, ce qui lui a fait donner le nom de volontaire, n'est pas l'apanage unique de cette pulpe ; elle s'est créé un être consentant et copartageant de son mode d'exister et de sentir : cet aide est le cervelet qui reçoit la colonne d'*éther* nerveux, l'agent locomoteur que la pulpe mentale pousse, par ses crispations primitives, des ventricules supérieurs, à travers le canal du moyen, dans le quatrième, celui du cervelet. Alors ce dernier organe renfle son action, la suppléée dans

l'impulsion qu'il continue par une expansion obéissante et fatale,
puisqu'il est l'esclave de la pulpe sensoriale. De sorte que
cette habitude de fonctions, a concentré, dans ses parois blanches, une masse d'atomes nerveux propres à l'exercice de la
motilité, qui s'y est localisée et identifiée avec la substance constituante. Si le corps calleux est l'organe sensorial et primitivement impulseur, le *cervelet* est donc l'organe moteur soit spontanément, soit le plus souvent secondairement, obéissant à la
colonne *éthérée* que *l'ame calleuse* pousse à travers le canal
intermédiaire de la protubérance annulaire. Alors le cervelet,
qui n'a pas d'autre ouverture, pour dériver cette électricité
incoercible, que le *calamus scriptorius*, l'y précipite avec une
énergie proportionnelle à sa secousse, et l'irradie, par les deux
tuyaux médullaires rachidiens, à travers les rameaux des nerfs
blancs de relation, et dans l'appareil musculaire tendu et moteur
comme lui et par la même cause.

158° *Analogie entre l'expulsion, par la pulpe mentale, de
l'éther locomoteur, et la sortie des sons d'un instrument musical.*
— Il est donc très-facile de se représenter la *vie* de relation dans
son ensemble, dans sa sensorialité et dans son mouvement. Ainsi
l'arbre blanc, qui commence par les sens, se trouve renflé à
l'encéphale, diminue dans sa tige épinière qui fournit des rameaux
à la voix, aux membres et à toutes ses parties musculaires; et se
termine aux organes reproducteurs. Or tout cet arbre est creux,
et sa cavité forme, dans toute sa longueur, un canal qui commence par les pertuis des sens, s'agrandit et devient unique dans
sa largeur principale au cerveau, puis dans la moelle pour donner
naissance à une foule de conduits névrilématiques, aboutissans
latéralement au système locomotif, caudalement aux glandes reproductives, et circonférenciellement à la peau, l'enveloppe nerveuse
générale. De plus tout ce long canal de relation est rempli par
une médulle exquise, et gonflé dans la veille par un fluide
excessivement élastique que j'ai nommé *éther* nerveux, et qui le
parcourt sans cesse, étant balloté à chaque instant des sens antérieurs aux extrémités postérieures, et inversement. De sorte que
les impressions onduleuses de l'*éther* animal, transpirent toujours
du dedans au dehors et du dehors au dedans, par un courant
continuel que sollicitent les corps impressionnans. Mais rappe-
lons-nous qu'entre les deux points extrêmes des nerfs antérieurs
sensuels, et des nerfs postérieurs affectibles aussi de l'arbre de
relation constamment ballonné et parcouru par son *éther*, il est

un point central de perception consciente qui reçoit la secousse des impressions. Ce point central est l'encéphale et notamment le corps calleux, *organe sensorial*, pulpe mentale, substance susceptible de sentir et de se mouvoir avec plaisir et douleur. Cet organe est aussi spontané que réactif; et par sa position médiane où aboutissent les sensations, il est devenu le point d'où partent et les réactions et les déterminations; de sorte qu'en pressant sur son *éther* nerveux renfermé dans son canal général, il comprime cet éther et le chasse, le dérive, le rayonne volontairement par telle ou telle issue, par tels ou tels névrilèmes, par les conduits poreux aboutissans au larynx, ou aux membranes, aux organes générateurs, et dans le degré, la mesure ou l'effort qui convient à la pulpe mentale dominatrice. De sorte que la *vie* animale ressemble assez, dans son jeu, à cet instrument grossier des savoyards, composé d'une peau de bouc que l'on ballonne d'un air que la main, en pressant dans certaines proportions, fait sortir par des espèces de soupapes et de tuyaux, pour produire des sons rustiques et une mélodie montagnarde. Le pressement de la main est analogue à celui de la pulpe mentale sur son instrument; et les sons pour elle sont les diverses érections locomotives, d'où résultent les fonctions de la voix et des membres, et les manifestations de la physionomie, de la pose, des organes du plaisir et de tout ce qui tient à la *vie* animale. De même que le musicien presse les touches de son clavecin, pour obtenir les sons désirés; et que le joueur de flûte ferme et ouvre les trous de son instrument, pour en faire sortir les vibrations qu'il demande: de même la *pulpe mentale* se crispe sur son canal à issues si multiples, à tuyaux si nombreux; et en expulsant son *éther*, leur érecteur, par les névrilèmes qu'elle veut, en ouvrant leurs conduits médullaires, et en fermant tous les autres, elle leur fait exécuter toutes les fonctions motrices qu'elle sollicite. Parce que l'*éther* nerveux, emprisonné par sa compression, aussi violemment que la vapeur dans sa machine, cherche, comme cette dernière par ses soupapes, à s'échapper par quelques voies; et comme la *pulpe mentale* l'impulse en totalité dans les névrilèmes des fonctions désirées, il s'y précipite, il s'y rue, érectionne les nerfs et les muscles renfermés dans leurs gaînes celluleuses, les crispe et les dresse pour exécuter les actes volontaires, les déterminations sensoriales.

J'ai rapporté ces comparaisons si vraies, afin de faire comprendre toute la matérialité, tout le physiologisme de l'action locomotive, du soulèvement musculaire, et de l'érectilité de tous les organes de relation, tensibles par l'*éther* nerveux contenu dans tout l'arbre blanc encéphalo-rachidien et dans toutes ses divisions les plus ténues, qu'il sature et d'où il rayonne sans cesse. Avec ces données indispensables et capitales, nous allons passer aux actes de l'intelligence.

159° *Différence entre les actes intellectuels ou opérations sensoriales, et les actes moraux ou passions.* — De même que la pulpe grise et son *feu* suffisent pour expliquer toutes les fonctions de la *vie* organique, de même la pulpe blanche et son éther suffiront pour rendre compte de tous les mystères et de toutes les fonctions de l'entendement. Mais avant d'outre-passer, je sens la nécessité de déclarer que je ne vais traiter ici que les actes du sensorium, les actes de l'intelligence et non les actes moraux autrement dits affections et passions. Car il y a une immense différence entre les premiers et les derniers. Dans les actes moraux, ou les passions, il y a toujours atteinte aux quatre mouvemens fondamentaux du *feu* libre pneumatisant et gastrisant. La cause excitante des mouvemens affectifs, resserrant ou dilatant outre mesure la *pulpe sensoriale*, pousse son *éther* nerveux à des décharges ou trop concentriques ou trop excentriques; ce qui entraîne conséquemment le *feu* pneumatisant à des manifestations semblables : c'est-à-dire, qu'il se rue sur l'encéphale par les carotides et les vertébrales, dans l'expansion trop violente du moi qui lui ouvre un passage trop évaporateur; tandis qu'il est refoulé sur le foyer sécréteur de la *vie* inférieure et primordiale, dans le cas contraire, lorsque la pulpe mentale contristée se crispe sur elle-même, fermant l'issue aux extrémités exhalantes des artères, dont le sang électrisé est refoulé au cœur et sur la pneumatisation enrayée. C'est de là que résultent les effets mortels ou morbides de la joie ou de la frayeur excessive. Je prends ces exemples extrêmes, afin de vous faire comprendre que, dans les actes affectifs, il y a toujours atteinte rapide ou lente, instantannée ou chronique, au foyer de la *vie* radicale, qui en est inévitablement ou trop concentrée ou trop rayonnée dans sa pneumatisation, dans l'expansion pulmonaire et cardiaque de son *feu* gris. Tandis que dans l'exercice de l'intellect, dans les fonctions mentales, dans les actes de la pulpe consciente, il n'y a pas d'atteinte focale; la *vie* inférieure n'est influencée que tranquillement, pas plus que pour une de ses fonctions ganglionaires, n'étant exploitée que du plus au moins, selon la durée et l'intensité du travail sensorial.

160° *Ce que l'on doit penser des facultés mentales des méta-physiciens.*—Il n'y a qu'une puissance dans la vie animale, et tout lui est subordonné. Cette puissance est la pulpe consciente, l'organe du moi, de la sensibilité percevante. Elle a une foule de synonymes ; tels que l'intellect, l'entendement, l'intelligence, le *mens*, le νοῦς, l'ame pensante, le moi, le sensorium, l'*organe mental*, le corps calleux, la sensibilité animale, etc. Elle n'est pas une faculté métaphysique ni une essence spirituelle, inétendue et psycologiquement simple. Mais au contraire, c'est une substance organique composée de la quintessence ganglionaire des atomes de la vie radicale, qui en ont développé une particulière et analogue à leur nature, dans chaque classe, dans chaque espèce ; de même que la vie organique des végétaux déroule une fleur différente dans chaque famille, et absolument analogue aux atomes actifs primordiaux qui ont servi à la former. Sentir avec conscience, avec susceptibilité de plaisir ou de douleur, est donc la qualité moléculaire d'un *organe* dimensionnel. Cet organe, doué, comme tout ce qui fait partie de l'organisation, d'*attraction*, de *sécrétisme* et d'*expansion*, est unique et agit le plus souvent dans sa totalité. C'est lui que les métaphysiciens, dans leurs rêveries systématiques et fiévreuses, ont appelé entendement, intelligence. Mais n'oublions jamais, pour la déduction des vérités futures, que c'est un organe ; et que la *sensibilité animale*, qui le rend crispable et moteur, est sa *qualité* intrinsèque et *substancielle*. Avec cette base première tout se développera avec compréhensibilité et lucidité. En second lieu, les facultés des idéologues n'existent pas comme identités, comme pouvoirs métaphysiques isolés. La sensation, l'attention, la comparaison, le jugement, la réflexion, l'imagination, le raisonnement, la pensée, ne sont pas des forces existantes par elles-mêmes, des essences ou matérielles ou immatérielles individualisées ; ce ne sont pas même des attributs, comme le soutenait Gall; car un attribut est une qualité identique et inséparable d'un être, comme l'impénétrabilité et l'étendue réfléchissent la matière : mais ce sont des actes du *sensorium*, des modes d'exercices, des travaux particuliers, exécutés par la pulpe sentante, comme les fonctions digestives par leurs organes respectifs.

161° *Physiologie du sensorium.* — L'organe de la sensibilité animale est le corps calleux, centre conscient de toutes les impressions et point de départ de tous les mouvemens. C'est une bande médullaire, carrée, recourbée sur elle-même en avant et en arrière, et formant la paroi supérieure des ventricules latéraux.

C'est dans sa cavité sensoriale que les perceptions s'opèrent ; c'est là que les sensations arrivent de toutes les extrémités des nerfs internes ou externes. Mais tandis que les impressions surviennent médiatement et par des intermédiaires plus ou moins opaques , par les sens de l'ouïe , du goût, de l'odorat et du tact : le corps calleux a été organisé de manière à recevoir les sensations de la vue immédiatement, directement et sans autres intermédiaires que les liqueurs oculaires transparentes , propres à le défendre des contacts trop oppresseurs et paralysans. Ainsi de même que depuis la conjonctive jusqu'au cristallin et jusqu'à la rétine , il y a une anatomie admirable qui , tout en divisant la lumière et en l'affaiblissant , lui permet néanmoins d'affecter directement la rétine , l'expansion du nerf optique ; de même depuis le nerf optique jusqu'à la concavité du corps calleux , il y a une communication directe qui fait parvenir, dans sa concavité sensoriale, les images renversées de la rétine , dès lors redressées sur la pulpe mentale susceptible de les réfléchir et de les garder , comme le poli d'un miroir.

L'anatomie de l'intérieur de l'ame pensante , du corps calleux est une continuité de l'esprit providentiel qui a présidé aux fonctions de la vue , pour la garantir des secousses renversantes d'une lumière trop intense ou soudaine. C'est ainsi que l'image imprimée sur la rétine est renvoyée dans le conduit poreux de chaque nerf optique , tendu , érectionné dans le vivant par l'éther animal ; et que cette image , modifiée à leur commissure , va frapper la concavité du corps calleux, de l'organe sensorial qui la reçoit dans son intérieur toute redressée. De sorte que les images se peignent en lui comme sur un miroir mental, comme sur un réflecteur conscient et mobile, gonflé par un *éther* nerveux qui ballonne toute la cavité des ventricules latéraux, dresse la voûte à trois piliers , et tend les canaux névrilématiques des nerfs optiques. Voilà comment tous ces organes établissent une communication entre les objets extérieurs et le réflecteur sensorial , qui les aperçoit directement comme au travers d'une lorgnette , d'un télescope. De sorte que les images physiques viennent se peindre dans la concavité sensitive du corps calleux , comme dans l'intérieur d'un daguerréotype. Mais de même que la rétine peut être protégée contre les images trop éblouissantes et constrictives , par le resserrement sympathique de l'iris , par l'occlusion des paupières ; de même le corps calleux est mobile dans ses dimensions, et peut se crisper et se fermer sur les impressions trop fortes et nuisibles qui lui arrivent par les sens quels qu'ils soient. L'organisation de ces sens et la mobilité occlusive ou expansive de leurs muscles protecteurs, ne sont donc que des opérations préparatoires externes aux actes analogues de la *pulpe mentale* interne, qui se crispe ou se relâche sur son *éther* sous-jacent, et par conséquent sur la bouffée onduleuse et impressionnante des névrilèmes sensuels. Si l'ondulation qui tend à la sensationner, convient à sa nature, elle s'épanouit, se dilate et la reçoit; si au contraire elle doit lui nuire, elle se resserre sur elle-même, ferme les premières portes amygdaloïdes de l'ame, du sanctuaire calleux; lesquelles portes consistent dans les cavités en forme d'amandes, situées à l'origine cérébrale des sens, et qui font aboucher leurs canaux névrilématiques à la boîte hermétique du sensorium, le centre général où aboutissent toutes les perceptions, et le point unique d'où partent toutes les déterminations. Cette boîte sensoriale, vous pouvez l'appeler cerveau; et cette dénomination comprendra seulement la cavité des ventricules supérieurs, avec l'idée implicite de la pulpe mentale qui forme ses parois conscientes supérieures, antérieures, postérieures et latérales, et avec l'exclusion de la protubérance et du cervelet, siéges de deux autres ventricules et d'autres fonctions.

On peut donc bien se représenter maintenant pourquoi l'on dit que les yeux sont le miroir de l'ame, puisque dans chaque regard fixe on voit l'ame, on voit le corps calleux, la *pulpe sensoriale*, à travers toutes les parties transparentes de la lorgnette, ou plutôt de l'appareil optique animal. C'est par lui, par les pertuis de ces deux nerfs, par les pores de sa rétine, par les humeurs et les membranes de l'œil, que l'*éther* nerveux rayonne du siége du sentiment; de même que c'est par les mêmes communications diaphanes que les images lumineuses pénètrent sur la pulpe calleuse, pour s'y imprimer. Nous avons aussi vu, par les antécédens, que le sensorium, que l'organe médullaire qui en est le siége, était mobile et avait la faculté de se crisper ou de se dilater, en un mot de réagir, selon sa nature, contre les sensations onduleuses oppressives ou agréables, pour les admettre ou les rejeter, comme l'œil à l'égard de la lumière. Je prie le lecteur de ne pas oublier cette propriété capitale du sensorium, la *motilité*, parce qu'elle nous a déjà servi à expliquer la locomotion musculaire; et qu'étant la cause des opérations mentales et affectives, elle sera le fondement sur lequel nous appuyerons la description si profonde de leurs actes, en même temps que la réfutation du système phrénologique de Gall.

162° *Actes intellectuels*. — Si donc le corps calleux est le sensorium, et si cet organe est conscient et crispable, nous allons, avec ces deux qualités moléculaires considérées comme principes primordiaux, procéder à l'interprétation des travaux intellectuels, en faisant abstraction pour le moment des mouvemens affectifs ou des passions, que nous developperons plus tard.

163° *Impressions*.—Lorsque la lumière, les sons, les odeurs, les saveurs, les corps touchans viennent à frapper les extrémités des nerfs des sens, leur *éther* nerveux médullaire, renfermé dans leurs névrilèmes, est refoulé, par une impulsion concentrique, sur le sensorium dans la cavité antérieure du cerveau. La secousse que les ondulations électriques de l'*éther* animal produisent sur la *pulpe mentale*, s'appelle *impression*, quand elles ne sont pas aperçues. Et le *moi*, cette pulpe mentale est assaillie sans cesse par des impressions permanentes, dont elle n'a pas conscience. Ces impressions sont externes ou internes. Les externes proviennent de tous les objets lumineux, sonores, odorans, savoureux et tactiles qui nous environnent toujours, et auxquels nous ne portons pas attention, soit par habitude, soit par négligence, soit par préoccupation intellectuelle ou plutôt intellectueuse; car les mots intellectuel et spirituel trop métaphysiques rappellent trop des qualités immatérielles et visionnaires, et doivent être remplacés par ceux d'intellectueux, de spiritueux, qui représentent mieux des actes physiologiques et des essences positives. Les impressions internes proviennent du *feu nerveux* qui, affectant sans cesse les extrémités des nerfs blancs de relation plongeant dans les viscères, refoule et agace toujours leur éther animal, dont il transporte continuellement les ondulations au sensorium qui le plus souvent ne s'en aperçoit pas, soit par habitude, soit par indifférence ou par préoccupation.

164° *Sensations*.—Mais quand les *impressions* sont trop fortes, ou de nature à intéresser le moi, elles l'éveillent, stimulent la pulpe mentale qu'elles tendent, qu'elles érectionnent; alors elle sent, elle a la *conscience* de leur contact. Cet état de tension du sensorium est l'*attention* des psycologues, et n'est qu'un mode d'être de la pulpe perceptive. Quand l'attention a lieu, c'est-à-dire, quand le rapport entre l'organe sensorial et les impressions a été intime, immédiat, et qu'il a frappé sa substance en éveillant sa susceptibilité consciente, le sen—

sorium réagit sur les ondulations impressionnantes de son *éther*, il les embrasse dans son sanctuaire, dans ses ventricules, s'en pénètre et acquiert la *notion* des objets frappans. Dès-lors les impressions ont perdu leur nature primitive, parce qu'elles ont été modifiées par l'action embrassante de la pulpe sensoriale, qui s'est courbée sur elles, en leur rayonnant son influence mentale et motrice. Aussi les impressions doivent changer leur nom qui ne convenait qu'aux ondulations de l'éther inaperçues et insenties ; mais comme, au contraire, elles ont été aperçues, senties et embrassées par la substance sensoriale dans sa capacité doublement ventriculaire, espèce de capsule intellectueuse, les impressions s'appelleront désormais *sensations*, expression qui rappellera implicitement une modification commune, un partage de nature avec la pulpe mentale. Les sensations, à leur tour, sont ou externes ou internes, selon que l'éther animal apporteur a été refoulé au centre de perception par des objets du dehors ou par des parties viscérales.

165° *Esprit*. — Nous avons dit que la pulpe intellectueuse réagissait sur les impressions, les embrassait dans sa capsule mentale, et que par cet acte, elle les tronsformait en sensations, dès-lors synonymes de notions. Mais par le même acte embrasseur, elle les tient aussi à demeure dans sa cavité doublement ventriculaire ; de sorte que toutes les impressions, c'est-à-dire, pour éviter la métaphysique et ses erreurs, que les *ondulations* de l'*éther*, apportant les secousses électriques des corps lumineux, des sons, des odeurs, des saveurs et des objets tactiles, que ces ondulations, dis-je, représentatives des substances qui les dégagent, deviennent des sensations nerveuses, des notions fluides, des idées à *demeure* dans la capsule mentale, dans la capacité sous-sensoriale. Et c'est la somme des visions, des auditions, des olfactions, des gustations, des tactions, survenues depuis l'enfance la plus tendre jusqu'à la puberté, qui constitue l'*esprit*, le *spiritus intellectueux*. Cet esprit, ou somme des idées à demeure, remplit les deux ventricules supérieurs, dont la capacité peut s'appeler la capsule mentale. Et là, il nage dans l'*éther* animal qui le sature, le vivifie, le nourrit et l'entretient. Une *impression* est donc quelque chose de physiologique et de matériel, puisque c'est le produit du transport onduleux d'une dose d'éther animal. Une *sensation* est donc une substance positive, puisque c'est

la modification de l'ondulation éthérée et sensationnante, par
la secousse réactive de la pulpe mentale. Comme les sensations une fois perçues deviennent des notions, des *idées*,
ces dernières ne seront donc plus métaphysiques et spirituelles,
mais bien des *essences* réelles, des fluides spiritueux de la nature électrique de leurs auteurs, les ondulations, et de leur
modificateur, le centre nerveux de perception.

166° *Mémoire.* —L'*esprit*, assemblage des idées à demeure,
c'est-à-dire, des visions, des auditions, des olfactions, des gustations, des tactions, tourbillonne sans cesse dans sa capsule
sous-calleuse. Le *sensorium*, par rapport à lui et à ses parcellules,
à ses ondulations nerveuses, représentatives des objets qui ont
primitivement excité la vue, l'ouïe, l'odorat, le goût et le toucher; le sensorium, dis-je, est, par rapport aux idées, ce que
les glaces d'une boutique sont par rapport aux passans qu'elles
représentent et reflettent. Le sensorium, affecté sans cesse par
les parcellules idéeuses, par les images, les sons, les odeurs, les
saveurs, les tactions, sensorialisés et transformés en notions
nerveuses, réfléchit comme un miroir ces idées stimulantes, et
exerce ce qu'on appelle la *mémoire.* La mémoire, dont l'esprit
est la matière à demeure dans la capsule mentale, n'est donc que
l'apparition sur le miroir conscient, de telle ou telle idée soit
visuelle ou sonore, soit odorante ou savoureuse, soit tactile. Les
idées, l'*esprit* et la *mémoire*, qui sont de même nature quant aux
matériaux par lesquels la pulpe mentale les a formés et conservés
dans son sanctuaire intellectueux, sont tellement *substanciels*,
positifs, nerveux, que la maladie et la vieillesse les affaiblissent,
les annulent et les éteignent, par une espèce de désa-similation
cérébrale analogue à la désassimilation nutritive.

Si l'idée est le modèle intrà-mental des choses impressionnantes,
ce ne sera donc plus un modèle platonique, c'est-à-dire, incor-
porel, spirituel, mais bien un modèle matériel, physiologique
et spiritueux. Aussi avec ce langage rationnel et positif, toutes
les fonctions de la pulpe mentale s'expliquent-elles avec lucidité
et vérité.

167° *Pensée.* — Quand le cerveau, le sensorium se tend
vers l'ondulation éthérée des impressions survenantes, pour
percevoir une sensation, ou vers une ondulation éthérée à
demeure, pour percevoir un souvenir, il se met en contact
avec l'une ou l'autre; il l'embrasse, d'où résulte une notion.
C'est cette modification nouvelle dans l'état présent de la sen-

sorialité, qui constitue la *pensée* (*actio mentis*). Penser, c'est donc sentir ou des impressions externes et internes, ou des sensations à demeure. On concevra donc que plus on aura senti, ce qui revient à dire que plus on aura perçu d'images, de sons, d'odeurs, de saveurs et de tacts, plus on aura de matériaux pour penser; puisque ces matériaux sont les élémens nerveux à demeure de l'esprit et de la mémoire, renfermés, sous forme de fluide nervoso-électrique, de *spiritus* intellectueux, dans la capsule calleuse sensoriale. On est étonné que par la dissection, on ne trouve ni cet *esprit* volatil, ni le *feu nerveux* gris si expansif, ni l'*éther* animal incoercible; parce qu'on ne sait pas qu'au moment de mourir, l'attraction du foyer radical est exorbitante; qu'elle rassemble et concentre toute son avidité pour se raviver et entretenir le foyer sécréteur; et que pour cet effet, elle exploite tous les élémens électriques du corps, dessèche le sang, paralyse les solides et les fluides à son profit, et que la mort n'arrive que par son extinction totale, à laquelle succède soudain un mouvement évaporatif des esprits, d'autant plus violemment expansifs qu'ils ne sont plus emprisonnés par les crispations des centres et les obstacles fonctionnels. Pourtant la chaleur du cadavre est l'essence même du *feu nerveux*, qui s'exhale des foyers fabricateurs enrayés et dans l'impossibilité de le renouveler. On a fait des systèmes sur le sang, sur la lymphe, sur la bile, et personne n'a encore fait jouer à la chaleur animale le rôle capital qu'elle est appelée à exercer dans la science; et pourtant c'est un fluide, c'est une essence aussi positive que le sang et la lymphe. Pourquoi donc n'aurait-elle pas comme eux et ses organes sécréteurs et ses canaux et ses dérivateurs? pourquoi donc ne se réparerait-elle pas et ne se dépenserait-elle pas, cette chaleur primordiale, comme les fluides inertes de l'économie? Puisse donc ma doctrine rappeler l'attention philosophique des physiologistes égarés, sur la puissance électrisante et fonctionnelle des deux esprits, l'organique et l'animal, le *phlox* et l'*éther*. Ils se convaincront bientôt des vérités merveilleuses que j'ai arrachées à la Nature avare, dans des chemins arides et peu frayés du vulgaire.

168° *Mécanisme des opérations de l'intelligence et matérialité physiologique des produits intellectueux.* — Si l'arbre nerveux de relation est creux dans toute sa continuité médullaire, il est rempli de son éther érecteur, comme l'arbre artériel par le sang rouge. Et les ventricules supérieurs forment son oreillette sensitive, l'ame, l'organe du moi, la capsule intellectuelle, le sanctuaire sensorial. La cavité du cervelet est son ventricule obéissant, l'impulseur secondaire de la locomotion ; tandis que le canal moyen de la protubérance sert de communication entre le cerveau et le cervelet, c'est-à-dire, entre l'organe de la sensorialité et celui du mouvement. L'organe de la sensorialité est donc creux, puisqu'il constitue les parois des ventricules latéraux. Sa structure intérieure est destinée à ses fonctions suprêmes, comme l'organisation interne du rein ou du cœur est appropriée à l'exécution de leurs actes physiologiques. Cette cavité à apparence double, quoique simple dans sa nature consciente, est le siége de l'intellect. On peut l'appeler l'*entendement*, en embrassant l'idée de ses dimensions ; car elle renferme en effet tout ce qui est du domaine sensorial. C'est pourquoi, dans mon langage positif, je voudrais l'appeler la capsule de l'ame, la capsule organique de l'intelligence. Et cette expression anatomique comprendrait à la fois, 1° l'idée de la substance percevante et susceptible de jouir et de souffrir, du moi, de la pulpe mentale ; 2° l'idée de la cavité sensitive qu'elle forme, pour y renfermer à demeure toutes les acquisitions sensuelles, les matériaux intellectueux ; et 3° la possibilité qu'elle a d'agir et de réagir sur ces matériaux, ainsi que de se crisper volontairement, spontanément et impérieusement sur l'éther animal intrà-céphalique, l'agent immédiat du mouvement. Ce langage ainsi matérialisé, vous fera bien mieux saisir la physiologie encore ignorée des parties anatomiques cérébrales destinées aux fonctions sensoriales. Ainsi les impressions, quand elles ne sont pas perçues, sont nulles pour le moi ; dans le cas contraire, elles deviennent sensations, sont modifiées par la capsule mentale et retenues à demeure sous la nature d'idées, de notions électro-nerveuses, c'est-à-dire, d'images, de sons, d'odeurs, de saveurs et de tacts sensorialisés. Ces idées, à demeure dans l'ame, dans l'organe conscient à forme capsulaire, deviennent, pour sa pulpe embrassante, des excitans permanens qui l'agacent, la stimulent, l'irritent sans cesse, provoquant, selon leur énergie relativement à elle, son attention et sa réaction. Voilà comment le remords chez certaines gens est si déchirant, si poignant ; tandis que les idées qui le constituent sont si vîte écartées, éventées, désassimilées chez d'autres. Voilà comment la démonomanie et le frappement de l'imagination s'opèrent. C'est un spectre idéal, c'est un gouffre intellectueux, sous formes sensationneuses, qui sont renfermés nerveusement dans la capsule mentale, et qui oppriment sa paroi sensitive, et la torturent de leur stimulus renversant. Tout cela est positif, tout cela est matériel, physiologique. Celui qui n'a pas vu Paris, n'en a pas l'image dans son cerveau; celui qui n'a pas entendu Cuvier, n'en a pas le son; celui qui n'a pas senti une violette, n'en a pas l'odeur; celui qui n'a pas mangé de figues crues, n'en a pas la saveur; celui qui n'a pas palpé tel ou tel charme, n'en a pas gardé le tact. Le contraire a lieu, c'est-à-dire, que vos sensations sont devenues propriétés foncières de la pulpe mentale, qui les a crispées et retenues à demeure, sous forme onduleuse et électriquement grumeleuse, dans sa capsule percevante. Elle forme, pour ses sensations toujours existantes, une espèce de miroir où elles se réfléchissent et se renouvellent, en frappant encore la paroi sensoriale, qui en ressent de nouveau l'influence et en repénètre sa faculté consciente: d'où résultent des souvenirs plus denses, plus durables, et des acquisitions spiritueuses plus tenaces et moins évaporables.

169° *Comparaison et jugement.* — Ces sensations à demeure, synonymes d'idées, sont donc, par leur assemblage, devenues la matière de l'esprit et de la mémoire qui en expriment la somme, la totalité. Dans leur agacement de l'ame, deux d'entre elles peuvent se la disputer; alors la pulpe sensoriale les embrasse pour s'en saturer, et ressent dans sa substance la différence de leurs effets respectifs toujours identiques à leur nature excitante. Le mode d'exercice par lequel elle se met ainsi en rapport avec deux idées, avec deux notions éthérées, s'appelle *comparaison.* Tandis qu'on nomme *jugement* la nouvelle sensation résultante de l'opposition réciproque de leur double action sur la pulpe mentale. On voit donc que si la pulpe sensoriale a de l'empire sur ses acquisitions sensationneuses, intellectueuses ou mieux spiritueuses; ces dernières, c'est-à-dire, les images, les sons, les odeurs, les saveurs et les tacts à demeure, ont aussi un degré d'action et de stimulation sur elle, au point qu'elle peut en être maîtrisée dans les cas pathologiques de la démonomanie et du remords, qui proviennent de leur tension permanente et violemment concentrative sur sa sensorialité opprimée et souffrante.

170° *Raisonnement.* — Lorsqu'on lie plusieurs sensations entre elles, pour affirmer ou pour nier une sensation nerveuse qui frappe ou ne frappe pas actuellement la pulpe mentale, on fait un *raisonnement.* Le sensorium raisonne aussi, lorsqu'il tire une conséquence idéeuse finale d'une suite de jugemens qui dérivent les uns des autres. Mais dans ces opérations, on ne doit jamais oublier, 1° que l'agent n'est autre que l'organe conscient ; 2° que le moyen est l'assemblage réel des sensations électriques à demeure, ou le spiritus intellectueux ; et 3° que les nouveaux produits, propositions, jugemens, raisonnemens, déductions, etc., sont également positifs, nerveux, substanciels, et de même nature que les sensations et que la pulpe intelligente. Cette dernière est, à l'égard de ses idées, ce que l'ovaire d'une fleur est par rapport aux ovules qu'il renferme. L'ovaire sensorial est l'ame ou l'organe contenant ; les ovules sont les idées ou les organules contenus ; et l'esprit est l'expression abstraite et générale de leur assemblage, de leur somme. Dans la fleur, les ovules sont extrêmement ténus et multipliés ; dans la capsule mentale, ou si l'on veut, dans l'ovaire intelligent, les idées sont encore plus subtiles, puisqu'elles sont nerveuses, éthérées, électriques. Mais, malgré leur excessive subtilité quintessencielle, elles n'en sont pas moins positives, matérielles et physiologiques, puisqu'elles participent de la nature double de leur origine; savoir : 1° les ondulations innévrilématiques des sens ; et 2° les réactions embrassantes et expansives de la pulpe sensoriale.

171° *Réflexion et imagination.* — L'organe conscient *réfléchit*, lorsqu'il se courbe sur une ou plusieurs sensations qu'il recherche, qu'il accouple pour en former une série de raisonnemens, d'où il tire toujours des conséquences d'action, de projets et de locomotion relatives aux résultats de son opération. Quant à l'*imagination*, elle s'explique par le même mécanisme physiologique : car c'est l'acte par lequel la pulpe embrasse la totalité de son esprit, de ses idées à demeure, pour chercher et combiner celles qui peuvent présenter des images nouvelles, qui n'ont pas leurs modèles dans la Nature ; puisque ces images nouvelles résultent du mariage, de l'union, de la composition ou de la décomposition de celles que la Nature avait primitivement fournies aux sens et au sensorium, et qui maintenant sont défigurées par le travail intellectueux, qui les associe et les désassocie en tout ou en mille parties, pour en former des tableaux syncrétiques, abstraits, métaphysiques, intuitifs, qui n'ont de réalité que leur existence nerveusement éthérée dans leur organe créateur.

172° *Définition du métaphysique.* — Cette dernière pensée nous conduit à tracer la démarcation si tranchante qui sépare

le physique intellectueux du métaphysique également intellectueux. Le *physique* consiste dans les sensations venues immédiatement par les ondulations éthérées des sens, et retenues à
demeure par la pulpe qui les a embrassées en les percevant,
en les éprouvant. C'est le produit spiritueux du travail primitif de la pulpe mentale sur les impressions venues du dehors.
Mais le *métaphysique*, l'intuitif consiste dans le second travail
de l'organe sensorial sur les sensations à demeure depuis long-
temps reçues et fixées déjà intrà-cérébralement, sous la pulpe
qui les digère, les sécrète, les volatilise, pour en tirer la quintessence et séparer leurs élémens décomposables ; d'où résultent
les pensées si fines, si subtiles, à l'ensemble desquelles on a
donné le nom d'imagination.

173° *Il n'existe point d'autres entités intellectueuses que
la pulpe mentale et la somme spiritueuse de ses sensations.*
— L'imagination ainsi que l'esprit ne sont pas des entités
facultatives. L'esprit, en qualité de somme des sensations
idéeuses, est une entité substancielle et électrique, puisqu'il
partage leur nature nerveuse. Et l'imagination, en tant que
somme, qu'assemblage des images décomposées subtilement par
le triage sécréteur sensorial, ou multiplement combinées par
sa crispation expansive, est aussi une entité fluide et électrique, de la nature éthérée des parties idéeuses qui constituent cette somme, cet assemblage. Mais l'esprit considéré
comme faculté, et l'imagination aussi, seraient deux erreurs inqualifiables. On doit en dire autant de la pensée, du jugement,
de la mémoire. Car il n'y a qu'un organe effectif de tous ces
actes. C'est la *pulpe mentale* qui agit et réagit, par le resserrement et l'expansion, soit sur les impressions externes qu'elle
transforme en sensations pour les garder à demeure, soit sur
ces sensations internes pour opérer ou leur réunion ou leur séparation (penser); pour éprouver leur convenance ou leur discon-
venance (juger); pour s'en pénétrer à temps et lieu, soit volontairement, soit par leur propre spontanéité agaçante (se souvenir);
soit pour tirer de leur combinaison des conséquences utiles (rai-
sonner); ou enfin pour diviser les diverses parties des images, les
mêler, et en former de nouvelles et sans exemples physiques,
(imaginer). Voilà comment agit la pulpe mentale, qui est l'unique
organe sensitif et fonctionnel de toutes ces opérations, qu'on a re-
gardées jusqu'ici comme métaphysiques, comme immatérielles ;
tandis qu'elles sont aussi positives, aussi substancielles, aussi

physiologiques que celles exécutées par les autres organes sécréteurs. Chaque glande absorbe, sécrète, décompose et combine à sa
manière les matériaux du sang, fluide grossier, extrêmement mélangé, et de nature multiple. Le cerveau au contraire, la pulpe
mentale n'agit que sur un fluide pur, simple, je veux dire, unique
dans son essence : c'est l'*éther* animal, l'agent du transport locomoteur. Cet *éther* n'est troublé et coagulé que par les secousses
impressionnantes externes, et que par les réactions sensoriales
internes. De sorte que le point médian des deux oppositions,
se transforme grumeleusement et électriquement en sensation,
en idée qui conserve la nature primitive de l'objet visuel, sonore,
odorant, savoureux ou tactile qui a donné l'impulsion. La répétition des sensations a enrichi la capsule intellectuelle, l'entendement, l'ovaire mental, d'une somme de parcellules nerveuses
analogues sur lesquelles elle agit et réagit électriquement, pour
opérer les fonctions que j'ai énumérées. Y a-t-il là-dedans de si
grands mystères? Quel esprit, quelque limité qu'il soit, pourra
résister au rationnalisme et à la lucidité d'une telle explication. Je me suis servi du langage le plus simple, des expressions les plus ordinaires, des tours de phrases les plus aisés,
pour que la vérité paraisse plus à nu : car je ne veux pas imposer
mes idées par des moyens fallacieux, éblouissans ; je veux avant
tout persuader, comme je le suis moi-même.

174° *Volonté.* — La volonté n'est autre que l'organe mental,
que le corps calleux lui-même ; et l'on pourrait prendre sa
dénomination pour son synonyme. Car tout acte volontaire
émane de lui, de sa crispation soit spontanée soit sollicitée,
comme d'une première cause. La *volonté* est la faculté qu'a
le corps calleux, la pulpe sensoriale de se resserrer sur l'*éther*
animal, ou sur l'esprit idéeux, l'assemblage des sensations à
demeure ; et dans le premier cas, de mouvoir les névrilèmes
et les parties musculaires ; tandis que dans le second, il fait
jaillir des pensées nouvelles du contact et du mélange des impressions sensorialisées et renfermées dans la capsule de l'intelligence.
La volonté, le corps calleux ne pourrait pas agir, si d'une part
il n'y avait pas d'éther animal qui remplît le canal de l'arbre
de relation ; parce que si la cause impulsive et stimulante existe
dans le spiritus imagineux, l'éther cérébral est le moyen de
l'impulsion : alors sans lui la pulpe mentale n'aurait pas
d'agent intermédiaire d'exécution ; elle frapperait dans le vide,
et les leviers musculaires ne seraient pas soulevés, ni érectionnés

par l'ampliation expansive de l'éther animal absent ou évaporé. On conçoit donc comment la locomotion se convulse, s'équilibre ou s'annule par la surabondance, la juste mesure ou la pénurie du fluide innévrilématique, et par l'énergie, la modération ou la faiblesse de la pulpe mentale, l'organe primordial impulsant. Si d'une autre part, le sensorium n'avait pas de sensations à demeure, de parcellules idéeuses, d'images, il n'agirait pas davantage; parce que ces idées, dans leur isolement ou dans leur ensemble (spiritus imagineux), ou dans leur combinaison diverse (jugement, raisonnement, mémoire, imagination), parce que ces idées, dis-je, sont des stimulus sous-sensoriaux, sous-calleux, qui agacent intellectueusement le miroir mental, la pulpe consciente; la crispent ou la relâchent, la tendent ou l'épanouissent; et par ces variations multiples dans ses phases mouvantes, lui font éprouver des sentimens différens et relatifs. Or tous ces mouvemens sont des actes volontaires, calleux, sensoriaux, dont le point de départ est dans l'excitation primitive de l'esprit, qui provoque la réaction secondaire de l'organe conscient conséquemment resserré ou relâché sur son éther mouvant. C'est donc dire que la *volonté* ne se détermine jamais sans motifs, sans impulsion causale; que le corps calleux, siége nerveux du sentiment, n'a pas, dans ce sentiment même, la condition unique de l'exercer; et que ce sentiment, point de mire d'excitations cardinales, comme une girouette tourne au gré des vents, a besoin, pour agir, d'être influencé directement soit par les ondulations électro-éthérées des impressions externes, soit par les parcellules nerveuses à demeure et sous-mentales des impressions sensorialisées. On voit donc que les conditions de la mobilité volontaire, du corps calleux, sont multiples. Mais nous ne venons de parler de sa spontanéité que sous le rapport de son impulsion intellectueuse, je veux dire, par l'excitation indispensable des impressions et des idées qui éveillent le sensorium, mettent en jeu le sentiment, donnent des notions et provoquent des mouvemens dérivatifs. Nous ne distinguerons pas même si les impressions et les idées proviennent des ondulations électriques de l'*éther* animal sollicité par les sens ou par les irradiations viscérales du *feu* gris. Mais nous allons mentionner une spontanéité de la pulpe mentale qui est toute mécanique, toute substancielle et que tous les animaux partagent selon leur nature. Je veux dire que sécrétée depuis l'origine du règne par la pulpe grise, la pulpe blanche est encore alimentée par elle, en recevant et les émanations vivifiantes de l'encéphalisation, et les secousses ventilantes du *feu gris* pneumatisant renfermé dans le sang artériel des carotides et des vertébrales. Par ces différens apports électriques, la pulpe mentale, le corps calleux, l'organe intelligent, le sensorium, en un mot, sécrète, est modifié, excité, impulsé dans son essence, et rayonne son produit, l'éther animal, qui tend toujours, par des efforts expansifs, par une divergence excentrique, à s'échapper au dehors à travers ses névrilèmes ballonnés. Mais son abondance emprisonnée entre la résistance circonférencielle des faisceaux musculaires et la résistance centrale de la pulpe calleuse, mentale ou volontaire, agace cette dernière, la comprime et provoque son élasticité réactive, qui décharge l'éther électrique par des secousses vibratoires et rayonnantes, analogues au fluide engourdissant de la torpille. Voilà comme la pulpe sensoriale jouit de la spontanéité, chez l'homme comme chez les animaux des classes supérieures. Quant aux dernières races, leur spontanéité est plus faible, parce que la pulpe nerveuse blanche est peu abondante, encore disséminée dans la grise, et que celle-ci n'a pas même encore été assez suffisamment triée de l'albumine, de la gélatine et des organes calcaires qui composent la structure des premiers anneaux de la chaîne zoologique.

175° *Encore la locomotion.* — En traitant de la *vie* de relation, de l'arbre nerveux blanc, on ne peut pas plus s'empêcher de parler de l'*éther* qui remplit et ballonne toute la continuité de son canal médullaire, qu'en parlant de l'arbre artériel, on ne peut omettre la colonne de sang rouge qui le remplit et le gonfle. De sorte que l'ame, le corps calleux, le sensorium, par sa position suprême encéphalique et les prolongemens fibreux qui l'attachent à la tige épinière, à ses rameaux et à tous les névrilèmes, les tiraille, les relâche, les resserre, en se crispant sur l'éther animal, sur son fluide moteur; et entraîne dans ses mouvemens volontaires tout l'appareil musculaire. En irradiant son fluide électro-éthéré aux nerfs des sens externes ou internes, il les rend aptes à transmettre les impressions extérieures et viscérales, pour satisfaire des besoins d'incorporation ou d'excrémentitions. En crispant les nerfs encéphaliques, et en rayonnant dans leurs névrilèmes ses émanations actives et tuméfiantes, il préside au jeu de la physionomie, à l'expression significative des muscles de la face, et donne tous les signes de l'état tranquille, souffrant ou épanoui de la sensorialité. En agitant les cordons laryngiens, il produit toutes les modulations vocales possibles. En impulsant son éther dans les membres supérieurs, il opère tous les mouvemens dont ils sont susceptibles. En le dégageant sans cesse par sa divergence incoercible normalement, il préside à l'exécution des inspirations et des expirations des muscles thoraciques : ce qui rend la *vie* organique dépendante du sécrétisme et de l'expansion de la *vie* animale. Enfin, en le soufflant dans les membres inférieurs, il les met en exercice pour les différentes sortes de progressions. De plus comme l'appareil générateur, représenté dans les deux sexes par les ovaires et les testicules, est composé du pelotonnement subtil d'une double filière névrilématique ou à deux cordons blancs fixés à l'extrémité de la tige encéphalo-épinière ; le sensorium irradie aussi et toujours, depuis la puberté jusqu'après l'âge adulte, irradie son éther dans cette filière même, qu'il gonfle, qu'il pléthorise, et où il fabrique, à l'aide du sang rouge et du *feu nerveux* gris, une médulle électrique propre à reproduire l'espèce. Mais avant de parler de la génération, nous devons mentionner les mouvemens alternatifs de l'*éther* animal : car il a aussi, comme le *feu nerveux* gris, ses balancemens successifs.

176° *Mouvemens alternatifs de l'éther animal* — La masse blanche encéphalique sécrète dans toutes ses parties et dans toute leur continuité, le fluide moteur qui enivre et gonfle son arbre et ses rameaux. De plus elle dépense, elle rayonne sans cesse cet éther toujours renouvelé. Elle opère ce rayonnement, ce besoin de dérivation, par une divergence excentrique nécessaire et innarrêtable. De sorte que l'éther est chassé, est expulsé de la boîte sensoriale, des deux ventricules supérieurs, par le corps calleux et ses annexes en avant dans les nerfs des sens et en arrière dans le canal aboutissant de la protubérance annulaire, dans le ventricule du cervelet, l'adjudant du cerveau, dans la tige épinière, dans ses rameaux et leurs faisceaux fibrineux, et finalement dans les deux fruits sommitaux, fixés caudalement pour la propagation de l'espèce. Cette divergence, cette excentricité est constante. Mais l'animal, en raison de la nécessité de s'équilibrer avec le centre de gravité terrestre, s'est accoutumé à le dériver par une double secousse alternative qui, dans la marche ou la course, fait mouvoir le bras droit avec la jambe gauche, et le gauche avec la jambe droite. De sorte que je n'ai pas été peu surpris, quand cette observation, postérieure à la découverte des balancemens alternatifs et fondamentaux du *feu* gris, m'a démontré une correspondance et une analogie parfaites dans la même harmonie d'action de l'éther moteur. Ce qui m'inspire encore cette pensée, que la Nature dans ses actes se réduit autant que possible à la similitude de moyens, et à la simplicité d'exécution. Ainsi l'*éther* possède aussi ses deux doubles mouvemens d'attraction et d'expansion. Les bras attirent par la préhension, et les jambes par la flexion de leurs muscles, pour avancer vers l'objet désiré; tandis que les bras repoussent par l'énergie de leurs extenseurs, et les jambes par la pression du sol, qu'elles frappent vigoureusement pour fuir un objet nuisible. Dans ces phénomènes, il y a donc aussi attraction et expansion de la pulpe mentale, qui les opère par l'action de ses névrilèmes sur son éther. Mais retenons que ces balancemens attractifs et expansifs ont toujours une tendance à devenir alternatifs, comme on s'en convainc dans la natation, la marche, la danse, la course et le vol si différens selon les espèces.

177. *Mystères de la génération.* — Les organes qui sont chargés de reproduire l'espèce sont les testicules et les ovaires, plus ou moins accompagnés de parties accessoires propres à les aider dans leur destination. Les testicules et les ovaires, comme nous l'avons proclamé tant de fois, sont des appendices immédiats de l'arbre animal, et tiennent par deux pelotonnemens nerveux à deux cordons qui surgissent de la queue de la moelle épinière; et par conséquent sont du domaine de relation, et peuvent intéresser directement, par l'éther conducteur, la sensibilité et la contractilité de la pulpe mentale. C'est donc une grave erreur des physiologistes d'avoir rapporté l'appareil reproducteur au bassin et à la vie organique, puisque, dans la chaîne zoologique, cette fonction s'accroît et se complète à mesure que les races jouissent d'une vie de relation plus ample et d'une locomotion plus facile, d'où résultent les désirs et les effets de l'accouplement. Dans l'appareil générateur, il entre, 1° un système nerveux appartenant à la vie inférieure, comme les plexus spermatiques et des cordons d'autres plexus gris; 2° un système nerveux appartenant à la vie animale, comme les filets qui émanent du plexus lombaire et du plexus sciatique. Quant aux diverses parties fibrineuses, gélatineuses, albumineuses, vasculaires, fibreuses, etc., elles relèvent des ramifications organiques de la vie radicale. De sorte que les nerfs gris, les nerfs blancs et les artères concourent triplement à former les testicules et les ovaires. Ces trois systèmes d'organes se confondent pour obtenir le même but. Ils se sont liés pour construire la filière pelotonneuse des

glandes reproductrices , qui sont à la fois nerveuses blanches , nerveuses grises , et alimentées par le sang rouge. Ainsi les deux vies se sont mariées caudalement , je veux dire , à l'extrémité de leur tige respective , pour tirer de leur conjugaison une matière génératrice. Le *feu nerveux* gris rayonné par ses rameaux propres, est le ferment attractif du sécrétisme du liquide prolifique ; le sang rouge en est la matière ; et le *feu nerveux* blanc l'enivre , le sature , y distille , y perspire la médulle innévrilématique , et lui donne ainsi le cachet de la *vie* animale et la force reproductive. Voilà pourquoi la substance nerveuse du cerveau , de la moelle et des nerfs ont une odeur légèrement spermatique. Ce qui ne doit plus étonner , puisque le sperme et l'humeur des ovaires sont des produits achevés par les émanations de la moelle épinière des deux sexes , que l'influence de la *vie* radicale avait amenées à l'aide des élémens artériels. N'oublions donc jamais que la sécrétion primitive des deux spermes appartient ensemble aux parties nerveuses des deux *vies* , dont les deux tiges grise et blanche donnent , à leur sommet caudal , des appendices filiformes et pelotonnés à l'infini , d'où résultent les glandes génitales distillatrices des fluides prolifiques. La part de la *vie* inférieure , dans cet acte suprême , est plutôt sécrétante, plutôt confectionnante ; mais celle de la *vie* animale est plutôt conductrice et voluptueuse.

Pour expliquer les phénomènes de l'accouplement, il faut toujours se rappeler , 1° le canal général qui parcourt tout l'arbre blanc; 2° l'*éther* animal qui le gonfle normalement, et qui établit des relations impressionnantes et inévitables entre le sensorium et les extrémités des névrilèmes. Le sensorium est comme le toit de l'édifice ; sa pulpe si irritable et consciente est le réflecteur où toutes les oscillations circonférencielles aboutissent , et d'où partent les vibrations et les impulsions de la volonté. Lors donc que vous voyez un objet inspirateur et des nudités provoquantes , l'*éther* animal qui rayonne des beautés impressionnantes , vous pénètre, ou par le tact , lorsque vous palpez sans voir , ou par les tuyaux optiques , lorsque vous admirez sans palper , etc. Cet *éther* pénétrant , par la nature expansive de ses atomes incoercibles , agace , stimule les parois ventriculaires de la pulpe mentale , dont la contractilité le fait involontairement vibrer dans tous les conduits de sa tige , et le pousse à la double filière des organes génitaux surexcités.

Lorsque ces organes sont pleins de leur fluide spiritueux , lorsqu'ils en sont gonflés , le sperme , par ses expansions propres , arrête le rayonnement caudal de *l'éther* , qui se refoule sur la pulpe mentale agacée. Alors elle réagit sur son excitant ; elle y réfléchit ses ondulations éthérées , et provoque le phénomène de l'érection , des désirs ; et par le concours général des parties intellectueuses , elle se forme des images séduisantes , des tableaux ravissans et tout le cortége dilatateur qui accompagne la déesse de la volupté.

Ainsi , depuis la puberté jusque bien après l'âge mûr, le sperme est sécrété dans ses filières. Son abondance irradie des émanations agaçantes pour la pulpe consciente , que ces irradiations chatouillent , concentrent , contrarient même. Ce qui la porte à s'opposer à elles par des rayonnemens antagonistes. De sorte qu'elle darde la colonne enivrante de tout son éther sur l'appareil génital. L'expansion vive de l'éther , par son excentricité incoercible , pénètre les parties grises de l'appareil qui réagissent et s'irritent ; d'où résultent des bouffées de *feu nerveux* gris , des afflux de sang rouge entraîné inflammatoirement. Mais cette tumescence des parties génitales devenues plus compactes , présente un obstacle plus résistant au passage dérivatif de l'éther qui en est de plus en plus refoulé sur la pulpe plus concentrée, plus opprimée : ce qui la fait se livrer à des efforts plus impétueux. Aussi elle rayonne avec une tension violente son éther contre les obstacles , et notamment dans les deux filières testiculaires , dans les nerfs honteux , dans les parties caverneuses , etc. Elle répand un nuage enivrant de sensibilité et de volupté sur l'appareil reproducteur , dont les tissus érectils se dressent , se durcissent , se gonflent avec ardeur , en inspirant , en soufflant de plus en plus à la pulpe mentale , le désir effréné de se débarrasser des obstacles plus oppresseurs. De sorte qu'on recherche le sexe avec amour, avec folie , avec fureur quelquefois ; et que l'impétuosité de votre éther , les émanations de votre ardeur, l'électricité brûlante de vos désirs pénètrent l'ame et la tige épinière de votre compagne. Vous l'embrâsez de vos feux , vous lui communiquez votre délire , votre passion ; et fascinés tous les deux , vous vous oubliez en une seule pensée , en un seul sentiment pour deux sensorialités. Ces deux sensorialités sont tendues l'une contre l'autre ; elles ne sont séparées que par l'obstacle de leurs deux colonnes respectives l'*éther* épinier, qui cherchent à se rompre , aux organes génitaux , par les secousses alternatives du plaisir contre le liquide générateur obstaculaire. Mais aussitôt que les deux pulpes sensoriales sont arrivées au point extrême de ce phénomène renversant , elles succombent dans un embrassement simultané à une communauté d'expansion , qui identifie leur double existence dans un même sentiment de volupté. Alors l'obstacle est rompu , les deux sensorium sont relâchés ; et une douce et indéfinissable mélancolie s'empare des ames délicates , affaiblies par cet acte exploitateur et la dépense désordonnée de l'éther , qui ne tend plus , comme auparavant , la tige animale affaissée.....

Certes après ces explications , on ne pourra plus rapporter à la *vie* organique la fonction et l'appareil de la génération : ce serait une inconséquence qui tiendrait de l'aveuglement et du vertige. Car le fluide reproducteur n'est pas uniquement, je le répète , formé par le *feu nerveux* gris et par le sang artériel , mais encore par l'*éther* animal et le souffle sensorial qui le pénètrent intimement. Représentez-vous donc avec quelle véhémence , pendant le spasme turgide , la pulpe mentale lançait les vapeurs de son éther qui dressaient les organes fonctionnels , les enivraient d'un nuage sensibilifiant , la cause indispensable de l'acte érecteur , et pénétraient les parois du sanctuaire utérin de secousses électriques , dont l'accumulation finale éthérise , sensibilifie , sensorialise la médulle spermatique , germe hermaphrodite de l'embryon futur. Enlevez l'éther nerveux qui complète les qualités du fluide reproducteur , la conception avorte , l'accouplement s'annule , et la stérilité s'ensuit ; parce que ses atomes servent à organiser l'arbre nerveux blanc du fœtus , de même que le *feu* gris du sperme sert à organiser la tige nervoso-radicale. Les conditions de la nature , de la force , de la dépense abondante de l'éther sont donc obligatoires et supposables dans la fécondité.

Voilà ce que j'avais à dire sur la génération qui tient à la *vie* et à la tige de relation , comme un fruit à son arbre. Voilà pourquoi les testicules sont si sensibles ; pourquoi dans l'opération de la taille , la section de certains nerfs annexes à la moelle et aux organes reproducteurs , entraîne souvent l'incapacité d'engendrer; pourquoi la vue , le toucher ou la voix d'une belle femme , portent une influence amoureuse sur leur sensibilité ; enfin pourquoi le coït doit nécessairement s'accompagner de jouissances sensoriales , ainsi que d'une locomotion active et presque épileptique , en raison des efforts que la *pulpe mentale* est obligée de faire contre les résistances de son *éther* et de sa médulle spermatique.

J'ai omis la part secondaire que la *vie* primitive prend dans l'acte de la reproduction, parce que les phénomènes pneumatisant, encéphalisant, et par conséquent respiratoires et circulatoires, sont les mêmes que pour l'exercice des autres passions, qui entraînent toujours des mouvemens alternatifs du *feu* libre, analogues à leur violence. Nous nous en assurerons en parlant des passions, que nous traiterons immédiatement après avoir fait connaître les divers sentimens de l'ame, c'est-à-dire, les divers modes d'exercice de la sensorialité, considérée seulement sous le rapport intellectuel et non affectif.

178° *Des divers sentimens de l'ame.* — La pulpe mentale, en raison de son organisation si pure et des atomes nerveux blancs qui la composent, et qui proviennent de la sécrétion des élémens nerveux gris ; la pulpe mentale, dis-je, jouit élémentairement de la faculté de sentir avec conscience. Elle seule et ses prolongemens médullaires en sont susceptibles ; car la pulpe grise ne sent rien : elle et son *feu* ne jouissent que d'une réaction électrique tout à fait aveugle contre leurs excitans. La conscience animale, la sensorialité est donc un organe pulpifié, nervifié. Cet organe sent avec douleur ou plaisir, par les conditions anatomiques et physiologiques de sa nature si subtile et quintescencielle. Comme la pulpe grise, il jouit de l'attraction, du sécrétisme et de l'expansion, triple propriété universellement inséparable de tout assemblage d'atomes actifs. Mais tandis qu'avec l'aide du sang rouge, la pulpe grise et ses cordons plexueux sécrètent le *feu* gris ; tandis que le cervelet et les névrilèmes blancs sécrètent l'*éther* animal, la pulpe mentale à son tour sécrète les sensations, les idées, et par conséquent l'*esprit* que nous avons nommé *spiritus imagineux* ou *intellectueux*, et qui est la somme des sensations idéeuses, à demeure dans le fond de la capsule doublement ventriculaire de l'ame. Le sensorium en se livrant à l'attraction, au sécrétisme et à l'expansion sur son esprit sous-jacent, produit, travaille, distille, fonctionne la pensée, le raisonnement, l'imagination. Dans l'état de veille, la conscience est permanente ; le sentiment d'exister est absolu, inévitable ; et la pulpe mentale est en contact percevant avec les objets du dehors par les sens externes, avec la *vie* organique par les conducteurs des impressions viscérales, et immédiatement, avec son esprit ou l'assemblage et la somme des acquisitions idéeuses à demeure. Voilà trois sources de sentimens et de connaissances. Selon qu'une de ses sources est ouverte, ou les trois à la fois ; selon que la pulpe est attentive à l'une d'elles et s'exerce sur leurs produits,

elle éprouve une modification dans son moi qui, quoique déterminé et absolu dans sa nature de sentir avec conscience, est
susceptible néanmoins de subir des influences diverses qui sont
les différentes sortes de douleur ou de plaisir. On peut considérer
le moi, le sensorium sous trois aspects. Ou il est dans un état de
repos et d'excitation inaperçue : ce sera l'indifférence, l'équilibre,
la normalité mentale, le moi absolu; ou il est comprimé, concentré, stimulé outre mesure : cet état renferme, selon ses
degrés, toutes les nuances de la douleur; ou il rayonne, il est
dilaté, il se livre à une vive expansion : état qui occasionne toutes
les variétés du plaisir. Ainsi dans la neutralité des sensations,
le moi ne jouit que d'un sentiment analogue, d'une conscience
vague. Mais dans les vives impressions, il est modifié fortement,
et souffre ou jouit. Pour lui, souffrir c'est être concentré, et
jouir c'est être dilaté. Qu'un viscère enflammé ou induré enraye
le cours de l'*éther* animal en comprimant l'extrémité d'un névrilème blanc, l'éther, refoulé sur la pulpe mentale, la concentrera
et lui fera éprouver le sentiment de la douleur. Qu'un nerf soit
compromis dans le gonflement d'un panaris, le même effet aura
lieu; la pulpe mentale, crispée dans l'extrémité d'un de ses
névrilèmes, ressentira des douleurs atroces, que l'on fera cesser
quelquefois par la compression du membre. Cette compression,
en entravant les irradiations électriques morbides des parties
phlogosées, empêche le sensorium d'en éprouver les impulsions;
ce qui le garantit de la souffrance. Au contraire, si l'on chatouille
une partie cutanée, l'on sollicite la sortie plus abondante de
l'éther animal, et la pulpe mentale se dilate, s'épanouit, se livre
à l'expansion. C'est le même effet qu'on éprouve après la satisfaction de la faim et des autres besoins internes. L'on voit donc que
les sources de plaisir et de douleur peuvent être extérieures ou
intérieures. Mais il en est une troisième intrà-cérébrale et qu'on
peut nommer intellectueuse : c'est l'état de souffrance et de
jouissance produit par une idée ou une réunion d'idées à demeure;
comme lorsqu'une pensée dilate la pulpe mentale ou la resserre.
Dans le premier cas, c'est l'espérance, le contentement moral,
la joie, le transport, l'extase, selon les degrés de l'épanouissement du sensorium sous le stimulus idéeux. Mais dans le second
cas, selon que l'ame est resserrée par une pensée concentrative,
le moi éprouve la peine, l'affliction, le désespoir, le remords,
selon la cause intellectueuse oppressive. Ainsi il n'y a que deux
modes d'action du sensorium : être concentré ou être dilaté à

divers degrés. Il n'y a que deux états distincts et opposés : souffrir
et jouir. Le premier tient à l'excès forcé de la contraction; le
second à l'excès forcé de l'expansion. Et dans tous les deux le
sensorium sécrète, je veux dire, travaille, est tendu, réagit sur
les causes de la souffrance et du plaisir. Dans la souffrance il
cède le moins possible, et cherche à résister aux impulsions soit
des parcellules idéeuses de son esprit intellectueux, soit aux
ondulations oppressives de son éther. Dans le plaisir, il se livre
à l'expansion le moins ou le plus possible, selon que la joie
l'emporte trop, ou qu'il peut s'y oublier. Ainsi dans la peine, il y
a toujours crispation mentale et rétention de l'éther; tandis que
dans le plaisir, il y a toujours rayonnement de cet éther qui,
se concrétant et devenant médullaire dans les pelotonnemens
glanduleux et nerveux de la reproduction, produit le sentiment extrême de la volupté par son éjaculation épileptique.

179° *Sphère éthérée de la pulpe mentale.* Par les antécédens,
nous avons vu, 1° qu'il n'existait qu'un organe unique conscient; 2° que cet organe était la masse calleuse des ventricules
supérieurs; 3° qu'il entraînait toutes les parties de l'arbre animal
et ses terminaisons musculaires et vocales, par ses crispations et
ses expansions fibreuses encéphaliques, les manifestations doubles
de sa spontanéité volontaire. Nous savons aussi, 4° que la pulpe
blanche sécrète son éther; 5° qu'elle le rayonne excentriquement
dans tous les névrilèmes gonflés; et que cet éther divergent forme
une sphère orbiculaire qui tend à s'opposer aux irradiations viscérales du *feu* gris. Mais avant d'outre-passer, rappelons que les
parties nerveuses blanches ne peuvent sécréter cet éther sans les
émanations vaporeuses et comme flambantes des couches grises corticales, dont l'incessante distillation est l'encéphalisation depuis
long-temps mentionnée et définie. Rappelons encore que les carotides et les vertébrales portent, pour ce phénomène et la confection
finale de l'éther en même temps que pour la nutrition totale de
tout l'arbre de relation, plus du tiers du sang artériel du corps
(Haller); et que le calorique, l'oxigène, l'électron, la lumière
intégrans, transformés en *feu* gris, sont absorbés, travaillés,
sécrétés par la masse blanche encéphalique, dans une abondance
extrême : de là cet *éther* sous-mental qui jaillit par les yeux,
ballonne l'ame, gonfle le canal de la protubérance, du cervelet
et de la moelle, et dérive sa plénitude par les secousses électro-
nerveuses des mouvemens divers, par l'expression des muscles
et par les pores de toutes les parties sensibles. Cet éther a donc

une force d'expansion considérable qui pèse excentriquement sur les extrémités des artérioles musculaires, et par conséquent sur la colonne artérielle. De plus il presse aussi en tous sens et avec énergie sur les parois grises encéphalisantes, et par conséquent sur les extrémités restiformes des artères carotides et vertébrales qui s'y éteignent. De sorte que selon que la pulpe mentale concentre ou épanouit son éther, elle resserre ou dilate les couches grises corticales, en même temps qu'elle refoule ou attire le sang des artères céphaliques. Elle peut donc, selon ses mouvemens expansifs ou oppressifs, ouvrir ou fermer l'encéphalisation, favoriser ou empêcher la pneumatisation. L'influence commune des deux *vies*, des deux arbres, est donc réciproque par les impulsions permanentes, variables et instantanées des deux sphères de *l'éther* et du *feu* gris. De sorte que l'une ne peut éprouver une mutation, sans la faire partager à l'autre, et inversement. Tels sont donc les agens positifs et nerveux des rapports du physique et du sensorial des animaux. Telle est la *vie* radicale, telle est celle de relation, l'enfant que la première a conçu et alimenté, la greffe, la fleur qu'elle a érigée sur son arborescence, l'organe surnuméraire qu'elle s'est imposé et qu'elle a développé en le tirant de la quintessence de son travail sécréteur. La *vie* organique est-elle agitée, l'animale s'ébranle ; cette dernière s'émeut-elle, l'autre est secouée. Nous allons en avoir une preuve évidente dans la description des passions.

180° *Mouvemens affectifs ou passions*. — On est convenu d'appeler *passion* toute affection vive de l'ame ; mais comme jusqu'ici on ignorait qu'il y eût deux ames, une radicale, la pulpe nerveuse grise inconsciente ; et une de relation, la pulpe nerveuse blanche sentante : tout est à expliquer de nouveau. La *vie* grise, sans cesse rayonnante, possède un *feu* gris, qui jouit d'un double mouvement excentrique d'expansion pneumatisante, alternative ou plutôt simultanée avec la concentration solaire-mésentérique, et d'expansion solaire-mésentérique, alternative ou plutôt simultanée avec l'attraction respiratoire. Tel est le phénomène incessant et indispensable qu'exécute sans cesse la *vie* radicale. Le balancement de son *feu* se fait avec mesure, équilibre, succession modérée, dans l'état physiologique et dans la sérénité de l'ame ; mais dans les passions et dans la fièvre, il est secoué, emporté ; car c'est sur lui, c'est sur son trouble que portent spécialement les mouvemens affectifs. La pulpe grise est identifiée annexement avec la pulpe blanche, par les liens com-

muns que j'ai rapportés, 1° aux couches corticales encéphaliques ;
2° aux extrémités des artères carotides et vertébrales ; 3° aux terminaisons des névrilèmes blancs et des artérioles constitutives des
faisceaux musculaires ; 4° aux terminaisons viscérales des racines
animo-organiques des pneumo-gastriques ; 5° aux superpositions
grises et blanches des deux moelles nerveuses : 6° aux trente et
une paires doubles de leurs rameaux gris et blancs latéraux ;
7° aux dernières divisions des nerfs de relation qui plongent dans
les sphincters, et avertissent le sensorium des besoins d'incorporation ou d'expulsion ; enfin, 8° aux diverses anastomoses des
plexus et des cordons blancs avec les plexus et les cordons gris
du grand sympathique. De sorte que les deux *vies*, conjointes,
adossées, ou mieux superposées, ne forment qu'une communauté d'existence. L'une, la fondamentale, est inférieure; l'autre,
secondaire, est supérieure. L'organique, la viscérale sert de
support et de nourrice. L'animale, la sensorio-locomotrice, est
greffée sur l'autre, alimentée par elle, en suit les phases, et lui sert
de reflet. La fondamentale attire, sécrète, rayonne pour l'autre.
Son *feu* gris, balancé alternativement, est impulsé par l'expansion
pneumatisante, dans le sang des carotides et des vertébrales. Et
c'est sur l'extrémité des carotides et des vertébrales qu'est greffée
et posée la pulpe mentale, le pivot de la *vie* de relation. Cette
vie de relation, supportée par le *feu* gris pneumatisant, en suit
toutes les vicissitudes, toutes les agitations, toutes les impulsions.
Son transport est-il violent? elle en est entraînée, convulsée,
renversée; est-il faible? elle est amortie, débilitée, anéantie,
selon les degrés ; se fait-il dans une juste mesure? elle est stimulée convenablement, et avivée dans sa sensorialité et sa locomotion. De sorte que la sphère mobile du *feu* gris s'impose. dans
la normalité physiologique, à la mobilité de la sphère de l'*éther*
animal; et que cette maîtrisation s'opère par la voie du sang
rouge des carotides et des vertébrales. Remémorons-nous aussi
que la pulpe mentale attire, sécrète, rayonne encore ; que son
produit, l'*éther* moteur, possède aussi sa sphère particulière; que
cette sphère éthérée est toujours en opposition de résistance avec
celle du *feu* gris pneumatisant, dont elle tend à atténuer l'oppression par ses efforts excentriques, contre la force impulsive
des extrémités artérielles, et les vapeurs comme flambantes des
couches grises exécutrices de l'encéphalisation. De sorte qu'il y a
toujours deux résistances en opposition : l'expansion dynamique
et primitive du *feu* gris, impétueusement irradié de la source sé-

crétante fondamentale , la pulpe grise ; et l'expansion secondaire et de conséquence de la greffe mentale , dont l'*éther* toujours comprimé cherche à élargir son foyer, afin de mettre le sensorium plus à l'aise. Pourtant il y a identification d'élémens , dépendance de fonctions, et simultanéité d'exercice. Les deux *vies* sont intimement confondues aux liens indiqués plus haut. Leurs fonctions dérivent l'une de l'autre , en ce que le *feu* gris de la *vie* organique , tout en impulsant l'animale , la pénètre , l'alimente , et sert à son jeu par sa transformation intégrante en *éther*. Et de plus il y a simultanéité d'exercice , en ce que la *vie* animale cesse, tombe , s'anéantit , quand elle est privée du souffle pneumatisant fatalement nécessaire à son entretien ; puisqu'elle est greffée , qu'elle repose sur lui , et en suit les phases , comme une girouette celles du vent. Avec ces données le mécanisme des passions s'explique on ne peut plus clairement. Car si l'attraction, le sécrétisme et l'expansion des deux pulpes nerveuses , siéges des deux *vies* identifiées , s'exécutent simultanément; dans la douleur, où la pulpe animale est concentrée, crispée , opprimée sur son *éther*, celui-ci crispera sa source encéphalisante , arrêtera le souffle artériel et impulseur de la pneumatisation , et par conséquent concentrera le rayonnement radical dans son foyer sécréteur suprême enrayé et compromis. Ces oppressions sensoriales et fondamentales s'exécutent à divers degrés selon les affections resserrantes , comme la honte , la peine, le remords , l'envie, la jalousie , le mépris , la peur, l'effroi , la colère concentrée , la mélancolie , le désespoir. On conçoit que l'obstacle à l'expansion de l'*éther* et du *feu* gris, engendre les désirs, les besoins, l'ardeur, l'anxiété , l'impatience et l'irrésistibilité , par leur action stimulante sur leur pulpe respective, qui voudrait élastiquement les dériver, et les précipiter sur les causes entravantes de leurs rayonnemens. Dans le plaisir, l'*éther*, dilaté et plus abondamment rayonné par les vibrations mentales , ouvre sa sphère et ses pores avides à l'encéphalisation flambante; élargit et facilite l'abord du sang aux extrémités béantes des artérioles carotidiennes et vertébrales ; et par conséquent offre une pression moins forte à l'élan du *feu* de la pneumatisation, dont l'élasticité électrique, rayonnée par le sécrétisme suprême , se précipite avec plus d'aisance et d'impétuosité dans les artères céphaliques dilatées. De là les divers états expansifs de la pulpe consciente qui éprouve selon ses degrés d'épanouissement, de la satisfaction , de la joie , du bonheur, de la vanité , de la prétention , de la fierté , de l'orgueil , de la bienveillance, de l'amitié, de l'amour, des trépignemens et de la volupté. Il existe des nuances mixtes participantes aux deux états de concentration et d'expansion soit des deux pulpes réunies, soit séparées, soit de leurs parties : ce sont l'indifférence, la jalousie, la compassion, la colère, la fureur, la manie, les besoins de priser, de fumer, de boire, la gastronomie, le libertinage, l'amour de l'argent, du travail, des arts, le désir des dignités, le besoin de célébrité, la passion de la gloire, etc., etc. Nous allons les passer successivement en revue, pour seulement les définir, et faire en même temps sentir les rapports viscéraux inévitablement attachés aux vicissitudes de l'organe sensorial.

181° *Mouvemens affectifs des racines sensoriales plongeant dans les viscères.* — Nous avons vu, en traitant de la *vie* organique, qu'elle était le siége des besoins et des passions ; des passions par le balancement accéléré et la perversion des quatre mouvemens alternatifs d'attraction pulmonaire et d'expansion abdominale du *feu* libre, ainsi que de son attraction abdominale et de son expansion pulmonaire. Mais elle devient le siége des besoins affectés aux parties de la muqueuse générale ainsi que des tuniques artérielles, veineuses, lymphatiques et nerveuses, en ce que, dès que ces parties ont contracté l'habitude de sécréter soit permanemment, soit périodiquement, soit par intervalles irréguliers, elles s'excitent, s'exagèrent, tendent inflammatoirement à sécréter leurs stimulans ordinaires, dont la privation devient une cause de phlogose, d'exaltation et de sur-innervation. Ce phénomène, dont Cullen a voulu rendre compte, ne peut s'expliquer autrement que par l'irradiation excentrique du *feu nerveux* gris primordial, qui se rend par un tribut journalier dans les organes avides et solliciteurs, pour entretenir le diapason acquis de leur sécrétisme propre. Car un organe par son action tend toujours à s'agrandir et à s'activer. Et cette propension ne fait que se propager viagèrement et par hérédité. C'est l'activité atomistique intrinsèque qui s'accumule par l'incorporation intégrante d'élémens nerveux ; lesquels élémens deviennent une condition d'agrégation plus considérable et de fonctions plus énergiques. C'est donc une loi physiologique des atomes nerveux. Maintenant nous expliquerons bien les besoins organiques et sensoriaux. La faim, c'est l'exaltation des membranes muqueuses digestives, dont l'innervation intégrante s'exagère dans leur *feu* latent sécréteur et par le transport en elle-même du *feu* libre général gastrisant. De sorte que l'action organique est augmentée, d'abord dans l'électron de texture, ensuite dans l'électron de conduction. Cette double cause produit une sur-excitation de *feu* concentré qui a besoin d'être neutralisé, étendu, annihilé par une certaine somme d'alimens qui l'absorbent et le saturent; d'où résulte la disparition de la faim. Mais ce besoin, qui n'est que besoin par rapport à la *vie* organique trop raréfiée dans son expansion gastrisante, et pas assez concentrée aux muqueuses stomacales, devient un sentiment de privation et d'excitation, en irritant les épanouissemens muqueux des racines animales pneumo-gastriques, qui transportent l'impression exigeante au sensorium. La soif dont les muqueuses pulmonaires sont le siége, est due à une cause analogue, c'est-à-dire, au besoin de saturer le *feu* général pneumatisant, et de diminuer l'action organique du *feu* latent des poumons. Et ce besoin, qui résulte de l'augmen-tation de l'innervation, est transporté au sensorium par les pneumo-gastriques et ses ramifications pharyngiennes. Les besoins de priser et de fumer proviennent de ce que la pulpe grise a été contrainte de sécréter un *feu* gris plus abondant, sous la concen-tration plus ou moins fréquente des excitans tabachiques ou pituitaires ou palatins. Alors elle transporte sur les muqueuses des rayonnemens excentriques défenseurs. Mais comme la priva-tion des excitans laisse ces rayonnemens sans obstacle, ces rayonnemens s'accumulent et deviennent la cause d'un besoin d'autant plus vif qu'ils sont plus accumulés ; et cette sur-électrisa-tion locale est communiquée par les olfactifs et les glosso-pharyn-giens au sensorium, qui cherche naturellement à neutraliser ce *feu* surabondant, par l'application saturatrice des excitans con-centrateurs convenables et habituels. Voilà la cause et le mécanisme de toutes les passions et de tous les besoins attractifs à siége organi-que, comme le besoin de respirer, la gourmandise et l'ivrognerie.

182° *Mouvemens affectifs du tronc mental.* — Le tronc sensorial est dans un état neutre, ou de concentration, ou d'ex-pansion. Mais dans ces trois états, il est intimement lié à la *vie* radicale, et suit les mêmes phases qu'elle, c'est-à-dire, qu'il est neutre, concentratif ou expansif avec elle. De sorte que lorsqu'il est neutre comme dans l'indifférence, dans la normalité, dans l'ab-solu du moi : les mouvemens alternatifs du *feu* libre s'exécutent convenablement et tranquillement. Mais quand le sensorium est concentré, sa pulpe, en se resserrant sur l'encéphalisation qu'elle entrave et sur le sang artériel et le *feu* pneumautisant des carotides et des vertébrales qu'elle obstrue, sa pulpe mentale, dis-je, oppressée, oppresse dans le même rapport la *vie* radicale, dont la concentration pulmonaire est variablement profonde, et l'expansion solaire-mésentérique d'autant plus énergique. De là ce sentiment d'angoisse qu'on éprouve, dans le premier cas, à la région du cœur, de chaleur électrique qu'on ressent, dans le second, au centre phrénique des auteurs, à l'épigastre, aux plexus solaires-mésentériques. Les mouvemens sensoriaux affectifs diffèrent selon les degrés de concentration de la pulpe mentale, et par conséquent aussi, du *feu* général de la pulpe grise, dont elle réfléchit les oscillations sur lesquelles repose sa mobilité. La honte est une concentration légère du sensorium, avec une concentration très-vive du *feu* pneumatisant qui réagit soudain sur l'encéphale, et par son élan produit la coloration rapide des joues. On me demande une preuve de l'existence du fluide nerveux, je n'en voudrais pas d'autre que cette coloration instantanée. À quoi serait-elle due, sinon à lui ? Au sang, dira-t-on ? Mais dans le cadavre le sang existe, et il ne circule pas ; il ne se transporte pas avec la célérité de l'éclair d'un point à un autre. Il existe donc une cause de son mouvement étrangère à lui, hors de lui. Eh bien ! j'ai cherché dans cet ouvrage à vous révéler la primordialité, la nature et les modes d'action de cette cause. Le sujet me paraît être assez important par lui-même, pour exciter toute l'attention des philosophes-médecins. Dans la honte, c'est le *feu* pneumatisant qui, refoulé vers l'expansion solaire-mésentérique sous une idée concentrative et par un resserrement de la pulpe mentale, a réagi vivement, et a précipité le sang artériel au siége de la concentration, c'est-à-dire, au cerveau qui se gonfle sous son afflux. Cet afflux sanguin colore le réseau sous-cutané des jours où il est inflammatoirement et servilement transporté, comme l'ombre suit le corps, comme l'eau obéit à la pesanteur, comme l'air se précipite dans le vide.

Le chagrin est une concentration de la pulpe mentale et de son *éther*, qui opprime plus ou moins long-temps la pneumatisation. Cet état peut engorger et enflammer plus ou moins gravement les viscères abdominaux, trop saturés de l'expansion nerveuse gastrisante solaire-mésentérique, et enrayer, phlogoser, endurcir et hypertrophier le cœur et les poumons, entravés par une trop constante attraction pulmonaire et une trop rare expansion pneumatisante. Le remords est analogue dans sa cause et dans ses effets ; mais il s'accompagne de crainte plus ou moins poignante, due à l'idée nerveuse qui le produit. La peur est la flexion concentrative de la pulpe mentale, accompagnée inévi-

tablement de concentration pneumatisante et d'expansion gastrisante **trop** énergique et trop durable. L'effroi n'est que son
extrême. Mais alors la pulpe mentale est comme anéantie,
paralysée dans la sécrétion de son *éther*; ce qui amène la chute
du corps et une prostration complète : de même que le refoulement trop profond de l'expansion pneumatisante, arrête le cœur
et produit la syncope soit momentanée, soit mortelle. L'envie est
la concentration de la pulpe sensoriale, sous l'irradiation éthérée
trop expansive et supérieure d'un rival, dont l'émanation plus
puissante et plus avantageuse n'essuie pas d'obstacle, tout en en
produisant. La stase de l'*éther* sensorial et la flexion du sensorium sur son spiritus idéeux, occasionnent presque toujours des
ruminations jalousantes, et des projets ou des actes de réaction.

La mélancolie est une habitude chronique d'expansion gastrisante sous un arrêt, sous un obstacle de l'expansion pneumatisante, pour cause maladive de la poitrine ou du ventre, ou ce qui
est aussi fréquent, pour cause d'abus des fonctions animales, soit
de la génération, soit de l'intelligence, soit par l'effet des passions.
Mais n'oublions pas que dans ces hypothèses, la cause agissante a
toujours porté son influence délétère inévitablement sur les
mouvemens fondamentaux de la pneumatisation et de la gastrisation trop multipliés et fatigués.

L'ardeur et l'impatience ne résultent que de l'embrasement de
la sphère fondamentale, sous l'effort de plénitude rayonnante que
la sphère éthérée fait peser sur elle sous le stimulus d'une expansion plus ou moins heureuse que le sensorium a en perspective.
L'anxiété n'est que l'oscillation vive des mouvemens fondamentaux, sous l'oscillation aussi variable d'une pulpe mentale tiraillée
en concentration et en expansion par des stimulus idéeux contraires
et qui se la disputent. La plupart des sentimens que je viens de
définir sont dus à la concentration du sensorium, qui se fléchit à
divers degrés, selon les causes impressionnantes, sensationnantes,
idéeuses, imaginatives, remémoratives, sur son spiritus intellectueux et sur son *éther*, et par conséquent sur l'encéphalisation
refoulée, sur la pneumatisation enrayée, et sur les quatre mouvemens fondamentaux du *feu* gris, secoué inévitablement par
ces modifications concentratives sensoriales. Mais nous allons
passer aux sentimens dus aux mouvemens de dilatation et d'expansion de la pulpe mentale. Dans ce cas, la pulpe mentale rayonnante dérive aisément son *éther* par les dépenses de la joie, du
rire, du geste, etc. Et ses pores ouvrent un accès facile à la

pneumatisation intrà-carotidienne, favorisée et plus ample ;
d'où résultent l'accélération et l'ondulation toujours propice du
pouls. L'espérance, la satisfaction, l'extrême gaîté, sont des
dilatations diverses de la pulpe mentale, sous le stimulus d'idées
ou d'impressions appropriées. La vanité, la prétention, la dignité, l'orgueil sont des tensions variables du sensorium, sous
des images excitantes avantageusement comparatives. La bienveillance, l'amitié, l'amour, sont des expansions mentales et éthérées,
à divers degrés, et en faveur d'objets dont le rayonnement, loin
d'être offensif, est au contraire agaçant, chatouillant, agréable,
dilatant pour le sensorium, et par suite pour la pneumatisation,
pour l'expansion du cœur et de la pulpe grise radicale. L'amour
de la gloire, de la science, du jeu et toutes les autres passions
soit artistiques, littéraires, intellectuelles, proviennent de l'habitude que la pulpe mentale a contractée, de travailler, de sécréter
une certaine aglomération d'idées similaires, de se fléchir de telle
ou telle manière sur son esprit et sur son imagination, je veux
dire, sur la somme des sensations à demeure, et sur celle des
images combinées, et décomposées, et morcellées, pour en tirer
des créations désirées, pour en extraire des conséquences analogues, pour en obtenir une expansion quelconque, et dont
l'habitude inspire le besoin, excite la dérivation et provoque le
mouvement sensorial, aussi impérieusement que la faim, la soif,
le désir de fumer, de priser et de respirer, imposent leurs besoins
respectifs aux parties muqueuses de la pulpe grise privée trop-
long-temps de leurs excitans devenus hygiéniques et nécessaires.
Ainsi n'oublions pas que de même qu'une girouette par ses
phases indique le vent, de même la pulpe mentale, par ses mille
nuances de crispation ou de dilatation sur son *éther* moteur et sur
son esprit idéeux, éprouve mille sentimens divers, mille états
consciens, qui tous réfléchissent les mouvemens de son organe
substanciel : de même que la pulpe radicale, par la concentration ou l'expansion de son sécrétisme entravé ou facilité, indique
primitivement l'état du foyer vital, qu'expriment secondairement et par conséquence les quatre mouvemens fondamentaux du
feu libre enrayés ou aidés avec lui et par lui. Les sentimens, les
actes volontaires, les passions, les opérations intellectueuses,
spiritueuses, imagineuses, intuitives, ne sont donc pas des
entités isolées et spéciales soit simples et immatérielles, soit
nerveuses et dimensionnelles ; mais au contraire des phases, des
reflets, des modes, des nuances, des mouvemens d'un seul et

même organe effectif, impulsé ou impulseur, siége en nature, en
essence, en structure, de la propriété moléculaire et conditionnelle de sentir avec jouissance ou douleur, et de se mouvoir
activement par sa spontanéité volontaire, ou d'être mu par une
passivité d'ébranlement sensationneux ou idéeux, avec susceptibilité de réaction plus ou moins maîtrisante, comme dans les
passions qu'il commande, ou par un entraînement plus ou moins
dominateur, comme dans les passions où il est le jouet absolu des
quatre mouvemens fondamentaux de la *vie* organique. La colère
offre un exemple de ce dernier cas, car elle est causée ordinairement par un objet ou un propos incisif qui refoule violemment
l'éther animal sur sa pulpe; laquelle se resserre avec la même
concentration énergique sur le sang artériel et le *feu nerveux*
gris de la pneumatisation des carotides et des vertébrales. Mais
cet obstacle à l'expansion pulmonaire du rayonnement radical,
comprime mortellement la sphère vitale, dont l'expansion gastrisante, refoulée sur les viscères abdominaux, est lancée élastiquement et impétueusement par eux sur la cause enrayante, et
par conséquent sur la pneumatisation, et par conséquent sur
l'encéphalisation, et par conséquent encore sur la pulpe mentale
violemment crispée, convulsée et désordonnée : de là sa dérivation éthérée par les cris, les injures, les gesticulations, les coups,
le meurtre, etc. Et tous ces effets vibratoires dérivent, dissipent,
dépensent l'*éther* concentré, vident la capsule mentale et volontaire de sa surabondance crispante, jusqu'à ce que plus à l'aise,
et fatiguée, épuisée, elle ne soit plus excitée morbidement et
passionnément par un stimulus alors éventé, et par les quatre
mouvemens radicaux et alternatifs du *feu* libre bientôt apaisés.
Je ne veux pas omettre ici, mais exprimer seulement en forme de
remarque, que lorsque le visage du colère est rouge, comme dans
la honte, cette incandescence provient du *feu* réactif de l'expansion pulmonaire et du sang son esclave absolu; tandis que lorsque
le visage est pâle, cette blancheur sinistre est due au retrait du
sang artériel, sous l'effet d'une pneumatisation violemment
opprimée et enfoncée (par l'intermède de la moelle nerveuse grise
rachidienne traversée), dans les profondeurs morbides d'une
gastrisation comparativement exaltée. C'est le transport convulsif
du sang rouge par le ressort réactif de la pneumatisation ainsi
enrayée, qui produit l'épilepsie, l'apoplexie, la rage, l'anévrisme,
la paralysie mentale ou mort foudroyante sans épanchement, les
tremblemens, la manie, les vertiges, l'épistaxis, l'hémoptysie, etc.

Tandis que l'excès de concentration solaire-mésentérique du *feu* libre occasionne des vomissemens spasmodiques, des resserremens épigastriques, des hépatites, des jaunisses, des diarrhées critiques, des phlegmasies abdominales, des rétentions d'urine, des hématémèses, etc. J'ai insisté sur ces explications un peu digressives, par ce qu'elles reposent sur les lois primordiales de la *vie* inférieure, sur les quatre balancemens de son *feu* libre, sur les rapports immédiats des deux *vies*, sur leur communauté d'existence, de crispation et de dilatation, et sur les phénomènes conséquens que le *feu* gris produit sur les viscères, et l'*éther* sur les organes moteurs. Une fois ces problèmes résolus, une fois ces explications bien comprises, concevrait-on qu'il pût exister encore des énigmes médicales? Non; tout serait connu : la *vie* dans son essence et dans son jeu; et la pensée dans sa nature, sa volonté et ses manifestations.....

183° *Mouvemens affectifs des branches vocales.* — Le tronc mental peut dériver sa capsule doublement ventriculaire, quand elle est trop pleine, par les crispations d'un certain ordre de névrilèmes, qui dépensent par leurs vibrations médullaires et fibreuses l'éther animal surabondant et tensif. Quand par la répétition des mêmes dérivations, elle a contracté l'habitude de dépenser son éther au moyen de l'appareil musculaire de l'organe vocal; elle éprouve le besoin incessant de le rayonner dans le travail de sa fonction : ce qui engendre la loquacité, facilite l'élocution, inspire l'amour du chant, le goût de la déclamation. Dans les manifestations bavardes ou mélodieuses de la voix, vous ne verrez donc jamais que le désir qu'éprouve la pulpe mentale de livrer son éther à une expansion dérivative aisée, agréable et soulageante.

184° *Mouvemens affectifs des branches viscérales.* — De même que les extrémités des pneumo-gastriques épanouies dans les muqueuses de l'estomac, des poumons et du pharynx, rapportent au sensorium, en qualité de racines animo-organiques, les besoins de manger, de respirer et de boire, dépendans du jeu intime de la *vie* fondamentale attachée à la pulpe grise attractive, sécrétrice et rayonnante; de même il est des branches nerveuses de la *vie* de relation qui pénètrent l'extrémité des sphincters viscéraux, pour rapporter au sensorium les besoins d'excrémenter, d'uriner, de cracher, de se moucher, dépendans aussi des parties organiques de la *vie* radicale. Aussitôt qu'il est averti par l'impression onduleuse interne, le sensorium crispe l'ensemble des nerfs musculaires propres à effectuer ces besoins de plénitude et d'exportation.

185° *Mouvemens affectifs des branches musculaires*. — Mais la dérivation la plus ordinaire de l'*éther* nerveux sensorial, s'opère le plus souvent par les diverses parties de l'appareil locomoteur général, et notamment par les membres soit supérieurs, soit inférieurs. De là la sortie électrique de cet *éther* par les secousses vibratoires, rayonnantes et dépensières du travail des bras chez les bûcherons et les boulangers; des jambes, chez les danseurs et les chasseurs. Quand la capsule mentale toujours sécrétante est trop pleine de son produit, elle en est ballonnée, surexcitée; de là le sentiment de sa vigueur éthérée qui brille dans les yeux du jeune homme, de l'amoureux, du passionné, du colère, du haineux, du compositeur, de l'hilariant, de l'ivre, du fou, etc. Elle éprouve le besoin impérieux de le dériver, de le dépenser, de le rayonner. De là la marche précipité des mélancoliques, la verbosité des hommes d'esprit, l'incohérence des paroles de la femme en démence, l'amour de la chasse des bilieux, la singularité active des originaux, les trépignemens non suffisamment motivés des vaporeuses au moindre sujet de gaîté. Quand l'arbre animal est gonflé de trop d'*éther*, c'est une cause d'excitation comme morbide pour le sensorium qui exagère sa vigueur. J'ai entendu de mes condisciples dire dans cet état, en raidissant leurs membres : « Je ne sais ce que j'éprouve, mais je voudrais me battre aujourd'hui; je sens le besoin de donner une volée, cela me ferait du bien; » et d'autres propos semblables, l'effet d'une irritation mentale sous un *éther* exaltant. Chaque mouvement est donc une dépense, une dérivation, une exploitation pour l'arbre de relation sécréteur et rayonnant.

186° *Mouvemens affectifs des extrémités caudales reproductrices*. — Quand cet arbre sensorio-locomoteur est parvenu à la puberté, où par la fonction plus robuste des poumons la *vie* organique absorbe plus d'oxigène, de calorique, de lumière, d'électron, et en sature le sang enivré pour le présenter, par l'encéphalisation et la pneumatisation, à la pulpe blanche mentale, le pivot de la *vie* de relation; sa capsule distille avec aisance et abondance son *éther* animal rapide et vigoureux alors. De sorte qu'il commence à se frayer un passage par la filière pelotonneuse des organes génitaux, et par les nerfs délicats de leurs parties érectiles. Il aide à leur sécrétion spéciale en fournissant par ses élémens éminemment actifs, le ferment animal propre à imprimer le cachet générateur de l'arbre conscient; tandis que le *feu* gris tributaire aussi donne à la liqueur spermatique le cachet générateur de l'arbre gris fondamental. Alors le fluide prolifique, qui participe à la fois de l'éther animal, du *feu* gris organique, du sang artériel, du veineux et de la lymphe, pour pouvoir esquisser congénitalement les systèmes arborescens qui les contiennent; le fluide prolifique, dis-je, se fabrique en abondance dans la double filière adhérente aux extrémités caudales des deux parties latérales du rachis nerveux blanc; et par sa superfluité irrite, concentre, crispe la pulpe mentale. Celle-ci cherche à la dériver, à la rayonner, à la dépenser par l'expansion renversante de la volupté qui la dilate convulsivement et au dernier degré. Sachons donc aussi que le libertinage, l'incontinence, comme le plaisir permis et modéré, sont des exploitations très-coûteuses non-seulement pour la *vie* sensoriale qu'elles épuisent, mais encore pour la *vie* organique primitivement tributaire; puisque le *feu* gastrisant et l'appareil digestif, ainsi que le *feu* pneumatisant et l'appareil pectoral sont chargés de préparer avec plus ou moins de fatigue et de fréquence les matériaux alimentaires et aériens et du chyle, et du sang rouge, et du *feu* gris, et finalement de l'éther animal, qui tous concourent ensemble à confectionner leur dernier produit, je veux dire, la substance fermentescible, éminemment électrique et quintessenciellement vivifiée et sensorialisée de la liqueur prolifique.

187° *De la faiblesse mentale.* — Si la force provient de l'abondance de l'*éther* et du ballonnement excentrique des parois médullaires de l'arbre animal; la faiblesse vient de la rareté et de l'insuffisance du premier, ainsi que de la distension, du relâchement du grand canal de relation : ce qui amortit la pulpe mentale, énerve son ressort, amoindrit ses manifestations, et la rend plus ou moins impuissante dans ses perceptions sensuelles, dans le jeu de la pensée, dans ses déterminations volontaires, dans son expression vocale, dans les signes de ses mouvemens musculaires, et dans l'incapacité de ses actes reproducteurs. Cette langueur sensoriale survient ordinairement après de grandes dépenses récentes, ou à la suite des phlegmasies chroniques, des longues concentrations qui ont exploité et miné le foyer sécréteur fondamental, et concomitamment et conséquemment le sécrétisme mental, greffé sur lui et nourri par le *feu* gris indispensable.

188° *Du sommeil.* — Le sentiment, la conscience, le moi est donc une propriété moléculaire de l'organe qui en jouit, une qualité atomistique et substancielle. Dans l'état absolu, il ne sent rien par lui-même, pas plus que le cœur privé de ses fluides. Il est dans le sommeil quand il n'est pas touché, stimulé par des excitans. Aussi quand la capsule mentale est fatiguée par des crispations musculaires trop répétées, ou par un travail intellectueux trop opiniâtre, ou par des secousses passionnées et des dépenses éthérées trop épuisantes, elle fléchit sur son éther raréfié et sur son esprit impuissant; elle les souffle dans les autres ventricules subalternes; et ses parois s'adossent, s'appliquent l'une contre l'autre, comme les deux feuillets de l'estomac quand il est vide. Et dans cet état, où les cavités amygdaloïdes des nerfs des sens, c'est-à-dire, les premières portes de l'ame sont fermées, où les secondes, c'est-à-dire, les sens externes eux-mêmes se ferment encore; le ventricule du cervelet et la moelle épinière, n'étant plus impulsés par la capsule mentale volontaire et motrice actuellement hermétiquement bouchée, ne sollicitent pas leurs rameaux musculaires et les faisceaux fibrineux désormais inactifs et fléchis. De sorte que le corps cède à la pesanteur; que sa prostration indique le sommeil, c'est-à-dire, l'absence temporaire du moi, qui ne s'exerce ni sur les ondulations impressionnantes des sens, ni sur les sensations devenues idées nerveuses à demeure, ni sur son éther locomoteur, ni sur sa médulle caudale prolifique supposée sans aiguillon. Pendant ce laps d'interruption de ses fonctions sensitives et motrices dues au travail de sa totalité, la pulpe mentale n'exerce pas moins, comme dans le fœtus, les fonctions latentes attachées intimement à ses molécules intégrantes, je veux dire, 1° l'attraction des fluides sanguins et nerveux gris appropriés; et 2° le sécrétisme de son éther. De sorte que par le sommeil, elle tend à réparer cet éther dans son sanctuaire impénétrable aux excitans externes.

189° *De la veille.* — Après un temps plus ou moins long, 6, 8, 10 heures, selon les individus, elle a distillé petit à petit une dose suffisante de fluide animal, qui tend de plus en plus à gonfler, à ballonner, à tendre la capsule mentale. De sorte que lorsque l'éther finit par être surabondant, il fait effort excentrique contre les parois de cette capsule mentale; soulève ses soupapes ou les cavités amygdaloïdes des névrilèmes des sens externes abouchés aux planchers des ventricules supérieurs; et en pénétrant dans les extrémités organiques et circonférencielles de ces mêmes sens qu'il érectionne et dilate, fait communiquer, par ses ondulations électriques, les excitans du dehors avec la paroi sensoriale inventriculaire. Voilà la secousse de l'éveil du moi; voilà la première impression sublime de la naissance qui

n'est autre, comme dans le premier cas, que l'exercice de la
sensorialité, de la conscience, de la perception notoire et sentie
de l'existence animale. Mais la pulpe mentale, par cette stimulation concentrative de l'*éther* onduleux des sens, réagit sur elle,
et transporte soudain cet éther crispé, par la protubérance
annulaire et par son adjudant et son renfort, le ventricule du
cervelet, dans la moelle épinière, dans ses rameaux de relation,
ainsi que dans les appareils annexés à leurs terminaisons soit
vocales, soit musculaires, soit génitales. Voilà ce qui provoque
le chant du coq et le battement matinal de ses ailes; ce qui cause
les pandiculations de la femme délicate; ce qui détermine les
érections éveillantes du pubère vigoureux : c'est le besoin de
faire passer l'*éther* dans tous les névrilèmes tensibles et dilatables,
et de dériver sa plénitude nocturne par les vibrations sonores,
les mouvemens musculaires ou les spasmes du plaisir. Quand la
vessie est trop pleine, elle se gonfle, se contracte, et l'urine
tend à se frayer un passage par son col; quand le cœur est trop
plein, il s'efforce de faire jour au sang qui presse et dilate ses
orifices : de même la capsule sensoriale formée par les ventricules supérieurs, agit sur son flatus interne, le précipite dans les
conduits antérieurs des sens, et l'impulse postérieurement dans
le canal général blanc encéphalo–rachidien. De sorte qu'elle jouit
d'une crispation impérieuse, maîtrisante, spontanée, qui pourtant a besoin d'être sollicitée, je le répète, ou par le stimulus de
l'*éther* impressionnant des sens, ou par le stimulus nerveux des
idées à demeure, ou par une superfluité matinale de son sécrétisme nocturne, ou par la plénitude et le ballonnement de l'arbre
blanc locomoteur, ou par l'éther onduleux apporteur des sensations viscérales, ou finalement par les irradiations agaçantes de la
liqueur spermatique. La pulpe mentale et ses prolongemens
généraux possèdent donc, comme toutes les autres parties organiques, les trois facultés attachées universellement à toute
substance active, l'*attraction*, le *sécrétisme* et l'*expansion* qui
chez elle devient volontaire en raison de sa nature consciente.
Si le lecteur se représente la simplicité des moyens explicatifs
que nous employons pour rendre compte des mystères les plus
profonds, les plus ignorés et les plus transcendans de la philosophie physiologique; et si de plus, il les comprend avec la même
lucidité et les admet avec la même bonne foi que je les développe,
je suis sûr que sa réflexion sur les principes de ma doctrine, le
conduira bientôt à la révélation des énigmes médicales en appa-

rence les plus impénétrables. Alors la médecine contemporaine revêtira un cachet propre, l'empreinte sacrée du génie et de la vérité; et rivale aussi glorieuse que les doctrines antiques, sa mémoire verra aussi son auréole grandir avec le cours des âges, et placera ses auteurs au même rang que les grands noms historiques de notre art.

190° *Du cours concentrique et expansif de l'éther animal.* — Si nous nous rappelons bien les antécédens, nous avons vu que la pulpe mentale, tronc et pivot de l'arbre de relation, avait, indépendamment de sa faculté consciente, la propriété moléculaire d'attirer, de sécréter et de rayonner. Par son attraction, elle pompe le sang artériel des carotides et des vertébrales plus dilatées, afin d'en humer, d'en absorber le *feu* gris pneumatisant pour la distillation de son *éther*. Par son sécrétisme, elle opère cette distillation. Et par son expansion, elle le dégage, elle le rayonne du centre mental, en avant par les sens viscéraux et les sens animaux, et en arrière par la protubérance, le cervelet, le calamus scriptorius, les deux tuyaux rachidiens, tous les rameaux musculaires animaux et organiques, et finalement la double filière génératrice. De sorte que la crispation volontaire ou sensoriale produit la divergence en deux sens de cet *éther* irradié : c'est son mouvement d'*excentricité*; tandis qu'il est *concentrique*, quand les objets externes ou les viscères, par leurs rayonnemens propres, refoulent son ondulation innévrilématique, c'est-à-dire, repoussent sa divergence éthérée à la pulpe mentale qui en perçoit l'impression. Ainsi la concentricité de l'*éther* à la pulpe sentante, cause les sensations ; le sécrétisme du sensorium sur ses idées ou sensations à demeure digérées par lui, produit la pensée, et celle-ci excite la contractilité mentale, appelée détermination volontaire. Cette détermination n'est autre que la crispation du corps calleux sur son éther, dont il produit l'excentricité, sous l'effort des parois canaliformes de tout l'arbre nerveux blanc comprimé et rayonnant dans les extrémités de ses névrilèmes électriquement émanateurs.

191° *Passivité de la pulpe mentale.* — On ne doit appeler *volonté* que le mouvement de flexion dû à la seule spontanéité et à l'initiative absolue de la pulpe mentale, quand, stimulus suprême et unique, elle agit d'elle-même et *à priori* sur ses idées nerveuses à demeure, ou sur son *éther* intrà-encéphalorachidien. Mais cet état est impossible. Enlevez tout excitant à l'organe sensorial, vous lui enlevez non-seulement la conscience mais encore la motilité, puisqu'il ne réagira pas sur un stimulus absent. Dans cet état, il dort, il est dans l'oubli; ses parois sont supposées adossées, conjointes, superposées, et les portes des sens hermétiquement fermées. La pulpe ne peut donc agir que sous le contact d'une impulsion soit sensuelle, soit idéeuse, soit éthérée, soit spermatique. Elle est donc passive d'une secousse primitive. Le mot volonté est donc une erreur; puisque si vous dites je veux telle ou telle chose, elle ne fait qu'exécuter le mouvement de la pensée ou du désir qui ont sollicité la pulpe mentale à agir, à affirmer, à vouloir, à se crisper, par la stimulation de la substance quintessenciellement éthérée de la pensée ou du désir à demeure, dans la capsule sensoriale, à un état nerveux positif quoique éminemment subtil et agaçant. Ainsi la motilité mentale a donc besoin d'être influencée et provoquée primitivement par des stimulus indispensables; ce qui la rend aussi *passive* que le cœur sans l'abord du sang, que le duodénum sans l'excitation de la bile et du chyme, que l'utérus sans le contact de la semence, que la vessie sans la présence de l'urine. Voilà pourquoi dans l'idiotisme, où il y a peu d'idées nerveuses à demeure, les crispations volontaires et les mouvemens spontanés sont si rares. Voilà pourquoi chez les lymphatiques, dont les idées nerveuses à demeure ne sont que lymphatiquement stimulantes, les pensées, la motilité et les démarches se ressentent toujours d'un degré analogue d'excitation primitive, et dénotent l'apathie, la mollesse, la lenteur d'un sensorium non suffisamment aiguillonné. Tandis que chez les atrabilaires et chez les nerveux, où les sensations à demeure et sensorialisées sont éminemment vives, électriques, fortement grumelées, la pulpe en est incessamment opprimée, ardemment crispée et violemment impulsée; d'où jaillissent les éclairs d'esprit et les élans rapides de ces hommes privilégiés, faits pour étonner la terre par le brillant de leur imagination ou l'impétuosité renversante de leur volonté, et malheureusement aussi près du génie qui doit immortaliser que de la folie avilissante..... Je m'étends sur ces objets encore mal appréciés, dans le but de bien imprimer dans l'esprit de mes contemporains, la juste idée qu'on doit se faire du physique et du moral de l'homme, c'est-à-dire, de l'innervation blanche soit consciente, soit idéeuse, soit motrice; afin d'établir sur ces distinctions multiples, réelles et incontestables, des bases diagnostiques, pathologiques et curatives propres à perfectionner prodigieusement la science.

192° Réfutation du système de Gall. — Si le moi, si l'organe de la pensée et du mouvement primitif, est unique; s'il est attaché, comme je le soutiens par ma doctrine, à la pulpe nerveuse du corps calleux, qui par ses prolongemens fibreux et leurs crispations entraîne secondairement et servilement tout le reste de l'arbre animal sensorio-locomoteur, on doit pressentir que je suis à une distance énorme du sytème de Gall. Ce célèbre et ingénieux novateur pluralise l'ame : admet autant de siéges distincts, autant d'organes propres qu'il existe de penchans, de sentimens, de fonctions, de talens cérébraux. Et il s'appuie sur l'observation précieuse et à jamais mémorable des protubérances du crâne, qui, les mêmes chez les individus à penchans, senti-mens et talens semblables, lui ont fait supposer qu'il existait, sous chacune de ces protubérances, un organe opérateur du penchant, du sentiment ou de la fonction intellectuelle localisée en lui. Mais tout en rendant justice aux observations que j'admets et dont je glorifie l'auteur, je suis loin d'en approuver le prin-cipe, comme on va s'en convaincre. Pour nous, ainsi que nous l'avons mentionné, l'ame est un organe unique qui, depuis l'enfance jusqu'à la mort, amasse, assimile et désassimile des idées, qui forment par leur assemblage le spiritus idéeux, somme nerveuse des ondulations impressionnantes de *l'éther*, sensorialisées et faites idées. Nous savons aussi que l'ame ou la pulpe mentale les contient dans sa capsule propre, dont la voûte à trois piliers forme la cloison retentrice; et que par sa crispation sur elles et par elles, elle comprime en même temps son éther sous-jacent, enfermé dans le reste des ventricules supérieurs et des autres cavités encéphaliques, dont elle opère les mouvemens. Voilà pourquoi la simultanéité de la pensée et de la crispation volontaire, entraîne la simultanéité de la manifestation extérieure. De sorte que les idées sont les causes occasionnelles des mouve-mens musculaires; et que les gestes, quelque imperceptibles qu'ils soient, en sont les signes fidèles, les représentants à origine impulsive identique. Nous savons de plus que la pulpe sensoriale, en qualité de substance consciente unique, est la seule entité matérielle, siége, 1° des fonctions de l'ame, qu'elle opère au moyen de ses idées nerveuses renfermées dans son sanctuaire capsuleux; et siége, 2° des mouvemens affectifs, qu'elle éprouve par ses phases. Ainsi, 1° elle sent par un contact sensuel; elle pense, elle se souvient, elle veut par un contact idéeux le plus souvent simple; elle compare, juge, raisonne, imagine par un contact idéeux le plus souvent multiple. Ainsi, 2° l'ame aime par la dilatation de sa pulpe, sous un sentiment, une pensée, un jugement, une imagination qui l'épanouissent simultanément; l'ame hait par un resserrement de sa pulpe sous un sentiment, une pensée, un jugement, une imagination qui la crispent simultanément. Il est entendu que de ces deux états résultent des manifestations inévitables improprement dites volontaires, l'effet mécanique du rayonnement expansif et concentratif de l'*éther* sur l'appareil locomoteur ou sur l'innervation viscérale. Et ces manifestations apparaissent par des signes non équivoques, qui décèlent le mouvement dérivateur de la pulpe aimante ou haïssante, dilatée ou resserrée. Voilà la première base de la physiognomonie.

Comme tous les arts, tous les talens, toutes les sciences viennent d'idées acquises, sensorialisées et successivement retenues à demeure dans la capsule mentale, la pulpe les exécute en se crispant sur l'ordre des idées dont l'art, le talent ou la science exercés se composent. Cette crispation sensoriale, qui agit depuis l'enfance jusqu'à la mort pour les fonctions sensitives, intellectueuses et motrices, c'est-à-dire, pour la manifestation de l'existence animale; cette crispation permanente, dis-je, a donné à la pulpe qui l'opère, une trempe plus ou moins consistante et un degré de vigueur suffisant pour ébranler l'arbre sensorio-locomoteur, et dériver son éther intégrant: De sorte que cette faculté de crispation est la cause unique des protubérances crâniennes mal interprétées par Gall. Car si la crispation dans son mode est différente de la dilatation, il faudra bien que le crâne, long-temps flexible sur ses organes, se soulève dans le sens de l'impulsion mentale, et se modèle suivant l'habitude de la dilatation ou de la crispation. Une fois ces deux extrêmes admis comme principe, tout se déroule avec lucidité et induction. En effet, si le crâne prend toutes les formes que tend à lui imposer l'organe mental, il exprimera, par ses bosselures et ses enfoncemens, les mouvemens les plus ordinaires de cet organe. Et comme cet organe ne fait jamais que se crisper et se dilater en modes nombreux, il est vrai, mais pourtant limités, la considération de ces modes écrits sur le crâne, inspirera les habitudes d'expansion et de concentration de la pulpe sensoriale. Si elle aime le plus souvent, sa dilatation fera ressortir des bosses caractéristiques; si elle hait ordinairement, sa crispation aussi fréquente fera renfler le crâne aux axes de son plissement. De sorte que tous les mouvemens particuliers qui relèvent de ces deux mouvemens généraux, imposeront au crâne des formes approchantes. Et comme l'amour et la haine sont dues aux réactions organiques secondaires et presque instantanées du *feu* pneumatisant, épanoui ou crispé sur l'encéphale dans les carotides et les vertébrales tendues ou relâchées; il s'ensuit que cette tension ou ce relâchement sous l'impulsion variable du sang, aide aussi à modifier le cerveau et à lui faire prendre telle ou telle forme. C'est ainsi que le siége des penchans est surtout à la partie postérieure de la tête; parce que les passions et les mouvemens affectifs, dus principalement à l'impulsion aveugle et maîtrisante du *feu* libre viscéral, devaient frapper le cervelet, l'adjudant de la pulpe mentale, plutôt que cette pulpe elle-même qui en aurait été altérée par la trop grande fréquence. C'est pourquoi tout cervelet proéminent indique l'amour, annonce une grande dose de sensibilité, fait supposer un abondant sécrétisme d'*éther* animal, et par conséquent la faculté de dépenser facilement son produit médullaire et caudal, je veux dire, la liqueur spermatique. Il est clair que les variétés de bombement cérébelleux marqueront des variétés de dilatation amoureuse, qui se modifieront selon les objets excitans : de là les proéminences de la philogéniture et de l'attachement. Dans cette forme, la pulpe mentale gonflée précipite souvent son éther contre la paroi supérieure du cervelet, qui le réfléchit, en l'embrassant en totalité. dans le calamus scriptorius et les névrilèmes musculaires de l'arbre blanc secoué. Aussi il est ordinaire que le cervelet s'associe ou à un développement considérable de l'appareil moteur, ou à des organes génitaux très-laborieux et très-complaisans, puisque ceux-ci et celui-là sont destinés à dériver l'*éther* que le cervelet distille. Au contraire tout cervelet enfoncé indique la haine, la marâtrie, l'antipathie, l'insociabilité. Alors le mouvement de crispation s'opère non plus dans le sens orbiculaire, comme dans le cas précédent, mais dans le sens transversal; ce qui fait renfler les extrémités de l'axe du mouvement; d'où résultent les protubérances latérales affectées surtout au penchant de la rixe, de la cruauté, de la ruse. Ainsi les mouvemens animaux instinctifs soit dilatans, soit resserrans, sont placés à la partie postérieure de la tête, 1° parce qu'elle contient l'organe dérivateur adjudant et servil de l'éther animal; et 2° parce qu'elle est le siége principal des secousses passionnantes viscérales, qui s'opèrent surtout par l'intermède pneumatisant de l'artère cérébrale postérieure.

Les autres bosses antérieures et latérales, affectées par les phrénologistes surtout aux sentimens, aux opérations de l'intelligence et aux facultés perceptives, sont dues exclusivement à la variété des mouvemens de crispation ou de dilatation du corps calleux. Cet organe horizontal, convexe en haut, est concave en bas, et se termine en avant et en arrière par une courbure analogue aux extrémités d'un C suspendu par le milieu. De sorte que l'esprit idéeux est renfermé dans sa concavité cloisonnée par la voûte à trois piliers, qui le sépare de l'éther animal contenu dans le reste des ventricules supérieurs, moyen et quatrième. Aussi le corps calleux, par sa forme sémi-elleptique, jouit de la propriété de se crisper sur son esprit et conjointement sur l'éther tenseur général; et de produire la pensée en touchant le premier, et d'opérer le mouvement en pressant le second. Comme tous les sentimens ne sont que des modes de crispation et de dilatation soit sur les secousses viscérales, soit sur les irradiations convergentes des organes génitaux, il s'ensuit que les habitudes des mêmes crispations et dilatations mentales, imprimant leur marque protubérante ou rentrante dans le crâne, seront facilement interprétables par ces mêmes caractères. Or le corps calleux a deux modes généraux de mouvement : la crispation et l'épanouissement. L'épanouissement se fait dans le sens antéro-postérieur du cerveau : ce qui fait bomber le crâne en avant et le renfle en arrière comme chez les sanguins. Aussi une pulpe mentale vigoureuse, en rayonnant souvent son *éther* facile et surabondant par le canal de la protubérance et le calamus scriptorius dans l'arbre locomoteur, développe à la longue les éminences que les phrénologistes ont assignées aux différens siéges des sentimens expansifs. C'est ce qui a occasionné le renflement osseux des prétendus organes de la bienveillance, de la vénération, de la fermeté, de l'orgueil, de l'espérance, de la justice, etc. Mais l'orgueil et l'ambition observées dans tous les rangs et dans les capacités intelligentes les plus opposées, sont dues à l'impulsion sommitale d'une encéphalisation éminemment impétueuse, et par conséquent à une innervation fondamentale vivace, qui fournit un *feu* gris dense et exaltant à la pulpe blanche, dont l'expansion tensive développe mécaniquement ces protubérances particulières. Aussi la plupart des orgueilleux, des grands caractères sont-ils remarquables par une énergie extraordinaire de *vie*, de tempérament et d'électricité viscérale. Leur moi est excité outre mesure; il est halluciné, entraîné, maîtrisé par un *feu* gris trop impulseur et trop abondant : de là la préoccupation continuelle, les projets grandioses, l'activité excessive et l'infatigable opiniâtreté des hommes qui sont aussi organiqnement privilégiés.

La crispation sensoriale s'opère par une flexion variable du corps calleux, qui a la propriété de se rouler sur l'extrémité tantôt de sa convexité postérieure, tantôt de sa convexité antérieure, par un double mouvement d'oscillation volontaire. De sorte que sa concavité supposée en avant comme un C transposé ainsi : ᕔ , peut se crisper sur l'esprit idéeux à demeure et cloisonné, et sur l'*éther* animal que le sensorium calleux ainsi mouvant renvoie et rayonne, comme un réflecteur, à travers les névrilèmes antérieurs des sens et de la physionomie. C'est dans ce sens de la concentration de la pulpe mentale, que s'opèrent principalement les facultés des sens et de l'intelligence, telles que l'attention, la pensée, le jugement, la réflexion et l'imagination. La concavité calleuse est tournée vers les yeux et les nerfs optiques, dont les pores, érectionnés par l'*éther* animal qui ballonne en même temps le double ventricule sous-calleux et ses névrilèmes, établissent une communication immédiate, à l'aide de cet éther, entre les objets du dehors et la concavité même de la pulpe mentale calleuse. De sorte qu'en regardant une personne fixement par les yeux, on voit son ame qui rayonne son fluide éthéré, comme un réflecteur renvoie le calorique ambiant. Ce réflecteur est le miroir sensorial : *miroir*, parce que la pulpe nerveuse est si polie qu'elle réverbère les objets qui la frappent ; et *sensorial* , parce que sa substance moléculairement consciente, jouit de la sensibilité que nous avons appelée animale. Mais de même que l'habitude de sa crispation calleuse dans le sens antéro-postérieur, a fait bomber les éminences précitées de l'orgueil, de la fermeté, de la bienveillance, etc. ; de même l'habitude de sa crispation dans le sens postéro-antérieur, a fourni des protubérances caractéristiques. Les unes sont affectées à désigner le pouvoir de l'intelligence ; les autres les diverses opérations des sens. Ainsi la forte tension de la pulpe sensoriale sur son esprit imagineux a bombé la partie moyenne du front, en dessinant les prétendus reliefs de la sagacité comparative, et de la causalité. Et quand la pulpe est large, et la concavité des ventricules supérieurs profonde dans sa partie digitale, elle opère, aux extrémités de l'axe de son plissement transversal, des saillies où l'on a localisé la merveillosité, l'idéalité, qui tiennent à l'abondance des idées dans une capsule sensoriale ample, exercée et très-active. Les autres bosses chargées de représenter les facultés perceptives, telles que celles de la mémoire des lieux, des mots, celles du sens des rapports des couleurs, ou des sons, ou des membres, etc., les bosses perceptives, dis-je, sont l'effet de la direction permanente de la pulpe animale crispée sous une occupation habituelle qui la renfle dans le sens de son travail : ce qui gonfle les régions correspondantes du crâne d'une manière analogue. On voit donc que le système de Gall s'exprime très-bien par l'unité de l'organe mental, qui seul est conscient, raisonne et agit. Il est seul non pas le siége des penchans, des sentimens et des facultés perceptives et réflectives ; ce qui serait supposer des entités étrangères à lui : mais il est l'expresseur, l'indicateur, l'auteur de tous ces effets, qu'il exécute par sa propriété moléculairement sensitive, par son action sur les sensations qu'il absorbe et qu'il retient à demeure, et par sa puissance fibreusement motrice. S'il y avait autant d'organes, siéges ou effectifs des fonctions, que de fonctions mêmes ; d'abord il faudrait les supposer doubles et congénères ; ensuite il y aurait autant de sentimens du moi, autant de sensorium, de pulpes mentales. Quelle cacophonie, quel désordre que cette pluralité d'agens sentans plus ou moins réfractaires ensemble ou isolément à l'action de l'ame gouvernante ! Elle en serait à chaque instant troublée, confondue, renversée ; elle serait tiraillée en autant de sens contraires.

193° *Objections.* — 1° On demande comment expliquer, sans la multiplicité des organes, la prédominance d'un talent, d'une faculté et l'infériorité des autres ? Mais c'est parce que la pulpe s'est long-temps exercée sur le même ordre d'idées, et a pris l'habitude de se fléchir dans un sens qui lui est devenu excessivement facile. Ce qu'elle n'a pu faire pour tous les arts, les sciences, les talens ; car elle est fatalement limitée et par le temps, et par l'oxiguité de sa dépense nerveuse journalière ; ce qui borne nécessairement ses aptitudes, entraîne l'impossibilité de tout embrasser, et repousse même le désir insensé de tout perfectionner.

2° On dit encore : pourquoi suspend-on la fatigue de certaines facultés en en exerçant d'autres ? Mais c'est parce que l'exercice de cette faculté, exigeant une crispation continuelle semblable de la pulpe sentante, l'érectionne trop long-temps dans la même tension : ce qui la raidit, la froisse, l'accable. Mais on la délasse, on lui fait du bien, on la dilate par des occupations qui provoquent une direction opposée, un épanouissement convenable, un mouvement différent. S'il y avait multiplicité réelle des organes cérébraux, et si l'ame était simple, immatérielle, inaltérable, mais vous pourriez exercer quinze jours de suite, et sans sommeil et sans fatigue, tous les différens siéges de vos facultés mises successivement en jeu. Ce qui est impossible par la nature même de l'organe mental unique ; par la nécessité du sécrétisme et de la dépense bornée de l'*éther*, et par la contraction morbide qu'elle essuie sous la continuité trop prolongée d'un stimulant soit sensationneux, soit intellectueux.

3° Pourquoi voit-on une folie partielle, c'est-à-dire, roulant sur toute la sphère d'une faculté, tandis que toutes les autres sont saines? Mais c'est parce que l'excitation trop fréquente et trop intense d'un certain ordre d'idées nerveuses, ayant crispé ou trop violemment ou trop long-temps la pulpe mentale dans une seule direction, l'a forcée, contractée et morbifiée dans le mouvement exigé par cet ordre d'idées. De plus ces idées à demeure ont pris une consistance vicieuse, une nature ardente, une stimulation pathologiquement intellectueuse, et par conséquent supérieure aux autres idées tempérées et moins aiguillonnantes. C'est pourquoi elles irritent plus souvent et plus impétueusement la pulpe mentale qu'elles échauffent, surexcitent, entraînent dans une loquacité folle analogue, dans des démarches extravagantes relatives, et à des actes involontaires déraisonnables : ce que n'opèrent pas les autres sensations idéeuses à demeure qui ne l'affectent et ne l'influencent que convenablement. Voilà pourquoi l'image nerveuse cause du remords, ou celles qui produisent soit la monomanie, soit le chagrin, soit la démonomanie, ou celles qui représentent un spectre, une ombre-chérie, le gouffre de Pascal, peuvent troubler, maîtriser, renverser la pulpe, et la rendre le jouet passif de l'esprit, du spiritus imagineux morbidement exalté dans une, plusieurs ou toutes ses parties sensationneuses, idéeuses, intellectueuses, à demeure dans la capsule mentale et sous la pulpe calleuse sur-activée et emportée par leur stimulus exagéré. Telle est donc la cause de la déraison, de la démence ou des folies partielles.

Lorsqu'on veut persuader quelqu'un, lui prouver une doctrine, et le faire renoncer à un ancien système enraciné, on n'a qu'à lui inculquer des idées fortes, pénétrantes, susceptibles de rester long-temps à demeure dans sa capsule mentale, et de stimuler par leur vivacité nerveuse, son sensorium maîtrisé et convaincu. Les idées anciennes ont perdu de leur stimulus en comparaison des nouvelles ; elles se refroidissent, s'effacent, se désassimilent et s'oublient. Car la mémoire n'est que la présence intellectueuse des idées nerveuses ; et l'oubli n'est que leur absence sous-mentale.

4° D'où vient la perte absolue d'une faculté par une lésion d'une partie de l'encéphale, tandis que les autres restent intactes? Mais si l'ame est seule facultative, si ses sentimens, ses pensées, ses mouvemens résultent des modes seuls de sa dilatation et de sa crispation; il est clair que si la pulpe mentale est lésée, usée, coupée dans un de ses compartimens, elle ne pourra pas se dilater et se crisper dans son intégrité totale. Alors le sentiment, la pensée, le mouvement sont ou amoindris, ou enrayés, ou annulés : ce qui empêche la manifestation facultative, possible avant la lésion, l'usure, la section. Si la capsule mentale était ouverte, l'*éther* s'évaporerait et la pulpe serait foudroyée par le stimulus renversant des excitans hygiéniques, qui ne doivent l'absorber, dans la normalité, que par l'ondulation électrique des névrilèmes des sens, encore atténuée, mitigée par les intermédiaires des appareils sensuels si ingénieusement décompositeurs. Si les prolongemens fibreux qui unissent le mésolobe avec la protubérance, et si cette protubérance étaient lésés, troués ; en un mot, s'il n'y avait pas communication hermétique entre les ventricules supérieurs et le moyen, et entre celui-ci et le cervelet, s'il y avait rupture profonde, érosion de ce cervelet, obstruction du calamus, section de la moelle épinière, etc. ; la pulpe mentale ne pourrait précipiter son *éther* dans le canal encéphalo-rachidien de son expansion dérivative habituelle : d'où résulteraient et la paralysie de la voix et des membres, et l'interruption des fonctions animales, et par conséquent la cessation du spasme générateur, dont les glandes sécrétoires sont suspendues à l'extrémité caudale de l'arbre de relation, comme deux fruits au dernier ramuscule de la tige qui les a engendrés, développés et nourris. Si la pulpe mentale sécrète l'esprit imagineux, le cervelet surtout sécrète l'*éther* onduleux ; mais comme l'éther, en se grumelant, devient aussi l'élément indispensable de la médulle spermatique, il n'est plus surprenant que la grosseur du cervelet corresponde à des facultés prolifiques puissantes ; que sa blessure entraîne l'impuissance, et son exaltation le priapisme. Ce sera donc l'intégrité complète de la même correspondance indispensable entre les diverses parties encéphaliques, épinières, musculaires, et la pulpe mentale, qui présidera à l'exécution de toutes ses facultés perceptives, réflectives, affectives, volontaires et motrices. Un obstacle, une compression, une interruption, une section les enraye, les empêche, les annule, les enlève.

194° *Nil est in intellectu, quòd non priùs fuerit in sensu.* — Il n'est rien dans l'entendement qui n'ait d'abord été dans la sensation. Cet axiome est tout à fait conforme à notre doctrine; et la pulpe mentale est une table rase jusqu'à la naissance, un miroir sur lequel aucun objet n'a frappé, pour y exciter la conscience, la sensibilité percevante qui n'apparaît, qui ne s'éveille et n'existe que par le coup électrisant de la naissance. Alors l'oxigène atmosphérique, en heurtant les poumons de sa colonne stimulante, leur donne du ressort, allume le *foyer vital* rachidien de ses élémens combustibles, qui, transportés au cerveau par la pneumatisation réactive, éthérisent le *feu* gris, sensorialisent la *pulpe mentale*, et lui donnent, avec la conscience du moi, le sentiment désormais viager de l'existence personnelle et de la présence des objets physiques. Cette notion primordiale est la première qui frappe la table rase; et se renouvelle, à chaque réveil, par un coup électrisant analogue. Mais les sensations des objets, survenant depuis l'enfance, jusqu'aux ages subséquens, deviennent des idées à demeure, qui forment les élémens nerveux de l'esprit, de la mémoire, de l'imagination, par le travail divers concentratif, sécréteur ou expansif du sensorium sur ces mêmes idées sous-jacentes. En vain Cabanis a-t-il prétendu que les viscères par leurs irradiations influençaient le moi du fœtus et lui imprimaient des besoins : c'est une erreur. La pulpe mentale utérine ne diffère pas d'un autre viscère. Produit du sécrétisme épurateur de toutes les parties grises, elle ne jouit encore que de l'élasticicité aveugle qui caractérise ses auteurs, et par conséquent ne possède pas la conscience, la perceptivité animale. Pour que cette conscience existe, pour que le moi soit, pour que la sensibilité avec connaissance mentale s'exerce, il faut le contact immédiat et indispensable des agens physiques, c'est-à-dire que les canaux des sens animaux soit ouverts, que les nerfs optiques laissent passer la lumière jusqu'au miroir sensorial, que les auditifs le ternissent du son, que les olfactifs l'influencent par les odeurs, et les palatins par les saveurs, que les tactiles le remuent par le choc que les corps opèrent sur l'ondulation éthérée de leurs névrilèmes. Voilà la condition de l'existence, de la présence et de l'exercice du moi. Les viscères internes à eux seuls ne peuvent pas donner la sensorialité. Dans le sommeil, ils auraient faim, soif; ils porteraient aux soubresauts perçus le cerveau et le cervelet par leurs irradiations anormales; le moi n'est pas, le moi ne les ressent pas : il faut que leurs secousses soient assez violentes pour ouvrir les premières et les secondes portes de l'ame, par l'irruption en elles de l'*éther* des sens; et que par conséquent elles établissent la communication nécessaire et conditionnelle des objets physiques avec la pulpe sentante, stimulée alors non pas par des influences viscérales impuissantes, mais par des rayonnemens électriques extérieurs, dont l'impulsion éveille et donne la sensorialité, qui fuit, s'endort et s'annule par leur absence. Ainsi en naissant l'ame est une table rase; et nous pouvons répéter d'une manière absolue avec Aristote : *Nihil est in intellectu, quòd non priùs fuerit in sensu.*

195° *Des rêves.* — Le sommeil est l'état de la pulpe quand elle est privée des ondulations excitantes de l'éther, qui ne lui parvient plus par les névrilèmes des sens physiques. Aussi quand les yeux, les oreilles, la pituitaire, le palais, les nerfs du tact sont inactifs, ce qui arrive lorsque les cavités cérébrales, qui abouchent leurs cordons nerveux avec la capsule mentale, sont fermées; ces sens à leur tour se ferment hermétiquement, et empêchent alors toute communication des objets externes avec la pulpe sensoriale. Le tableau de la Nature est donc voilé pour elle dans cet état, qui s'accompagne presque toujours d'une légère compression apoplectiforme sur l'origine des nerfs des sens. Alors la pulpe perd pour le monde physique le sentiment; elle ne le conserve plus que pour ses idées à demeure : encore c'est dans le rêve; mais dans le sommeil complet, la lame sensoriale ou calleuse s'affaisse sur son esprit et sur son éther; déloge le premier pour le transporter dans le fond des ventricules supérieurs, et notamment dans leur cavité digitale où il n'est plus en rapport avec elle; et déloge le second pour l'emprisonner dans la cavité du cervelet, afin de ne plus en être tendue et ballonnée. Alors les lobes encéphaliques vides de l'*éther* s'affaissent, se compriment sur leur base; et le sentiment non-seulement des objets physiques'évanouit, mais encore le sentiment de l'esprit à demeure, de la mémoire, de la pensée. Voilà le sommeil complet avec annulation et privation du moi, de la notion de l'être. C'est ce que produisent l'apoplexie et la compression cérébrale par du sang, du pus, un corps étranger, etc. Mais souvent la capsule mentale, quoique fermée pour les agens extérieurs, ne l'est pas pour ses idées nerveuses à demeure : c'est lorsque l'*éther* est trop abondant, trop âcre et trop excentrique, il gonfle le cervelet, dilate la protubérance, ballonne la capsule mentale, établit une communication entre le sanctuaire de l'ame et l'esprit remis en contact. Alors la *pulpe sensoriale* jouit, non pas de la conscience de la veille, mais de la conscience du rêve, c'est-à-dire, qu'elle exerce sa sensibilité sur les acquisitions spiritueuses et idéeuses qui séjournent nerveusement dans sa cavité intellectueuse. Il y a intuition, vue intérieure, par la fantasmagorie des images internes inventriculaires, qui passent et varient sur le miroir mental avec plus ou moins de liaison, en excitant un travail analogue, sans suite et machinal de la pulpe involontairement et idéeusement remuée et maîtrisée. Le rêve est donc une pensée, une imagination, une composition d'intelligence, qui ressortent non pas de la priorité sollicitante de la pulpe mentale alors passive, mais bien de la provocation active et exécutante des diverses parties de l'esprit à demeure, qui secouent bizarrement l'ame devenue un instrument mobile et obéissant de leur association capricieuse et changeante. Ce phénomène, assez ordinaire après une forte contention d'esprit pendant la veille, est dû à la réaction des idées récentes à demeure qui, participant à l'énergie du travail mental primitif sur elle, se ruent dans le sommeil contre leur auteur, et l'agacent élastiquement à leur tour, par une espèce de réflexion d'incidence. De sorte que nos rêves revêtent ordinairement la couleur du sujet qui nous a violemment préoccupé. La mémoire qui n'est autre chose qu'un rêve éveillé, provient de la même cause, c'est-à-dire, de la stimulation du sensorium par des idées à demeure. Comme ces idées (la somme de l'esprit, du spiritus imagineux), tourbillonnent sans cesse dans la capsule intellectueuse, sous le miroir mental; lorsque le moi n'est pas tendu volontairement, il est agacé, aiguillonné, excité par le passage éventuel de telle ou telle idée, dont le contact avec lui produit un souvenir, une pensée de circonstance, de hasard. Mais les idées dont nous nous occupons le plus souvent et le plus fortement, étant les plus stimulantes, c'est presque toujours le même ordre d'idées semblables qui agite et travaille l'intelligence. Voilà pourquoi chaque individu, philosophe ou poète, historien ou légiste, médecin ou prêtre, etc., a toujours une tendance involontaire à penser, parler et agir dans le sens de son occupation sensoriale habituelle et favorite. C'est une servitude intellectueuse. L'homme qui a du tact, de la force morale, du savoir-vivre, veut en vain s'en affranchir; dans les cinq sixièmes de sa journée, il est comme tout autre le jouet forcé des idées à demeure dans son intelligence, incessamment sollicitée par leur stimulus inévitable et conditionnel de toute pensée, jugement, imagination, détermination et locomotion.

196° *Du somnambulisme.* — Ce phénomène s'explique par l'action du cervelet unie à celle du rêve, qui le stimule et l'entraîne assez pour mettre en jeu les ressorts musculaires. C'est la tension gonflante et morbide de tout le canal de relation par un éther surabondamment sécrété, avec une fermeture hermétique de la capsule mentale. L'esprit agit mécaniquement sur la pulpe sensoriale; celle-ci fermée par la voûte à trois piliers, n'a pas de communication avec les objets du dehors, quoique les yeux soient ouverts et que les premières portes de l'ame, c'est-à-dire, les cavités amygdaloïdes de l'origine des névrilèmes sensuels soient érectionnés. Alors complétement enfermée dans sa capsule, la pulpe mentale n'est pas en contact avec les objets du dehors et par conséquent ne jouit ni de leur conscience ni de la sienne propre. Dans cet état, elle est machinalement, organiquement, aveuglément poussée à agir par des combinaisons intellectueuses non senties et maîtrisantes. Elle se crispe sur l'éther non immédiatement, mais par l'intermède de la cloison inférieure, et remue le cervelet, soulève les membres et provoque la locomotion. Comme il n'y a pas eu de contact direct entre sa paroi mentale intérieure et l'éther, au réveil elle n'en a pas la mémoire. Voilà pourquoi l'épileptique, le cataleptique, le syncopé n'ont pas, après leur rétablissement, la conscience de ce qui s'est passé pendant leur affection; seulement ils ont l'ame plus ou moins fatiguée et crispée.

197° *Il n'est rien d'inné dans le cerveau.* — Cette proposition n'est qu'un corollaire de nos principes antérieurs : puisque, à la naissance, la pulpe mentale reçoit le premier sentiment du moi; puisque ce sentiment est la première idée. Que peut-il y avoir d'inné dans l'intelligence, quand cette intelligence elle-même n'est qu'une acquisition temporaire, quand ses idées dépendent des lieux et des circonstances où le hasard l'a placée. Les sentimens, les facultés, les penchans, les arts ne peuvent pas être transmis davantage par l'hérédité, puisqu'ils ne peuvent être qu'avec le travail d'une pulpe sur des idées acquises. Eprouver un sentiment, se livrer à un penchant, c'est, pour la pulpe sensoriale, se dilater ou se resserrer : ils ne sont donc pas des entités susceptibles d'être localisées ? Leur dénomination est donc une abstraction, une expression métaphysique, comme le mot vertu dont on ne voit la personnification matérielle nulle part. Exercer une faculté, s'occuper d'un art, cultiver un talent, n'est autre chose, pour la pulpe sensoriale, que se crisper ou se dilater sur un certain ordre d'idées acquises successivement et conservées à demeure. La fonction est donc éventuelle comme les matériaux; et provient donc non de l'héridité, mais de l'acquisition viagère; et se perd par conséquent avec l'existence et même avec la désassimilation de l'esprit. Cette vérité est absolue. Mais pourtant nous devons la modifier et dire : de même que la *vie* organique du père se transmet à ses enfans avec un développement analogue des trois forces primordiales pneumatisante, gastrisante et encéphalisante; avec une mobilité similaire du balancement du *feu* libre, siége et cause des passions; avec une vigueur égale de réaction des viscères pulmonaires et cardiaques, gastriques et intestinaux : de même la *pulpe mentale* des parens transmet à celles qu'elle engendre, non l'identité de conscience qui est accidentelle, non le même ordre d'idées qui sont éventuelles, non les mêmes facultés et talens qui sont de pénibles et longues acquisitions; mais elle leur donne seulement la disposition native de se crisper ou de se dilater plus ou moins aisément dans le sens des procréateurs. Encore cette disposition est facilement annulable par la flexibilité de la pulpe enfantine, qui se trouvant sous des influences physiques et sociales différentes, se moule bientôt sur les stimulans qui l'entourent, et prend des tendances relatives à la position présente et future qui lui paraît et qu'on lui fait considérer comme devant lui être plus avantageuse. La pulpe est donc une cire molle, une argile servilement façonnable, qui n'apporte en naissant que la propriété de se contourner à toutes les modifications auxquelles elle est exposée et qui la pétrissent, la remuent et la mobilisent d'une manière analogue. C'est la même loi pour la *vie* organique. Et si des enfans représentent les mêmes vices que leurs parens, c'est parce que leurs viscères, soumis aux mêmes excitans, ont donné au balancement du *feu* libre une mobilité semblable et devenue habituelle; et que les surfaces muqueuses, par la répétition des mêmes impressions vicieuses, ont contracté le besoin d'entretenir le mouvement intime de leur sécrétisme intégrant, qu'on a périodiquement et comme fébrilement exagéré.

198° *De la voix et des gestes.* — La partie blanche encépha-

lique siége de l'arbre de relation , sécrète toujours et les principes
nerveux gris que lui rayonne l'encéphalisation ou le sécrétisme
de la pulpe corticale , et les élémens électro-caloriques qu'elle
absorbe dans les extrémités des artères cérébrales. De sorte que
tout le grand canal de la tige animale et de ses rameaux est plein
d'*éther* qui le gonfle excentriquement , et tend à s'échapper par
les épanouissemens imperceptibles des nerfs musculaires , dont il
force les pores sous la crispation du sensorium. Nous avons vu,
à l'article de la locomotion , que la capsule mentale , selon les
inflexions de ses resserremens ou de ses dilatations volontaires,
impulsait et irradiait son *éther* à la hauteur arboréale qu'elle dé-
sirait , et par les névrilèmes qui lui paraissent les plus convenables à sa sortie , pour l'exécution des fonctions motrices. Parmi
ces névrilèmes se trouvent ceux qui président à l'appareil
vocal , et ceux qui s'enchâssent au système musculaire propre à la
formation des gestes. De sorte que lorsque la voix et les gestes
sont en jeu , on doit toujours voir dans leurs phénomènes une
expansion , une secousse , une décharge d'*éther* concomitante ,
inséparable , identique , instantanée avec la crispation ou la
dilatation du sensorium qui, en pressant son *éther* sous l'influence
des excitans , s'en débarrasse par là pour son soulagement. Ainsi
un objet épouvante-t-il soudain : sa vue , son odeur , son audition , sa saveur ou son tact refoulent l'*éther* onduleux général
dans les profondeurs de l'arbre de relation , qu'il crispe et réduit
à son plus petit resserrement. Mais ce resserrement , pressant à
son tour l'origine rachidienne , ganglionnaire et artérielle de
l'arbre gris radical , enfonce son *feu* libre dans son foyer opprimé
et dans l'appareil gastrisant inférieur. Les viscères abdominaux
subitement sur-électrisés , réagissent avec impétuosité , c'est-à-
dire , dans le même rapport , et précipitent l'*éther* concentratif ,
de la gastrisation inférieure dans l'appareil supérieur de la pneumatisation , dont la secousse à son tour, va frapper , avec les artères vertébrales , la capsule mentale agitée et crispée. Par cette
crispation involontaire, elle se plie sur son *éther* qui est poussé
mécaniquement vers ses issues , et dont la sortie s'opère , soit par
les nerfs de l'appareil vocal , soit par ceux des membres remués.
C'est delà que résultent et le cri et l'interjection et les expressions subites , qui témoignent la surprise et la crainte , ainsi que
les poses des membres, les gestes , l'attitude , qui prouvent la
direction que l'*éther* a prise sous la dérivation impulsive du sensorium contracté. Tous les signes vocaux et gesticulans de la joie

sont dûs à l'expansion de l'*éther* animal, sous la dilatation instantanée, première et inséparable de la pulpe mentale qui, quels que soient les efforts d'un dissimulé, d'un fourbe, ne peut ne pas dériver son *éther* sans les mouvemens sensoriaux. Il y a toujours, quand l'âme sent, pense ou réfléchit, un rayonnement circonférenciel quelconque, quoique plus ou moins imperceptible. Ainsi tantôt c'est par un regard plus ou moins oblique, vacillant et incertain; tantôt par un sourire équivoque; le plus souvent par des gestes involontaires, mais qui peuvent trahir; et quelquefois le rayonnement se fait dans la *vie* viscérale, par les pneumogastriques : 1° et sur les poumons qui se resserrent, comme chez le joueur de bouillotte qui tient un brelan et craint qu'on ne le devine sur sa physionomie; et 2° sur l'appareil abdominal qui éprouve toujours, en qualité de racines de l'arbre gris, les secousses essuyées d'abord par les branches pulmonaires du même arbre; secousses auxquelles il ne peut pas se soustraire, puisque le balancement du *feu* libre conditionnel de la *vie* fondamentale, est fatalement attaché aux mouvemens ascensionnels et expansifs de la pneumatisation alternative aux mouvemens descensionnels et concentratifs de la gastrisation. Voix et gestes, comme toutes les manifestations mobiles externes, seront donc l'effet passif du rayonnement mécanique de l'*éther*, éconduit par la pulpe mentale emprisonnante, et qui ne peut se crisper ou se dilater, c'est-à-dire, penser, sentir et se mouvoir, sans presser ou relâcher cet *éther* sous-jacent et ballonnant.

199. *Des signes de nos idées.* — Nos idées existent à l'état d'organules et de grumelosités éthérées dans la capsule mentale, dans l'ame; de la même manière que les ovules existent dans l'organe de la fructification végétale; et de la même manière que les grumelosités spermatiques existent dans l'appareil reproducteur. Je veux dire que les *idées* sont physiologiques, dimensionnelles, nerveuses; qu'elles ont une existence réelle, positive, matérielle, à demeure dans le cerveau. Elles possèdent donc, par leur seule présence, la faculté de stimuler la *pulpe sensoriale* emprisonnante, dans un degré proportionnel à leur excitation particulière. Ces idées nerveuses ne sont autre chose que les impressions de la vue, de l'ouïe, de l'odorat, du goût et du tact, ressenties par le *moi* qui les a embrassées et retenues par sa réaction sur elles : ce qui les a fait rester à demeure, les a grumelées, et leur a donné la consistance propre à leur séjour inventriculaire. Mais comme ces idées ne peuvent apparaître à l'ame

des autres que par des actes conventionnels ; on a cherché à les
représenter par les inflexions de la voix propres à les communiquer et à les faire distinguer. Les gestes ou secousses électriques
des membres, peuvent anssi indiquer les diverses modifications
de l'ame concentrée ou dilatée, puisque ces mêmes gestes sont
tous expansifs ou resserrans. Mais de plus on a imaginé les
moyens de figurer les idées, afin de pouvoir les transporter à
distance, les conserver et les communiquer aux personnes,
comme aux générations les plus éloignées. Ces moyens furent ce
qu'on appelle des *signes* ; et ces signes sont ou des hiéroglyphes,
des symboles ou des assemblages de caractères appelés *lettres*, et
dont l'assortiment varié peut représenter tout ce qui se trouve
dans notre esprit, dans notre capsule mentale, c'est-à-dire, les
images, les sons, les odeurs, les saveurs, les tacts, qui ont été
sensorialisés ou idéalisés pour constituer les élémens à demeure
de la pensée, du jugement, de l'esprit, de la mémoire, de l'imagination, du génie. De sorte que ces signes, ces lettres, par leurs
combinaisons diverses, expriment une impression résultante
aussi positive, aussi pénétrante, aussi rapide que le fluide électrique que l'on dégage par la réunion et la superposition convenables des plaques métalliques de différentes natures qui composent une pile voltaïque. Un mot, une phrase, un discours, un
ouvrage de longue haleine sont des piles littérales de dimensions
diverses ; et ces piles produisent sur la pulpe mentale des effets
réels crispans ou dilatans qui l'influencent, l'entraînent, la
maîtrisent en douleur ou en plaisir, aussi positivement que les
impressions physiques qui traversent la vue, l'ouïe, l'odorat, le
goût et le tact. Pourquoi ? parce que ces lettres sont l'effet d'un
acte sensorial, sont une émanation d'une pulpe consciente,
une dérivation éthérée, mentale, nerveuse ; et que les produits
intellectueux, c'est-à-dire, l'image, le son, l'odeur, la saveur,
le tact à demeure dans le cerveau, une fois représentés au dehors
par des signes conventionnels, jouissent de la même puissance
de stimulation que dans leur séjour d'intuition, que dans leur
siége sous-mental. Ce qui veut dire que le mot, le symbole,
les phrases et les autres signes tracés, ne sont pas moins positifs
que les idées à demeure, puisque celles-ci sont les auteurs et les
types des premiers, comme les objets de la Nature ont été d'abord
les auteurs et les modèles des idées nerveuses. Il y a donc de
l'essence sensoriale, de la substance mentale, des élémens spiritueux, intellectueux, imagineux, éthérés, nerveux, en un

mot, des parcelles du *moi* dans les ouvrages des hommes, dans ces inventions du génie peintes, sculptées ou écrites. Chaque auteur y met de ses émanations, des détachemens de son ame qui se transmettent de générations en générations selon leur force sensoriale, la trempe du génie, le degré d'intérêt que l'humanité y puise. Voilà comment l'ame ne périt pas tout entière ; comment les pensées d'Homère se promènent encore parmi nous, en faisant vibrer notre pulpe intelligente ; comment l'esprit d'Hippocrate resplendit encore dans les imaginations savantes qui se sont enivrées de la lumière de ses écrits. L'intelligence contemporaine se repaît donc de l'intelligence de l'antiquité ; de même que mes pensées, mes expansions mentales, écrites aujourd'hui, serviront peut-être de nourriture aux ames de la postérité ! Puisse donc mon électricité cérébrale brûler mon papier et s'incruster en caractères de *feu* sur un vélin impérissable, pour transporter dans le sein de l'avenir les pensées convulsives qui élèvent, illuminent, remuent mon sensorium !.... Car je sens la secousse vibratoire de mon *éther*, qui fait trembler les côtés de mes lobes antérieurs, moyens et postérieurs, agités au choc d'une pensée sublime, aussi fortement que la vue horrible d'un incendie qu'on ne peut arrêter, ou de la foudre écrasant une mère entre ses deux filles !

200° *Du caractère.* — Jusqu'ici, dans l'explication des actes de l'intelligence comme de l'intelligence même, on n'a fait que de la métaphysique, des hypothèses, des romans. L'ame, c'està-dire, l'organe de la pensée, n'était qu'une immatérialité, comme si une substance contractile ne pouvait pas acquérir la sensorialité. C'était donc limiter le pouvoir de la Nature et se refuser aux observations des naturalistes qui prouvent le changement de propriétés et d'affectibilités avec le changement identique d'organisations. Non seulement l'ame était immatérielle, mais elle avait seule le pouvoir d'agir, c'est-à-dire, de transporter d'un lieu dans un autre, ce qui lui était refusé à elle-même, par la nature incompatible de son inétendue et de son incorporéité qui doit ne se trouver nulle part. Alors par quel point de résistance ou d'impulsion agira-t-elle sur les organes, sur les membres, sur les corps physiques. On ne voit donc qu'absurdités, que déraison dans ces erreurs inqualifiables. C'est par l'observation des races, leur développement progressif depuis les premiers anneaux jusqu'à l'homme, avec des perfectionnemens successifs des sensorialités et des organes qui en sont les siéges, que je me suis

convaincu que la propriété mentale ou consciente était entièrement nerveuse ; qu'elle était exclusivement attachée à la pulpe
blanche encéphalique, et toujours en rapport avec son abondance,
sa vivacité, la pureté de ses élémens si variables dans les espèces
animales. A ces faits irrécusables qu'inspire la Nature, n'opposez
donc pas vos rêveries, vos systèmes imaginaires, vos motifs prétendus religieux, qui doivent s'abaisser devant l'absolu de la
vérité philosophique.

Pour revenir à notre sujet, le *caractère* est la trempe même
de la *pulpe mentale*, de son esprit sous-jacent, de l'*éther* locomoteur, et de la nature mobile des névrilèmes emprisonnans.
Tout cela concourt, sinon à le former, du moins à en témoigner ;
car il est uniquement localisé dans la substance même du sensorium. Ce sensorium est-il fort, le caractère est fort ; est-il faible,
il est débile comme lui ; est-il vif, électrique, convulsif, il est
tout cela avec lui. Au contraire, l'organe mental est-il mou,
lâche, peu vivace, peu calorifié, le caractère est apathique, lan-
guissant, incapable de grandes déterminations ; car les déterminations, comme nous l'avons vu, ne sont que des crispations sensoriales ; et ces crispations sont toujours relatives à l'énergie de la
fibre volontaire, à la susceptibilité tensive et réactive du corps
calleux, siége et manifestateur du moi. Mais cet organe de la
pensée n'est qu'un produit de la *vie* organique, et suit les mêmes
phases et acquiert la même vigueur qu'elle ; de sorte que le sensorium suit le progrès des âges, prend les nuances des tempéramens,
revêt la force des sexes, se modifie par les habitudes du balancement alternatif du *feu* libre, et oscille, varie, agit, veut le plus
souvent selon les impulsions pneumatisantes du sang des artères
céphaliques. C'est ce qui m'a fait dire que dans la plupart des
cas la *vie* animale, greffe de l'organique, en est aussi la girouette ;
et qu'elle se meut le plus souvent sous les sollicitations de cette
dernière qui la maîtrise, l'entraîne dans ses vicissitudes, l'alimente, l'entretient et la tue selon qu'elle s'emporte, qu'elle se
conserve ou qu'elle meurt.

Le siége de la *vie* animale est donc le caractère et concourt à
ses manifestations ; de même que la pulpe grise et le mode de sa
gastrisation et de sa pneumatisation composent le tempérament.
Le tempérament, en formant telle ou telle pulpe mentale, a
dessiné tel ou tel caractère qui est toujours analogue à lui, et sur
lequel il répand le coloris des passions, je veux dire les secousses
de son *feu* libre qui les exécute. Tout est donc bien assigné dans

le corps de l'homme ; chacune de ses parties est donc l'organe distinct de phénomènes autrefois méconnus ou attribués faussement à des entités spirituelles, imaginaires, impossibles. Qu'y a-t-il donc à résoudre encore en médecine ? quel problème peut survivre à cette doctrine ? quand par son aide, je lis dans le prisme diaphane de l'organisation et de l'ame humaines ; de même que par ma physiologie de la Nature, j'entrevois avec une transparence complète la forme et les lois de l'Univers organisé et animé. Si donc je sais la valeur de l'inscription symbolique du temple de Saïs : *je suis tout ce qui a été, tout ce qui est, et tout ce qui sera* ; qui pourra dire que je n'ai pas déchiré le voile de la Nature ?.... Mon ame ! abîme-toi dans cette contemplation ; enivre-toi de cette image sublime ; représente-toi l'anatomie du grand Être ; figure-toi ses lois merveilleuses ; vois se développer l'immense végétation des astres et des corps opaques ; vois se dérouler la série graduelle des minéraux, des végétaux et des animaux ; et enfin contemple l'homme posé à son sommet comme les fruits reproducteurs à l'arbre nerveux de relation, comme la fleur d'un arbre à l'extrémité de son tronc orgueilleux ; en un mot, tiens ta pensée en extase devant le tableau intuitif de l'Univers que la science t'a revélé.

201° *Rapports asservissans entre l'organisation et l'énergie de la pulpe mentale, et ses auteurs, les organes fondamentaux de la vie organique.* — Nous avons fait entrevoir dans l'alinéa 148me du chapitre précédent, comment les rouages viscéraux et leur vitalité se perfectionnaient progressivement depuis les animaux les plus simples jusqu'aux plus composés, les mammifères et l'homme. Nous allons dans cet article parcourir de même la chaîne zoologique, et démontrer comment, sous l'influence des *vies* organiques, de leur complication et de leur ascension graduelles, les sensorialités et les *vies* de relation se sont perfectionnées avec elles et par elles dans des rapports identiques ; puisque les *vies organiques*, dans tout le cours des siècles de leur développement, ont formé, sécrété et organisé ces mêmes *vies animales*, les greffes, les produits immédiats de leur distillation incessante, de leur épuration successive. Ainsi dans le dernier ordre terminé par le genre monade, tout organe spécial des deux *vies* est anéanti ; on n'en saisit aucune trace. La pulpe nerveuse grise, impuissante à cette origine de l'animalité, ne fait que sécréter vaguement, confusément un produit débile dont elle ne peut se détacher, et qui reste confondu avec ses élémens : ce qui leur

donne l'irritabilité obscure due à la communauté identifiante d'une
substance grise et blanche fort insuffisante, et noyée dans des
principes albumino–gélatineux. Pourtant cette substance, en
raison de ses atomes actifs intrinsèques et constituans, attire,
sécrète et rayonne. Et c'est l'élasticité de son rayonnement qui
produit, sous la concentration des excitans hygiéniques ou pathologiques, la contractilité animale qui les caractérise. Mais, je
le répète, tout est confus, indistinct dans leur organisation ; et
la vie organique, pas plus que l'animale, n'a un siége séparé. Quant
aux polypes, il n'en est pas de même ; la pulpe grise est assez
vivace déjà pour s'être concentrée dans les parois d'un sac intestinal, qui ébauche l'appareil d'une gastrisation primitive ; mais
le *sentiment* et le mouvement n'ont pas encore d'organes spéciaux, parce que la *vie* organique, quoique commençant clan-
destinement à sécréter des élémens nerveux de relation, n'a
pourtant pas encore une force épurative assez abondante, pour
les développer en quantité suffisante à les localiser convenablement, et à leur préparer une sphère d'action. Aussi n'ont-ils
qu'une génération par sections ou détachemens, attachée à toutes
les parties qui s'échappent de leurs corps. Mais les radiaires qui
ont de plus que les polypes des trachées aquifères, qui permettent une incorporation plus considérable de principes oxigénés et
impondérables, doivent à cette condition organique la formation
d'une bien plus grande somme de *pulpe mentale*, qui commence
déjà à se détacher de la grise, à s'accumuler au centre et à ébaucher,
dans l'appareil de leurs rayons excentriques, les moyens divergens
d'exécuter l'expansion nerveuse animale. C'est cette tendance
d'expansion qui donne à leurs parties une disposition à la forme
rayonnante. Et si ces animaux à corps régénératif comme les
polypes leurs prédécesseurs, sont gemmovipares, c'est que la
pulpe blanche, déjà surabondante relativement à la grise, localise son superflu, et permet de détacher des bourgeons participans aux deux natures organique et animale, et propres à reproduire cette espèce déjà privilégiée, quoique privée de sexe dé-
terminable. Ainsi les radiaires n'ont pas de tête ni d'organes
pour le sentiment, mais seulement des rudimens nerveux de fibres
locomotrices ; les polypes n'ont aucun siége spécial ni de *senti-*
ment, ni de mouvement ; et les monades ne possèdent pas le
moindre vestige d'organes particuliers. Si nous passons aux vers,
aux insectes et aux arachnides, les parties de la *vie* de relation se
compliquent considérablement, et l'on s'aperçoit que l'on monte

prodigieusement sur l'échelle animale. C'est ainsi que l'on distingue très-bien les siéges du *sentiment* et du mouvement ; que la moelle longitudinale se dessine avec évidence, et fournit des nerfs aboutissans ; que les sens apparaissent dans toute leur plénitude ; que les extrémités propres à la locomotion se déploient ; que les deux sexes se caractérisent et permettent la reproduction ovipare. Mais ces améliorations étonnantes sont dues aux perfectionnemens et à la complication de la *vie organique* qui, en s'enrichissant de stigmates et de trachées, pompe plus aisément les principes électriques, caloriques et lumineux de l'air et de l'eau, pour en activer son *sécrétisme*, en augmenter les produits, et dérouler, avec la *pulpe blanche* de relation et son *éther* naissant, les diverses parties constitutives de l'arbre animal. Cette condition de la complication vitale organique est si nécessaire pour l'agrandissement de la *vie* sensorio-locomotive, que les vers, qui n'ont que des stigmates et pas de trachées, ne possèdent pas encore des yeux, une langue, des pattes, et sont toujours à corps régénératif et gemmovipares. Mais à mesure que l'animalité s'élève sur l'arbre primordial de la production du règne, on admire avec quel enchaînement la *vie* de relation s'engrène avec l'organique, et en sort selon les conditions de sa nature. C'est ainsi que les crustacées, les annelides et les mollusques possèdent des branchies qui permettent une grande absorption d'élémens spiritueux, et des artères et des veines qui ne se trouvaient pas dans les classes antérieures. Ce privilége viscéral a doué les uns d'un cerveau, et les autres d'une moelle allongée fort caractérisés. De sorte que le *sentiment* et le mouvement se sont concentrés dans des siéges distincts : ce qui a déterminé des fonctions relatives assez puissantes ; comme une perception sensoriale moins ou plus obtuse ; comme une locomotion plus ou moins facile, à l'aide d'un corps et de membres oui ou non articulés ; comme une reproduction ovipare plus compacte. Jusqu'ici nous n'avons eu qu'une pulpe grise assez imparfaite, assez limitée en raison de l'imperfection même de son *sécrétisme*, et du dégagement de son *feu* libre alternatif par une expansion débile, qui ne pouvait se faire jour qu'à travers des appareils gastrisant et pneumatisant fort restreints. Aussi les produits *organiques* et *animaux*, conséquence de ce sécrétisme primitif conditionnel, ne sont que modérés dans leur nombre et leur nature ; et le squelette soit complet, soit incomplet, les paupières, le larynx, le diaphragme et les mamelles n'apparaissent pas encore. Mais à mesure que les quatre classes dernières se déroulent ; à mesure que les poissons, les reptiles, les oiseaux et les mammifères se développent et s'élèvent sur l'arbre zoologique, on voit ces appareils manquans se dessiner avec eux. Aussi doivent-ils leur existence et leur évolution graduelle, à la formation successivement plus complète de l'appareil du cœur, à la construction progressivement plus ample de l'appareil pulmonaire, et à la perfection et à l'activité toujours croissantes de l'appareil gastro-intestinal. L'incorporation dans l'économie d'une quantité extrêmement considérable de principes aériens et d'alimens électriques, a donné naissance à un squelette articulé, à des membres mobiles, à des cerveaux et à des moelles épinières d'une vigueur remarquable, à des leviers locomoteurs très-énergiques, à l'appareil vocal, au diaphragme, aux mamelles, à des sexes ardens, ovipares et vivipares. Et cette progression fut lente, insensible, relative à la marche organique. C'est ainsi que les poissons qui n'ont que des branchies et un cœur unique et à sang froid, comme les reptiles qui ont pourtant des poumons, ne possèdent qu'un squelette fort borné, le plus souvent sans membres dépendans ; et ne portent pas encore de mamelles. Tandis que ces priviléges appartiennent aux oiseaux et aux mammifères, qui ont deux ventricules et le sang chaud. Quant aux vêtemens tégumenteux caractéristiques des quatre premières classes, comme les poils des mammifères, les plumes des oiseaux, les écailles des reptiles et des poissons ; ils sont dus aux produits des sécrétismes organiques divers, qui ont ainsi transformé les matières minérales de leurs alimens, et les ont disposées sous une forme défensive plus ou moins propre aux milieux nourriciers et modificateurs.

Si donc le lion possède un sensorium aussi puissant, une locomotion aussi athlétique ; si le tigre jouit d'une voracité si sanguinaire, d'une motilité si excessive ; si l'éléphant se remarque par sa taille et sa grosseur gigantesques ; si le chevreuil n'a qu'une pulpe mentale bénigne et craintive ; si la marmotte est si engourdie : tous ces animaux doivent ces différences et ces qualités de relation à la structure primitive et conditionnelle de leur *vie* organique, qui les a produites et déroulées ainsi avec le cours des siècles et le développement utérin ou adolescent de leur organisme. C'est elle, c'est cette *vie organique* qui est la cause unique, originelle et constante de toutes les formes des *sensorium*, de toutes les forces de leurs manifestations soit sensuelles, soit mentales, soit vocales, soit musculaires, soit génératrices. Elle est le pivot sur lequel l'animal sent , pense et agit : et ces facultés changent avec elle ; se débilitent , se perfectionnent , s'activent, se compliquent ou s'annulent avec elle, et dans des rapports identiques. En vain voudra-t-on séparer l'une de l'autre les deux parties confondues moléculairement de l'homme double (*homo duplex*) : elles sont co-existantes , dépendantes ; se modifient l'une l'autre; s'entretiennent mutuellement. Pourtant l'*organique* sert de base et de tige ; l'*animale* est la greffe ou la fleur nourrie et incessamment poussée et électrisée par l'autre , sa cause première et indispensable.

202° *Idée précise de l'origine , de la nature et du développement de la vie animale.* — L'homme , avons-nous dit bien souvent , est un double mélange de matière passive ou aphloxique et de substance active ou phloxique. Ce qu'il y a de plus primordial en lui est l'ensemble de ses atomes *actifs.* Ces atomes actifs, en traversant tout le corps du grand arbre de la Nature , depuis l'essieu brûlant de l'Univers jusqu'aux voies lactées innombrables qui pivotent sur lui comme des branches sur leur tronc ; en traversant toutes les ramifications astrales jusqu'à notre soleil , le bourgeon étoilé qui termine un ramuscule sidéral ; en traversant encore les planètes antérieures pour arriver à la nôtre, un des corps opaques les derniers formés dans notre système céleste ; les atomes actifs, dis-je, qui . du centre du monde sont venus jusqu'à notre globe , ont aussi monté l'échelle du règne minéral ; ont passé par toute la série du règne végétal , et sont enfin parvenus à organiser et à vivifier le règne animal, à la tête duquel se trouve l'homme , la dernière création de la branche planétaire que nous occupons sur le grand arbre du monde ; la fleur sommitale qui termine le point extrême du déroulement de cette branche merveilleuse et d'une conception grandiose et sublime. De sorte que l'homme, produit de l'élaboration générale de la matière active et passive universelle , est la *dernière* apparition organisée et vivante de notre planète , et survint après la confection entière des minéraux , des végétaux et des animaux de la terre , qui se sont déroulés successivement , comme un germe fait graduellement surgir de son sein une tigelle , des feuilles , des fleurs et des fruits. Je le répète, l'homme est le fruit extrême de la Nature, et l'être le plus riche en élémens subtils et *quintessenciels,* puisque c'est en lui que se trouvent les agens nerveux de la *sensorialité* la plus pénétrante et de la motilité la plus judicieuse. Les atomes actifs primordiaux se sont concentrés dans des gangues albuminogélatineuses , qu'ils ont sécrétées afin de se localiser, de se fixer, de s'organiser , de se concréter , et de ne plus s'évaporer et s'éventer. Voilà l'origine de la *pulpe* nerveuse *grise* , qui jouit des trois propriétés moléculaires et constitutionnelles de la matière active , l'attraction , le sécrétisme et l'expansion , qu'on ne peut séparer , sans abstraire , du phlox , le *principe* vivifiant et *plastique* de la Nature générale. Par l'*attraction*, la pulpe grise essaya la fonction gastrisante , et prépara l'appareil abdominal dans la première ébauche du sac des polypes. Par le *sécrétisme* , elle modifia les produits attirés , les assimila à sa nature , développa de l'albumine , de la gélatine et plus tard de la fibrine , avec lesquelles elle étendit la sphère de l'organisme et le cercle des fonctions. Par l'*expansion* , la pulpe grise commença la fonction pneumatisante , et présida à l'apparition successive et des stigmates , et des trachées , et des branchies, et des poumons. De sorte que tous les viscères , toutes les parties du domaine organique se déroulèrent à l'aide des trois lois primordiales des atomes *actifs* constituans ; et que la première condition des substances alimentaires , pour former et grossir l'organisme animal naissant , fut leur asservissement et leur assimilation plus ou moins absolus à l'acte sécréteur attractif et rayonnant. Mais quand, dans les races, les deux fonctions et les deux appareils de la gastrisation première et de la pneumatisation puînée , furent complétement achevés ; et que l'organisme fut exhubérant de principes actifs , spiritueux, électriques , et de fluides homogènes et animalisés ; l'expansion pulmonaire déroula d'abord des vaisseaux qui furent successivement lymphatiques , gélatineux et sanguins ; et la circulation se déploya surnumérairement aux deux fonctions radicales du sécrétisme primordial et absolument conditionnel. Mais à l'extrémité des ramifications vasculaires , l'expansion nerveuse centrale suinta, *distilla*, sublima des élémens subtils , *quintessenciels* , qui furent arrêtés par des obstacles albumineux et gélatineux opposés à leur évaporation ; ce qui les fixa, les *condensa* dans l'organisme. Alors ces *principes nerveux blancs* s'étendirent en *moelle* blanche longitudinale aussi actractive , sécrétante et rayonnante , comme son auteur la pulpe grise , siége de la *vie* inférieure. Et cette moelle blanche dessina bientôt des *sens* pour exercer son *attraction* , et pomper, par la vue , l'ouïe , l'odorat , le goût , des élémens *éthérés* extérieurs , propres à grossir, perfectionner , exercer et protéger sa *sensorialité* naissante. De plus son *sécrétisme* blanc produisit un renflement *encéphalique* propre à loger convenablement le *sensorium* et son adjudant, le cervelet, le siége secondaire de la motilité. Tandis que son *expansion* déploya des *ramifications* excentriques, qui devinrent des membres propres à effectuer les réactions de la pulpe animale. Enfin tout ce nouvel appareil admirable, toute cette *vie* de relation, par son travail propre, sécréta une *médulle* exquise, le dernier produit de l'élaboration totale, et la rayonna à l'extrémité des moelles épinières dans deux ramuscules terminaux, dont les développemens pelotonniformes furent les rudimens principaux des testicules et des ovaires *générateurs*. Ainsi tout dans l'animal se déroula successivement. Une fonction fut graduellement ajoutée à une autre ; et le point de départ fut la *pulpe nerveuse grise* et son *feu nerveux*, l'agent primordial de la *vie*. On ne peut donc se refuser à cette vérité : que la *pulpe blanche*, siége de l'existence de relation, a dû son apparition originelle, sa consistance progressive et son perfectionnement final, au travail incessamment élaborateur de la *vie* organique, qui se compliquait et s'épurait simultanément, quoique avec priorité, puisqu'elle est la mère de l'autre. C'est ainsi qu'avec le tribut vasculaire qu'elle apportait à la pulpe blanche en germe, celle-ci déroula les sens, grossit l'encéphale, augmenta la sensorialité, activa la motilité épinière, accrut l'ardeur procréatrice. *La vie de relation n'est donc qu'un résultat sécrétoire de la vie viscérale.* Voilà pourquoi chaque classe, chaque genre, chaque espèce, chaque individu possède des organes du *sentiment* et du mouvement, autrement dit, une existence animale tout à fait conforme au sécrétisme, aux organes, aux fonctions de la *vie* inférieure. Ce qui différencie totalement les animaux les uns des autres, et ce qui les a perfectionnés en montant l'arbre zoologique, au fur et à mesure que la pulpe radicale et les viscères se compliquaient et s'épuraient. Comme la *vie* organique préside aux âges, par le développement progressif de son sécrétisme, et préside aux tempéramens, par la supériorité de sa force pneumatisante ou gastrisante, nous ne serons donc pas surpris de voir l'abondance et la force de la *vie* de relation servilement conformes à ces deux modifications majeures de sa greffe indispensable.

203° *Des âges par rapport à la vie animale.* — Dans l'enfance le sécrétisme organique est débile ; il est relatif au petit nombre d'atomes actifs qui constituent la *pulpe grise* encéphalo-rachidienne, siége de la *vie* radicale. Aussi son attraction et son expansion s'exécutent dans le même rapport, avec faiblesse et rapidité. Je dis rapidité, parce que le *feu* gris rayonnant, si peu résistant, cède à toutes les concentrations du dehors, et a besoin d'être excessivement ménagé par elles. Delà la nécessité du lait maternel, des bouillons clairs et de l'alimentation légère de la première enfance, pour ne pas opprimer le *feu* gastrisant qui s'échappe par les pores membraneux de l'abdomen. Le contact de l'air si compressif refoule aussi le *feu* pneumatisant qui s'échappe par les pores membraneux des poumons, et tend à le converger au foyer central encéphalo-rachidien ; ce qui étoufferait le principe sécréteur ; ce qui éteindrait la lampe de la vie. Voilà pourquoi l'expansion pneumatisante a besoin d'une réaction extrêmement rapide contre la colonne atmosphérique ; ce qui produit la célérité extraordinaire de la circulation artérielle, impulsée incardiaquement par le rayonnement répété du *feu* gris. On sent donc que dans l'enfance le balancement alternatif de l'agent vital, de la pneumatisation à la gastrisation et réciproquement, est très-vif, très-fréquent. Et l'on peut dire que sa motilité est en raison de sa faiblesse ; car à mesure qu'il s'approche de la virilité et de la vieillesse, il se ralentit en se fortifiant ; jusqu'à ce que, usé par les résistances indomptables des tissus indurés, il s'affaiblisse graduellement ; et que le *sécrétisme* central, miné par les exigences alimentaires des viscères exploitateurs, diminue d'activité et rayonne son *feu* d'abord avec débilité et insuffisance, et bientôt avec l'imperceptibilité qui précède la mort. Si donc la *vie animale* est produite par le sécrétisme organique, et développée successivement avec lui et par lui, on sent bien qu'elle sera sa faiblesse dans l'enfance, son énergie dans l'âge adulte, sa décadence dans la vieillesse, et son extinction totale lorsque ce sécrétisme primordial expire. Ainsi l'arbre nerveux blanc suit servilement dans son ensemble les mêmes phases que l'arbre nerveux gris ; il est par conséquent croissant, développé, extinctible avec lui, c'est-à-dire, débile, vigoureux et décroissant avec la tige nourricière qui l'a engendré, et qui se l'est adhéré comme une greffe exploitante. L'attraction, le sécrétisme et l'expansion de l'arbre nerveux blanc seront donc dans les mêmes rapports généraux d'énergie et d'exaltation, comme d'impuissance et d'adynamie que l'arbre radical. Voilà pourquoi dans les maladies, la vie animale s'emporte sous l'exagération de l'organique, et se ralentit avec elle, puisqu'elle est sa girouette, et qu'elle tourne au gré de l'impulsion de son *feu nerveux pneumatisant*, appréciable par le pouls.

Nous avons vu que l'arbre gris inférieur parcourait la suite de ses âges, en éprouvant des modifications particulières dans les diverses parties arboréales de son sécrétisme. C'est ainsi que, quoiqu'il distille dans sa totalité, sa partie encéphalisante semble l'emporter en activité et en supériorité sur les autres pendant l'enfance; tandis que dans la jeunesse, c'est la pneumatisation qui domine et dans l'âge mûr la gastrisation. Mais ces prééminences temporaires sont dues à la persistance des stimulations. En effet, les excitations sont presque toutes mentales pour l'enfance, où la sensorialité, par ses érections et ses expansions continues, excite, aiguillonne, concentre si vivement le *feu* gris de l'encéphalisation, je veux dire, celui qui se dégage par les couches grises encéphaliques ; voilà ce qui nécessite sa réaction et l'appel de fluides sanguins propres à l'opérer : d'où résulte le transport des humeurs à la tête, et la disposition aux maladies cérébrales propres à cet âge. Tandis que la jeunesse, c'est-à-dire, la supériorité de la pneumatisation, survient par la dérivation, à travers les poumons, du *feu* nerveux devenu superflu par l'équilibre de l'encéphalisation avec les excitations mentales. Alors le *feu* libre se dégage abondamment par les organes respiratoires, il les échauffe, les stimule, y concrète le sang sur-électrisé, et cherche, en fortifiant leur trame fibrineuse, à s'entourer d'un intermédiaire protecteur durable contre l'éventualité des agressions atmosphériques. La période de la jeunesse est employée à ce travail organisateur; et quand il est complet, les pores de l'encéphalisation et les pores de la pneumatisation ne sont plus assez abondans pour dériver le *feu* nerveux superflu du sécrétisme central viril alors si exhubérant. Ce sécrétisme tend donc, s'efforce donc de le dégager par l'appareil ventral de la gastrisation, dont le rayonnement devient supérieur aux deux autres encéphalisant et pneumatisant moins ouverts. Voilà ce qui produit la prééminence des fonctions abdominales dans l'âge mûr. Le *feu* nerveux général, passant surtout par les pores des membranes muqueuses alimentaires, y concentre le fluide artériel, les électrise, les nourrit outre mesure, et leur donne bientôt une consistance et une vigueur analogues aux deux appareils gris de la tête et de la poitrine. Alors l'équilibre de l'expansion nerveuse organique s'est établi. Le *feu* gris se dépense avec mesure par les trois appareils fondamentaux ; et l'organisme semble stationnaire, c'est-à-dire, au point culminant de l'élévation possible de son sécrétisme, point si voisin de son décroissement graduel, inévitable et prochain. Quand par l'état stationnaire les trois appareils radicaux sont saturés d'électron , et sont arrivés à l'état d'équilibre et d'égalité où ils dépensent et rayonnent le *feu* gris autant l'un que l'autre ; l'encéphalisation semble vouloir dominer de nouveau par le retour en elle du superflu de la vitalité sécrétante. De là dans l'âge de décadence la prédisposition nouvelle aux affections cérébrales. Si notre organisme possédait plus d'atomes électriques ; si les conditions de sa nature étaient plus affermies et plus durables , je concevrais la prolongation indéfinie de l'existence par le transport alternatif du *feu* nerveux de l'encéphalisation à la pneumatisation , et de celle-ci à la gastrisation : ce qui composerait un demi-siècle. Et si le retour du *feu* encéphalisant au pneumatisant, puis au gastrisant se renouvelait sans cesse, les âges se succéderaient les uns aux autres pour recommencer encore , par un cercle viager dont sont privilégiés le végétal et les planètes , et qui caractérise l'éternité de l'Univers sans cesse occupé à faire succéder , dans l'arborescence qui le compose , les lois qui la régissent, et à transporter l'activité de ses atomes des racines attractives au tronc sécréteur , et de celui-ci aux branches terminales et reproductives ; pour les reporter ensuite et toujours aux racines , puis au tronc et encore aux branches ; afin de recommencer sans cesse , par un cours indéfini , interminable , éternel , nécessité par l'absolu de l'existence des atomes incréés de la Nature, qui possèdent cette fatalité d'obligation dans la triplicité moléculaire de leurs lois suprêmes, l'attraction , le sécrétisme et l'expansion !

Si tel est l'accroissement progressif de l'*arbre gris*, siége nerveux de la *vie* inférieure ; l'*arbre blanc*, sa greffe obéissante suit à peu près des modifications semblables dans sa croissance graduelle, tout en éprouvant pourtant des changemens particuliers qui dérivent de la nature du *sensorium*, de son exercice, de l'*éther* , son agent, et de ses parties *attractives*, *sécrétantes* et *expansives*. Dans l'enfance où l'encéphalisation flambante est si puissante, où les fluides sanguins se précipitent à la tête avec une tendance signalée, les parties blanches encéphaliques , abreuvées dans leur foyer suprême des élémens spiritueux et électriques des artères , tendent à grossir les premières. De là le développement de la pulpe mentale, l'agrandissement du sensorium , le perfectionnement des organes des sens , les racines de l'arbre animal. Ces sens par leur exercice impressionnent fréquemment le moi , le stimulent, le fortifient ; et ce dernier, tendant petit à petit à réagir contre les sensations , contracte bientôt la consistance et l'habitude propres à les embrasser, et à les retenir à demeure dans sa capsule consciente. Alors les idées augmentent ; leur somme s'enrichit de nouvelles acquisitions ; et leur séjour dans la profondeur des ventricules latéraux, devient la matière nerveuse, positive, grumeleuse, électro-éthérée de l'esprit, de la mémoire, des jugemens, de l'imagination, exécutés, fonctionnés exclusivement par le jeu unique de l'organe mental, seul sentant. L'abondante distillation de l'*éther* gonfle le canal encéphalo-rachidien de l'arbre animal, et sert à développer de plus en plus ses parties blanches. Aussi les sens, la sensorialité et les idées à demeure, les nerfs locomoteurs et leurs terminaisons fibrineuses grossissent toujours successivement jusqu'à l'adolescence, où la concrétion de cet *éther* assimilé, en se grumelant avec la médulle caudale des deux nerfs générateurs testiculaires et ovariens, prépare bientôt la fonction merveilleuse de la reproduction, attachée à l'excès d'activité de la *pulpe mentale* plus encore qu'à celle de la *vie* organique. Mais quand l'encéphalisation, arrêtée dans son essor par les limites naturelles de son élévation, semble faire place aux efforts de la pneumatisation qui voudrait l'égaler en énergie ; tous les fluides nerveux et sanguins se portent sur la poitrine, qui se développe avec promptitude et vigueur. Les conséquences de cet accroissement organique, sont de pomper dans l'atmosphère des principes oxigénés, caloriques, électriques et lumineux propres à vivifier le sang artériel plus qu'auparavant ; ce qui l'enrichit d'une force plastique qui va se dissoudre dans l'attraction pulmonaire, et fournir au foyer sécréteur et à la sphère vitale des alimens combustibles surabondans, sinon superflus. De là une excessive distillation d'*éther* animal, qui remplit outre mesure et s'efforce de distendre tout le canal encéphalo-rachidien de l'arbre de relation. Voilà ce qui produit son grossissement général apparent dans toutes les parties, et ce qui détermine cette ardeur et cette plénitude sensitives et mobiles, les caractères si précieux de la jeunesse toujours trop passagère. Les sens illuminés par un *éther* trop brillant, présentent souvent au pubère les illusions et les fascinations d'un bonheur imaginaire pour d'autres, quoique très-positif pour lui. La *pulpe mentale* enivrée se livre aux expansions trop faciles de son agent dilatateur. Elle lui fraye un passage par les tuyaux laryngiens de sa voix grossie et assurée ; elle le dérive par les secousses vibratoires et émanantes des leviers musculaires électrisés et si robustes ; enfin elle sécrète dans sa tige rachidienne un produit médullaire dont elle emplit et gonfle ses névrilèmes. Quand cette médulle est surabondante, elle l'agace, l'irrite, la tourmente en opprimant sa sphère rayonnante; et ses réactions sur elle là conduisent, la prolongent jusqu'aux deux filets testiculaires et ovariens de l'extrémité caudale; ce qui développe les appareils des sexes, prépare leurs fonctions admirables, et leur donne bientôt un libre et facile essor. Alors le pubère se reproduit; sa sensorialité et sa locomotion, exploitées par le travail transportant de la volupté, payent chacune un tribut électrique au pompement éthéré des deux sexes; et leur produit commun, uni avec un tribut égal des deux *vies* organiques, s'emprisonne dans le sanctuaire de l'utérus, où leurs élémens confondus essayent et organisent, dans un silence religieux, le germe qui doit transfigurer de nouveau l'image sublime de l'homme, et le rendre à la Nature émerveillée.

Toutes ces forces et toutes ces fonctions, apanage de la jeunesse, ne font que s'affermir, entretenir leur vigueur et s'exercer avec plénitude pendant l'âge mûr, pendant le développement progressif de l'abdomen, sous la domination de l'expansion gastrisante, qui cherche à s'équilibrer dans une juste mesure avec l'encéphalisation et la pneumatisation, arrêtées au summum de leur élévation. Et l'innervation organique ainsi que la distillation éthérée trouvent dans les fonctions digestives des matériaux abondans, propres à renouveler et l'agent radical et l'agent locomoteur, exécuteurs conditionnels des actes vitaux et animaux de la virilité. Mais quand l'équilibre s'est établi; quand aucun stimulus fondamental n'aiguillonne plus suffisamment le sécrétisme focal; quand ses racines pneumatisantes, son tronc encéphalisant et distillateur, et ses branches gastrisantes sont réunies au même état de coïncidence et de dérivation égale : la dépense et la réparation s'effectuent dans toutes les parties au même diapason; ce qui dure plus ou moins long-temps jusqu'à la décadence. Et cette décadence survient par le ralentissement du sécrétisme fondamental affaibli; par l'évaporation de son activité centrale moins avide, ou plutôt par l'incapacité des pores attractifs des branches pulmonaires et des racines digestives, qui ne peuvent trier de l'atmosphère et des alimens des matériaux comme autrefois superflus, et maintenant insuffisans pour entretenir l'énergie du foyer organique, la vigueur du sécrétisme de l'*éther* : ce qui débilite la *vie* fondamentale; ce qui appauvrit, démonte et paralyse la *vie* animale. Cette dernière, depuis l'âge de retour jusqu'à l'extrême vieillesse et la mort, perd successivement ses fonctions, et voit progressivement disparaître les liens à jamais regrettables qui attachent à la *vie*. Les facultés caudales génératrices se limitent les premières et se flétrissent. Les sens languissent, s'oblitèrent et s'annulent; la faculté de penser, de retenir des impressions à demeure se refroidit par l'émoussement de la pulpe sensoriale indurée et moins élastique; la mémoire se perd par l'envolement, je veux dire, la désassimilation des idées inventriculaires; l'esprit et l'imagination fuient avec elles qui en forment la nature et le matériel. Par la pénurie de l'*éther* dilatateur et tensif, l'arbre encéphalo-rachidien s'affaisse et se courbe; la voix tremble et se casse; les mouvemens deviennent mal assurés et les membres fléchissent, s'ils ne se paralysent. Le *sécrétisme* de la pulpe blanche tarit de plus en plus; son *éther* constitutionnel s'évente, et toutes ses parties se dessèchent insensiblement sous son retrait glacial. Tout se rigidifie; tout s'immobilise et devient de plus en plus insensible. Et quand le dernier souffle de l'*éther* expire sous la cessation complète du mouvement sécréteur animal, lasensorialité s'éteint; la *conscience* s'évanouit, et la nuit du néant vient couvrir de son voile de plomb une étoile qui ne scintillera plus. Ce dernier phénomène sépare la mort du moi, la dernière impression expirante du moi de sa naissance, de sa première sensation, celle qui avait lui, qui avait étincelé sous le choc éthérisant de la respiration extrà-utérine. Ce faible laps, comblé par un prodige immense, est le pont de la *vie* jeté momentanément entre l'abîme de l'éternité qui la devance et l'abîme de l'éternité qui la suit!....

204° *Des tempéramens par rapport à la vie animale.* — Il est dans l'organisme des élémens primordiaux et conditionnels de la *vie* : ce sont les atomes actifs intégrés dans la *pulpe grise* qu'ils constituent, et à qui ils donnent, par leur présence même, les trois lois inséparables de leur matérialité phloxique, l'*attraction*, le *sécrétisme* et l'*expansion*. De sorte que ces trois lois s'exercent dans l'arbre nerveux gris par des parties distinctes : l'attraction par l'aspiration pulmonaire et l'alimentation abdominale; le sécrétisme par le mouvement distillateur du tronc encéphalo-rachidien; et l'expansion par le rayonnement élastique du *feu* libre qui se dégage dans l'expiration pneumatisante et les irradiations gastrisantes. Voilà ce qui est originel, primitif et causes premières dans l'organisme. De sorte que ces parties nerveuses originelles n'ont fait que dérouler sur elles et avec leurs produits, les viscères fibrineux, albumineux, gélatineux propres à préparer les matériaux préliminaires et substanciels de leurs fonctions supérieures. Ainsi l'appareil respiratoire a été greffé aux branches nerveuses grises pneumatisantes ; l'appareil alimentaire aux racines nerveuses grises gastrisantes ; et la circulation a servi d'intermédiaire propre à transporter de l'un à l'autre les produits des fonctions attractives, sécrétantes et expansives du foyer radical. On concevra donc que si l'arbre fondamental est faible et pauvre en atomes actifs, la *vie* sera débile avec lui. S'il est fort et riche, la *vie* sera d'autant plus énergique. Et si la pneumatisation est puissante, son appareil se développera avec prééminence pulmonaire et cardiaque : d'où résultera le tempérament sanguin. Si c'est la gastrisation qui domine, les viscères de l'abdomen prendront un développement analogue et donneront naissance au tempérament bilieux. De sorte qu'il y a quelque chose d'antérieur, d'originel au tempérament : c'est la constitution primitive de l'arbre nerveux gris fondamental, qui préside à la force, à la faiblesse, à la supériorité de la totalité comme des diverses parties organiformes des arbres artériel, veineux, lymphatique et osseux, avec lesquels la *pulpe nerveuse grise* et son *feu* soit libre, soit latent, constituent les appareils sur lesquels les tempéramens et leurs nuances reposent. Le foyer de la *vie* se réfléchit donc au dehors par la prédominance des viscères et par les indications tempéramentales. Celles-ci représentent donc à votre jugement, à votre intuition, la valeur de telle ou telle vitalité, de tel ou tel foyer sécréteur. Vous lisez donc avec elles à la source première de la *vie* dévoilée ; vous appréciez sa nature, sa force, sa faiblesse, le degré de son attraction, de sa combustion, de son rayonnement, par les rouages nécessaires que ses besoins habituels ont sollicités, formés et perfectionnés aux débouchés de sa sphère. Voilà donc la connaissance complète de la base physique sur laquelle les tempéramens sont greffés, les appareils soit pulmonaire et circulatoire, soit abdominal et urinaire sont entés. Ces tempéramens, ces manifestations viscérales de la trempe de la *vie* organique, du foyer radical, ne sont donc que des conséquences secondaires de conditions primaires, de lois fondamentales, c'est-à-dire, des atomes actifs et de leur abondance, de leur pureté, de leur vivacité, de leur température, du diapason combustif auquel ils sont montés, et d'une foule d'autres considérations tirées de leurs qualités. Ce sont ces qualités primordiales qui, variant avec les âges, font aussi varier les organes dans un rapport dépendant de ces âges; ce sont ces qualités qui déterminant les tempéramens, modifient analoguement les constitutions individuelles. Quand je vois les proportions d'un animal quelconque, abstraction faite de sa *vie de relation*, je mesure mentalement la valeur du foyer sécréteur de sa *vie* organique, et je me rends compte par lui du développement ultérieur et progressif de ses appareils pulmonaire et gastrique. J'en fais autant pour tel homme ou telle femme. En étudiant la force comparative des viscères de leur poitrine ou de leur abdomen, je m'élève par les rapports d'un *empirisme raisonné*, comme disait Stahl, à l'évaluation approximative de l'intensité variable de la cause focale qui les a déroulés soit embryoniquement, soit pendant la croissance.

Si donc les tempéramens sont les greffes viscérales des parties pures de l'arbre inférieur nerveux gris, qui se les est attachés à l'encéphalisation, à la pneumatisation et à la gastrisation, on doit penser que tous les viscères de la *vie* organique sont en harmonie d'organisation les uns avec les autres, et de fonctions attractives, sécrétantes et expansives. Mais leur travail commun, incessant, utérin, a développé concomitamment et successivement l'arbre animal avec l'ébauche de ses racines sensuelles, de son tronc mental, de sa tige épinière, vocale et motrice, et de son sommet générateur. La *vie animale* est donc greffée à son tour sur les tempéramens, euxmêmes entés sur le foyer radical de l'arbre gris; la *vie* de relation est donc un produit sécrétoire des tempéramens, eux-mêmes résultats du sécrétisme primordial. L'arbre nerveux blanc et ses parties, les sens, le sensorium, le cervelet moteur, la voix, les leviers musculaires, l'appareil générateur, seront donc relatifs aux parties originelles et fondamentales qui les ont déroulés. Ils seront donc forts, faibles, actifs, languissans, avec les tempéramens. Car ceux-ci ont fourni, avec la nature du sang et du *feu nerveux* primitifs, les matériaux à l'esquisse, au développement, à la croissance et au complément de l'arbre de relation. C'est pourquoi il existe une harmonie de conformation, un rapport de fonctions, d'analogie, de convenance, comme une dépendance absolue d'existence, entre la *vie* animale et la *vie* organique; entre les parties conditionnelles et premières de cette dernière, et les parties conséquentes, secondaires et bourgeonnales de l'autre. Si la *vie* organique est sanguine, la pulpe blanche sera donc élémentairement électrisée dans les conditions de cette disposition tempéramentale. Delà cette vivacité des sens, cette énergie et cette mobilité de l'ame, cette ardeur d'imagination, ces passions rapides et expansives, et tous les attributs enchanteurs qui caractérisent la nature sanguine de l'arbre de relation. Si au contraire la *vie* organique est bilieuse; la sensoriale, formée originellement avec un sang noir, brûlé, amer, scorieux, se sera incorporé embryoniquement et plus tard des élémens analogues; ce qui l'aura rendue raide, dure, et l'aura disposée à des crispations violentes et habituelles; d'où résulteront la morosité, l'impatience, la sauvagerie, l'opiniâtreté, la fougue, la susceptibilité et toutes les qualités nuisibles ou avantageuses de cette constitution viscérale, qui a moulé, construit et vivifié originellement les parties sensoriales et motrices ou la *vie* de relation. Si la *vie* organique lâche et peu animée avait développé la diathèse lymphatique; la pulpe mentale et ses dépendances sensuelles, cérébelleuses, vocales, épinières et reproductives, organisées par un sang aqueux, froid, peu électrisé, seraient intrinséquement molles, apathiques, détendues et peu susceptibles des élans, des pensées, des passions et des grandes déterminations possibles dans les capsules mentales si échauffées des sanguins et des bilieux. On sent donc les rapports anatomiques et physiologiques qui enchaînent et identifient le moral et le physique; qui établissent une analogie, ou plutôt une communauté d'existence, de substance et de fonction, entre la virtualité sensoriale et motrice de la *vie* animale et la nuance matérielle sanguine et bilieuse du tempérament, elle-même le reflet inséparable de la vivacité. de l'énergie, du mode de réaction et de l'ampleur du sécrétisme radical. Qui voit l'un pressent l'autre, et devine la valeur du foyer vital. Ces mystères ne sont-ils pas surprenans? la science peut-elle aller plus loin? Que nous reste-t-il encore à dévoiler? une seule chose: la nature intime du *phlox* et de l'*aphlox* ou des atomes actifs et passifs incréés; mais c'est l'absolu lui-même à jamais impossible à saisir, parce que la pensée, quoique quintessencielle, serait condamnée à se pénétrer elle-même, puisqu'elle en est aussi formée.

205° *Des sexes.* — Si l'activité nerveuse du foyer a déterminé l'organisation anatomique de la fibrine, de l'albumine et de la gélatine pour la construction secondaire des viscères et des appareils; si par le même acte créateur il a présidé aussi à leurs fonctions particulières et d'ensemble; si en même temps il a donné à la totalité de l'organisme la nuance et la valeur du tempérament, nous avons vu qu'il a élevé aussi, sur ces rouages

indispensables de la *vie* inférieure, l'arbre de relation. Ces
parties constitutionnelles encéphalo-rachidiennes, ramusculaires
et terminales, sont donc les produits matériels et purifiés de la
distillation de toutes les fonctions viscérales, en même temps que
des extraits analogues à leur nature nerveuse grise, vive ou lente,
forte ou faible, facilement expansive ou concentrative, en un mot,
plus ou moins électrique et calorifiée. Voilà pourquoi la *pulpe
mentale*, formée congénitalement, perfectionnée plus tard, et
alimentée toujours par un certain ordre, une certaine constella-
tion de viscères, prend toujours la nuance, la structure et la
trempe de sa sensorialité dans la préparation, la substance et la
vie qu'elle emprunte à la confection du sang, qui lui-même est
le résultat analitique, le fluide exprimé des diverses conforma-
tions particulières des viscères principaux, je veux dire, selon que
le cœur, le poumon, l'estomac, le foie, la rate, le pancréas, la
fibre désassimilante, les organes encéphalisant, pneumatisant,
gastrisant, en un mot, selon que tous les tissus tributaires de sa
nature artérielle le constituent; selon la conséquence finale et
comparative de leurs formules individuelles, confondues et
noyées dans ses élémens. Ce sont ces mêmes élémens, enfans
sécrétés par la *vie* radicale inférieure, qui, combinés dans
l'organe encéphalo-rachidien de la pensée et du mouvement,
donnent à tous ceux qui en jouissent, une manière de sentir et
d'agir relative à leur mélange, à leurs forces, à leurs molécules
nerveuses plus ou moins actives, les reflets anatomiques du tempérament qui les a primordialement ourdis, tramés, organisés et
achevés. Voilà d'où provient l'harmonie générale et les rapports
de congénéréité et de fraternité de tous les tissus organiques ou
animaux, développés successivement par le même germe, le
sécrétisme focal de la pulpe grise originelle. Il en est de même
dans chaque végétal; chaque tige de différente espèce porte une
feuille, une fleur, un fruit, des sécrétions, des lois, un habitus,
relatifs à la matérialité et à la vitalité des tissus fondamentaux,
primitifs et germinaux, qui les ont successivement déroulés et
tirés les uns des autres. Voilà pourquoi les individus diffèrent
non-seulement dans les familles, les genres et les classes, mais
encore entre eux. Mon ame pensante, ma pulpe mentale créée par
un sécrétisme distinct du vôtre, extraite d'un sang et d'un *feu
nerveux* fabriqués par un ordre de viscères dissemblables, possède une matérialité consciente autre que la vôtre, et une activité
motrice plus ou moins variable, parce que sa trempe anatomique,

son énergie physiologique sont ce que ses auteurs viscéraux les ont faites. A son tour la pulpe mentale, en s'agrandissant elle et ses parties soit sensuelles, soit idééuses, soit vocales, soit locomotives, leur a donné nécessairement non-seulement une nature identique à elle et propre à l'exécution facile et prompte de ses déterminations, mais encore elle les a imprégnées de la nature inévitable du sang, du tempérament et de la *vie* radicale, qui lui avaient fourni le matériel, la substance, l'élément nerveux de sa création personnelle, comme de leur évolution et formation particulières. Par la même raison, comme les appareils générateurs, composés soit des ovaires et de leurs dépendances, soit des testicules et de leurs appendices, appartiennent à la *vie* de relation dont ils émanent, et à laquelle ils adhèrent à l'extrémité caudale du rachis par des nerfs sensibles et moteurs; ces appareils seront donc constitutionnellement formés d'élémens identiques à la pulpe mentale et à tout le système nerveux blanc épinier, leurs créateurs immédiats; et prendront, par une conséquence inévitable, la nuance, la nature, l'activité, le cachet, la trempe des viscères, du tempérament et du sécrétisme focal, leurs médiats fabricateurs. Le sperme, fluide extrait et du sang rouge, et du *feu nerveux* gris, et de l'*éther* animal, par les artères, les plexus du grand sympathique, et les nerfs de relation qui pénètrent dans les parties de leur appareil distillateur, le sperme, dis-je, est donc l'expression, la quintessence, le symbole, la réduction analitique sortie par un triage général de toutes les parties qui l'ont précédé en apparition congénitale dans les rouages de l'anatomie humaine, et en fonctions préparatoires dont il fut le résultat final. Aussi représente-t-il dans sa fluidité la miniature moléculaire et du foyer radical, et du tempérament, et de la trempe sensoriale, et de l'activité motrice, etc. Voilà pourquoi, lancé dans l'utérus par le spasme de la génération, il a la propriété constitutionnelle de dérouler, à l'aide pourtant d'alimens sanguins surnuméraires, de développer et un sécrétisme focal, et un certain ordre tempéramental de viscères, et un arbre de relation, avec toutes leurs dépendances et propriétés anatomiques et physiologiques. Les atomes nerveux gris esquissent l'arbre gris fondamental avec ses branches pléxueuses et ganglionaires de la poitrine, avec ses racines ganglionaires et pléxueuses de l'abdomen, et par l'expansion élastique du sécrétisme focal éloignent à distance l'élément fibrineux artériel, qui ébauche la circulation à l'aide du souffle imperceptible d'une pneumatisation et d'une gastrisation germinales. Tandis que les atomes actifs, qui sont sortis de l'arbre blanc de relation et qui ont émané de la pulpe sensoriale et de ses parties rachidiennes, locomotives et voluptueuses; tandis que des atomes doués de la sensibilité animale, dis-je, ont essayé, sous les impulsions maîtrisantes du *feu* gris embryonique plus puissant que l'*éther*, d'organiser le germe de l'arbre blanc de relation, qui s'est grossi, formé, perfectionné, pendant la période utérine, de manière à pouvoir faire supporter à la pulpe mentale le choc éthérisant de la naissance, par le premier exercice de la sensorialité ou conscience du moi, et de manière à pouvoir procréer un être semblable à son auteur, dans le temps marqué par le terme viril de son complet perfectionnement.

On a cherché long-temps quelle part le père et la mère pouvaient avoir dans la conception, et l'on s'est noyé dans un océan d'hypothèses, de contes ridicules et d'absurdités extravagantes. Et pourtant rien de plus simple à saisir maintenant. On ne peut donner que sa *vie* organique seule, que sa *vie* animale seule, ou que les deux à la fois. 1° L'enfant, dont le germe aura contenu plus d'élémens nerveux gris de la mère que du père, aura le tempérament de la première et une *vie* organique analogue, et inversement. 2° L'enfant qui sera formé embryoniquement par plus d'élémens nerveux blancs du père que de la mère, aura une manière de sentir, de penser et d'agir, c'est-à-dire, une *vie* de relation, une trempe de caractère et des habitudes animales plus ressemblantes à la manière d'être du premier, et inversement. 3° Tandis que l'enfant qui aura tiré le principe de ses deux *vies* soit du père, soit de la mère, sera l'image de l'un ou de l'autre, et trahira la part que l'un d'eux aura le plus dans sa naissance, par la conformité de la constitution viscérale et les mêmes tendances sensoriales et motrices. Ces résultats divers proviennent de l'expansion intime des atomes spermatiques, dont la force attractive, sécrétrice et rayonnante ne cesse jamais. Alors en opposition dans le germe de l'embryon, ceux qui représentent les deux *vies* organiques paternelle et maternelle, luttent dans le chaos mystérieux de ce physiologisme naissant, et les plus forts se centralisent, absorbent ou éliminent les plus faibles : de là la persistance du mouvement sécréteur atomistique paternel ou maternel qui l'emporte. C'est le même phénomène pour les deux *éthers* spermatiques. Le dominateur, le plus excentrique se localise à la remorque du *feu* gris, et dessine les rudimens imperceptibles de l'arbre blanc futur. Pourtant, les élémens nerveux soit des deux *feux* gris, soit des deux *éthers*, peuvent se pénétrer intimement, se confondre en un même sécrétisme résultant, en une même combustion identique; et alors les produits sont mixtes, et l'enfant est la représentation double, et des *vies* organiques du père et de la mère, et de leurs *vies* sensoriales. Mais ce cas toujours désirable est assez rare dans son absolu; car il faut une harmonie d'éventualité, et une affinité électro-éthérée bien exacte. C'est alors que le produit de la conception est le plus parfait, et dans sa vitalité radicale plus puissante, et dans sa sensorialité plus vive. Qui dit *vie* organique dit tempérament, puisque celui-ci est son résultat; qui dit *vie* animale dit caractère, puisque ce dernier est son produit. C'est pourquoi il n'y a que deux forces physiologiques en nous: vivre et sentir avec conscience; et que deux organes, leurs siéges anatomiques, la pulpe grise fondamentale et la pulpe blanche, sa greffe secondaire. Tout le reste de l'organisme tourne et s'appuie sur ces deux pivots, qui ont successivement déroulé, d'abord les deux arbres nerveux gris et blanc; ensuite les systèmes sanguin, lymphatique, et gélatineux avec leurs formes viscérales; et tout cela, à l'aide des forces électriques et éthérées, renfermées dans les molécules du fluide spermatique, dont l'agitation incessante et active a causé l'illusion et fait imaginer le romantisme des animalcules microscopiques.

206° *Des habitudes par rapport à la vie animale.* — Nous avons vu que dans la *vie* organique les habitudes, ou la répétition des excitans, avaient pour résultat d'exagérer le sécrétisme local des membranes muqueuses, et par suite le sécrétisme général; ce qui nécessitait une absorption alimentaire et un rayonnement nerveux plus considérables. Par contre-coup le balancement alternatif du *feu* libre s'exaltait, devenait d'une mobilité excessive propre à resserrer ou à dilater la sphère vitale à la moindre stimulation soit hygiénique, soit passionnante, soit pathologique. Dans la *vie* animale c'est le même effet. Les excitations des sens, le travail trop fréquent de la pensée, l'abus de la voix, la fatigue des muscles, la dépense trop abondante des esprits générateurs, par leur répétition multiple, non-seulement exaltent les parties de relation chargées spécialement de ces fonctions particulières; mais accélèrent encore le sécrétisme total de l'arbre blanc, aggravent la distillation de son *éther*, lui donnent une tendance d'expansion maladive, rendent la pulpe trop irritable, la font aisément se crisper sur les émotions affectives, ou se dilater sons les moindres espérances de bonheur. D'où résultent pour la constitution animale toute entière une mobilité excessive, une attraction trop avide, un travail trop pressé, une dérivation coûteuse. Aussi cet état physiologique exploite le foyer, met à contribution le tempérament, mine les viscères, exagère la *vie* organique ainsi influencée, et la totalité de l'organisme se trouve ainsi modifiée par les habitudes ou la répétition des mêmes excitans. Il y a bien loin de ces idées grandes et philosophiques sur les lois les plus intimes de l'homme, à ces considérations mesquines et abstraites qui n'expliquent les phénomènes vitaux et sensoriaux que par des hypothèses, que par des sympathies, des causes occultes, des raisons divaguantes et des actes isolés des parties. Tout ce qui frappe la superficie de l'organisation soit radicale, soit de relation, se réfléchit inévitablement sur ses deux centres sécréteurs gris et blancs, resserrés ou dilatés sous le rayonnement concentrique du *feu nerveux* ou de l'*éther*. Aussi dans toute tentative d'explication fonctionnelle ou phénoménale, faut-il recourir aux lois premières et des *sécrétismes* et de leurs irradiations propres, qui les indiquent par leur intensité, qui les font évaluer par leurs réactions. Tout acte animo-organique a donc une raison générale, universellement vitale, puisqu'elle se tire des lois les plus profondes de l'activité de nos atomes constitutionnels. Chaque fois que vous voudrez rendre compte d'un fait soit anatomique, soit physiologique, soit morbide ou thérapeutique, vous serez donc obligés de recourir à la nouveauté des lois si originales, si bizarres, si obscures et si merveilleuses que j'ai signalées dans le cours de cet ouvrage hâtif et avare. Celui qui ne sera point pénétré des idées mères de ma doctrine, savoir : 1° le sécrétisme nerveux gris focal ; 2° l'attraction des atomes actifs constitutionnels où il réside ; 3° l'expansion du *feu nerveux* distillé par lui ; 4° son double balancement alternatif ; 5° sa dépense divergente par l'encéphalisation d'où sort la flamme du pivot rachidien de la *vie* radicale ; par la pneumatisation qui, au moyen des artères cérébrales, transporte à l'arbre sensorial et moteur l'aliment de ses fonctions particulières ; par la gastrisation, d'où jaillit le *feu* animateur des viscères abdominaux. Celui qui ne saura pas 6° que la *vie* de relation est greffée sur l'organique ; 7° qu'elle est intégrée dans l'arbre nerveux blanc ; 8° qu'elle attire, sécrète le sang artériel et rayonne son *éther* moteur ; 9° que la sensorialité est la qualité suprême de la pulpe circumventriculaire ; 10° qu'elle se fait jour en avant par les sens pour communiquer avec les objets du dehors ; 11° en bas par les pneumo-gastriques pour se mettre en rapports d'harmonie et de fonctions avec les besoins d'incorporation de la *vie* organique ; 12° qu'elle se fait jour aussi par la voix et tous les névrilèmes musculaires pour dériver son *éther* phosphorescent ; 13° qu'elle établit par derrière des liens sphinctériques avec les viscères pour les besoins d'élimination de la *vie* organique ; et 14° enfin , qu'elle se termine caudalement par l'appareil générateur , l'appendice sommital qui fait jaillir de produit médullaire et prolifique d'une distillation nerveuse grise et éthérée commune aux deux *vies* , tributaires et réunies pour la propagation de l'espèce. Celui , dis-je , qui ignorera ces lois , leurs affinités , l'enchaînement et la nécessité graduels des organes comme de leurs fonctions, ignorera complétement et ma doctrine et les bases éternelles de la vérité médicale , qui repose sur ces mystères merveilleux peut-être difficiles à comprendre, mais extraits par inductions, observations, expériences, de l'étude fidèle , consciencieuse et pénible de la nature humaine et de la physiologie universelle. Car l'univers est aussi un être organisé et vivant à sa manière , je veux dire , relativement à l'essence même et aux lois des atomes actifs et passifs qui le constituent , et le régissent par leurs attractions , leurs sécrétismes et leurs expansions , confondus , identifiés dans la trinitaire unité de la matière *philoxique*.

207° *Des passions, toujours relativement à la vie de relation.* — Si les passions et les besoins de la *vie* organique siégent dans les membranes muqueuses, dont le sécrétisme et le *feu* rayonnant ont été exagérés par l'habitude des stimulans , comme le vin et la bonne chère sur les surfaces gastriques ; comme les masticatoires et la pipe sur les surfaces buccales et palatines ; comme les errhins sur la pituitaire ; lesquelles stimulations réagissent sur le sensorium la nécessité de leur saturation ; ce qui aggrave et rend continue l'exaltation de leur action organique : il en est de même des passions animales qui ont toutes leur siége sur une partie quelconque de l'arbre nerveux blanc. Les passions qui relèvent du travail de l'intelligence , reposent sur la surface même de l'organe sensible , trop échauffé et trop remué dans la seule direction ou de l'expansion ou de la crispation , selon la nature même de la passion en jeu. Les besoins de la marche , de l'exercice des membres , de la lutte , des combats , sont inspirés par l'excitation que l'*éther* rachidien trop dilatateur et tensif fait éprouver aux parois intérieures de tout le canal de l'arbre animal. Enfin la passion de la génération , du libertinage, repose sur le trop d'activité et l'abus des organes testiculaires ou ovariens. Chaque siége anatomique des passions lance des irradiations physiologiques à la pulpe mentale qui en est opprimée, sur-excitée et portée intérieurement à satisfaire les désirs inspirés, je veux dire , à dériver excentriquement ces irradiations, dont le contact agaçant, est la nature nerveuse de ces désirs mêmes. On voit donc que la cause des passions peut être ou interne ou externe , interne, quand elle est produite par l'exagération des organes, leurs siéges , et par l'impétuosité de la réflexion de leurs rayonnemens sur le sensorium ; externe , quand les objets extérieurs , par leurs impressions soit visuelles ou auditives, soit gustatives ou odorantes, soit tactiles, portent le moi à des actes irréfléchis que la volonté hallucinée ou entraînée n'ordonne pas. Mais quand les passions s'exécutent ; quelle que soit la cause viscérale , animale ou extérieure qui leur donne naissance, la pulpe n'est pas moins emportée par elles dans des mouvemens de conscience dilatante ou crispante, je veux dire , de plaisir ou de douleur. Dans ces deux cas de resserrement ou d'ampliation , elle agit forcément et contiguiment sur son *éther* embrassé et sous-jacent , et sur les couches encéphalisantes relachées ou rétrécies. Mais nous avons vu que lorsque les pores de l'encéphalisation grise étaient ouverts ou fermés, le sang et le *feu* gris des artères carotidiennes ou vertébrales se dérivaient avec une large aisance ou un obstacle plus ou moins absolu. Dans le premier cas la pneumatisation est favorisée et permet l'élargissement expansif du cœur : ce qui produit la dérivation de l'*éther* animal par les terminaisons imperceptibles des pneumo-gastriques, qui se perdent dans les plexus pulmonaires et cardiaques ; aussi ressent-on une sensation précordiale agréable, sensation déterminée par une bouffée d'*éther* sensible qui rayonne dans les viscères dilatés. Mais dans le resserrement de l'encéphalisation, le sang rouge et le *feu* gris des artères cérébrales refoulés à leur origine pneumatisante , concentrent le dégagement nerveux du sécrétisme focal , oppriment la flamme centrale de la *vie*, et crispent les poumons et le cœur contractés : de là le sentiment d'anxiété et de gêne cardiaques qu'on éprouve, et qui est dû à la compression des derniers filets plexueux des nerfs pneumo-gastriques de cette région. De cette explication, nous tirons donc cette conséquence : que les extrémités des nerfs blancs sont le siége de plaisir ou de douleur , selon

que leur *éther* passe aisément sous leur dilatation poreuse, ou
est arrêté par leur fermeture oppressive. Voilà pourquoi l'origine
des nerfs labiaux et sphinctériques, je veux dire, des ouvertures
destinées à recevoir ou à rejeter, devient chatouilleuse ou pruri-
teuse, selon la nature expansive ou concentrative des instigations
qui manifestent les besoins. Toute sensibilité perçue avec conscience aboutit, d'une part à la pulpe mentale, et de l'autre à
l'extrémité d'un névrilème blanc ou resserré douloureusement ou
dilaté agréablement. L'intermédiaire de ces deux points est l'*éther*
animal ballonné et modifié dans sa tension empêchée ou favorisée.

Les passions, dans leurs actes, pèsent donc en plus ou en
moins sur le balancement alternatif du *feu nerveux* gris. Son
influence par elles est inévitable. Le physiologiste par conséquent
ne doit jamais l'oublier, et par cette considération, il reconnaîtra
bien vite quelle espèce de mouvement expansif ou concentratif a
pu détériorer les viscères dans les maladies chroniques; car c'est
sur les viscères que tombent toutes les actions soit animales soit
organiques, qui les usent, les exploitent, les minent pour leur
effectuation rare ou répétée, indifférente, habituelle ou passionnée. Le secrétisme central, animateur et nourricier de toutes
les fonctions qui pivotent sur son rayonnement, se modifiera
aussi relativement aux dépenses et aux excitations que ces viscères
subissent; de sorte qu'à volonté l'homme sage pourra le tempérer,
l'aviver, l'augmenter, le ralentir ou l'exalter par les besoins qu'il
s'impose, ou les privations auxquelles il se soumet. On voit
donc que c'est dans la connaissance la plus profonde de l'organisme, qu'on peut puiser les notions et les préceptes les plus sûrs
de l'hygiène comme de la morale publique. Aussi les religions et
les lois qui, depuis l'origine civilisatrice jusqu'à notre ère, ont
eu pour but l'amélioration sanitaire et intellectuelle de notre
race, devront-elles perfectionner leurs codes avec l'agrandissement et la découverte des vérités mystérieuses de la *vie* humaine
et de la Nature universelle. Gloire donc aux doctrines nouvelles
qu'une sublime témérité marque au coin de la pénétration et de
la loyauté, sans considérer s'il faudra tout changer dans l'état
social des peuples; s'il faut modifier son milieu, exhausser la
température de ses idées, épurer l'atmosphère de sa morale,
rebâtir l'édifice des lois, jeter de nouveaux fondemens de
civilisation, et renverser les antiques monumens des sectes et des
politiques contemporaines devenues insuffisantes; pour asseoir
sur leurs débris poudreux un Panthéon nouveau, une colonne

séculaire, sur lesquels on gravera le catalogue sacré des lois sociales nécessaires à l'actualité des besoins physiques, comme des exigences sensoriales de l'homme. Le néoplatonisme a passé sur la tête des peuples ; son baptême est tari : le souffle du temps le dissipe sous l'aurore d'un avenir plus radieux ; et son nom ne sera bientôt plus marqué que dans la chronologie des systèmes. Comme la mythologie qu'il a étouffée, il périra, non par satiété, mais par l'incapacité de contenter les intelligences du XIX° siècle, qui, entrevoyant dans l'Univers et dans l'homme de nouveaux rapports, de nouvelles conditions de justice, d'égalité, d'admiration, de droits et de devoirs, veulent un code qui les transcrive, qui les oblige, qui rappelle à tous et à chaque moment les moyens directs d'être plus sages, plus sains et plus heureux. Ces motifs intéressent au plus haut point l'humanité. Le besoin d'un changement général se fait sentir dans les plus vastes intelligences. St-Simon, Fourier, Owen, sont les apôtres précurseurs du grand bouleversement moral qui fermente sourdement, dont la reine des nations sera le théâtre à jamais mémorable, et qui jettera ses influences volcaniques, ses irradiations enflammées sur toutes les régions du globe enveloppées, comme par un réseau révolutionnaire, dans le développement gigantesque de préceptes nouveaux, civilisateurs et bienfaiteurs ! Mais quel sera le demi-dieu qui fera descendre du ciel de son génie cette morale propre à éclairer désormais le genre humain, et à le guider dans le labyrinthe des nouveaux droits et des nouveaux devoirs relatifs à son organisation d'aujourd'hui, qui va s'élever aussi en diapason vital, en sagacité d'intelligence, en énergie de volonté, suivant l'impulsion et l'ascension d'un siècle de progrès physique, d'amélioration civile et d'épuration religieuse ?

208° *Il est un instinct pour les deux vies.* — J'entends par *instinct* une stimulation quelconque qui pousse le sensorium ou ses annexes à agir machinalement, sans que la volonté y prenne la part d'initiative, et sans que la pensée ait entrevu la nécessité de l'action sollicitée. L'instinct est de deux sortes, *organique* et *animal*. Il est organique quand le *feu* gris, qui rayonne immédiatement du foyer vital, est transporté plus ou moins violemment sur l'encéphalisation, sur la pneumatisation, sur la gastrisation, et stimule le tronc de l'arbre blanc, ou les nerfs animaux épanouis dans les muqueuses pulmonaires et gastriques. C'est par ce transport électrique que l'instinct s'exerce, c'est-à-dire, que les irradiations du *feu* gris radical impulsent, entraî-

nent et maîtrisent la pensée et la volonté. Car c'est le *raptus*
de ce même *feu* gris, dans la réaction des passions concentratives colériques et sombres, qui produit l'agitation mentale,
les cris, la fureur, les coups, le meurtre, le chagrin, la mélancolie, le suicide. Ici le sensorium est instinctivement poussé à
ces actes involontaires inévitables, parce que la *pulpe consciente*
est hallucinée, allumée, crispée et bouleversée. L'instinct de la
pneumatisation et de la gastrisation s'exerce par le transport du
feu gris sur les muqueuses respiratoires et alimentaires, et par
sa dérivation empêchée ou trop ouverte : de là le besoin d'air,
le changement de lieu pour respirer plus à l'aise et plus purement;
de là encore les vomissemens spontanés quand l'estomac est trop
plein, ou le désir effréné et passionné de boire et de manger,
quand le sécrétisme de ces muqueuses, trop exalté par les habitudes antérieures, rayonne un *feu* ardent, inflammatoire, superflu
qui a besoin d'être saturé et neutralisé par ses excitans ordinaires,
le vin et la bonne chère. C'est aussi l'instinct qui agace le sensorium pour la même cause, dans le besoin des masticatoires,
des errhins et des substances fumables, convoqués, désirés,
attirés par une dérivation exagérée du *feu* local qui doit être
annulé, saturé, neutralisé par ces substances agréablement
concentratives, parce qu'elles ferment momentanément des
pores trop ouverts, et empêchent ainsi une trop grande déper-
dition du *feu* libre. Il est entendu que les démarches ultérieures
de la *vie* animale pour satisfaire ces besoins viscéraux, dérivent
mais médiatement de l'instinct organique qui est le premier moteur.
Si les animaux fuient les plantes nuisibles, c'est que l'expansion
électrique de ces plantes refoule et concentre le *feu* gris gastrisant. Si au contraire, ils mangent les herbes salutaires, c'est
que l'expansion de ces dernières agace et chatouille le *feu* gastri-
trisant, et sollicite sa réaction sur l'encéphale pour s'emparer
et s'assimiler une nourriture si bien recommandée par leurs
agréables émanations. Si une biche fuit avec horreur une lionne,
c'est que l'*éther* de celle-ci pénètre le balancement du *feu* libre
de la première et le comprime dans ses plexus et ganglions gastrisans ; c'est la terreur. Mais par sa réaction violente sur le cerveau,
ce dernier entraîne instinctivement la locomotion de la biche à
une course violente qui l'abrite contre l'agression possible de la
bête féroce si funestement rayonnante et concentrative. Si au
contraire, un loup appète un mouton, et le chat une souris, c'est
parce que les émanations agaçantes de leurs victimes chatouillent

et sollicitent à l'expansion leur gastrisation altérée et si mobile. Alors la réaction de cette gastrisation si mobile sur l'encéphalisation et sur le sensorium du loup et du chat, les précipite sur leur proie dilatante et d'un rayonnement si doux, si bienfaisant et si rare par rapport au leur si ardent, si dense et si avide. Mais ces deux derniers exemples appartiennent à l'instinct animal. Et cet instinct est déterminé par la locomotion inaperçue, irréfléchie, involontaire de la totalité ou de quelques parties de l'arbre de relation, sous l'influence mécanique des irradiations de l'*éther* sensorial. Ainsi les actes instinctifs résultent de l'impulsion des ondulations de cet *éther*. C'est pourquoi nous agissons sans détermination initiale de la pensée, sous la sollicitation de l'*éther* poussé sur le sensorium par les rayonnemens de l'instinct organique, je veux dire, du *feu* gris radical. C'est lui qui préside non-seulement aux effets des passions violentes et sombres, expansives et gaies ; mais encore aux besoins de respirer, de boire, de manger, de se moucher, d'uriner, d'excrémenter ; parce que ce *feu* gris, chassé onduleusement sur les extrémités viscérales des nerfs de relation enchassés aux ouvertures et aux surfaces d'incorporation et aux sphincters d'exportation, pousse l'*éther* de leurs névrilèmes sur le centre mental influencé et crispé contiguement. Alors cette crispation continue instinctivement son effet par le soulèvement des parties intellectueuses et locomotives propres à l'effectuation des besoins attractifs ou expansifs du corps. C'est la même immédiatité et la même nécessité d'action continue dans les manifestations de la voix, du geste, de la physionomie, qui succèdent à une impression quelconque ; parce que cette impression porte d'abord sur l'élasticité du cerceau de la *vie* radicale, je veux dire, sur la sphère du sécrétisme inférieur, sur le balancement divergent et alternatif du *feu* libre ; et cette élasticité refoule le *feu* instinctif et pneumatisant sur le centre de perception, sur l'arbre encéphalo-locomoteur, remué par les secousses de son *éther* intégrant poussé involontairement dans les diverses parties manifestatives. Toutes les fois que la pulpe mentale, que le moi n'agit pas spontanément par une idée d'initiative et de commandement, elle est guidée par l'instinct ; ce qui arrive dans la majorité des actions humaines, assimilables aux autres animaux sous ce rapport irrécusable. Il y a d'autres instincts qui se rapportent aux diverses parties arboréales de la *vie* de relation. Les sensations extérieures, refoulant électriquement l'ondulation innévrilématique de l'*éther*, produisent aussi des mouvemens mécaniques d'impulsion sur la pulpe mentale et sur tout le reste de la tige de relation, ainsi que sur la *vie* organique elle-même influencée. Des vues tristes crispent l'ame consciente, et par contre-coup resserrent le cœur et oppriment le rayonnement de l'ame primordiale, la pulpe grise sécrétante. Une image séduisante dilate, égaye, enivre. Et même des nudités féminines portent l'*éther* de leur sensation dans le canal animal encéphalo-rachidien, où il s'introduit bientôt dans la double filière caudale de l'appareil générateur, pour les gonfler, les stimuler, les raidir, et manifester, par leur tension, leur ardeur et leur spasme, les désirs d'expansion et de dérivation produits par la présence nerveuse de cet *éther* agaçant et voluptueux. La pulpe mentale devient un excitant pour ses idées qu'elle combine de mille manières, pour opérer les actes divers qui se passent dans son intelligence, dans sa capsule consciente. Les idées à leur tour, jouissent individuellement d'une stimulation spéciale qui irrite instinctivement la pulpe mentale, et la porte machinalement à des actes involontaires, indéterminés et comme aveuglément conséquens. Quelles démarches, quels transports, quel délire ne cause pas l'image nerveuse d'une femme ardemment aimée. Sa présence à demeure dans la pulpe mentale l'agace constamment, la chatouille, l'incommode ou la charme, la maîtrise, l'impulse, l'entraîne, l'enflamme, la rend malade, ivre, folle, convulsive. Quelle réaction l'idée à demeure d'un ennemi mortel ou celle d'un crime commis ne produisent-elles point dans le cerveau qui les contient. La première mine, dévore le haineux; la seconde occasionne un remords poignant, constrictif, torturant, qui dure jusqu'à ce que l'image nerveuse hypertrophiée et exaltée soit atténuée, tempérée, désassimilée, expression synonymique d'oubliée. De même, pour toute passion sensuelle, mentale, locomotive, génératrice. Un *éther* surabondant et trop tensif de l'arbre blanc encéphalo-rachidien, pousse le sensorium aux luttes, aux fatigues, à la passion de la chasse, de la guerre, aux travaux du corps, etc. Tandis que la médulle spermatique trop épaisse, trop ardente, trop accumulée, lance ses irradiations provoquantes sur la pulpe mentale, et lui inspire, lui souffle, lui suggère *instinctivement* les passions voluptueuses, libertines ou délicates, les images enivrantes, les projets aimables et les démarches adroites ou étourdies propres à les satisfaire. Voilà donc ce que c'est que l'*instinct*. Après l'énumération des actes si nombreux que sa priorité de provocation possède en partage,

qu'on me dise maintenant ce qu'est l'homme, et à quelle mino-
rité de déterminations librement et spontanément volontaires il
est réduit?

209° *De la physionomie.* — C'est une grande vérité que
« l'homme extérieur n'est que la saillie et le reflet de l'homme
intérieur. » Si l'inspection générale de la constitution des viscères, de la poitrine et du ventre, annonce, par l'indication
tempéramentale sanguine, bilieuse et lymphatique, le degré de
vigueur du foyer sécréteur et primordial de la *vie*; l'inspection
des sens, de la tête, des parties musculaires de la face, du tronc
et des membres, ainsi que la force du regard, le timbre de la
voix, le style figuré de la parole, la vivacité ou la lenteur des
gestes, la tendance ou l'indifférence à la reproduction, leur
inspection, dis-je, fournira les moyens efficaces par lesquels on
reconnaîtra la valeur de la *vie* de relation, la trempe de l'âme,
l'abondance et la subtilité de l'esprit, la vigueur locomotive, et
toutes les nuances des passions intellectueuses ou charnelles.
L'érection d'une attitude imposante, un regard assuré, une
démarche fière, une voix forte et qui n'hésite jamais, un langage
métaphorique, l'émission d'idées neuves, de projets grands,
d'aperçus hors de la portée du vulgaire, signifieront un organisme vital et animal privilégié, une nature forte, une pulpe
mentale compacte, vive et exercée, en un mot; un homme
supérieur. Tandis que les apparences contraires marqueront une
vitalité pauvre, un arbre de relation débile, un *éther* peu turgescent, et une mollesse générale de l'organisme et de l'âme. Le
développement des sens, la saillie et la grosseur des yeux, la
largeur des narines et des autres anneaux, l'épaisseur des lèvres,
la grandeur des muqueuses affectées à l'exercice des plaisirs, un
air épanoui, un regard débordant, un visage qui rayonne, des
traits arrondis, des formes gracieuses, des gestes aisés, une
habitude naturelle, une espèce d'alacrité générale, de la vivacité
dans la parole et l'action, un langage expansif, indiquent que
l'arbre animal sécrète abondamment son *éther*, et le dépense
avec largesse et satisfaction; que la pulpe mentale est passionnée
de bonheur, de jouissances; qu'elle est portée vers le bien, les
bonnes pensées, les actes de loyauté, de bienveillance, de
générosité et de tous les sentimens de rayonnement et d'amour.
Alors c'est le mouvement de la pneumatisation qui domine, et
la constitution radicale est le plus souvent sanguine. Mais quand
le regard est sombre, que les yeux sont rétrécis et enfoncés dans

leurs orbites, que le front est étroit et les sourcils épais, que les traits sont tendus, les muscles faciaux crispés, le nez effilé et les lèvres minces, que la bouche et le menton sont pointus, que les dents avancent comme pour mordre, que des rides profondes et rentrantes sillonnent les extrémités externes de l'orbiculaire labial et les commissures de la bouche, que la démarche est inquiète, l'air agité, les gestes raides et anguleux, la parole tremblante, brusque, repoussante et concentrative ; méfiez-vous de leurs auteurs : ils couvent des passions dangereuses ; la malveillance, l'envie, la calomnie, la haine habitent leur intelligence, remuent leur cœur, et font dominer l'impulsion gastrisante qui irrite, enflamme, brûle leurs viscères abdominaux. Voilà les deux principes majeurs, les deux exemples opposés qui doivent présider à la physiognomonie. Mais il est des particularités fort spéciales qui peuvent faire induire les occupations, les passions, ou les manières d'être et les professions des hommes. Un regard de *feu* et imposant indique le génie. On ne peut se méprendre sur le symbole de l'idiotisme. Le sourire annonce la joie et l'expansion cardiaque et mentale. Les pleurs et l'air pâle et concentré marquent le chagrin, la mélancolie ou le remords. Des lèvres épaisses trahissent le gourmand ; des buccinateurs trop caractérisés le voluptueux ; des yeux gros et saillans la franchise et la cordialité ; des muscles faciaux hypertrophiés l'histrion ; de grosses épaules un portefaix ; des bras athlétiques un bûcheron ou un boulanger ; des jambes fortes un danseur ou un chasseur ; une bouche contractée un médisant ; un air épanoui la bienveillance et les bonnes pensées ; un air menaçant et une marche frondeuse un spadassin ; une habitude posée avec une physionomie calme et réfléchie un philosophe ; etc., etc. L'observation attentive des signes qui caractérisent la généralité des mêmes occupations, passions, facultés, professions, sentimens, etc., suffit pour tracer des règles plus ou moins probables de physiognomonie. Je m'étonne de ce que cette science soit encore aussi peu avancée. C'est sans doute parce qu'on n'a pas pu jusqu'ici apprécier, comme on le fera désormais, la cause primordiale de la *vie* inférieure, la force relative de l'ordre général des viscères de la poitrine et du ventre sur qui reposent les tempéramens, la trempe de la pulpe mentale, de son arbre de relation ; de ses parties sensuelles, idéeuses, vocales, locomotives et génératrices. Maintenant que ces sources sont connues, que leurs mystères sont dévoilés, dans votre inspection physionomiste, allez par l'intuition et l'induction, au sanctuaire même du sécrétisme inférieur et du sécrétisme sensorial ; pénétrez la trempe des nerfs gris encéphalo-rachidiens ; représentez-vous leur sphère vitale, le balancement alternatif des mouvemens fondamentaux ; enfoncez votre jugement dans l'appareil multiventriculaire du cerveau ; calculez la densité et l'abondance de la fibre calleuse, la grandeur de sa capsule, le nombre et la force de ses idées à demeure, la tension de l'*éther* turgescent, les moyens sensuels, vocaux, musculaires et générateurs que sa dérivation a nécessités et progressivement formés. Avec toutes ces investigations, vous arriverez bientôt à des conséquences moins conjecturales, à des résultats plus certains ; et vous saurez pourquoi l'*homme extérieur*, comme l'animal, n'est réellement que la *saillie*, le reflet et l'indication, de *l'homme intérieur*.

210° *Des sympathies et des antipathies.* — Chaque homme possède dans la primordialité atomistique de sa *vie* radicale, un sécrétisme propre à lui et différent des autres. Ce sécrétisme est un foyer de combustion. La pulpe grise encéphalo-rachidienne et ses dépendances arboréales ganglionnaires et plexueuses sont les agens comburans. Le sang rouge est la matière combustible ; et le sang noir et la lymphe sont des scories comburées. De plus le produit direct de la combustion, son but immédiat est le *feu nerveux* animateur et électrisateur des organes qu'il compose en s'assimilant de la fibrine, de l'albumine et de la gélatine, et qu'il nourrit et grossit jusqu'à la mort avec leur incorporation physiologique, et en opérant le phénomène incessant de la désassimilation. On conçoit donc que si les sécrétismes sont variés, que si les sangs rouges ne se ressemblent pas, que si les viscères qui y portent leur tribut humoral, diffèrent : le résultat principal de l'action comburante variera aussi ; c'est-à-dire, que chaque individu possédera un *feu* spécial, unique, propre seulement à lui et dissemblable des autres. Ce *feu nerveux* variable en énergie moléculaire, en nature électrique, en principes subtils sanguins et bilieux, en force expansive, en température fondante, et en une foule d'autres qualités chimiques, mécaniques et physiologiques, ce *feu nerveux*, dis-je, influencera dans tous ces rapports la *vie* animale et les divers annexes de ses parties arboréales : delà la variété de l'action des sens, de la force du regard, du jeu de la pensée, du timbre vocal, de la métaphore du langage, de la signification des gestes, de la vigueur des muscles, de la tension de l'attitude, des facultés génératrices. Et de plus le *feu* gris de

la pneumatisation et de l'encéphalisation flambante, étant
destiné à être sécrété par toutes les parties blanches de l'arbre
de relation, est transformé par elles en *éther* rayonnant; et cet
éther varie aussi chez tous les individus en intensité, en abondance, en excentricité, en subtilité, en énergie. De sorte que
chaque pulpe mentale le darde à sa manière, le dépense selon sa
trempe et le diapason de sa distillation, par tous les pores
circonférenciels de l'arbre animal. Aussi chaque homme a sa
sphère éthérée, a son cercle d'irradiations sensoriales et comme
solaires et défensives, qu'il oppose au rayonnement divergent des
autres cerveaux. Et c'est par l'effet physionomique, c'est par le
sentiment d'influence éthérée qu'on éprouve à l'approche, au
regard, à l'audition, au tact, au style, aux gestes et à toutes les
émanations d'un homme, que le sensorium juge, apprécie,
reconnaît, mesure le degré de valeur de cet homme. Ces influences rayonnantes sont continuelles, inévitables, fatales. Dans
la moindre réunion chaque individu en est heurté, impressionné,
électrisé, magnétisé. Deux sensorium au même diapason de
combustion, de turgescence et d'expansion éthérées, ayant dans
la trempe de leur pulpe consciente le même degré de résistance,
n'éprouveront pas de fortes concentrations dans leur présence, et
réagiront avec la même aisance, la même expansion : ce qui fera
naître facilement entre eux une bienveillance réciproque, un
commerce agréable, et les prédisposera à l'amitié; ou ce qui les
portera à la haine, à la répulsion, à l'éloignement, pour peu que
l'un d'eux darde son fluide mental avec trop d'ardeur, de fierté,
de prétention. Mais deux sensorium dont l'un est plus excentrique
et l'autre plus limité dans la force rayonnante de son *éther*,
éprouveront des sentimens bien différens dans leur abord. Le
faible sera resserré par les émanations oppressives de l'autre;
et son *feu* gris pneumatisant, refoulé sur le foyer radical, subira
une réaction céphalique qui portera sa pulpe mentale à dériver
cette secousse par des irradiations de haine, d'envie, de calomnie
et de tout ce qui peut soulager l'humiliation. Le sensorium le
plus fort sera au contraire favorisé dans son expansion divergente
par la rareté et l'impuissance de la sphère éthérée de l'autre; et
son ame dilatée éprouvera sans le vouloir des sentimens de protection, de bienveillance, d'amour, ou de hauteur, de mépris,
de domination. Voilà pourquoi le regard énergique des hommes
de génie, d'esprit et de science, éblouit les yeux plats et inertes
des hommes nuls. C'est un rayon solaire qui crispe la rétine et la

pulpe mentale débiles et incapables de le supporter. Telle est la cause de l'éloignement, de la crainte et de la jalousie des sots pour ceux qui ne le sont pas, des petits pour les grands, des pauvres pour les riches, des faibles pour les forts, etc. Ces sympathies et ces antipathies sociales s'expliquent donc par les divers effets que les *éthers* humains produisent sur les *pulpes mentales* en contact. Toute sympathie suppose chatouillement, épanouissement, expansion, sous l'influence éthérée de l'organe sensorial qui la darde. Toute antipathie résulte du resserrement, de l'oppression, de la concentricité de l'*éther* du patient sous un rayonnement sensorial étranger. On voit donc que tous les phénomènes physiologiques sensoriaux ou radicaux reposent, dans leur explication, sur le concours indispensable des lois primordiales des deux *vies* qu'ils entraînent dans leur exécution. C'est cette nécessité d'appel incessant aux causes primordiales de l'homme, et cette simultanéité générale et ce besoin de concours universel qui prouvent la justesse, la rationnalité, l'exactitude et la vérité des faits et des puissances physiologiques que nous avons invoqués, découverts et proclamés dans le cours de ce travail, partout empreint d'un cachet profond d'originalité. C'est cette originalité caractéristique qui nous a forcés, hélas! trop souvent, au néologisme et à un langage tropologique. Mais nous n'avons eu la prétention de n'écrire que pour un petit nombre de lecteurs, pour ceux dont l'ame indépendante et libérale peut entendre toutes les vérités, et se mettre à la hauteur de toutes les éventualités de l'esprit et de toutes les nécessités sociales.

211° *De l'imitation.* — Deux rayonnemens s'opèrent dans l'animal : celui du *feu* gris qui préside à l'instinct organique, et celui de l'*éther* qui provoque l'instinct de relation. L'instinct organique fait adopter les objets nécessaires à l'alimentation et aux besoins viscéraux, par l'expansion et le chatouillement que la sensation de ces objets effectue sur les muqueuses dilatées et sur les centres gris sécréteurs; tandis que leur répugnance et leur repoussement résultent de la concentration et de l'oppression que leur impression électrique leur occasionne. L'instinct mental fait appéter l'objet quand ses émanations dilatent le sensorium et le fait rejeter, quand ce sensorium en éprouve une crispation pénible, une appréhension désagréable. Ces deux rayonnemens du *feu* gris et de l'*éther* sont la source de toutes les influences organiques et animales des hommes les uns sur les autres, et même de leur action sur tous les corps de la Nature. Ils ont un

effet rayonnant et impulseur machinal auquel on cède aveuglément, si l'intelligence rebelle ne devient attentive pour s'opposer
à leur stimulation pénétrante et invisible. Et ce rayonnement
nerveux et éthéré de l'instinct est aussi positif, aussi matériel,
aussi subtil que les émanations prodigieusement rapides de la
lumière solaire et de l'électricité terrestre. Voilà pourquoi en
présence d'un homme qui baille, on est porté à bailler aussi.
L'*éther*, dégagé selon la résultante des mouvemens musculaires,
du son et des modifications physionomiques du baillant, impulse
malgré vous votre sensorium à une action semblable. Un homme
qui fend du bois avec effort, crispe sa capsule mentale contre son
fluide turgescent, raidit ses membres, contracte les muscles de
son visage, et lance avec vigueur et peine les irradiations de son
éther sur l'objet dur et résistant de son travail. Observez les
spectateurs de ce fendeur de bois : sans s'en douter, ils font les
mêmes grimaces, les mêmes contractions faciales, les mêmes
efforts involontaires, et ont le même sentiment de fatigue que le
travailleur. C'est parce que leur pulpe mentale est imperceptiblement, invisiblement influencée, stimulée, poussée et crispée
par l'*éther* du fendeur, et qu'elle prend la forme concentrative,
le mode de resserrement et la même mesure d'action sous son
souffle instinctif, sous l'irradiation de sa pulpe mentale dérivante.
Quand plusieurs lapins sont réunis dans une basse-cour, leur
demeure habituelle, si l'un deux ressent un sujet de crainte,
c'est-à-dire, s'il est frappé sensorialement par une impression
concentrative, qui enfonce le balancement de son *feu* libre dans
les plexus de la gastrisation ; la réaction de ces plexus sur la
pneumatisation d'abord et médiatement sur la pulpe sentante,
lui fait dériver ou signifier sa frayeur par la secousse d'une patte
qui frappe violemment le sol. Mais ce frappement, lançant un
rayonnement d'*éther* dans une intensité quelconque, va pénétrer
avec ce degré d'intensité dans les viscères abdominaux des autres
lapins, qui sont poussés mécaniquement, instinctivement,
physiologiquement à la même réaction motrice ; ce qui leur fait
exécuter le même frappement du sol qui devient un avertissement
et un langage pour toute la troupe. Voilà comme les animaux se
parlent, s'entendent et s'imitent. Le langage vocal n'est pas plus
fidèle que celui des signes, des gestes et de la locomotion : il
n'est, comme ces derniers, qu'une dérivation d'une décharge
d'*éther*, mais par un appareil musical ; toutefois se sont toujours
des compressions musculaires et des crispations sensoriales qui

l'effectuent. Les moineaux, les geais, les corbeaux et tous les animaux quels qu'ils soient, dans leurs actes, leurs cris, leur approche, leur fuite, leur imitation, cèdent machinalement aux irradiations électriques imperceptibles des objets inanimés qui les concentrent ou qui les dilatent, et aux influences insensibles de l'*éther* des autres animaux, qui pénètre leur sphère vitale, pour épanouir ou opprimer leur pneumatisation : ce qui les porte impulsivement à réagir par des échappées d'*éther* propre, qui se fait jour soit dans le jeu des nerfs laryngiens, soit dans la secousse torpillienne des vibrations et des diverses actions musculaires. Dans les objets d'art, de littérature, de science, d'industrie, de commerce, les imitateurs sont conduits à suivre les traces des auteurs originaux par l'influence occulte quoique maîtrisante des émanations subtiles, sensoriales et inappréciables que ces originaux ont incrustés dans leurs produits. Aussi ces produits ont-ils acquis une force éthérée, une représentation idéeuse telle qu'ils ont le pouvoir d'irriter certaines pulpes mentales, de leur inspirer les mêmes sympathies de sentimens, d'occupations et de but, et de les pousser instinctivement aux mêmes tendances et aux mêmes actions. Ceux des animaux et des hommes qui ont le plus de propension à l'imitation, sont la plupart doués d'une pulpe mentale fort vive, fort déliée, fort impressionnable et fort mobile ; puisqu'elle cède sans résistance ni réflexion à l'espèce d'*aura* éthérée qui la sensationne et l'impulse immédiatement, atmosphériquement, excentriquement.

212° *Des trois siéges de l'ame des anciens.* — Dès la plus haute antiquité on a reconnu dans l'homme un principe animateur soit unique, soit triple, soit multiple. Les facultés de Galien et des arabes invoquent la pluralité ; les trois ames, raisonnable, courageuse et basse de Platon supposent la triplicité ; le νοῦς et le ψυχη des autres philosophes font croire à une cause double d'animation ; enfin le mot ame envisagé d'une manière abstraite et exclusive, ne considère qu'un principe unique à la fois vivifiant et sensibilifiant. Mais toutes ces hypothèses sont chimériques, toutes ces inventions sont imaginaires. L'ame n'est point idéale, spirituelle, immatérielle, métaphysique : c'est un élément de la nature du corps qui est formé des scories de sa combustion, des sécrétions de son activité atomistique primordiale. Cette ame est l'inférieure, c'est la radicale, elle est identifiée moléculairement avec la pulpe grise constituée sous la forme anatomique de l'arbre, ayant un tronc encéphalo-rachidien, des racines plexueuses et gan—

glionaires abdominales et des branches ganglionaires, plexueuses pulmonaires et cardiaques. Le tronc sécrète atomistiquement, je veux dire, par la force phloxique de la substance intégrante ainsi conditionnée. Les racines attirent et repoussent alternativement, et les branches repoussent et attirent aussi alternativement. De sorte qu'il n'y a que trois lois premières, attraction, combustion, expansion. Voilà l'ame primordiale dont les trois facultés inséparables forment la trinité atomistique vitale et suprême. Mais à l'aide du *feu nerveux*, cette ame a organisé le triple appareil encéphalisant, pneumatisant et gastrisant adapté aux extrémités nerveuses grises de la pulpe encéphalo-rachidienne focale. Et les appareils encéphalisant, pneumatisant et gastrisant ont ébauché, développé et achevé, avec les élémens les plus purs de la distillation grise, l'arbre nerveux blanc, le siége de la *vie* de relation. De sorte que son tronc encéphalo-rachidien sécrète, que ses racines sensuelles et ses branches épinières attirent et repoussent souvent alternativement. Et ce nouveau tronc sécréteur fut le siége distinct d'une autre ame, de la *sensorialité*, de la conscience et du principe moteur. Mais cette ame, greffée sur la première, lui fut toujours subordonnée en nutrition, en réaction, en maîtrisation. Il ne nous reste donc plus qu'à expliquer les émotions si vives que nous éprouvons tantôt au cœur, tantôt à l'estomac; et nous connaîtrons les prétendus siéges des trois ames platoniciennes. L'arbre blanc de relation envoie, par les pneumo-gastriques, des filets extrêmement ténus dans les principales régions de la *vie* organique. Ces filets blancs vont s'épanouir, se perdre et s'évanouir dans les tissus des poumons et des membranes muqueuses du cœur et de l'estomac, ainsi que dans les anastomoses imperceptibles des ganglions et des plexus cardiaques et solaires. De sorte que les impressions sensoriales passent par les nerfs pneumo-gastriques, pour faire éprouver des secousses concentratives ou expansives à la muqueuse cardiaque et à la muqueuse stomacale. De même, quoique les impulsions viscérales s'effectuent principalement par les artères carotides et vertébrales, elles sont encore transmises aussi électriquement par les pneumogastriques. Ces nerfs sont donc les liens des deux *vies;* je les ai appelés avec raison les racines organo-animales, essentiellement involontaires. L'arbre blanc influence donc par eux l'arbre gris, aussi positivement que l'arbre gris l'influence par les vaisseaux pneumatisans. Dans le premier cas, c'est l'*éther* sensible qui est l'agent; dans le second, c'est le *feu nerveux* mêlé au sang rouge.

Les foyers sécréteurs blanc et gris, animal et radical, peuvent donc opposer entre eux leur sphère respective d'expansion nerveuse. L'*éther* peut concentrer et opprimer l'émanation grise de la *vie* focale ; et réciproquement le *feu* gris peut refouler et étouffer l'émanation éthérée de la greffe sensoriale. Les deux centres pourront alors se figurer par deux réflecteurs en opposition. La cucurbite ou capsule mentale, placée dans la direction de la capsule ventriculaire du cœur gauche, lui enverra ses rayonnemens *éthérés ;* et ce ventricule enverra à la première les irradiations du *feu* gris pneumatisant, qui se dérive par sa muqueuse, son oreillette et ses quatre artères veineuses adhérentes. C'est ainsi que dans l'amour violent, celui qui représente sans cesse à l'imagination maîtrisée une image tourmentante et adorée ; la capsule mentale hallucinée, enivrée, exaltée, se ballonne sous la turgescence d'un *éther* exubérant. Cet *éther*, retenu sous les réflexions si préoccupantes du double ventricule sensorial, gonfle les névrilèmes des racines organo-animales ou pneumo-gastriques, dilate leurs conduits, ouvre leurs pores, et se répand à flots dans l'intérieur même du cœur, irrite sa membrane muqueuse, l'enivre, et en s'opposant à l'expansion physiologique du *feu* pneumatisant, l'échauffe, l'enflamme, la tourmente, et produit cette chaleur passionnée, cette sensibilité perplexe, chatouilleuse et pénible à la fois, qu'éprouve l'homme véritablement amoureux. De ces phénomènes si exacts, il y a plusieurs conséquences à tirer, 1° l'*éther* rayonnant du siége mental est sensible ; 2° l'accumulation du *feu* gris cardiaque produit la chaleur ; 3° la persistance de l'image idéeuse sous la pulpe sensoriale, finit par exagérer son sécrétisme, irriter la lame inventriculaire, l'échauffer, l'enflammer, et produire, avec l'amour le plus violent, les dispositions brûlantes à la folie, à la jalousie, à la susceptibilité, à la mélancolie, aux préoccupations ; 4° cet état de tension éthérée se communique au réflecteur inévitable du cœur. La stimulation permanente de sa muqueuse peut exagérer son sécrétisme latent, et l'irriter, l'enflammer, ce qui rend la chaleur locale et la sensibilité amoureuses persistantes dans cette région ; ce qui peut causer des palpitations, l'endocardite ; rendre la passion de l'amour effrénée, indomptable, maniaque. Voilà comme les irritations des viscères surviennent, sympathisent et se communiquent. Voilà comment le travail de la pensée, la fatigue des opérations intellectuelles, la trop grande fréquence des crispations et des expansions éthérées, stimulent, agacent, exaltent, échauffent, enflamment la pulpe mentale. C'est ainsi que les réactions, les concentrations et les irradiations trop vives, trop répétées et trop impétueuses et ardentes du cœur, amènent l'excitation, le trouble, l'hypersécrétisme, l'exagération, l'irritation, et l'inflammation inévitable de son tissu. Ménageons donc les stimulans sociaux qui portent immédiatement sur la pulpe mentale incarnée dans les parois internes des ventricules cérébraux supérieurs; ménageons aussi les stimulans affectifs qui, en agissant sur le cœur, frappent directement à la porte de la *vie*, puisqu'ils pèsent sur l'irradiation focale même qui se dégage par sa muqueuse; puisqu'ils compriment la sphère du sécrétisme à sa source primitive; et qu'ils sont imminemment près de l'éteindre, de la paralyser et de la glacer à jamais.

Vous avez donc l'explication et de l'ame raisonnable et du siége des passions expansives logées dans le cœur. Il ne nous reste plus qu'à rendre compte des phénomènes qui se passent dans le centre phrénique. Mais c'est à peu près les mêmes effets que pour le cœur. C'est-à-dire que la pulpe mentale est à l'égard de l'estomac un réflecteur qui irradie son *éther* contre un autre réflecteur et toujours à l'aide des pneumo-gastriques épanouis, réticulés et intriqués dans les membranes digestives. Mais en lançant ses rayons éthérés, le double ventricule sensorial, au lieu d'agir sur l'appareil cardiaque de la pneumatisation, opère au contraire sur l'appareil de la gastrisation; c'est-à-dire que dans le premier cas, il tend à s'opposer au rayonnement pectoral du *feu* gris dégagé par les branches de l'arbre gris, les plexus et les ganglions de la poitrine; et que dans le second, il s'efforce d'opprimer le rayonnement solaire-mésentérique des racines nerveuses grises plexueuses et ganglionaires de l'abdomen. Ainsi selon que la crispation primitive sensoriale pèse sur les racines abdominales ou sur les branches pectorales, elle influence l'expansion focale du sécrétisme de la *vie*. Ainsi dans l'amour, elle opprime la pneumatisation et donne du ressort à la gastrisation réagissante; dans la haine au contraire, employant toute la dynamique de la tension éthérée de ses pneumo-gastriques, elle concentre avec effort le rayonnement gastrisant qui donne du ressort à la pneumatisation violemment réagissante et montante. Voilà comme la sphère animale oscille et se balance sur la sphère radicale qu'elle menace et meut sans cesse; tandis que cette dernière l'agite, l'impulse, la nourrit et l'électrise à chaque moment par le *feu* des artères carotides et vertébrales. Telle est donc la réciprocité de dépendance et d'influence des deux *vies*. Mais concluons que la répétition trop fréquente des secousses sensoriales et éthérées sur la gastrisation, sur les muqueuses digestives, en produisant la constriction si vive que l'on ressent au centre phrénique, stimulera, excitera, irritera, échauffera, enflammera l'estomac et ses annexes ; d'où résulteront bientôt les maladies aiguës et chroniques consécutives aux affections pénibles de l'ame, telles que la gastrite, les saburres, les vomissemens, le squirre du pylore, les spasmes du foie, son embarras, les rétentions spontanées d'urine, la constipation, les diarrhées subites, etc. Et par leur réactions sur l'encéphale et le cœur, ces maladies occasionneront bientôt la tristesse, l'hypochondrie, le délire, l'insomnie, la fièvre, etc. Voilà trois nouvelles sources de prétendues sympathies organo-animales, qui s'effectuent à chaque moment, à chaque secousse individuelle, par les rapports directs, inévitables que leur communauté d'existence et d'influence éthérisante et pneumatisante nécessite pour l'exercice, la conservation et l'harmonie des deux *vies* sensoriale et viscérale. Nous ne nous contenterons donc plus des explications vagues et des suppositions des anciens; puisque nous lisons à la source limpide des *causes premières* de l'homme audacieusement dévoilées.

243° *Inductions philosophiques capitales des principes antérieurs.* — Nous connaissons les centres suprêmes qui animent et sensorialisent l'homme. Nous savons aussi les lois primordiales par lesquelles ses deux arbres sont vitalisés et qualifiés. Nous avons l'idée positive et matérielle de leurs agens, le *phlox* ou *feu nerveux* radical et l'*éther* à la fois sensible et moteur. Nous avons vu que les viscères étaient tout à fait subalternes et relevaient des pulpes et des forces nerveuses qui les électrisent et les entretiennent. Si donc l'estomac par leur aide embrasse et digère les alimens, si le cœur contient et rayonne le sang rouge et le *feu nerveux;* le cerveau enveloppe aussi les idées à demeure et décharge l'*éther*. Le cerveau est donc l'ame pensante, la capsule mentale, le sensorium pulpeux, le siége du moi qui se crispe, dans toute sa masse blanche, sur les sensations onduleuses, sur les opérations intellectueuses, sur les déterminations calleuses, sur la turgescence éthérée. De sorte que dans toute pensée, toute action, toute locomotion, le centre ovale, les planchers, les parois, les prolongemens des ventricules supérieurs donnent l'impulsion primitive ; que la protubérance, le cervelet, le calamus, la moelle épinière la continuent ; et que les parties musculaires et motrices l'achèvent et la transmettent. Aussi voyez-vous toute la physionomie, toute l'attitude, tout le corps simultanément agité, remué, crispé, avec le sentiment cérébral identique du resserrement et des efforts du moi pulpifié. Ce moi forme les parois de la capsule doublement ventriculaire. Cette capsule a une poche digitale pour loger l'esprit idéeux et ses acquisitions sensationneuses à demeure; et cet esprit est séparé de l'*éther* turgescent par le *septum lucidum*, espèce de conjonctive transparente qui permet la communication médiate de l'ame, des parois internes du corps calleux, avec les objets du dehors, à travers les parcellules de l'esprit idéeux sous-jacent dans la veille; sans confondre cet esprit avec l'*éther* inventriculaire qui est renfermé lui-même entre le *septum lucidum* et la voûte à trois piliers. Cet *éther*, distillé par toutes les parties blanches nerveuses, est renfermé dans tout le canal arboréal de relation, et se trouve intérieurement en contact direct avec ses parois crispantes. Là il rayonne par les sens, ballonne la capsule mentale et sa conjonctive transparente, gonfle le conduit de la protubérance, le ventricule du cervelet, dilate le rachis et quelquefois les deux tuyaux générateurs, dilate et tend tous les névrilèmes musculaires, et se décharge, se dérive, se dépense par les secousses que l'appareil capsulaire sensorial effectue sur sa colonne expansive et résistante. Voilà la cause des mouvemens locomoteurs toujours en rapports de force, d'intensité et de fréquence, avec l'énergie du caractère, de la trempe mentale, avec l'ardeur du sécrétisme et la vivace spontanéité et susceptibilité de la substance blanche animale. De même dans la *vie* organique, les tempéramens sanguin, bilieux et lymphatique tiennent à la force comparative et à la prédominance de certains appareils, qui eux-mêmes doivent leur résistance et leur vigueur à la trempe de la pulpe grise primordiale, à la température et à l'exaltation de son sécrétisme, à l'impétuosité de son *feu* rayonnant, et à toutes les conditions des trois lois premières de la *vie* radicale, l'attraction, la combustion et l'expansion qui ont tout matérialisé, tout organisé, tout construit, tout formulé, tout animé, électrisé, innervé. Les appareils à leur tour ont solidairement façonné un produit unique de leurs actions respectives individuelles; et ce produit, qui fut le sang combustible, alla embryoniquement essayer, développer et perfectionner l'arbre animal, la greffe de la *vie* inférieure, qui prit une force, une trempe, une activité, un coloris, des tendances, des instincts, des dispositions, en un mot, une similitude et une existence tout-à-fait en rapport avec son auteur primordial. Mais nous avons tant de fois ressassé, répété, digéré ces mêmes lois, ces mêmes causes, que nous craignons la satiété, et que les explications antérieures de notre physiologie philosophique nous paraissent plus que suffisantes pour caractériser, fonder, autoriser, affermir et glorifier notre doctrine si profonde, si neuve et si vraie. Elle résoudra tous les problèmes, levera toutes les difficultés, pressentira toutes les découvertes et fera bientôt monter la science dans une voie de progrès et de certitude si désirables pour la santé publique et le bonheur de l'humanité.

214° *Instabilité de l'ame et de ses opérations.* — L'ame animale est constituée par la masse blanche du cerveau. Ses parois mentales forment l'intérieur des ventricules supérieurs, dont l'ensemble excavé peut se nommer l'oreillette du sensorium, la capsule de l'intelligence, la boîte de l'entendement, le siége de la perceptivité, le point où les sensations s'apprécient, où les idées s'établissent, d'où les déterminations partent, pour être réfléchies, impulsées par l'action renfonçante du cervelet, le ventricule moteur adjudant du moi. La pulpe mentale si différente selon les individus, reçoit les impressions et les éprouve d'une manière extrêmement variable, selon la nature de sa substance grossière, moins impure ou quintessenciée. Voilà pourquoi les modes de sentir sont si diversifiés. De plus l'*éther* distillé par les parois sensoriales, remplit toute la capsule de l'ame ; de sorte que les sensations onduleuses externes ou viscérales ont besoin de passer par son milieu, pour arriver au contact du moi incarné dans le fond des ventricules latéraux. Mais ce milieu éthéré, selon qu'il est dense, convenablement dilaté ou trop raréfié, resserre, conserve intactes, ou agrandit avec exagération les sensations, les images, ou les combinaisons intellectueuses. De là le jugement sain du commun des hommes, qui sont la plupart à la température ordinaire et hygiénique ; et de là l'hyperbole, l'exaltation, les visions des nerveux, des atrabilaires et des fous, dont le prisme passe avec ampleur les tableaux soit de la Nature, soit de leur imagination. L'intérieur du cerveau, la cavité de la capsule mentale n'est que la continuation de l'appareil optique : sinon que la pulpe du sensorium est la rétine suprême, le pivot de toute la sensibilité générale qui subit ses modes de croissance et de paralysie. Et son esprit sous-jacent, composé d'idées à demeure flottantes devant le miroir pulpeux, siége de l'intelligence, prend des dimensions de rétrécissement et de dilatation, selon l'intensité des vapeurs éthérées qui ballonnent le sanctuaire ventriculaire de l'ame. Aussi voit-on, pense-t-on, sent-on, raisonne-t-on, imagine-t-on, veut-on, et se meut-on différemment dans la veille que dans le sommeil, dans la santé que dans la maladie, dans l'inanition que dans la réplétion, dans la sérénité de l'ame que dans son agitation, dans l'état de raison que dans la folie et les passions. On voit donc combien il reste encore à faire pour mettre à nu tous les mystères du moi, tous les phénomènes des prétendues facultés de l'ame. Mais nos principes si rapidement énoncés donneront la clef de toutes les explications problématiques, tant de la *vie* physique que de la *vie* sensoriale, intellectuelle et motrice.

215° *Sensibilité de l'éther enfermé dans le double ventricule mental.* — La pulpe du sensorium, tapissant les contours de la cavité doublement arquée du cerveau, sécrète son *éther* turgescent; et comme elle est sensible avec conscience, elle fait participer à cette faculté son produit extrait de ses élémens et trié par eux, *quand il est en rapport immédiat avec elle.* De sorte que lorsque l'ame, la masse blanche encéphalique se crispe sur cet *éther* sensible; elle le dérive par les extrémités de ses névrilèmes, soit dans les organes de la *vie* extérieure, soit dans ceux de la *vie* intérieure, par les pneumo-gastriques. Voilà comment par l'impulsion première du *feu* gris des nerfs ganglionaires sur l'*éther* des nerfs blancs enchassés à l'origine des muqueuses, cet *éther*, par la réaction du sensorium, s'accumule à la muqueuse nasale et à la palatine pour exprimer les besoins de priser et de fumer; à la gorge pour indiquer la soif; à l'estomac pour signifier la faim; à l'anus et au méat urinaire pour solliciter les excrémentitions. Mais de plus, sous l'impulsion d'une idée concentrative puissante susceptible de produire l'effroi, la *pulpe mentale* violemment crispée étoufferait si elle ne dégageait son *éther* par la soupape des pneumo-gastriques; de là ce sentiment inexprimable à la fois chaud et douloureux qu'on éprouve au creux de l'estomac, au centre phrénique, et qui est produit par le heurtement et du fluide *éthéré* de l'arbre animal et du *feu nerveux* l'agent de la *vie* radicale. Tandis que dans la colère, l'ame impétueusement resserrée sur son *éther* par l'entraînement maîtrisateur de la pneumatisation, le presse dans les membres extraordinairement tendus, et par contre-coup dans les névrilèmes pneumo-gastriques qui partagent inévitablement l'état de l'érection motrice générale. Aussi cet *éther* déborde-t-il outre mesure contre les parois de la membrane du cœur où il s'accumle : ce qui fournit cette sensation de chaleur douloureuse et pressante consécutive aux accès de colère. L'amour n'est produit que par une cause analogue. L'image chérie érectionne sans cesse le cerveau, agace et tourmente toujours la pulpe sensoriale qui sécrète outre mesure un excès d'*éther*. De sorte qu'elle en est trop stimulée, contrariée, opprimée : gêne, tourment, stimulus qu'on appelle désir. Mais la lame mentale, le réflecteur du moi toujours tendu sur son *éther* ballonnant, le fait pénétrer dans les pneumo-gastriques par où il rayonne avec ardeur; et ce rayonnement débordant darde sur et dans l'organe du cœur qu'il enivre d'un nuage de sensibilité agréable et pénible à la fois. Et par la continuation de cette accumulation et l'obstacle qu'elle met à la divergence du *feu* pneumatisant qui ne peut sortir à l'aise de la première porte du foyer de la *vie* primordiale, il s'ensuit bientôt un état habituel d'excitation du cœur, qui peut passer à l'irritation et à l'inflammation, les trois degrés de la passion qu'on appelle amour. Et comme l'intelligence, la pulpe mentale et ses opérations, l'esprit, la mémoire, l'imagination et la volonté, prennent tous les tons, toutes les nuances, toutes les modifications de l'action nécessaire du cœur; c'est de là que dérivent les actes intellectuels et moraux des amoureux, actes qui peuvent aller jusqu'à l'extravagance et la folie, et qui ne peuvent être suspendus, réprimés et guéris que par la médication primitive de l'ame et consécutive du cœur. Voilà comme les muqueuses cardiaques et pulmonaires, dans la colère et l'amour, comme les viscères abdominaux et hépatiques, dans la peur, la tristesse et la haine, peuvent se charger d'*éther* et de *feu nerveux* pathologiques, dont la double présence surexcitante exagère leur sécrétisme organique, exalte leur rayonnement et augmente leur oppression plus ou moins menacée de la phlegmasie aiguë, de l'engorgement chronique, de l'induration squirreuse et de l'ulcère cancéreux. Voilà les vraies lois des rapports du physique et du moral de l'homme.

216° *Fin de la physiologie humaine.* — En nous étendant davantage dans le champ de la science, dont nous avons posé les principes les plus primordiaux et les plus importans, nous ne pourrions que nous répéter sans cesse. Nous sentons donc la judicieuse nécessité de nous borner dans nos aperçus, et de suspendre toute explication ultérieure : car toute difficulté, toute énigme médicale trouvera sa solution dans les bases éternelles que nous avons si audacieusement posées. Jetons donc un regard final sur le tableau rétrospectif des grandes vérités que nous

avons fait luire sur l'horizon nébuleux des connaissances contemporaines. D'abord l'homme est un être *limité* en dimensions et
en substances. Ces substances renferment dans leur nature moléculaire la *condition* de toutes les lois et de tous les phénomènes
de son organisme. Des atomes centraux dérivés du *phlox* universel et dans un nombre fixe, sont le point de départ de la *vie* radicale par leur *activité* matérielle. Intégrés dans la pulpe grise du
rachis nerveux, ils *sécrètent* en elle le sang rouge qu'ils *attirent;*
et le *rayonnent* en *feu* électrique, en *phlox* vital son synonyme.
L'arbre gris a trois entrées alimentaires et trois débouchés dérivateurs. L'*encéphalisation* des couches grises cérébrales absorbe
le sang ou plutôt les principes électriques, oxigénés, caloriques et
lumineux des carotides et des vertébrales, et les engouffre dans le
foyer troncal du siége nerveux gris de la *vie*. La *pneumatisation*,
dans son mouvement concentratif, puise les élémens impondérables de l'atmosphère et du sang aéré, et les englobe dans
l'attraction troncale du sécrétisme inférieur, qui les happe par les
extrémités poreuses des épanouissemens des ganglions et plexus
pulmonaires et cardiaques. La *gastrisation* soutire, par ses racines
ganglionaires et plexueuses solaires, mésentériques, et par les
vaisseaux lactés intriqués et terminés dans les muqueuses abdominales, les élémens subtils des alimens, pour les engouffrer dans
le torrent vital, au foyer suprême où le sécrétisme fondamental
s'exerce. De sorte que le produit de ces attractions triples est un
phlox spécial, un *feu* fabriqué par la *vie*, par la pulpe grise
encéphalo-rachidienne qui en est saturée, et qui l'irradie sous
la forme d'une sphère solaire. Mais cette sphère, emprisonnée
par des organes fibrineux, albumineux et gélatineux, ne possède
que trois voies dilatables et resserrables de dérivation. Et ces
trois voies sont les *débouchés* expansifs de l'encéphalisation, de
la pneumatisation et de la gastrisation. L'encéphalisation flamboie
aux couches blanches mentales le *feu nerveux* gris propre à les
animer, à nourrir leur sécrétisme éthéré, et à entretenir leur
vitalité moléculaire. La pneumatisation rayonne le *feu nerveux*
de la porte la plus voisine du foyer de la *vie*. Et cette porte est
formée à la fois par les porosités et les cavités des poumons, du
cœur gauche, de ses quatre artères veineuses et de leurs radicules
qui s'abouchent aux derniers linéamens nerveux des ganglions et
des plexus pulmonaires et cardiaques, immédiats à la tige de la
pulpe grise primordiale, qui soulage sa sphère, en transportant et
en éliminant par eux le superflu de son *feu nerveux* centralement

divergent. La gastrisation dérive sans cesse l'*agent* impondérable de la *vie* radicale par les membranes muqueuses digestives. Et ce *feu*, en passant par les pores membraneux, les échauffe, les irrite, s'y concentre, et s'accumule d'autant plus que les résistances alimentaires ou les obstacles phlegmasiques s'opposent à sa dispersion. Mais ces trois débouchés par où entrent les matériaux propres à l'entretien du foyer sécréteur de la *vie*, et par où sortent les bouffées de *feu nerveux* toujours excentriques, sont susceptibles de se fermer ou de s'ouvrir outre mesure, selon le degré d'oppression des excitans encéphaliques, respiratoires ou alimentaires, ou selon le dégré de leur insuffisance et de leur raréfaction. De sorte que le *feu nerveux* de la sphère rayonnante, secoué constamment par leur stimulation pesante, a subi une oscillation et une compression de la circonférence au centre qui sollicitent toujours la réaction élastique du *feu* incoercible du foyer. C'est de là qu'est résulté le *balancement alternatif du feu libre*, de la respiration à la gastrisation, en parcourant le tronc focal, et de la gastrisation à la respiration par le même trajet. Les excitans atmosphériques, en pesant sur le *feu nerveux* de la sphère centrale, aux poumons, le renvoient donc par eux dans les branches nerveuses des ganglions et des plexus pulmonaires et cardiaques, et dans les rameaux rachidiens supérieurs de la pulpe troncale, qui le transportent électriquement, par contiguité, dans les divisions rachidiennes inférieures qui aboutissent aux ganglions et plexus solaires mésentériques; et par ceux-ci le déchargent sur leurs terminaisons membraneuses, à l'estomac et aux intestins. Mais ces viscères, selon leurs forces de résistance et d'élasticité, le rejettent rapidement sur son point de départ en traversant le foyer sécréteur rachidien; et le rendent à la pneumatisation forcée de l'éliminer. N'oubliez jamais ces mouvemens radicaux alternatifs : ils sont le moyen de la *vie*, le jeu de la *vie*, et servent à la faire apprécier. La *vie radicale* est donc constituée par des *atomes actifs* ou *phloxiques* dont le nombre et la force matérielle la représentent. Le sécrétisme nerveux en est le produit; et l'attraction et la dérivation en sont les fonctions d'entretien. Sans attraction, point de distillation de l'agent vital; sans expansion, étouffement du foyer qui n'a point de soupapes pour soulager sa sphère nerveuse opprimée. Ce qui nourrit le sécrétisme primordial, autrement dit, l'activité atomistique de la pulpe grise électro-nerveuse qui l'exécute, ce sont les alimens, les boissons et les principes aériens dissous dans le torrent de nos humeurs, après les préparations nécessaires et les complémens perfectifs des fonctions digestives, absorbantes, respiratoires et circulatoires. Leurs élémens ignés, lumineux, électriques, plasti-ques, en un mot, leurs forces actives ou *phloxiques* se fondent dans le sang artériel qui les présente à la pulpe sécrétante suprême si avide; et là dans son foyer primordial, ils sont triés, décompo-sés, divisés, réduits à leur simplicité originelle, à l'*activité* atomis-tique incréée et absolue, et sont absorbés par elle, intégrés à elle, assimilés à sa force vitale qu'ils augmentent, accélèrent, exaltent temporairement, jusqu'à leur dépense et leur dérivation bientôt suivies de leur renouvellement alimentaire. Le *phlox*, le *feu nerveux* qui en résulte, diverge par tous les débouchés, par tous les cordons nerveux, les organes fibrineux, les tissus albumineux, gélatineux et calcaires; et en les pénétrant les anime par sa virtualité vitale, puisqu'il est l'agent primitif, identique et indispensable de la *vie*. Et la *vie* se manifeste ordinairement par trois nuances caractéristiques qu'on appelle *tempéramens*, et qui sont le nerveux, le sanguin et le bilieux, fondés sur la pré-dominance de l'encéphalisation, de la pneumatisation et de la gastrisation, selon que l'*innervation grise* centrale s'en échappe avec le plus d'ardeur. Mais sur l'encéphalisation, sur ce débouché capital de la flamboyance du *feu nerveux*, il est une greffe d'une autre nature, d'une autre activité : nature supérieure, éthérée, quintessencielle; et activité surprenante, consciente, judicieuse. C'est la *pulpe blanche*, produit congénital du sécrétisme et de la purification de la grise. Elle fut logée dans les couches corticales, afin d'être dans ce sanctuaire à l'abri des stimulations écrasantes et foudroyantes. Cette substance blanche, siége du moi, essence de la *conscience* des choses, molécularisée en elle, avec sa forme arboréale, son tronc penseur et moteur, jouit de son attraction, de son sécrétisme et de son expansion *propres*. Par les sens, elle *attire* des impressions éthérées, subtiles, quintessencielles, con-venables à sa nature et à la perfectibilité de son alimentation suprême, intelligente et phosphorescente. Par sa pulpe mentale, elle digère, *sécrète,* distille les élémens spiritueux et si déliés que ses sens ont absorbés; et ses produits, l'*éther*, les idées, les déter-minations, sont *dérivés* par la voix, les signes, les mouvemens musculaires, l'exécution des projets, les dépenses du plaisir, en un mot, par toutes les émanations de la *vie* sensoriale. Il n'est point de différence à faire entre les deux *vies*, quant à leurs fonctions d'*attraction*, de *sécrétisme* et d'*expansion ;* elles sont analogues : seulement les natures pulpeuses diffèrent ; les facultés aussi avec leurs atomes ; et leurs modes de manifestations encore, en raison des principes phosphoriques, exquis, pneumatiques, plastiques, qui semblent une purification des impondérables caloriques, électriques, oxigénés, lumineux eux-mêmes ; puisqu'ils sont d'une quintessence telle qu'ils passent par des sens d'une finesse admirable, par les appareils si compliqués de la vue, de l'ouïe, de l'odorat, du goût et du tact. Mais aussi la digestion mentale de ces élémens célestes, de ces matériaux intellectueux, fournit, par leur triage et leur union à travers l'organe de la pensée et de ses cavités ventriculaires, toutes les merveilles renversantes de la raison, de l'imagination et de la volonté, qui les tamisent encore pour les dépenser finalement par les appareils éliminateurs de la parole, du mouvement et de la volupté. Toutes ces fonctions tant de la *vie* inférieure que de la *vie* supérieure, ne relèvent donc que de la *matière constituante* qui possède en elle toutes les qualités atomistiques de leur exécution. Ne recourons donc pas à des *Causes* étrangères, fruit empoisonné de l'hypothèse, de l'erreur et de la fourberie, pour expliquer ces mystères de la plus haute philosophie. Car nous les verrons croître, se développer et décroître avec le poids du corps, avec l'incorporation graduelle et la perte progressive de l'*activité* des tissus, dont la paralysie, l'atonie, l'excitation, l'exagération sensitive et motrice donnent la valeur actuelle inséparable de leur manifestation moléculaire. Oui tout repose sur la matière ; oui le *phlox* et l'*aphlox*, ou l'*activité* et la *passivité* absolues des atomes incréés impriment ou effacent la *vie* ; agrandissent ou annulent la sensorialité ; mais pour arriver à cette *sensorialité* il fallait que la matière première traversât tous les anneaux de la grande chaîne de la Nature, et se quintessenciât insensiblement et par gradation par les sécrétismes successifs des êtres, et finalement dans notre planète, en passant par les zoophytes, les vers, les crustacées, les poissons, les reptiles, les oiseaux, les mammifères et l'homme. Voilà les conditions antérieures de l'organisation et de la faculté mentales. N'allez pas chercher, je le répète, leur apparition sur la terre dans des romans mythologiques et astucieux ; l'histoire naturelle et l'inspiration du génie suffisent seules pour expliquer et leur existence si mystérieuse et leur nature si purifiée.

CHAPITRE VI.

FONDEMENS DE LA DOCTRINE DU CAUSALISME MÉDICAL. ABRÉGÉ DE LA PHYSIOLOGIE UNIVERSELLE.

La nature sublime de mon travail a élevé ma pensée à la primordialité des choses. Mon intelligence, sur l'aile de l'analogie et de la profondeur des rapports, s'est transportée dans la région des mystères les plus ardus, les plus inabordables pour la compréhension humaine. J'ai touché à l'absolu, en révélant les trois facultés constitutionnelles et conditionnelles du *phlox*, c'est-à-dire, de la masse totale des atomes *actifs*. J'ai en quelque sorte assisté au tableau, renversant d'admiration, de la création successive des êtres. Pour fonder une philosophie aussi excentrique, aussi différente des cosmologies et des traités antérieurs des *causes premières* de la Nature, il a fallu marcher à pieds joints sur la fourberie des utopies religieuses; il a fallu mépriser toutes les hérésies et les systèmes des écoles, depuis Platon et Aristote, jusqu'à la métaphysique absurde, abrutissante et indigne de nos jours. Il a fallu s'enquérir encore de tous les faits publiés auparavant; les lier en un ensemble inspirateur, et se laisser guider par l'induction et l'instigation, pour entrevoir l'*organisation* et la *vie* si sublimes de la Nature expliquée; pour découvrir les lois *attractives*, *sécrétantes* et *expansives* qui régissent son anatomie et président à ses actions; pour arriver à soupçonner et à admettre comme une vérité frappante, le *feu* animateur de l'homme, l'agent immédiat de sa vitalité, et le souffle nourricier indispensable de son intelligence. Ma théorie est fondée sur des principes éternels et dérive de l'*activité* irrécusable des atomes. La métaphysique, science des intuitions, ne traite que des rêves de l'esprit, et ne vit que de mensonges et d'illusions. Mais nous, nous avons puisé à la source matérielle de l'étude de la Nature; l'histoire organique et inorganique des êtres nous a tout suggéré, nous a tout appris; et nous raisonnons sur des forces physiques, positives, *substancielles*, causes dimensionnelles et agens impulseurs des phénomènes universels, plus réels que les abstractions insensées des cerveaux creux qui s'exercent sur l'inétendu, l'immatérialité, le simple, la *spiritualité*, et je ne sais sur quelles autres visions fiévreuses. Ainsi la Nature, comme l'homme, est un être organisé et vivant. Ce qui la compose est de la matière, et ce qui l'anime est aussi de la matière. *Elle existe et vit donc par ses propres élémens :* voilà l'idée première de ma doctrine qui enseigne sa physiologie, et l'explique sans recourir à des principes étrangers, hors d'elle. De même l'homme vit, sent et se meut par les conditions uniques et les facultés des substances qui le composent et l'électrisent. Il ne pense pas par une puissance hors de lui, immatérielle, étrangère à sa nature physiologique. Il n'est en un mot, que ce que le *phlox* et l'*aphlox*, ou ce que ses atomes *actifs* et *passifs* le font. Cette philosophie médicale a donc pour but originel de traiter des lois primordiales de notre organisme; de les faire dériver des molécules constitutives; d'inculquer leur suffisance pour expliquer toutes les facultés vitales et animales; et de faire reléguer dans le domaine de l'invention et du délire, les explications métaphysiques, les suppositions hasardées et tous les moyens descriptifs qui ne ressortiraient pas de l'induction, de l'observation, de l'expérience ou de l'analogie des faits positifs de la matière intégrante. Je sais que cette tentative audacieuse excitera les croassemens des envieux, les clameurs de la calomnie, la haine des bigots, la fureur des intolérans, et la salivation verbeuse des rhéteurs de l'époque. Mais je ne leur dois rien. Appuyé des lois de mon pays qui permettent toutes les opinions scientifiques possibles, qui protégent toutes les croyances, qui favorisent tous les cultes; emporté par l'essor maîtrisateur d'une imagination inspirée, je m'élance avec candeur, espérance et intrépidité dans le vague de l'avenir, prêt à lutter contre les orages de la malveillance, de l'ignorance, de l'erreur et de la fourberie; prêt à supporter toutes les éventualités malheureuses que l'exposition de la vérité a toujours fait pleuvoir sur les têtes illustres. Socrate, ce premier précurseur, a bu le poison; Christ, cet immortel intermédiaire, a été crucifié; Spinosa assassiné; Rousseau persécuté; et tant d'autres plus ou moins obscurs. Tuer les gens pour des opinions, parce qu'ils enregistrent des vérités prétendues ou réelles qui leur apparaissent dans le sein de la Nature, est-ce faire preuve d'un bon cœur, d'un esprit droit, d'une justice éclairée, de philanthropie, d'élévation d'ame? Aussi la masse du peuple, qui sait reconnaître ses apôtres, a toujours vengé le meurtre et la calomnie; et la postérité rémunère le martyre scientifique, philosophique et religieux. On ne parle des assassins de Socrate qu'en maudissant; on ne rappelle les bourreaux de Christ qu'avec un soulèvement d'horreur; et Rousseau l'infortuné excite la sympathie de toutes les ames délicates. Arrière donc détracteurs des doctrines nouvelles, tyrans des lumières; fuyez dans les antres de votre bassesse, et laissez le souffle de la raison et de la postérité faire justice des écrits plus ou moins météoriques, vrais et bienfaiteurs des philosophes. Générations futures, c'est à vous que j'en appelle ! Je vous vois d'avance rédiger votre jugement impartial et applaudir à mes efforts, à ma témérité ! Mais est-ce un grand mérite, quand on y est instinctivement poussé par le désir d'être utile aux hommes , et par la passion du bien public et de la vérité ?

Voulez-vous la récapitulation rapide de cette doctrine si originale ? Je vais vous l'exposer en partant des principes les plus évidens et des lois les plus faciles à saisir.

La *matière* existe. J'appelle ses élémens primitifs , les *atomes*. Mais parmi les composés de la matière, quelques-unes de ses parties agissent sur les autres : d'où résulte la division binaire des atomes en *actifs*, le *phlox*, et en *passifs*, l'*aphlox*. L'activité et la passivité matérielles seront donc les deux fondemens de l'Univers. Les atomes passifs sont les esclaves absolus des premiers , et subissent toutes leurs influences et leur pouvoir modificateur. Quant à l'activité atomistique, quant aux atomes actifs , ce qui est synonyme, ils sont actifs par la condition même de leur nature incréée, de leur essence absolue. Ils sont définis par les facultés identiques à leur être , constitutionnelles de leur substance ; et si l'on séparait ces mêmes facultés et la matière qu'elles caractérisent et font ce qu'elle est : l'on tomberait dans la métaphysique et l'erreur. Les facultés des atomes actifs sont l'*attraction*, le *sécrétisme* (action de sécréter) et l'*expansion*. De sorte que les atomes actifs sont actuellement, continuellement, éternellement, à la fois attirans , sécrétans , et rayonnans. Telle est leur nature; tel est l'absolu de leur primordialité matérielle incréée. Voilà les trois lois originelles de l'Univers ; voilà les *causes premières* du monde. Aussi tout en lui les trahit , les révèle à chaque instant : son anatomie comme sa physiologie. L'Univers, avons-nous dit , est *organisé* et *vivant* ; c'est à ses facultés matérielles qu'il doit la structure et l'animation spéciales et si extraordinaires de son individualité. L'*espace* n'est rien : c'est son milieu imaginaire. Enlevez ce qu'il renferme , il ne reste plus que du vide. Il n'est donc que la place idéale qu'occupe la matière. Le *temps* n'est rien non plus : c'est une abstraction comme l'espace. Car le *phlox* et l'*aphlox*, ou leurs atomes, sont incréés, impérissables , durent toujours ; et leur *activité* et leur *passivité* composent l'absolu éternel et toujours présent. Les combinaisons organiques changent, se renouvellent, naissent, se développent et finissent ; mais l'activité viagère, qui a temporairement traversé leurs constitutions, et qui s'en est détachée à diverses périodes, est toujours la même, inaltérable, impérissable ; seulement elle a subi des métamorphoses, a passé dans d'autres compositions où son absolu persiste ; tandis que la décadence s'empare de l'organisation qu'elle a délaissée. Les temps, pour les hommes vulgaires, sont les successions évaluables des êtres ; mais pour le philosophe, ce sont les globules d'eau qui crèvent dans l'océan de l'éternité et de l'absolu qui les réparent toujours. L'intelligence humaine, trop bornée et pas assez subtile pour saisir dans une pensée la généralité du grand Tout, avait, dans ses premières tentatives philosophiques, besoin d'abstraire ses particularités : de là l'invention de la métaphysique et des nombres qui ont écharpé monstrueusement l'*unité universelle*, qui ne forme qu'une seule *organisation*, qu'une seule *vie* toujours existantes, malgré les passages apparemment mortels de ses parties modifiables.

La *matière* existe, mais c'est en une certaine quantité. Quelque colossale qu'elle soit, elle est toujours *limitée*. Ce paradoxe qui peut paraître extravagant, est fondé sur ce raisonnement : que l'homme est borné dans ses élémens ; un végétal aussi ; une planète encore ; un astre de même, et par conséquent l'Univers, leur ensemble. L'Univers est une grande horloge dont les parties sidérales et opaques, ainsi que leurs parasites végétaux et animaux sont les rouages. L'Univers est un *arbre* particulier dont les étoiles, les planètes et les satellites sont les branches et les rameaux, et dont les évolutions botaniques et zoologiques sont les feuilles, les fleurs et les fruits. Cet arbre est donc borné dans sa structure, son feuillage ; et sa matière expire, ou plutôt disparaît et n'existe plus après ses extrémités.

Si les atomes sont limités, c'est-à-dire, s'il n'y a qu'une somme de *phlox* ou d'*activité*, et une somme d'*aphlox* ou de *passivité* : ce *phlox*, l'ame de l'Univers, ou l'activité atomistique générale peut donc être considérée comme une force vive, comme une quintessence suprême d'électricité, de calorique et de lumière, comme une puissance sydérique, ainsi que s'exprimait Paracelse. Cette *quintessence* divine, cette force supérieure, cette ame grandiose et d'une conception si sublime, est *bornée* en quantité et en énergie. Elle seule suffit pour animer, vitaliser, électriser, sensibilifier toutes les parties passives de l'Univers. Chacune

d'elles va puiser dans son océan la particule propre à la subtiliser, à l'assimiler à sa puissance, à en faire un composé mixte-
ment *activo-passif*, en opérant le mariage physiologique de
la nutrition moléculaire, à l'aide du *sécrétisme* indispensable et
de ses deux filles l'*attraction* et l'*expansion*. Car l'attraction, le
sécrétisme et l'expansion sont la trinité mystique et bouleversant
l'imagination, sur laquelle on doit fonder désormais les mytholo-
gies religieuses, de même que les codes sacrés de la politique, de
la philosophie et de la science de la Nature. Nous allons, avec leur
secours, nous élever à la construction téméraire et à l'animation
transportante du monde. Nous serons censé devancer les temps ;
notre intelligence se suppose plus ample que l'espace même ;
notre pénétration plus infinie, plus éternelle encore que l'absolu ;
et nous ferons dérouler successivement, sur l'abîme universel, les
développemens progressifs et insensibles du *grand Étre*, dont
nous admirerons l'embryonie, dont nous contemplerons les âges,
dont nous nous représenterons la forme *anatomique*, dont nous
saisirons la vitalité *physiologique*, en nous figurant son ensemble
grandiose embrassé dans l'unique pensée d'une conception divine,
pleine de magnificence et de majesté! Ainsi envisageons intuitivement l'espace universel comme vide, entièrement dépouillé de
tout, privé des astres qui éblouissent l'astronome ; en un mot,
imaginez le néant et la nuit générale. Maintenant dans ce vide et
ces ténèbres immenses, déposez l'absolu ; jetez la semence mâle et
femelle de la matière, je veux dire, le *phlox* et l'*aphlox*, ou les
atomes *actifs* et les atomes *passifs* avec leurs facultés inséparables
et constitutionnelles. Que résultera-t-il de ce dépôt électrisant,
renfermé, comme dans un utérus, dans le sanctuaire fantastique
de l'espace? Vous verrez soudain des phénomènes extraordinaires
produits par la présence et l'accouplement des deux matières active
et passive réactionnaires : et la majestueuse physiologie de la
Nature va commencer !... Les atomes actifs, le seul stimulus de
l'Univers, balancés comme une sphère limitée de *vie*, attirent les
atomes passifs qui se précipitent, en raison de leur inertie, dans
leur tourbillon appellateur. Leur union ne forme plus qu'un
globe immense. Ce globe qui comprend la totalité de la matière
universelle, est suspendu dans l'abîme : c'est le germe prodigieux
de la Nature en chaos ; et vous allez la voir sortir de cette embryonie qui exalte l'imagination. Le *phlox* et l'*aphlox*, la matière
active et la passive sont confondues ; elles se pénètrent. L'active
attire l'autre dans le sein de sa puissance élémentaire ; elle la

sécrète et la *rayonne*. Quel foyer de vitalité primordiale ! quel spectacle bouleversant, que ce soleil fondamental, l'essieu, le tronc originel et général de tout l'ensemble de la Nature. Quelle fermentation ! quelle intensité de combustion ! quelle impétuosité de rayonnement ! Un noyau brûlant et électrique se forme et se centralise. Composé de la majorité de l'*activité* atomistique, il s'entoure des couches concentriques de la *passivité*, pour se concréter et s'arrondir. Des communications volcaniques et cratériennes s'établissent du dehors au dedans pour le contentement de l'*attraction*, et du dedans au dehors pour exécuter *l'expansion*. Le *sécrétisme* reste à demeure dans le foyer du noyau enflammé. Et ce germe primitif du grand Tout a pris une existence organisée et une force vivante. C'est une sphère immense qui, par ses rayonnemens, fait briller une lumière sidérale majestueuse dans les ténèbres impénétrables de l'espace. Mais aucune intelligence ne pouvait encore contempler cette première aurore du monde ; la pulpe sentante de l'animal était loin d'apparaître. Comment le fruit sommital de la Nature aurait-il pu être formé avant son germe indispensable ?

L'Univers, à l'état primitif, est donc l'embryon grandiose d'où va surgir son anatomie immense. Sa sphère commençante travaille à sécréter la totalité des atomes passifs par les actifs. Et dans cette naissance originelle, il flamboie au sein de l'espace, et produit des irradiations divergentes qui sont lancées circulairement dans l'abîme, avec une énergie prodigieuse, qui réfléchit l'activité entière du *pouvoir plastique* de la Nature. Cet astre primordial, consommant l'*aphlox* ou l'inertie par son assimilation intégrante, la dépense au loin par une atmosphère colossale ; et ces irradiations incalculables, expirant par la distance, s'arrêtent à l'extrémité même de leur expiration, et se concentrent par le refroidissement local. Elles forment, plus ou moins loin du foyer brûlant, des nuages vaporeux qui se concrètent, qui se condensent et se gèlent aux limites du monde naissant. Et ce monde s'enveloppe d'une croûte orbiculaire d'une compacité énorme et irrésistible d'abord. Mais la continuation du *sécrétisme* de l'activité sur la matière inerte, distillant toujours et rayonnant sans cesse des émanations exhubérantes, remplit bientôt l'intervalle qui sépare le centre médullaire, le noyau enflammé, de sa coque finale ; et cet intervalle se comble, se durcit comme les couches ligneuses d'un arbre. De sorte que cette écorce universelle, devenant de plus en plus compacte de la circonférence au centre, tend à limiter toujours l'expansion focale ; ce qui opprime le sécrétisme animateur de la Nature, l'enraye, le tourmente, l'avive, l'exalte. Alors il résulte une fermentation inimaginable, une réaction dynamique immense contre les obstacles concentrateurs : ce qui provoque une incubation prodigieuse, un sécrétisme étouffé excessivement violent. Pendant cette période, toute l'*activité* universelle s'efforce de saturer la *passivité*, de la pénétrer, de s'assimiler à elle ; fondant sa compacité, résolvant sa résistance ; et après des impulsions excentriques inouïes, incalculables, l'*expansion* générale, plus forte que la matière refroidie de ses couches circonférencielles et de sa coque externe, en devient victorieuse ; elle la rompt, la brise et la lance en éclats, de toute l'énergie de sa puissance, dans le sein de l'espace qui s'agrandit avec les nouvelles irradiations enflammées de ce second âge de la Nature. Les débris de cette effraction des parties de l'embryon universel, sont impulsés excentriquement avec une force hors de la compréhension humaine, et tourbillonnent, enflammés comme des soleils, autour de leur essieu générateur. Mais l'expansion fracturante se fit dans toutes les directions, d'une manière divergente ; de sorte que tous ces débris brûlans furent précipités orbiculairement en longues traînées pivotant au foyer ; et ces traînées astrales furent autant de voies lactées immenses dont les bases furent enchaînées au noyau suprême, et dont les terminaisons décroissantes se perdirent dans la profondeur de l'espace. De sorte que dans la première période physiologique de la Nature, son organisation, réduite d'abord à l'unité d'une sphère grandiose, le tronc futur du grand arbre du monde, parvint, à son second âge, à s'enrichir de troncs secondaires ou voies lactées étonnamment étendues, qui s'annexèrent selon les lois de l'activité, au tronc primordial de l'Univers. Et ces troncs secondaires, formés par des débris enflammés comme des étoiles énormes, s'arrangèrent en lignes pivotant sur l'essieu, en diminuant progressivement de volumes et de forces depuis leur base jusqu'à leurs extrémités divergentes et perpendiculaires au centre général. Cette *anatomie* est la conséquence rigoureuse de la *physiologie*, autrement dit, des facultés de la matière constituante. C'est ainsi que l'expansion totale de la sphère génératrice, en raison de sa suprématie virtuelle, active et phloxique, repoussa les débris loin d'elle, et les fit arrêter à une distance convenable, et en équilibre avec leurs poids d'inertie, sur l'élasticité repoussante de ses irradiations continuelles. De sorte que le plus fort stimulus fut au centre ; et que la plus forte expansion supporta , comme suspendus , tous les astres récemment engendrés dans l'acte renversant de la première évolution arboréale de la Nature. Mais les plus gros débris échappés à ce phénomène conquassant , composés de la plus grande quantité de passivité matérielle , étant aussi les plus violemment attirés par le centre producteur, tendirent , après l'expiration de l'impulsion , à s'arrêter et même à rétrograder vers le stimulus focal , et se précipitèrent , par l'acte avide de la pesanteur, sur ce stimulus. Mais son expansion les arrêta dans un éloignement et dans des rapports d'équilibre , propres au libre exercice du sécrétisme animateur et de son rayonnement suprême , sur lequel ils furent suspendus pour en supporter toutes les influences et les modes divers. Par la même raison , les débris enflammés de l'irruption primitive s'annexèrent , en raison de leurs plus petits volumes et de leurs activités moins fortes, aux plus gros débris qui , attirant , sécrétant et rayonnant , comme leur auteur suprême , les suspendirent et les balancèrent en équilibre sur et dans leur propre atmosphère ; de sorte qu'il s'éleva perpendiculairement et divergemment des évolutions d'astres superposés les uns aux autres , et progressivement décroissans depuis l'essieu total jusqu'aux terminaisons des traînées de soleils primitifs pivotant sur lui. Les plus petits débris devenant aussi des astres , des étoiles, des soleils , s'enchaînèrent et se succédèrent entre eux dans des lois de volumes et de vitalité , à peu près comme l'extrémité d'une branche végétale plus grosse à son commencement qu'à son milieu et qu'à sa fin , diminue insensiblement jusqu'à sa terminaison. Les débris de l'irruption génératrice première , lancés avec toute l'impétuosité de la dynamique générale de la Nature , emportant , dans leur fracas et leur élan , une partie de la *passivité* et de l'*activité* de la matière de l'essieu embryonique, s'enflammèrent en astres énormes , et participèrent aux facultés de leurs élémens *activo-passifs* constitutionnels , c'est-à-dire , qu'ils ATTIRÈRENT , SÉCRÉTÈRENT ET RAYONNÈRENT. Dans toutes les parties de l'arbre universel naissant , qu'on peut se figurer, au second âge, par un astre immense et par des pivots étoilés posés sur lui et divergeant au loin en dessinant des dimensions décroissantes ; dans toutes les parties de cette organisation commençante, dis-je, on ne doit jamais oublier que les trois facultés conditionnelles et identiques de la matière , existent dans toute leur plénitude et leur activité. C'est ainsi que l'attraction s'exerce , que le sécrétisme brûle , et que l'expansion s'opère. De plus ces trois facultés fonctionnent dans

des rapports réciproques d'égalité et de force. La matière *active*
donnée, l'*attraction* lui est proportionnelle d'une manière absolue ; puisque l'une est l'autre molécularisée. De même, le *sécré-*
tisme, n'ayant pas d'autre cause, s'effectue dans les mêmes conditions. De même l'*expansion* réfléchit le sécrétisme, comme
l'activité attractive l'avait manifesté. Voilà la triple raison de l'organisation *anatomique* des mondes étoilés. La plus forte attraction en attire une autre un peu moins forte, qui s'impose à une
autre un peu plus faible, laquelle enchaîne à sa puissance une
autre encore inférieure, et ainsi de suite. S'il n'y avait que de
l'attraction, tout serait compacte, pôlarisé, conjoint, adhérent.
Mais le sécrétisme distillant sans cesse la matière passive, la sublime, la rayonne en une atmosphère expansive qui entoure et
protège chaque masse attractive. De sorte que la plus forte expansion éloigne à une distance proportionnelle une expansion un peu
moins forte, qui elle-même en repousse une autre un peu plus
faible, laquelle écarte un autre astre encore moins énergiquement
ment irradiant, et ainsi de suite. Voilà la cause de l'équilibre
général des soleils ; et cet équilibre est facile à saisir : car chacun
d'eux, n'attirant et ne sécrétant que dans les conditions de sa
nature active intégrante, ne peut rayonner que dans les mêmes
conditions. Voilà ce qui occasionne la défense respective des astres,
leur maintien à distance, et l'obstacle aux chocs immédiats qui
résulteraient de leur trop voisine rencontre.

Figurez-vous donc bien la *forme* et la *vie* de l'Univers, au
second âge, de la manière dont je viens de vous l'exposer. Astre
central, essieu colossal du tout ; traînées pivotant sur lui de
voies lactées insensiblement décroissantes et divergentes sous
forme orbiculaire : voilà son *anatomie*. Attraction focale de l'essieu, attraction de tous les astres individuels ; sécrétisme combustif attaché à chacune de leur unité ; et rayonnement *activo-passif*
des produits de ce sécrétisme avec atmosphère particulière et générale de l'ensemble : voilà sa *physiologie*. Mais par l'acte permanent de la distillation de la matière passive par l'active, et par
l'expansion incessante des émanations résultantes ; des nuages de
vapeurs atmosphériques amoncelés aux limites du monde adolescent, se sont condensés, refroidis, gelés et excessivement durcis.
Leur compacité pierreuse a enveloppé l'organisme universel. Une
nouvelle coque d'abord indomptable s'est formée. Ses couches se
sont de plus en plus épaissies. Et sa résistance invincible, opposant un obstacle continuel aux expansions sécrétantes de la phy-

siologie combustive de la Nature, a tendu à limiter son rayonnement distillateur. Les vapeurs produites et lancées aux extrémités circonférencielles de l'écorce du grand Etre, arrêtées par sa concavité intérieure, s'y sont concentrées de plus en plus; leur adossement incessant s'est toujours grossi. Et le développement progressif de cette épaisseur concentrique, a fini par entraver les irradiations non seulement de l'essieu focal, mais encore des combustions astrales particulières. La distance qui séparait le centre de la coque s'est comblée; l'œuf s'est rempli; le tout s'est durci. Les sécrétismes enrayés, étouffés sous le poids d'une matière passive accumulée outre mesure, ont couvé, ont fermenté. Cette incubation sourde, ce levain mystérieux tendit à pénétrer les matières *passives* par les *actives*, à les assimiler à ces dernières, à les purifier de plus en plus, à leur faire subir des modifications, des mutations de nature nouvelle. Et après un laps immense, après une pénétration entière, une identification absolue, le sécrétisme général, violemment échauffé dans sa dynamique moléculaire et dans ses efforts excentriques, se rompit en éclats embrasés, seulement dans son écorce et dans les interstices des voies lactées pivotant à son essieu; car celles-ci et les étoiles du second âge furent aussi imbrisables que lui, puisqu'elles partagèrent sa nature et sa résistance primitives. Et les parties de cette écorce, leurs couches concentriques, les interstices *activo-passifs* des membres originels de l'Univers, furent lancés dans l'espace avec un fracas épouvantable et une force indicible. Leurs débris enflammés, impulsés excentriquement, toujours dans le sens habituel des voies lactées pivotantes, s'ajoutèrent à leurs extrémités sidérales, et s'annexèrent, sous formes de rameaux, à leur anatomie et à leur vitalité, en se superposant les uns aux autres dans l'ordre de leur volume et de leur pouvoir sécréteur particuliers. Voilà comme le branchage du monde se déroula en hauteur orbiculaire, à son troisième âge, par l'addition supérieure et circonférencielle de nouveaux soleils toujours plus petits que leurs prédécesseurs. De sorte que les embranchemens sidéraux s'enchaînèrent comme par ramifications. Et ces ramifications, composées de sphères isolées, se maintinrent à des distances harmoniques et physiologiques, par les degrés d'*attraction*, de *sécrétisme* et d'*expansion* des astres les plus centraux, toujours supérieurs en puissance répulsive à leurs voisins immédiats, qui écartèrent aussi plus impétueusement ceux qui leur furent adossés; tandis que ces derniers, plus énergiques que les circonférenciels, les éloignèrent

aux extrémités bourgeonnales du monde. Voilà comment le grand
arbre de l'Univers s'est successivement constitué. Le sécrétisme
absolu de l'*aphlox* par le *phlox* ou de la matière passive par l'active, les a dépensées centralement, pour les étendre et les reporter
à la circonférence. De sorte qu'après cent, mille, un million d'âges
et plus, elles se sont équilibrées ; et que l'éloignement du foyer
général et de l'écorce universelle, a fini par être un milieu suffisamment spacieux pour l'exercice facile et complet de la physiologie
totale. Mais dans les dernières éruptions viriles, l'activité focale
s'était purifiée de la passivité qui l'encroûtait dans l'intérieur de l'organisme de la Nature; et cette passivité, toujours éliminée autant
que possible aux extrémités corticales, ne fut plus assez saturée
d'activité pour engendrer des soleils brûlans ; de sorte que les
derniers âges virent éclore les systèmes opaques avec un foyer
étoilé central et des ramuscules décroissans planétaires et satellitaires, qui furent les terminaisons orbiculaires de la Nature, les
véritables bourgeons, feuilles, fleurs et fruits du grand arbre universel. Mais alors l'éloignement de ces organisations extrêmes du
foyer général, étant immense, il permit à son sécrétisme radical
de s'opérer avec plénitude, et aux autres sécrétismes particuliers
des troncs secondaires, des branches, rameaux et ramuscules de
la Nature, de s'exécuter avec facilité et largesse. Leurs irradiations toujours centrifuges traversent tout l'organisme dans leur
divergence incessante; elles en animent, nourrissent, développent
et agrandissent toutes les parties extrêmes, aux dépens mêmes de
la matière et de la vie des parties les plus centrales : de sorte qu'il
se fait un transport perpétuel du foyer à la circonférence. L'un
s'use au profit de l'autre. Les astres fondamentaux, les troncs se
consument en faveur des branches et des terminaisons, qui
prennent leurs places pour s'user de même au profit des ramifications nouvelles, qui se forment aux extrémités avec les vapeurs
des sécrétismes universels. Ces vapeurs, dans des périodes beaucoup plus longues que les antérieures, se condensent, se gèlent,
se pétrifient en coques orbiculaires beaucoup moins épaisses et
plus délicates que leurs devancières, en raison de la distance prodigieuse centrale, et de l'équilibre et de la saturation de la
matière passive par l'active. Et ces coques, après une incubation
préalable du tout, se brisent en éclats opaques pour fournir des
évolutions nouvelles, qui serviront de liens à de plus postérieures
encore. Mais il arrivera un terme où la matière *active* et *passive*
totale, employée complètement et solidifiée dans les organisa-

tions de l'Univers, ne pourra plus fournir assez d'émanations pour composer des écorces circonférencielles emprisonnantes. Alors il n'en existera plus ; l'Univers n'aura plus de pavillon ni d'entrave. L'ensemble des sécrétismes ne sentira plus son expansion divergente arrêtée par des obstacles refoulateurs. Tout fonctionnera avec régularité, calme et harmonie. L'atmosphère de la Nature s'étendra avec souplesse dans le sein de l'espace. Si quelques nuages *activo-passifs* s'y rencontrent, si des irradiations condensées y parviennent, ils ébaucheront des globes en silence, par l'*activité* propre de leurs élémens, par l'*attraction*, le *sécrétisme* et le *rayonnement* de leurs parties matérielles, l'origine des nébulosités astrales ; et l'Univers, grand arbre majestueux, possédera sa force végétative propre, et la faculté de s'agrandir d'une manière illimitée. Voilà où la Nature est aujourd'hui parvenue. Elle est dans tout son équilibre et dans toute sa beauté : et sa conservation se conçoit indéfinie par le transport de la vitalité centrale à la circonférence, qui devient elle-même centre par rapport à une circonférence de nouvelle formation. Aussi cette physiologie incessante nous inspire-t-elle l'idée de l'éternité, par le cours permanent et inarrêtable des évolutions nouvelles, qui se superposent toujours circonférenciellement aux plus récentes, elles-mêmes agrandies avec les élémens évaporables des intermédiaires, qui se maintiennent temporairement avec les débris expirateurs des centrales, qui s'évanouissent après avoir brillé plus ou moins longtemps, et fourni les produits rayonnans de leurs sécrétismes en alimentation à la masse générale des organisations universelles, naguères appuyées sur leur anatomie et vivifiées par leur animation. Ainsi l'ensemble de l'Univers est un individu *organisé* et *vivant* ; et ses parties sont elles-mêmes des sphères organiques, disposées et activées selon les lois moléculaires *phloxiques* et *aphloxiques* constituantes. Tout en lui *attire*, *sécrète* et *rayonne* ; tout en lui s'entretient et se perpétue ; et de même que rien n'a pu être créé, de même rien ne peut s'anéantir. Ses atomes sont l'absolu ; leurs lois la nécessité ; leur connaissance la philosophie ; et leur explication la vérité. Il a donc en lui la raison de son être. Ne recourons donc pas, dans l'exposé de ses principes, de son origine et de son développement, à des causes imaginaires, à un pouvoir surnaturel et menteur ; à des fantômes que la raison ne peut plus loger dans le sein de la Nature comprise, pas plus qu'aux frontières abstraites de son espace vide. Tenons-nous-en à l'observation des phénomènes, à l'induction des analogies, à ces inspirations désintéressées qui élèvent le génie à la hauteur de la puissance des atomes absolus, réfléchis en quintessence, en miniature, dans le cerveau de l'homme illuminé, le dernier résultat de la distillation générale de l'ensemble de tous les êtres.

Les produits des sécrétismes de toutes les parties de la Nature, depuis le centre jusqu'aux extrémités, se dégagent excentriquement, en formant une atmosphère immense qui dépasse même les limites orbiculaires du monde. Les vapeurs *activo-passives* résultantes, s'élevant sans cesse de l'essieu à la circonférence, sont absorbées par les foyers sidéraux particuliers, pour servir à leur alimentation personnelle et à leur distillation incessante. De sorte que chaque astre les attirant, les sécrétant et les rayonnant dans les rapports exacts de sa vitalité atomistique propre, se forme une atmosphère spéciale qui s'enrichit de plus en plus des produits nuageux de sa distillation combustive. Cette atmosphère spéciale, l'enveloppe progressive de chaque astre, se durcit encore à sa circonférence, à l'époque de la formation des systèmes planétaires ; et composa une coque emprisonnante pour chaque soleil. De sorte que ses couches concentriques, se pétrifiant par le refroidissement lointain du foyer, et s'accumulant de plus en plus dans leur concavité rétrograde, finirent par opposer un obstacle compressif sur l'expansion irradiante du sécrétisme. Mais comme sa combustion et son dégagement fournirent toujours des produits vaporeux : la distance du centre aux extrémités corticales, se combla, se remplit, se durcit ; d'où résulta une incubation violente, une fermentation prodigieuse, une dynamique énorme, qui à la fin l'emporta, par le développement de son activité, sur la résistance passive de sa coque et de toutes ses entraves durcies. De sorte que chaque astre rompit en éclats les obstacles scorieux de son sécrétisme, et les lança avec une force extraordinairement divergente dans l'espace ultérieur. Les débris plus ou moins échauffés, tourbillonnèrent ; et dans leur fluidité native, s'arrondirent, se superposèrent en raison de leur somme de *phlox* ou d'activité constituante, et composèrent des planètes, des satellites et des comètes qui révolutionnèrent autour de leur centre générateur. Voilà comme, dans les derniers âges de la Nature, les milliards de systèmes opaques naquirent et s'organisèrent. L'astre impulseur fut au centre. Les planètes furent suspendues sur son atmosphère expansive. Et leur ordre de balancement fut proportionnel non à la densité spécifique de leur matière constituante, comme le soutiennent les Newtoniens, mais bien en raison de la force rayonnante de leurs foyers défenseurs particuliers. La planète la plus vivante, la plus stimulante, la plus expansive, fut la plus rapprochée; et les autres classées physiologiquement dans un rapport dynamique analogue. De sorte que les plus faibles et les comètes, lancées plus loin, terminèrent le feuillage opaque de ces derniers ramuscules de la Nature. Une planète principale, entourée de débris scorieux entraînés plutôt par son attraction propre que par celle du centre astral créateur, en a formé des satellites qui se rangèrent autour de son atmosphère d'après les lois de leurs *attractions*, *sécrétismes* et *expansions* décroissans; de sorte que, dessinant les gradations des dernières ramifications terminales du monde, les satellites les plus vivaces furent plus voisins de la planète focale, les un peu moins vigoureux succédèrent aux premiers; les moins énergiques encore furent repoussés par les seconds, et les plus débiles reculés à la fin. Tel est l'ordre anatomique des parties extrêmes du grand arbre de la Nature, qui se constitua ainsi par les impulsions législatives des atomes actifs intégrés dans les sphères étoilées ou opaques, qui furent classées d'après les mêmes principes organisateurs dérivés du noyau général du tronc universel, et continués jusqu'aux branches intermédiaires, et aux ramifications finales et circonférencielles. Les mêmes lois qui ont présidé à l'arrangement structural et à la vitalité *attractive*, *sécrétante* et *expansive* de l'enfance de la Nature, ont ainsi disposé les développemens surajoutés dans sa jeunesse, et classent encore tous les jours des évolutions nouvelles. Les forces primordiales ne font que se réfléchir du centre aux extrémités; de même que la matière composante, quoique combinée et sécrétée de mille et mille manières, ne fait que répéter et manifester les tendances intimes que ses créateurs immédiats lui avaient données. De sorte qu'on peut dire avec raison que les lois générales se particularisent et se concentrent dans chaque unité; et que ces unités les transportent identiques, quoique modifiées dans leurs passages successifs, aux divisions les plus insensibles de toutes les ramifications arboréales du monde. Et ces lois se rencontrent par conséquent encore et dans un soleil final, et dans une planète, et dans les végétaux de cette même planète, et dans ses animaux même. C'est pourquoi j'ai entrevu et dit avec raison que l'*homme*, placé au faîte de la filiation des êtres, est, en sa qualité de fleur de la Nature, la quintessence dernière de tout l'Univers, la miniature et

la purification terminale de toutes les parties qui l'ont précédé en apparition et en existence sur le grand développement progressif du monde. Ses lois seront donc le produit des
élaborations totales et la représentation la plus exquise de leur
expression. Aussi sommes-nous parti de son connu, pour
remonter par l'analyse à la recherche des lois primordiales; et
emporté sur les ailes d'une analogie sévère et d'une seconde vue
philosophique, sommes-nous arrivé à reconnaître la justesse de
nos inductions physiologiques, la vérité de nos inspirations
hardies, et le couronnement de nos laborieux efforts.

Le soleil central de chaque système et la série des planètes
décroissantes et de leurs satellites qui pivotent sur lui, sont organisés et vivans, dans des rapports respectifs à ceux qui peuvent
régir une tige et des rameaux, des feuilles, des fleurs et des fruits.
Le soleil possède un noyau *sécréteur* et bouillonnant, des couches métalliques énormément compactes qui l'emprisonnent et le
protègent, des communications concentriques pour l'exigence de
son *attraction* si avide, des communications excentriques ou
volcaniques pour la dépense de son *expansion* si violemment
irradiante. Et cette expansion n'est autre que son atmosphère
immense de calorique et de lumière, qui repousse avec une
impétuosité inimaginable les sphères planétaires pivotant sur son
foyer attractif. Si le soleil n'avait que de l'attraction, tous les
corps opaques dépendans se précipiteraient sur lui pour ne faire
qu'une masse compacte. S'il n'avait pas de sécrétisme, il ne produirait pas d'atmosphère défensive. Mais cette défense atmosphérique si expansive repousse, à des distances proportionnelles aux
énergies planétaires individuelles, leurs sphères agressives et
pesantes. L'*attraction* est en rapport atomistique avec le *séoré-
tisme* et celui-ci avec l'*expansion*, dans chaque corps céleste.
Voilà ce qui maintient l'harmonie et l'équilibre du tout. De sorte
que tous les astres, tous les globes opaques s'appuient les uns sur
les autres dans les rapports de leurs forces plongeantes, qui sont
balancées sur leurs atmosphères respectives qu'ils pénètrent plus
ou moins, selon leur vigueur d'expansion. De même que les
corps légers se suspendent dans les couches de l'air ou dans celles
de l'eau, en raison physique de leur pesanteur particulière : de
même depuis l'essieu on tronc de l'Univers jusqu'à ses branches,
et depuis celles-ci jusqu'aux extrémités orbiculairement circonférencielles, les mondes sphériques sont plongés dans l'atmosphère
totale, et suspendus les uns sur les autres dans des rapports

physiologiques d'*attraction*, de *sécrétisme* et d'*expansion*, dûs à leur virtualité atomistique progressivement et excentriquement décroissante ; de la même manière encore, quoique la comparaison soit très-éloignée, de la même manière, dis-je, que le tronc végétal a des lois cohésives qui l'enchaînent à la branche, que celle-ci en a qui l'adhèrent à ses rameaux, que ces rameaux sont attachés aux ramuscules, et ces derniers limités par des bourgeons, des feuilles, des fleurs et des fruits. Celui qui concevra l'idée de ces analogies législatives ; qui se figurera l'ensemble arboréal de la totalité de la Nature, et la simplicité générale de sa physiologie uniforme quoique modifiable, perfectible et progressivement quintessencielle, possédera la clé de l'explication philosophique de l'Univers, et entreverra le miroir sacré de la vérité religieuse du grand Tout.

La Terre, comme toutes les planètes et leurs satellites subordonnés, doit être considérée comme un des derniers bourgeons organisés et vivans de l'arbre du monde. Figurez-vous un marronnier majestueux. Le tronc peut être assimilé à l'essieu universel ; les branches aux voies lactées pivotantes ; leurs rameaux aux lignes de soleils primaires qui dépendent des voies lactées ; leurs ramuscules à des lignes sidérales secondaires, tertiaires, etc. ; et les feuilles, les bourgeons floraux, les fruits aux planètes, satellites et comètes qui composent et terminent le feuillage orbiculairement circonférenciel de la Nature. Et bien la terre sphéroïdale est comparable au bourgeon floral d'un marronnier. Comme celui-ci soutire de ses ramuscules, de ses rameaux, de ses branches, de son tronc, de ses racines, les matières *activo-passives* de ses milieux, c'est-à-dire, des alimens à son organisation, à sa *vie*, à son développement floral et fructifère futurs ; de même la Terre puise les élémens de son anatomie organique, de sa vitalité physiologique, de sa croissance, de son perfectionnement et de l'évolution progressive de ses minéraux, de la série de ses végétaux et de la filiation de ses animaux, dans les émanations du soleil, un ramuscule universel final, qui lui-même soutire ses matériaux conservateurs des rameaux étoilés supérieurs ; lesquels prennent les matériaux de leur entretien et de leur grossissement dans les sphères sidérales constitutives des branches de la Nature ; lesquelles branches appuient leur hygiène vivifiante sur les voies lactées pivotant au tronc ; et lesquelles voies lactées exploitent l'essieu général et la matière *activo-passive* éternelle, qui alimente sa combustion majestueuse

et divine, l'ame de la Nature, la cause première du grand Tout,
le *phlox*, le *feu* électrique, agent primordial de tout mouvement,
de tout phénomène, de tout organisme et de toute animation.
La *vie* part donc du centre pour se rendre aux extrémités, et la
nourriture atomistique aussi, par un courant incessant, éternel,
d'une conception gigantesque et renversante. Tels sont les liens
qui enchaînent le bourgeon terrestre à toute l'anatomie et à toute
la physiologie du reste de l'Univers. Notre sphère est un composé
d'atomes *actifs* et d'atomes *passifs*. Les premiers, concentrés dans
un noyau enflammé, sécrétèrent les autres, les assimilèrent
conjugalement à leur nature, et les rayonnèrent. Les produits de
l'expansion primitive furent à la fois solides, laviformes et gazeux.
Les solides et les laviformes enveloppèrent le noyau focal et
l'emprisonnèrent, en ménageant toutefois des ouvertures pour
l'alimentation attractive, et des communications externes pour
l'exécution volcanique des dépenses rayonnantes. Les gazeux
composèrent l'atmosphère calorique, électrique, lumineuse et
aérienne du globe. Mais les excrétions primordiales, assimilées
par le foyer, leur fabricateur, entourèrent ce foyer et l'enveloppèrent par des couches successives qui se pelotonnèrent les unes sur
les autres et excentriquement, de manière à former un sanctuaire
sécréteur spacieux et convenable avec leurs matériaux originels
compactes. Ces couches, durcies avec la succession des siècles,
opposèrent une résistance concentrative à la force comburante
interne qui, entravée dans ses efforts excentriques, se rua sur
son obstacle, et fit couler dans son épaisseur des laves brûlantes métalliques et actives, sous des directions divergentes. De sorte que
la moelle électro-focale s'étendit en mines et en filons, en soule-
vant les croûtes passives et refroidies de ses premières enveloppes.
Voilà l'origine des montagnes et des traînées de métaux à bases
centrales et à terminaisons ramificatives circonférencielles. Mais
les parties soulevées qui crévèrent, engendrèrent des volcans ou
débouchés propres à l'effectuation de la physiologie attractive,
sécrétante et expansive de cette époque adolescente de la terre
devenue plus exigeante. Ses produits excrétoires nouveaux et
laviformes coulèrent à pleins bords, exhaussèrent les terrains, et
se pelotonnèrent excentriquement dans le sens de la course orien-
tale ou autrement cardinale de sa révolution d'alors. De nouvelles
superpositions croûteuses, obstruant les débouchés volcaniques
récens, emprisonnèrent et opprimèrent à certains degrés le foyer
sécréteur, dont la stimulation réactive sollicita de nouvelles érup-

tions, qui elles-mêmes furent la source d'autres cratères, et ainsi de suite. Voilà comme, avec la succession du sécrétisme central et de ses évacuations, le globe grossit et se développa, en formant ses couches les plus profondes jusqu'aux granits et aux porphyres, et depuis ces derniers jusqu'aux terrains secondaires. Les uns vinrent après les autres, comme le fruit succède à la fleur, comme le ramuscule apparaît après le rameau. De sorte que les tissus terrestres se sont engendrés progressivement, en prenant dans les antérieurs les matériaux et la condition des postérieurs, et ainsi de suite ; comme la fibrine artérielle fournit les élémens et du sang noir, et de la bile, et de la lymphe, et de l'albumine, et de la gélatine, et des trames organiques qui en sont composés. Mais dans cette évolution anatomique et physiologique, les irradiations liquides et gazeuses transpirantes composèrent l'eau de la mer et les gaz de l'atmosphère. Et ces deux masses pesantes et roulantes vinrent apporter leur pouvoir modificateur externe et compressif au pouvoir fabricateur interne et expansif ; de sorte que les terrains tertiaires et d'alluvions se disposèrent et se pelotonnèrent sous leur double influence. Ce qui finit par achever l'organisation concentrique et accidentée de la planète, telle que nous l'admirons aujourd'hui, avec les ramifications de ses montagnes et de ses cours d'eau. Les minéraux externes font donc partie intégrante de l'organisation vivante de la terre, ils en sont les membres et y puisent, y soutirent leur *activité* électrique ; comme un muscle trouve dans son nerf l'élément éthéré de son action, et dans le sang l'élément gris animateur de sa fibre. Notre globe, comme toutes les organisations universelles, est un composé de *phlox* et d'*aphlox* ou d'atomes *actifs* et d'atomes *passifs*. Les actifs, condition et siége de sa vitalité, formèrent un noyau central, l'agent du sécrétisme et analogue dans cet individu à la pulpe grise nerveuse, la puissance fondamentale de la vie humaine. Ce noyau planétaire plus ou moins solide, plus ou moins enflammé, plus ou moins sécréteur, est limité dans le nombre de ses atomes, dans la somme de son activité, et par conséquent dans l'étendue de sa vitalité. Cette *activité* vitale terrestre est concentrée dans des matières centrales brûlantes à la fois solides, liquides et impondérables. Ces matières primordiales et radicales *attirent*, *comburent* et *rayonnent* toutes les matières *passives* de la terre, leur donnent des modifications nouvelles *activo-passives*, et les excrètent en les classant par pelotonnemens circulaires et successifs sous l'influence des eaux : ce qui a grossi le globe et lui a

donné le volume actuel. De même que l'élément nerveux, par ses
proportions assimilatrices, change la nature de la fibrine, du
sang noir, de la lymphe et de toutes les humeurs, ainsi que de
tous les organes et de tous les tissus, par leurs mélanges multiples. De même l'agent électro-vital planétaire change l'essence
de tous les terrains sécrétés, les anime, les classe avec hiérarchie,
et les dispose physiologiquement dans leur ordre organisateur.
Voilà la cause de leur diversité plus ou moins assimilée, depuis
le noyau jusqu'à la circonférence. Ainsi le *phlox*, le fluide *actif* de
notre globe, par ses voies volcaniques d'expansion, de même que
par les pores et les trames de toute la masse minérale et de ses
couches, transpire excentriquement et en divergeant du foyer
sécréteur aux extrémités corticales. Tous les terrains en sont imbus,
saturés, électrisés, vivifiés et construits. Ce qui nous fait dire
qu'il existe deux états de l'agent vital planétaire, l'état libre ou
rayonnant, et l'état constitutionnel ou latent et solidifié dans les
tissus terrestres, qui sont chimiquement muables aussi selon son
accumulation activante. Ainsi l'*ame* du globe, la pulpe *électrique*,
ou plutôt la substance minérale quintessencielle et vivifiante,
chargée de tout électriser, nourrir, assimiler et organiser, possède son centre focal, ses irradiations ramificatives métalliques,
brûlantes et aimantées. Et son ensemble anatomique est chargé,
par son *attraction* alimentaire, de *sécréter* le *phlox*, le *feu*
vital; et par sa propre énergie expansive, de le *rayonner* dans
les terrains constitutifs qui l'absorbent intégralement, le tamisent,
le conduisent et le transpirent. Des communications souterraines
sous-marines ou non, mais volcaniques, font arriver les matériaux planétaires internes ou externes, jusqu'au foyer comburant
qui les décompose, les brûle, les sublime et les rejette sous les
différens états solides, liquides et gazeux. Les solides ont formé
la fibre compacte et durcie de la planète. Les liquides, vaporisés
excentriquement et lancés dans la rondeur totale de la sphère,
parviennent jusqu'à ses extrémités, à travers les trames minérales
qu'elles trapercent, pour s'exhaler au dehors dans l'atmosphère,
selon les chaleurs des terrains. Mais ordinairement refroidies par
la distance, les vapeurs aqueuses se condensent en goutelettes,
composent de l'eau et s'accumulent dans les réservoirs des montagnes. De là elles sourdissent en fontaines; le nombre des fontaines produit les ruisseaux, dont la réunion forme des rivières
et des fleuves qui vont tous se rendre à la mer qu'ils constituent.
Ces fontaines, ces ruisseaux, ces rivières et ces fleuves et la mer

ont, dans leurs cours désagrégateurs, excavé les vallons, les vaux, les vastes plaines, les immenses bassins, et par conséquent ont déterminé les aspérités qui les bordèrent et les séparèrent : d'où saillirent les collines, les montagnes, les monts prodigieux et les vastes chaînes continentales organisées sur la crête dépouillée de la terre, comme des épines dorsales immenses avec leurs membres et leurs divisions finales de plus en plus délicatement ramifiées. L'eau arrivée et déposée à la surface du globe, reçut l'influence éminemment impulsive et pénétrante du cône solaire, qui lui fait subir une influence hématosante. Oui, le contact intime des eaux et des fluides impondérables lancés par notre astre animateur, est une pneumatisation appropriée à la planète; c'est une assimilation, une vivification fonctionnelle pour l'eau qui va transporter son absorption alimentaire au foyer sécréteur du globe. Ainsi l'eau dont nous avons vu le cours excentrique aisément imaginable par les courans d'eau chaude sous-marins, par les sources minérales et les fontaines pures, ainsi que par sa transpiration insensible; l'eau, dis-je, reprend un cours convergent, après la modification essuyée au contact solaire. C'est ainsi que les volcans dont les cratères expirent à la surface des terres que les vastes eaux de la mer baignent et couvrent de tout leurs poids, ces volcans, dis-je, après avoir rendu une partie de ces eaux par le flux, les absorbent pendant le reflux, et les charrient dans les cratères, soupiraux et canaux vasculaires pratiqués dans les entrailles du globe, pour les conduire dans un long cours au *foyer sécréteur* radical lui-même. Et ce foyer, s'*appropriant* les élémens solaires, les matières combustibles minérales, et tous les atomes actifs susceptibles de l'aviver et de l'entretenir, se livre à son expansion et les renvoie à la circonférence. L'organisation vivante de la terre possède donc trois temps distincts pour l'exécution de ses fonctions primordiales. Le premier est consacré à l'*attraction* des matériaux alimentaires; le second à la combustion *sécrétante* de ces matériaux; et le troisième à leur *expansion*. Et ces mouvemens s'opèrent à l'aide du *phlox*, du *feu* libre terrestre, qui a aussi sa sphère propre et irradiante. La masse de son irradiation se porte aussi, par deux mouvemens alternatifs et isochrones, dans le sens expansif et dans le sens concentratif. Son expansion soulève et emporte la mer sous sa puissance focale, en produisant le flux. Mais sa sphère entière qui pénètre tout le globe et transpire par son écorce et l'air, rayonne immensément dans l'espace. Son rayonnement rencontre les sphères irradiantes du soleil et de la

lune ainsi que le corps de cette dernière. Il en est heurté , concentré et repoussé, de sorte que son élasticité est répercutée sur
la masse des eaux qu'il entraîne, pendant le reflux, dans l'intérieur
volcanique de la terre et sur le foyer qui se livre alors à son
mouvement de concentration alimentaire. Mais par sa réaction
puissante il rebondit sur son obstacle , et relève les eaux par sa
divergence excentrique et défensive. Voilà les principales fonctions
de notre globe qui a aussi son sécrétisme , son rayonnement vital,
sa circulation , sa respiration , son animation , ses excrétions et
une physiologie périodique. Mais on n'a jamais considéré son
ensemble actif et passif sous un point de vue aussi général et
philosophique. Voilà pourquoi on n'a fait qu'abstraire et particu-
lariser dans les mesquines et ignorantes explications qu'on a
données de ses lois. Les produits gazeux de la terre, comme la
masse atmosphérique , sont dus aux émanations finales du foyer
sécréteur, au dégagement des matières vaporeuses de toutes les
couches minérales , et surtout aux décompositions des parties
solides , liquides et aériennes qui se trouvent à la surface corticale. De sorte que les élémens de l'atmosphère transpirent depuis
le centre jusqu'aux extrémités où ils sont absorbés, analysés ,
dépensés pour des combinaisons nouvelles; tandis qu'ils sont
réparés et reconstruits par des excrétions particulières et permanentes.

Par les antécédens, vous voyez comme le globe a tiré sa forme
anatomique de sa puissance *physiologique* qui l'a organisé,
animé et entretenu. Le *feu* focal traperce toutes les couches concentriques à son noyau , pour arriver à l'extérieur où son tourbillon vaporeux oppose, par son expansion énergique , une résistance aux atmosphères solaire et lunaire : ce qui les équilibre et
modifie leurs révolutions respectives. Mais ce *feu*, après avoir
saturé toutes les trames minérales conductrices , s'est trouvé
superflu, à un certain âge de la terre. De sorte que son exubérance s'est accumulée à ses parties corticales. Cette idée est
fondée sur l'analogie de toutes les productions terrestres qui, à
l'époque de leur développement complet , sécrètent une surabondance de principes plastiques , *actifs* et vivifians. L'animal, le
pommier, le champignon partagent ces propriétés inévitables, selon
leur nature composante. De même la terre , dans sa puberté
spéciale , a rayonné une superfluité de son *phlox* , de son *activité*
centrale , qui a saturé les couches corticales du globe de sa force
à la fois calorique et électrique, l'expression de la vitalité

radicale de cette organisation. De sorte que les élémens *attractifs,* *sécréteurs* et *rayonnans* de l'*activité* atomistique planétaire, se sont concentrés outre mesure dans les parties minérales supérieures alors si échauffées et si électrisées, et y ont ébauché de petits sécrétismes particuliers, de petites organisations surnuméraires, des foyers imperceptibles de vitalités, des accumulations isolées et excessivement restreintes de force plastique focale : ce qui, à la longue, a engendré toute la série du règne minéral de la circonférence. Ce règne à traits organiques fort distincts dans son origine ignée, a perdu ses caractères par le refroidissement progressif du globe, et par les cataclysmes diluviens et subversifs qui ont tant de fois affligé la surface terrestre. De sorte que ses individualités se sont désagrégées, dénaturées, détruites, et ne laissent plus, aux fouilles géologiques, que des empreintes fort légères et des exemples très-rares de leur apparition originelle. Mais ce règne a existé dans une filiation successivement génératrice très-étendue, et dans un perfectionnement progressif très-marqué. Parce que l'exubérance continuelle et pubère du *feu* électro-plastique du globe, s'est toujours accumulée dans les individus qui composèrent l'immense série minérale, et a doté ses individus de forces atomistiques *attractives, sécrétantes* et *expansives* de plus en plus vivaces : ce qui les a fait élever à des purifications et à des évolutions nouvelles plus exquises et plus compliquées. Ainsi de même que dans l'animal, les testicules sont les parties privilégiées les plus imbues de l'innervation ; de même que dans un végétal, la fleur est la partie la plus riche en subtance active vivante ; de même le principe animateur de la planète s'est condensé dans des organismes minéraux, où il a sollicité une attraction, un sécrétisme et une expansion propres à constituer et à maintenir leur *vie* particulière. Cette idée est facile à concevoir, quand on se rappelle que toutes les parties de la terre sont pénétrées non-seulement du *feu* focal libre, mais encore du *feu* focal devenu intégrant. C'est ce *feu* saturateur et en excès, qui donne à tous les minéraux des propriétés moléculaires relatives aux quantités de sa présence constitutionnelle, et des *facultés avides, sécrétantes,* et *rayonnantes,* ou organisatrices et animatrices proportionnelles à son abondance. L'aimant, le fer, la chaux, etc., ne sont caractérisés que par cette ccuse plastique, l'unique agent consolidateur et différenciel ; de même que la gélatine, l'albumine et la fibrine doivent leur nature diverse à la dose intégrante du *feu nerveux* qui les a fabriquées.

Mais la *vie* focale, toujours sécrétée avec une abondance croissante, et rayonnée dans les couches terrestres, s'accumulant de plus en plus aux parties corticales, a eu bientôt achevé la série du règne minéral. Les individus de ce règne furent des singuliers distincts, à part, détachés et indépendans du sécrétisme terrestre, qui leur a seulement fourni des matériaux anatomiques et son fluide animateur. Mais tout en subissant la nécessité de son attraction, ces organismes minéraux jouirent, dans leur nature et l'étendue de leur sphère, d'une *activité* individuelle propre, d'un foyer isolé, d'un *sécrétisme* particulier, comme chacun des végétaux et des animaux possède une existence séparée. Les organisations vivantes de ce règne, soumises aux phases inévitables de la naissance, de la croissance, de la reproduction et de l'extinction, ont laissé, par leurs restes physiologiques, des élémens de plus en plus saturés du *feu* plastique et électrisant du foyer central de la terre; et ces élémens, devenant la condition de nouvelles organisations plus perfectibles, ont favorisé l'évolution de ramifications minérales toujours plus élaborées : ce qui a engendré un règne complet de classes, genres, espèces, analogues dans ses développemens plus purs à ceux que présentent la botanique et la zoologie actuelles. Mais ces débris s'amoindrissant, devenant toujours plus exquis, parvinrent, dans le cours continuel des sécrétismes parasites de la planète, à ébaucher des organisations végétatives d'abord informes, mais perfectibles avec la marche merveilleuse de la Nature, avec la mutation améliorante de la matière constitutionnelle, et avec la pénétration assimilable de l'*activité* plastique du fluide vital de la terre.

. Ces végétaux minéralisés primitifs changèrent insensiblement leur essence, et finirent par donner les germes substanciels des trames végétales présentes, et à dessiner des individus analogues à ceux qui tapissent l'écorce planétaire. De sorte que le règne végétal, issu immédiatement du minéral et composé avec ses matériaux anatomiques, s'est déroulé insensiblement sous formes et lois ramificatives et perfectibles. Les individus qui le composèrent s'engendrèrent les uns les autres ; les espèces se succédèrent sans interruption, avec épuration et complications nouvelles ; et donnèrent enfin le tableau de l'arbre classificateur mentionné dans les botaniques de l'époque. Les forces des végétaux furent donc dépendantes de leurs tissus constituans, et molécularisées avec la matière minérale dans leur formation primitive. Et ces formes végétales ne furent jamais que le résultat de l'accumula-

tion, de l'épuration et de la distillation incessantes du *feu* plastique animateur du globe, constitutionnalisé et intégré dans les
organismes végétans. *L'activité* vivante de la planète se réfléchit
donc dans les productions qui la soutirent, l'absorbent et l'assimilent toujours à leur matérialité composante et à leur physiologie
conservatrice. Nous ne recourerons donc, dans l'explication des
règnes organisés et animés, qu'à la duplicité *active* et *passive* des
atomes éternels *phloxiques* et *aphloxiques*, comme nous l'avons
fait pour la législation philosophiquement sublime de la Nature.
Ce sont toujours les mêmes forces générales et identiques à la
matière, qui en exécutant *l'attraction*, le *sécrétisme* et *l'expansion*, construisent, vivifient et déroulent tous les êtres. Cette
simplicité de principes, pour fonder la théorie de l'Univers, n'est-
elle pas admirable dans sa conception, féconde en rationalité et
inspiratrice de vérités ? Aussi, nous aidera-t-elle pour achever cet
essai physiologique du grand arbre du monde, peut-être trop
rapidement énoncé.

De même que le bourgeon floral d'un marronnier se déroule
successivement et par des périodes qui, calculées par des tierces
et des quartes, fourniraient des époques immenses ; de même la
terre, bourgeon floral et terminal du grand Tout, développe
lentement et insensiblement ses productions graduelles et hiérarchiques. Mais le bourgeon floral d'un marronnier fait sortir de
son sein, par mille nuances et par mille modifications progressives, un thyrse admirable qui se charge finalement de fruits, la
dernière phase du travail sécréteur général de son tronc. Et bien,
dans tous les changemens substanciels et préparatoires qui président à la formation extrême du marron, nous allons puiser une
leçon analogique excessivement profonde : car dans le tissu
constituant des parties périodiques de cet ensemble déroulant,
nous voyons des phases matérielles passagères et des changemens
physiologiques coïncidens. Tout ce qui, dans le thyrse naissant,
peut représenter le pédoncule et ses divisions, est métaphorique-
ment ou paraboliquement censé être un règne minéral avec ses
forces propres. Tout ce qui figure la substance florale, peut être
assimilé au règne végétal avec les propriétés de ses individus.
Tout ce qui est fruit, peut être comparé au règne animal avec
ses facultés vivantes et sensibles. Les trois pulpes du thyrse d'un
marronnier apparaissent donc insensiblement, s'amènent les unes
les autres, se changent, s'élaborent et se dénaturent pour développer des essences nouvelles et progressives. De même le globe

a successivement engendré les minéraux qui ont donné naissance
aux végétaux, eux-mêmes les sources et les auteurs des animaux.
Les transitions ont été inapparentes, naturelles et physiologiques.
Lorsque les végétaux eurent déposé sur l'écorce terrestre des
débris suffisamment électrisés pour solliciter la composition de
la pulpe animale, cette pulpe apparut dans une simplicité primordiale extrêmement limitée. Elle sembla le résultat d'une
sécrétion gélatineuse animée, échauffée, saturée des principes
solaires. Et c'est à la longue que les polypes, comme nous l'avons
dit tant de fois, dispersés sur la surface du sol et affectés par des
vicissitudes si variables, disséminèrent partout les élémens anatomiques et physiologiques de l'animalité; et ces élémens finirent
par provoquer l'évolution progressive et hiérarchique des radiaires, vers, insectes, arachnides, crustacées, annelides, mollusques, poissons, reptiles, oiseaux et mammifères. Et leur
développement fut ascensionnel, arboréal, fatalement successif,
comme le germe est nécessaire pour la tige, la tige pour les
branches, les branches pour les rameaux, les rameaux pour la
substance verte de la feuille et du bourgeon, le bourgeon pour la
substance colorée de la fleur, et la fleur pour la pulpe savoureuse
du fruit. De sorte que le règne minéral, le végétal et l'animal ont
subi un enchaînement appariteur analogue; qu'ils se sont développés ainsi à la suite les uns des autres, l'un étant la condition de
l'autre. De même dans les classes, les genres, les espèces et les
individus. Ainsi les polypes et les animaux simples ont été
nécessaires pour préparer, esquisser et constituer les composés :
parce que la force plastique de l'*activité* animatrice focale de la
planète, se créant des tissus d'une exquisité proportionnelle à la
pureté de son élaboration progressive, se concentre, se quintes-
sencie en eux, pour les douer de facultés caractéristiques de plus
en plus subtiles et motrices. De sorte qu'étant électricité minérale
dans les êtres faussement dits aujoud'hui inorganiques, elle devient
globuline (Turpin) et corpuscules nerveux (Dutrochet) dans les
végétaux, pour façonner la pulpe nerveuse et le *feu* gris dans les
animaux. Lesquels pulpe nerveuse et *feu* représentent, dans cette
dernière espèce d'organisation, le *phlox*, ou l'*activité* atomistique
et animatrice du globe son auteur, dont la vitalité propre représente la puissance *active* du soleil son père, qui lui-même a la
sienne, l'effet direct des forces *plastiques* et sécrétantes émanées
des voies lactées pivotant à l'essieu, dont ces dernières emprun-
tent une portion du pouvoir suprême, du *phlox* absolu, l'*ame de*

la Nature, la cause générale du mouvement et de la *vie*, en un mot, le *principe atomistique* incréé et fondamental de toute *attraction*, de tout *sécrétisme* et de toute *expansion* universelle.

Ainsi la terre, bourgeon terminal de la Nature, a déroulé son ramuscule minéral, botanique et zoologique. Toutes les planètes en ont fait autant et les satellites aussi. Tous les soleils végètent encore, et développent de même, sur leurs surfaces enflammées, des séries de règnes organiques dont la compacité métallique résiste à l'ardeur de sa combustion et de son atmosphère. De sorte que toutes les sphères soit astrales, soit opaques, ont chacune leurs générations hiérarchiques ascensionnelles, leurs thyrses évoluteurs de règnes minéraux, végétaux et animaux différens et relatifs à leur nature brûlante, chimique et physiologique. Si toutes les parties du grand arbre du monde portent ainsi, sur leurs unités sidérales et opaques, des enchaînemens de règnes parasites; que les minéralogies, les botaniques et les zoologies des ramifications universelles doivent être merveilleuses et sublimes! Quel bonheur pour une imagination inspirée de voyager dans le sein de ces mondes mystérieux; d'admirer les magnifiques créations organiques de la Nature, et d'applaudir à la diversité inépuisable de leurs actions physiologiques! O immensité! ô profondeur! ô lois et opérations universelles! vous savoir serait ma félicité; vous pressentir m'électrise; vous annoncer fait ma gloire!

Le *phlox*, l'activité atomistique de l'essieu du monde, autrement dit, sa puissance animatrice et vivifiante, après s'être réfléchie dans ses branches sidérales pivotantes, dans leurs rameaux et ramuscules étoilés, s'est concentrée circonférenciellement dans leurs bourgeons planétaires terminaux; et notre globe a eu sa part d'énergie plastique avec laquelle il a entretenu son sécrétisme propre, et a déroulé enfin, par sa superfluité croissante, ses règnes parasites minéraux, végétaux et animaux. De sorte que les forces vives et suprêmes des tissus qui constituent les individus de ces règnes, se manifestent en eux par les facultés moléculaires de leur matérialité chimique et physiologique, et par les fluides impondérables, l'électricité, le calorique, la lumière, etc., qui participent à son action, à sa puissance, puisqu'elle s'est incorporée en eux. Aussi tous les mouvemens minéraux les plus intimes, toutes les opérations végétales les plus clandestines, toutes les fonctions animales les plus mystérieuses, doivent être rapportées, comme les phénomènes les plus apparens, à la cause générale de l'animation universelle, au *phlox*, à l'*activité atomistique et* plastique de la Nature, dont une parcelle a traversé la planète pour pénétrer les règnes minéraux, végétaux et animaux, afin de se condenser finalement dans la pulpe nerveuse humaine, et se représenter par le *feu* gris ou *phlox* son agent, les auteurs de l'électrisation vitale, du sécrétisme radical, du balancement alternatif, des fonctions pneumatisante et gastrisante, en même temps que les provocateurs, les animateurs et les conservateurs des facultés de relation. Plusieurs fois nous avons déroulé l'ascension progressive du règne animal, nous avons démontré la complication des appareils et des fonctions coïncidente avec l'accumulation graduelle de la matière nerveuse, la dernière modification de l'*ame plastique* du monde. Nous avons vu que disséminée dans les polypes, où l'*attraction* et le *sécrétisme* semblent dominer principalement, cette matière nerveuse se prépare des voies d'*expansion* dans la forme et les actes rotatoires des radiaires. Dans les vers, les insectes et les arachnides, des trachées aquifères, des stigmates et des branchies compliquent le pouvoir pneumatisant; en même temps que des appareils digestifs plus composés perfectionnent la force gastrisante. De plus l'arbre de relation et sa pulpe sensoriale avec sa conscience des choses, commencent à germer, à poindre, à esquisser des organes exécuteurs des fonctions sensuelles, perceptives, motrices et reproductives. Dans les crustacées, les annelides et les mollusques, des branchies perfectionnent l'expansion pneumatisante; et des abdomen plus complaisans agrandissent le pouvoir gastrisant. Mais en même temps leur sécrétisme radical engendre des pulpes blanches et par conséquent des *vies* de relation extrêmement caractérisées, et qui puisent, dans des circulations appropriées, des fluides propres à les étendre, les développer et les parfaire. C'est ainsi que la matière *activo-passive* du monde passe par ces intermédiaires grossiers, nécessaires pour préparer de loin la fleur sommitale de la Nature, l'homme, le dernier produit de l'évolution des êtres universels. Aussi, à la suite des animaux précédens, les poissons et les reptiles apparurent avec des fonctions organiques nouvelles et des *vies* animales plus achevées. Puis les oiseaux et les mammifères leur succédèrent, en finissant par organiser les quadrumanes, les bimanes et enfin le prodige de la création, l'homme des bois, qui devait par des perfectionnemens multi-séculaires, se modifier et s'améliorer, comme toutes les parties antécédentes de la Nature, et se transformer successivement dans les races progressives papous, cafres, nègres, polynésiennes, américaines, malaises , mongoles et caucasiennes ; en suivant la zône terrestre que le genre a parcourue sur le sol autrefois non submergé, comme aujourd'hui, par les eaux que les cataclysmes diluviens ont jetées progressivement sur son passage méconnu et pas même soupçonné. L'*homme* est donc le dernier produit de l'élaboration des êtres. Sa substance constituante est la *quintessence* de la matière *activo-passive* universelle. Sa pulpe nerveuse et son feu représentent le *phlox* ou l'*activité* animatrice du monde ; et sa fibrine , son albumine et sa gélatine sont les résultats extrêmes *aphloxiques* et scorieux de la *puissance sécrétante* de la Nature. Cette puissance atomistique , autrefois focale, sidérale et planétaire , a fini par devenir successivement minérale, végétale et animale , et par former, dans sa dernière métamorphose, les siéges nerveux et de la *vie* organique et de la *vie* animale avec ses facultés merveilleuses *conscientes* et *motrices*. Nous avons donc le secret de la Nature. Sa force est dévoilée. Le mouvement est connu. La sensorialité n'est plus un mystère. La physiologie du monde nous illumine. Et nous savons comment l'Univers organisé s'est développé ; comment il a engendré graduellement tous les êtres ; comment il vit ; comment son *attraction* , son *sécrétisme* et son *expansion* l'entretiennent; comment toutes ses parties mêmes s'équilibrent dans leur distance défensive, et s'exploitent dans leur avidité réciproque.

Si donc nous avons extrait, de la nature des choses et des lois générales , les *causes premières de l'homme*; si ses élémens constitutionnels, si sa force vitale, si sa pulpe sentante, si ses atomes moteurs viennent d'être révélés; notre *doctrine* ne sera-t-elle pas éclairée au flambeau resplendissant de la vérité? nos explications profondes et si ingénieuses ne seront-elles pas dictées par la voix inspiratrice de la Nature, elle-même réfléchie en quintessence et en tableau dans le miroir de mon intelligence. Ô humanité ! ô médecins ! avide, dans ma jeunesse, de découvrir les mystères universels, j'ai fait des efforts pénibles, des réflexions prodigieuses, des études opiniâtres ; et la loyauté, le désintéressement, l'amour pur du vrai, le désir d'être utile à mes semblables, m'ont toujours guidé dans mes investigations laborieuses et sublimes. Ce n'est pas l'ardeur de la gloire et la fumée de la réputation qui m'ont entraîné ; puisque rien ne persiste et que tout périt avec les mondes qui nous portent. Ce n'est pas l'ambition de l'argent; puisque le savant s'appauvrit plutôt dans l'alimentation favorite et solitaire de ses idées. Qu'est-ce donc qui m'a porté à publier cette doctrine originale et frondeuse? C'est l'impulsion de la vérité! c'est l'instinct de son utilité! c'est la voix de l'avenir! c'est l'amour du bonheur et de la santé de l'homme! car avec mes principes, j'établis le dogmatisme médical sur des bases assurées. La connaissance de la vie et de ses lois fera mieux distinguer les désordres morbides, et mieux apprécier les moyens rationnels d'y remédier. Ces premiers résultats ne méritent-ils pas de la science et de l'humanité? Mais en outre, en révélant l'*unité organique et vivante du grand arbre du monde*, en dépeuplant l'espace vide où il est plongé, j'ai fait évanouir l'emplacement impossible des fantômes mythologiques; j'ai détruit le romantisme religieux; j'ai sapé les appuis de la politique divine et perfide. En proclamant l'uniformité nerveuse des siéges des ames viscérale et sensoriale, j'ai fondé l'égalité native des hommes sur l'identité d'une même cause, et leur supériorité éventuelle sur l'élément pulpeux de leur intelligence et de leur volonté. Qui osera maintenant se dire plus noble en essence qu'un autre? qui soutiendra la validité des titres, la prétention des castes, l'orgueil du sang, la sanction suprême et absolue des despotes et des papes; quand un pâtre, Sixte-Quint; un men-diant, Homère; le fils d'un sculpteur, Socrate; d'un horloger, Rousseau, et tant d'autres, ont, tour à tour et dans des siècles différens, étonné les générations contemporaines, et fait rayonner, dans l'avenir le plus lointain, la sphère éclatante et grandiose de leur gloire! Cette puissance de l'homme sur l'homme provient donc de l'*activité plastique* de la Nature, qui s'est réfléchie et incarnée dans le cerveau quintessenciel, et qui lui permet de s'élever, sur les ailes phosphoriques de la sensorialité, aux con-ceptions les plus sublimes, et même à la figuration transportante et complète du *grand arbre universel*, le dernier résultat pos-sible des efforts de l'imagination humaine.

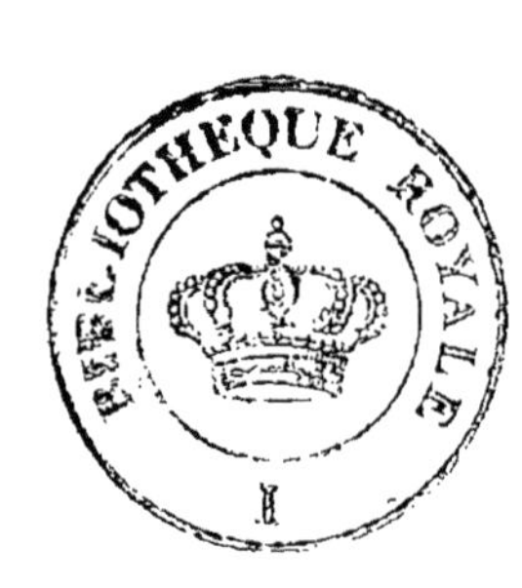

TABLE DES MATIÈRES.

FIN DE LA TABLE.

VOCABULAIRE

DES

MOTS TECHNIQUES NÉCESSITÉS PAR LES DÉCOUVERTES DE LA DOCTRINE

DU

CAUSALISME MÉDICAL.

Actif, adj. (synonyme de *phloxique*), qui participe aux propriétés de l'activité.

Activité ou *phloxie*. La matière est composée d'atomes. Parmi ces atomes, les uns manifestent des phénomènes d'action sur les autres, qui paraissent en subir les effets. Les premiers composent le *phlox ;* je les ai appelés *actifs*, ce qui veut dire doués de l'activité ; les seconds constituent l'*aphlox ;* je les ai nommés passifs, par ce qu'ils sont travaillés, dominés, dénaturés et assimilés par les premiers. La preuve que cette division binaire n'est pas chimérique, c'est que 1° l'astronomie nous apprend que parmi les astres, les uns sont soumis aux autres ; 2° la minéralogie nous démontre que les cristaux admettent telles particules et rejettent telles autres ; 3° la chimie nous fait voir que dans les composés, il est des impondérables qui sont les vrais agens *actifs*, et que les précipités ne sont que des matières inertes comparativement et *passives* des premiers ; 4° la physique nous enseigne que les corps impulsés suivent *passivement* le mouvement que les puissances *actives* leur ont imprimé : en effet ils s'accélèrent ou se ralentissent avec l'accumulation ou l'éventement de ces puissances ; 5° la botanique nous apprend que les élémens électriques des végétaux poussent les autres humeurs qui en sont dépendantes, et les classent hiérarchiquement après se les être assimilées et les avoir transformées en tissus divers. De plus les grands arbres des forêts, où les atomes *actifs* sont plus accumulés, étouffent les inférieurs soit par leurs influences rayonnantes, soit en entravant leurs moyens d'alimentation. 6° Les grands animaux dévorent les petits, et même il en est de petits très-féroces qui attaquent et mangent les plus gros. C'est parce que leur système nerveux est plus imbu d'atomes *phloxiques* ou *actifs* relativement à l'ensemble, et que leur machine en est plus électrisée. 7° Dans l'état social les grands offusquent et concentrent les petits ; les génies écrasent les esprits inférieurs ; les réputations colossales éclipsent les petits noms ; etc. De sorte qu'universellement tout est *force* ou *faiblesse, activité* et *passivité, phloxie* ou *aphloxie*. Et comme ces deux propriétés ne sont ni chimériques, ni métaphysiques, ni immatérielles, et qu'elles tiennent aux *atomes*, qu'elles dérivent des influences que leurs agrégations exercent les unes sur les autres ; il est naturel et logique de croire qu'il en est de deux sortes : les *actifs* et les *passifs*. De sorte que la *passivité* et l'*activité* matérielles seront les deux principes moléculaires de la Nature identifiée en eux. Et ces deux principes incréés et éternels s'accumulent ou se raréfient en passant dans les diverses parties constituantes de l'Univers, ce qui fait que les unes deviennent passagèrement plus *actives* que les autres. L'*activité* pourra donc se définir la *force* générale du grand Etre, qui est animé et organisé par elle. Cette *activité*, cette *force* sera une essence primordiale, un agent impondérable, un feu sui-généris substancialisé intégralement avec la totalité des atomes *actifs* dont l'ensemble limité sera l'ame fluide de la Nature, le *phlox* qui, conjointement avec les atomes *passifs*, l'aphlox, s'est dispersé jusqu'à son expiration dans les grands et petits astres, dans les grandes et petites planètes, satellites et comètes, ramifiés sous la forme d'un arbre unique, immense et pourtant borné. Le soleil en a eu par conséquent sa portion, et son travail appropriateur nous en envoie tous les jours. La terre en a eu sa dose et ses couches minérales en sont imbues, ce qui forme les prétendues propriétés physiques et chimiques. Le feu, l'électron, le magnétisme, etc., etc., ne sont, dans notre planète, que des représentations noyées et très-éloignées de l'essence primordiale, du *phlox*, du fluide *actif* incréé. Ce sont des modes à la millionième transformation. Sa nature primitive sans altération ne peut être qu'au sein de l'essieu de l'Univers ; elle est donc inabordable. Quand donc nous voudrons la définir et la dénoncer, nous ne ferons que du roman. Aussi faut-il nous contenter du mot *activité* ou *phloxie* pour la peindre elle et ses transfigurations spéciales dans les organisations vivantes particulières. Les nerfs et leurs esprits la représenteront dans le corps animal. La globuline (Turpin), les corpuscules nerveux (Dutrochet), l'électricité végétale en donneront l'idée dans les plantes. Le feu, l'électricité et l'aimant dans les minéraux. Les fluides lumineux et caloriques dans les corps célestes ; et ainsi de suite, en remontant toujours jusqu'à l'essieu du grand Etre, où *l'activité atomistique*, je veux dire, le *phlox*, le *fluide primordial* se trouve dans la pureté de toute sa quintessence éternelle. (Voyez *phlox* et *aphlox*, *phloxie* et *aphloxie*).

Adhérer, j'en ai fait un verbe actif : adhérer une chose à une autre.

Agresseur, adj., qui agresse, attaque, provoque ou stimule.

Albumination, manière dont une chose devient blanche, et par conséquent dont le sang noir devient lymphe.

Ame, l'ame d'un être, c'est la portion de l'*activité universelle*, du fluide primordial, du *phlox* qui lui a été dévolue en partage. Cette ame matérielle et ignée est consubstancialisée avec les atomes *passifs* ou *aphloxiques* dans les élémens de l'être dont elle forme l'animation. L'ame des animaux est double ; il y a celle de l'arbre nerveux blanc qui *active*, *électrise* et sensibilifie la vie de relation ; et il y a celle de l'arbre nerveux gris qui *vivifie* la vie organique. Ces ames sont constituées par les atomes *actifs* intégrés dans les deux pulpes nerveuses qu'ils douent de leur sécrétisme respectif viager. Ainsi les ames organique et animale, dans le haut de l'échelle zoologique, sont spécialisées, localisées et arboréalement figurées. Mais dans les polypes, elles sont disséminées et confuses, comme les ames des végétaux, des cristaux et des autres minéraux, quoique l'essence électro-ignée qui les compose puisse aussi affecter des agrégations globuleuses, des concentrations activo-moléculaires, sous différentes formes. Les ames des corps célestes sont des noyaux aimantés et brûlans ; et l'essieu de l'Univers est le centre général où se trouve accumulée la plus grande masse de l'*activité éternelle*. Cette activité suprême jouit d'un sécrétisme inextinguible, qui se dépense sans cesse par son *expansion*, pour fournir son fluide animateur et divergent à toutes les parties de l'arbre universel. Mais en même temps l'*attraction* répare toujours le foyer central, en soutirant les élémens qui s'échappent de toutes les organisations de la Nature où ils n'entrent que passagèrement pour rentrer au centre et retourner à la circonférence, par une circulation inarrétable et éternelle. Quand on voudra désigner l'activité entière ou l'ame de la Nature, on pourra l'appeler conventionnellement διά αἰτία avec les lettrés chinois, Zénon, Helvétius et tant d'autres ; mais comme c'est un fluide, une essence, une matière, un feu, il ne faudra pas confondre cette *cause première* avec le *Deus* des Théologiens et des métaphysiciens, qui est immatériel, inétendu : ce qui serait faire un sacrilège, selon leur doctrine. Quand on voudra exprimer la portion *phloxique* qui active, meut et vivifie un être, un individu, un astre, une planète, un cristal, un végétal, un animal, on pourra conventionnellement lui donner le nom d'*ame ;* mais comme c'est une quintessence subtile, une substance vive, une électricité matérielle et ignée, un *phlox*, il ne faudra pas confondre cette *ame*-là avec celle des théologiens et des métaphysiciens, qui n'en admettent que d'incorporelles et de spirituelles ; car s'ils en reconnaissaient de matérielles, les principes de leur système pour expliquer la physiologie mentale, tomberaient comme superflus, comme moyens inutiles. « *Magna stultitia est earum Deos facere effectiores , causas rerum non quærere.*» Cicéron.

Amygdaloïde, adj., en forme d'amandes. On entend par *cavités amygdaloïdes*, des ouvertures en formes d'amandes qui se trouvent dans les couches optiques, et qui communiquent avec le canal général que Gall et Spurzheim ont découvert chez les enfans dans toute l'étendue de l'arbre de relation, depuis les ventricules latéraux, moyen et quatrième jusqu'au calamus, où il se bifurque et se concentre dans les pyramides et les olives pour se doubler dans les deux faisceaux de la moelle épinière.

Animateur, qui anime.

Animation, l'action d'animer.

Animer, c'est la propriété qu'ont les atomes *phloxiques* ou *actifs* de communiquer leur énergie primordiale aux agrégations de matières *aphloxiques* ou *passives*, qu'ils s'assimilent et qu'ils douent de la triple fonction d'attirer, de sécréter et de rayonner, les trois conditions inséparables de toute organisation et de toute vie qu'elles constituent.

L'animation suppose toujours une portion quelconque de la grande ame, activité ou essence universelle, qui fait revêtir les formes de l'organisation ou de la vie à l'arrangement des matières plus ou moins passives auxquelles cette portion *phloxique* préside.

Antiphloxique, propre à combattre le *phlox* et l'inflammation qu'il produit. (Synonyme d'*aphloxique*.)

Aphlox (universel), masse totale des atomes passifs de la Nature; (particulier d'un être), c'est l'assemblage de ses atomes inertes.

Aphloxie, synonyme d'asthénie; *aphloxique*, synonyme d'*antiphlogistique*

Arboréal, adj., qui a la forme de l'arbre.

Arboréalement, adv., à la manière de l'arbre, ou en forme d'arbre.

Arbre universel, le grand Etre, l'Univers organisé et vivant, et possédant 1° un tronc ou es-ieu animateur; 2° des troncs secondaires formés par des lignes énormes d'astres grandioses; 3° des branches constituées par des séries d'étoiles moins considérables; 4° des rameaux ou trainées de soleils plus décroissans; 5° des ramuscules plus petits encore et composés de globes lumineux encore moins importans et analogues à notre astre animateur, enfin; 6° des planètes, des satellites et des comètes, qui sont, relativement au grand arbre universel, des espèces de bourgeons susceptibles de développer d'eux-mêmes des évolutions ramificatives nouvelles qui seront les règnes minéral, végétal et animal.

Arbre gris, forme approximative du système nerveux ganglionaire; et tissu animateur de la vie organique, par la sécrétion électrique du feu nerveux gris.

Arbre blanc, forme du système nerveux de relation, et tissu sensibilifiant de la vie consciente et motrice, par la sécrétion de l'éther ou feu nerveux blanc.

Artères veineuses. Les quatre artères qui, prenant naissance dans les capillaires artériels des poumons, vont, en augmentant de calibre s'aboucher à l'oreillette gauche. Ces artères quoique de nature veineuse, appartiennent pourtant à l'arbre à sang rouge puisqu'elles en contiennent. Elles sont ses véritables racines, et le feu nerveux, fabriqué au foyer de la vie par la combinaison de l'oxigène, est transporté par elles dans le cœur, dans l'aorte et dans toutes ses ramifications, pour servir à réparer et nourrir tous les organes

Artérialisation, c'est l'action par laquelle le feu nerveux gris, s'irradiant excentriquement et avec violence de tous les nerfs tri-splanchniques qui le sécrètent, s'échappent d'eux en rayonnant dans les canaux artériels que les filets du tri-splanchnique forment par leur texture et leur entrelacement. Mais il faut dans cette définition, implicitement comprendre l'acte par lequel le sang se trouve électrisé et innervé par la présence du feu gris, ainsi débordant à travers les pores des

canaux artériels formés par l'aplatissement et l'intrication des filets ganglionaires.

Artériolules. Les artérioles sont les divisions les plus extrêmes des
artères et contiennent encore du sang rouge circulant. Mais j'appelle
artériolules ces mêmes artérioles à leur état d'oblitération, quand elles
se sont tellement amincies qu'elles sont plutôt des fibres et des rudimens
de fibres que des canaux et des capilaires. Alors les artériolules sont les
élémens des muscles et des tissus rouges des poumons, de la rate, etc.

Astralement, en forme d'astre. Qui rayonne astralement, veut dire qui
disperse des émanations sécrétées en tous sens, en divergeant à la manière
solaire.

Atomes. Ce sont les derniers termes jusqu'où par la pensée la matière
peut être divisée. C'est donc dire qu'il y a une limite d'atténuation au-
delà de laquelle il est impossible aux élémens de la matière d'aller. Les
atomes sont *phloxiques* ou *aphloxiques, actifs* ou *passifs.* Les *actifs*
constituent par eux-mêmes l'essence primordiale, le feu créateur, la
puissance substancielle que j'ai nommée *activité universelle,* et dont ils
sont en nature l'expression et l'identité. Voyez les mots *activité* et
passivité, phlox et *aphlox, phloxiques* et *aphloxiques.*

Atomistique, qui appartient aux atomes.

Attenir, être adhérent.

Attraction, première faculté des atomes actifs et conditionnelle de
leur nature qu'elle définit par son inséparabilité et son identification en
eux. Par cela même que les atomes actifs sont actifs, ils attirent. Leur
essence se manifeste par *l'attraction.* Cette force est une avec leur
matière et réciproquement. Les séparer ce serait faire de la métaphysique
et du roman. Ce sont les atomes eux-mêmes qui sont attirans en substance. Leur puissance est élémentaire et constitutionnelle ; et quand ils
sont en présence d'atomes passifs, ils les attirent par les lois moléculaires
de leur nature. Quand leur contact a eu lieu, ils exercent alors un autre
phénomène, le *sécrétisme* (voyez ce mot) et le sécrétisme lui-même est
l'origine d'un autre acte, l'*expansion.* (Voyez encore ce mot.) Ce qui
vous inspire que l'attraction, le sécrétisme et l'expansion sont les trois
facultés consubstancielles des atomes, résultats de leur trinité en leur
unité indivisible.

Ballonner, se dit de l'éther qui gonfle les névrilèmes comme l'air enfle
les voiles, comme le gaz hydrogène emplit un ballon.

Blanc, adj., de couleur blanche. L'éther ou le fluide nerveux de la vie
de relation a été appelé *feu blanc,* par catachrèse, parce qu'il provient
de la sécrétion de la substance blanche encéphalique, et pour le distinguer
du fluide nerveux ganglionaire, que j'ai nommé aussi par catachrèse,
feu gris, parce qu'il est sécrété par la substance grise ; mais l'un et l'autre
sont invisibles et impondérables.

Brûler, action par laquelle les atomes actifs qui constituent les diverses
fibres de l'organisme, atténuent, divisent, résolvent, sécrètent, décomposent les liquides qui les abordent. Combustion est donc synonyme de

sécrétisme. C'est l'acte primordial et capital de l'*activité* incréée, autrement dit, du *phlox*, de la cause première et substancielle du monde, qui s'exerce sur la passivité composée des atomes inertes, de l'*aphlox*.

Calleux, qui appartient au corps calleux. (Voyez ce mot.)

Capsule mentale ou *intellectueuse*, se dit de la forme concave du corps calleux, l'organe de l'ame pensante, ou mieux encore, cette ame elle-même ainsi organifiée. La capsule mentale n'est autre que les parois mêmes des ventricules supérieurs avec leurs enfoncemens divers. C'est en eux qu'elle renferme toutes les sensations qui s'y transforment en idées, pensées, jugemens, souvenirs, imaginations diversifiés. Elle-même n'a été formée que par la condensation en elle des principes plastiques et sensoriaux de la Nature, sécrétés, à l'origine du règne, par les pulpes grises diverses des races animales successivement progressives. De même que le fruit, la fleur et les organes sexuels si délicats et si irritables d'une plante ne sont que l'accumulation quintessencielle des élémens lumineux, caloriques, électriques et maguétiques, absorbés et sécrétés par les tissus végétaux de l'individu qui les déroule.

Causalisme médical, nom de notre **Doctrine** qui explique tout par les Causes premières.

Causalistes, partisans de notre **Doctrine**.

Centre vital, se dit du foyer de la vie, qui est intégré dans le sécrétisme de la pulpe grise encéphalo-rachidienne et ganglionaire.

Comburant, qui brûle ou qui sécrète : exemples, la pulpe grise vivante et le feu gris, partout où ils se trouvent dans l'économie.

Comburé, qui est brûlé ou sécrété.

Combustible, susceptible d'être sécrété.

Combustif, synonyme de comburant.

Combustion focale, c'est le premier phénomène d'où tous les autres dépendent. C'est le *sécrétisme* des atomes *actifs* du foyer de la vie.

Concentrabilité, qualité du foyer par laquelle il peut être plus ou moins opprimé par les excitans hygiéniques.

Concentrateur ou *concentratif*, qui concentre ou opprime ou resserre.

Concentration, se dit de la sphère nerveuse vitale, quand son feu rayonnant est trop comprimé par les modificateurs ou les maladies.

Constitutionnalisé, qui est rendu constitutionnel.

Constitutionnel, intégrant à l'organisme.

Corps calleux, organe cérébral, siége du moi et de la sensorialité. Il sent avec conscience, et par conséquent avec douleur et plaisir. C'est la grande masse de médulle blanche qui forme le plancher supérieur des ventricules latéraux.

Cucurbite, on peut dire cucurbite vitale en se figurant intuitivement le foyer encéphalo-rachidien et ganglionaire, où se fabrique le feu nerveux pour être lancé ensuite dans les divers serpentins ou canaux des nerfs, des artères, des veines, des lympathiques, des fibres, des trames et de tous les tissus.

Débordation, se dit du feu nerveux qui tend excentriquement à s'échapper, à déborder, à sortir de son foyer, de ses canaux et des fibres organiques où il est sécrété et fabriqué.

Décharger (se), s'applique au feu nerveux et à l'électricité.

Dépenser, veut dire émettre, perdre, irradier, émaner.

Dépensier (ère), adj., qui dépense.

Dépurer, purifier.

Dériver, dépenser, irradier.

Désélectriser (se), perdre la propriété nerveuse et l'activité atomistique qui la constitue. Synonymes, se désanimer, se paralyser, se refroidir, se déphloxer.

Désoxigéner (se), perdre l'oxigène.

Déspiritualisation, désélectrisation.

Distillation, action de sécréter le feu nerveux ou l'éther, ou les autres fluides par leurs organes fabricateurs.

Divergence, rayonnement en tous sens.

Élasticité physiologique, est la propriété qu'ont les tissus de réagir diversement contre leurs modificateurs. Ce mot doit remplacer les termes métaphysiques de tonicité, irritabilité, sensibilité organique, contractibilité sensible, insensible, etc. Parce que l'élasticité est formée par l'organification et la solidification du feu nerveux assimilé et intégré dans les fibres des viscères, où quand il est comprimé par des solides ou des liquides, il émane son feu nerveux rayonnant en raison de l'effort qu'il est obligé de faire contre l'obstacle qui est soulevé dans le rapport de la dose intégrante de son accumulation fixe dans les organes. C'est pourquoi cette élasticité décroît avec la hiérarchie nerveuse, artérielle, veineuse et lymphatique des tissus.

Élastifier, rendre élastique, activer, innerver, phloxer, vitaliser, tonifier.

Electricisme, système qui explique tout par la forme électrique de la matière.

Electricité, fluide impondérable qui est un des modes sous lesquels s'est transfigurée une partie du phlox, de l'activité atomistique, ou pouvoir suprême de la Nature.

Electrique, qui appartient à l'électricité.

Electriser, signifie faire partager la vertu électrique autrement dit animer, élastifier, sensibilifier, *phloxer*, *activer*, vivifier, innerver un tissu organique.

Emaner, verbe neutre que j'ai fait actif par nécessité de répéter et d'exprimer souvent son idée. Il en est de même de darder, de dériver et de rayonner.

Encéphalisation, une des trois fonctions primordiales de la vie inférieure ou ganglionaire. Les deux autres sont la pneumatisation et la gastrisation. L'encéphalisation signifie, 1° la sortie du feu focal par les couches grises corticales du cerveau, et 2° l'animation, par le feu encéphalisant, de la médulle blanche du cerveau qui se paralyserait sans lui et sans le fluide artériel des carotides et des vertébrales ; puisque la vie de relation, dont cette médulle blanche, est le siége est greffée sur le feu gris qui rayonne des couches grises encéphaliques, et sur le sang rouge carotidien.

Encéphaliser est le terme qu'on peut employer pour exprimer l'innervation de la vie sentorio-locomotive per le feu gris qui flambe à travers les couches grises corticales du cerveau.

Enivrer, c'est saturer de feu gris ou blanc.

Entraver, mettre obstacle au rayonnement des fluides animateurs de l'économie.

Envoler (s'), se dit de l'esprit ganglionaire ou sensorial qui se perd en s'évaporant.

Esprit, somme des idées à demeure dans le cerveau.

Ethériser, c'est donner la propriété de l'éther animal, et dans une plus grande extension, de la sensorialité. Comme la pulpe mentale produit la distillation de l'éther, c'est elle seule qui a la force d'éthériser, de sensibilifier et de mouvoir animalement.

Eventer, synonyme d'envoler, se dit de l'éther et du feu gris qui s'évaporent et se dissipent comme l'alcali volatil à l'air libre.

Essieu du Monde, globe immensurable et central de l'Univers où se trouve la plus grande masse du *phlox*, de l'*activité* atomistique animatrice générale, l'ame du grand Tout. C'est sur lui que tous les astres primaires, secondaires, tertiaires etc., etc., pivotent; et ce sont ses émanations principales qui les maintiennent en équilibre et à des distances convenables, pourtant avec le secours des petites attractions et des petites expansions spéciales.

Excentricité, c'est la divergence en tous sens du feu organique et de l'éther animal.

Expansion, c'est la troisième propriété des atomes actifs universels et incréés. Un ensemble d'atomes semblables attirent par la première propriété, sécrètent ou brûlent par la seconde, le produit de l'attraction; et l'expansion rayonne, irradie, dépense, émane, lance orbiculairement le produit gazeux du sécrétisme. Quelle que soit l'organisation astrale, planétaire, minérale, végétale, ou animale où les atomes *actifs* primordiaux se trouvent combinés ou transfigurés, ils exercent ces trois phènomènes inséparables d'eux-mêmes, soit d'une manière latente, soit d'une manière appréciable. Les compositions chimiques en sont des résultats.

Feu, c'est un des modes de transfiguration, du *phlox*, de l'*activité* atomistique primordiale. Pour les minéraux, c'est le calorique; pour les végétaux, c'est un fluide analogue sécrété par leur principe animateur; pour les animaux, c'est un *phlox* quintessencié excessivement subtil, c'est le fluide nerveux distillé par la vie organique.

Le *feu* libre ou général est celui qui rayonne en colonne dans la sphère vitale encéphalo-rachidienne, ou dans l'arbre artériel, ou dans les nerfs conducteurs. Il est la source des métastases inflammatoires et des bouffées de chaleur morbide qui se propagent dans diverses régions selon les maladies; mais le feu *intégrant* ou *local* est constitutionnel aux viscères et fibrifié dans leur texture.

Fibrifié, devenu fibre.

Fluide animateur, feu nerveux, essence composée de *phlox*, d'atomes *actifs* à un grand degré de pureté, et sécrétée par la pulpe nerveuse grise.

Focal, qui appartient au foyer.

Fondamental, se dit de la vie radicale ou organique, base de l'édifice physiologico-anatomique humain, et des quatre mouvemens fondamentaux qui sont ses premières lois conditionnelles. Voyez *mouvemens fondamentaux du feu libre.*

Foyer, s'entend de l'ensemble aggloméré centralement des atomes actifs, animateurs, sécréteurs et rayonnans d'un organisme. Dans l'animal des classes supérieures, c'est la pulpe grise encéphalo-rachidienne et ganglionaire, telle qu'elle est figurée dans les tracés anatomiques des prolégomènes de l'Évangile médical. Le foyer de la physiologie d'un végétal est la moelle ; d'un astre c'est son noyau aimanté ; du monde, c'est l'essieu universel sur lequel toutes les traînées de constellations pivotent, comme les branches d'un arbre sur leur tronc.

Frappement de l'imagination, état d'une imagination frappée, maîtrisée.

Ganglions, petits renflemens des nerfs de la pulpe grise. Voyez ce mot.

Gastrisation, une des trois fonctions principales de la vie inférieure et un des trois débouchés du foyer du feu nerveux. Ce mot signifie 1° la sortie du feu gris radical par les nerfs ganglionaires de l'abdomen ; et 2° l'animation de tout l'appareil digestif en même temps que l'opération de la coction alimentaire sous les bouffées du même feu rayonnant. Tandis que le feu encéphalisant préside aux actes de l'éther et par conséquent à la sensorialité et à la locomotion ; et tandis que le *feu pneumatisant* préside au transport cardiaque et aortique du sang artériel ; le *feu gastrisant* métamorphose les alimens qu'il assimile à sa nature, et tend à éconduire le chyme, le chyle et les résidus digestifs dans leur canal approprié.

Gastriser, veut dire animer par le feu de la gastrisation.

Générateur, qui engendre. Il n'y a que les portions *phloxiques*, quelque minimes qu'elles soient, de la grande *activité* atomistique, l'ame de la Nature, qui puissent produire d'autres êtres, par leurs transformations activo-passives en d'autres foyers sécréteurs susceptibles de devenir autant d'individus.

Greffe, ce mot signifie un organe appliqué sur un autre organe, une fonction sur une autre fonction, une vie sur une autre vie pour être nourris, développés par leur soutien. C'est ainsi que la vie animale est greffée sur l'organique ; et que l'appareil de l'innervation cérébrale est greffé sur l'encéphalisation ; l'appareil circulatoire sur la pneumatisation ; l'appareil digestif sur la gastrisation.

Idéeux, qui appartient aux idées.

Incandescence, état rouge du sang artériel ainsi coloré par le feu nerveux.

Inconscient, te, adj., qui n'a pas la conscience, qui ne perçoit pas avec plaisir ou douleur, avec notion sensoriale ; se dit de la vie viscérale en opposition avec la pulpe mentale de la vie de relation.

Increément, adv., d'une manière incréée.

Inférieure, se dit de la vie radicale ou organique intégrée à la pulpe grise ganglionaire.

Innervation, action d'innerver, fonction d'innerver.

Innerver, animer, électriser, vivifier, activer, phloxer, se dit de la pulpe nerveuse qui fait partager au tissu sa propriété intégrante. Comme elle est formée par la quintessence des atomes actifs primordiaux de la nature, par le *phlox*, l'ame organisatrice et animatrice du grand *arbre universel*, ce *phlox*, ces atomes continuent leur sécrétisme dans les agglomérations moléculaires passives où ils passent, les assimilent à leur essence, et les douent de leurs qualités vivifiantes, électrisantes, activantes et motrices.

L'innervation est ou organique et inconsciente, ou animale et consciente.

Intellectueux, ce mot doit remplacer celui d'intellectuel admis par les métaphysiciens, pour exprimer un mode immatériel et inétendu ; tandis que celui d'intellectueux signifiera une qualité nerveuse et par conséquent substancielle.

Intégré, qui a fait partie de... qui est changé dans la nature de...

Intrication, mélange comme les poils dans un feutrage.

Intriqué, mélangé, feutré.

Imagination, acte par lequel la pulpe nerveuse imagine, c'est-à-dire, combine des idées nerveuses à demeure pour créer des images, des tableaux et des systèmes qui ne se trouvent pas dans la nature, et qui par conséquent ne sont qu'intuitifs, personnels et faux, quand on veut en faire une application générale. Telle est la base de la métaphysique et de ses expressions.

Immondices, résidus, scories : comme les fèces sont les extraits des alimens ; comme le sang noir est le résidu de la désoxigénation et de la déspiritualisation du sang rouge par les tissus organiques.

Irradiateur, qui irradie.

Irradiations, rayons du fluide nerveux lancé par la sphère vitale et les organes conducteurs.

Irradier, action d'emaner, de darder, lancer et décharger des rayons caloriques, électriques, lumineux, magnétiques ou nerveux.

Lame mentale, c'est le corps calleux ou la médulle nerveuse blanche de l'encéphale, qui est le siége en nature de la faculté sensoriale de percevoir avec douleur ou plaisir, et de penser, juger, imaginer, vouloir, mouvoir, etc. ; c'est l'organe dans lequel le *moi* est incarné.

Matière (peccante), engorgement anormal de fluides, qui opprime l'élasticité de la vapeur nerveuse que dégagent les fibres viscérales.

Miroir (mental), siége de l'ame ; intérieur du corps calleux poli comme une glace ; surface de la sensorialité qui réfléchit les images extérieures arrivant immédiatement par les porosités des névrilèmes optiques.

Morbifier, rendre malade.

Mortifier, paralyser, désorganiser, priver de la vie, desélectriser.

Mouchon, lumignon allumé d'une chandelle, partie incandescente de la mèche et que l'on mouche ordinairement.

Mouvement, mode de manifestation de l'ame universelle, autrement dit du *phlox*, ou de l'activité incréée. Cette faculté substancielle aux atomes actifs qui la constituent, se manifeste dans leurs moindres agrégations moléculaires et dans leurs plus petites métamorphoses pures. C'est pourquoi le mouvement apparaît dans les molécules du feu, du calorique, de l'électricité, de la lumière, de l'éther, des essences, etc., etc.

Muer, la pauvreté de la langue m'a fait, je crois, employer ce verbe à la fois dans les sens actif, passif, neutre et réfléchi. C'est une sottise que d'enrayer une composition purement scientifique et de refroidir sa pensée, pour se courber sous le joug conventionnel d'une grammaire avare, et pour recruter des mots déjà chevronnés, quand les premiers qui se présentent peuvent se plier avantageusement à leur service. Dans ce dernier cas, n'est-ce pas enrichir la langue?

Obstacle (l'), c'est un composé quelconque ordinairement d'*aphlox* ou de matière passive qui offre de la résistance à une partie quelconque de *phlox* ou de matière active. Ce qui refoule l'élasticité de son rayonnement expansif, et augmente son sécrétisme intégrant, jusqu'à ce qu'enfin il soit assez fort, après une incubation, une fermentation, une coction préalable et plus ou moins violente, pour résoudre, vaporiser, sublimer, subtiliser, irradier et faire disparaître cet obstacle. Voilà comme les engorgemens pathologiques fondent, se tournent en sueur et disparaissent.

Organisation, mode matériel sous lequel se présente un ensemble d'atomes actifs dans son mélange avec des passifs, pour exercer le plus convenablement possible, dans l'intérêt de l'individu résultant, les trois lois intégrantes et identiques à l'activité universelle, l'attraction, le sécrétisme et l'expansion.

Organisé, qui jouit de l'organisation.

Oxigénateur, qui pénètre d'oxigène, comme l'oxigène est l'aliment du feu et de la vie, c'est assez synonyme d'animateur.

Parcellules (idéeuses), terme pour faire signifier que les idées sont des substances nerveuses.

Passivité, état d'une partie des atomes incréés du monde. Ainsi tandis que les atomes actifs, le *phlox*, ont, dans leur nature, la triple propriété d'attirer les atomes *passifs*, l'*aphlox*, de les sécréter et de les rayonner, ces atomes passifs n'ont pas d'autre qualité qu'une entière soumission à la voracité, au travail et au rayonnement des actifs. Ils composent des agrégats et des organisations avec ces derniers qui les assimilent plus ou moins selon leur médiocre ou trop abondante saturation; car les passifs par leur masse déguisent les actifs, comparativement insuffisans pour les maîtriser et les combiner entièrement. Voyez le mot *Saturation*.

Pelotonner (se), s'agglomérer en pelotons.

Pelotonniforme, en forme de pelotons.

Phlogistique, de la nature du phlox, synonyme de calorique, de stimulant, d'animant.

Phlox (universel), la masse totale des atomes actifs de la nature (particulier à un être); la somme de ses atomes animateurs.

Phloxer, animer, électriser, stimuler.

Phloxie, activité ou synonyme de sthénie.

Phloxique, adj., synonyme d'excitant, de stimulant, de phlogistique, d'électrisant, d'animateur, d'activant.

Phloxisme, doctrine qui consiste dans l'admission du *phlox*, comme l'agent vital, cause de toutes les opérations de l'organisme.

Pivotant, qui pivote, se dit d'un astre inférieur qui pivote sur un supérieur, par le stimulus de l'attraction de celui-ci qui tend à entraîner celui-là. On sent bien que s'il n'y avait que de l'attraction, l'astre inférieur ne serait pas pondéré, et qu'il tomberait sur le supérieur. Mais ce dernier a deplus le *sécrétisme* qui dégage une atmosphère rayonnante considérable. C'est donc l'*expansion* de cette atmosphère qui retient en équilibre à une certaine distance l'astre inférieur balancé, impulsé et révolutionnant autour de l'astre son pivot. Voilà comme l'essieu universel est celui du monde, d'abord des grandes voies lactées ou séries de constellations décroissantes, et ensuite de toutes les ramifications incalculables sidérales et opaques de ces séries constellaires, les branches immédiates du tronc central de la nature.

Plastique, adj., sert à dénommer l'activité primordiale, génératrice de toutes les organisations. L'activité universelle, autrement dit le *phlox*, l'ame du monde, est un fluide immense, susceptible de se concréter par son mélange avec l'*aphlox*, avec les atomes passifs, et de se diviser et se subdiviser extraordinairement, et de manière à former les ames partielles des corps célestes, des minéraux, des végétaux et des animaux. De sorte que l'activité atomistique et plastique ou génératrice, s'individualise dans les unités organiques et vivantes qu'elle anime et entretient temporairement ; jusqu'à ce que trop saturée par la passivité accumulée, elle s'éteigne sous l'entravement de son attraction, de son sécrétisme et de son expansion. Alors les particules actives qui composaient l'individu éteint, passent dans d'autres combinaisons qu'elles concourent à plastifier, organifier, phloxer, animer, électriser et vivifier tous synonymes.

Plexus, réseau ou entrelacement de filets nerveux gris, et qui servent de nœuds entre les divisions des diverses branches qui ressortent excentriquement de la pulpe grise ganglionaire encéphalo-rachidienne, siége de la vie, autrement dit du sécrétisme qui la cause.

Pneumatisation, débouché de la sphère vitale du *phlox*, du feu nerveux, qui se dégage aussi 1° par l'*encéphalisation* d'où il flambe pour électriser la vie sensoriale ; 2° par la *gastrisation* d'où il rayonne pour innerver l'appareil digestif. Le feu nerveux qui s'échappe par les filets, plexus et ganglions de la poitrine et qui va élastifier et vitaliser l'appareil circulatoire et pulmonaire appartient à la pneumatisation, le nom de cette fonction rayonnante ; et l'acte par laquelle ce feu électrise les organes et les fluides qu'il traverse, je l'appelle pneumatiser.

Pressement, action de presser.

Primordial, adj., qui appartient à l'origine. Il n'y a de primordial que le *phlox* et l'*aphlox*, c'est-à-dire, que les atomes actifs et passifs increés, et que leurs lois, qui sont l'inertie et une saturation relative pour les derniers, et l'attraction, le sécrétisme et l'expansion pour les premiers.

Pulpe blanche, substance médullaire nerveuse, siége de l'arbre de relation et des facultés attachées aux atomes de ses diverses régions.

Pulpe grise, substance nerveuse encéphalo-rachidienne et grisâtre dans toutes ses parties, ce qui l'a fait nommer corticale au cerveau. Elle est composée d'une quintessence d'atomes actifs extrêmement subtilisée, et de peu d'atomes passifs comparativement ; ce qui la doue d'un sécrétisme viager, susceptible de s'entretenir plus ou moins long-temps par une attraction alimentaire et une expansion de feu-nerveux ou de *phlox* électrisateur.

Quadriventriculaire, à quatre ventricules.

Rayonnement, action de rayonner un fluide, de le disperser en tous sens comme un soleil émane sphéroïdalement sa lumière.

Rayonner, verbe neutre et actif. Dans le sens actif, on peut dire rayonner le feu-nerveux, l'éther, la lumière ; et dans le sens neutre, le foyer rayonne : mais alors on doit implicitement comprendre l'agent vital que ce foyer sécrète toujours pendant l'existence ; car la mort arrive avec son expiration, avec la cessation de son sécrétisme et de son rayonnement.

Rayons, les irradiations divergentes, les émanations en lignes droites que lancent les organes sécréteurs de l'éther et du feu-nerveux.

Restiforme, en forme de réseau, de rets, de mailles.

Retardateur, qui retarde.

Ruer, verbe neutre et réfléchi ; mais je l'ai rendu actif comme muer, en disant le foyer rue son feu sur les obstacles pathologiques pour les dissoudre et les maitriser : c'est plus énergique que transporte ou accumule qui ne rendent pas complètement sa pensée.

Saturation, action de saturer.

Saturer, se dit des atomes passifs ou aphloxiques qui voilent, déguisent, neutralisent et annulent plus ou moins les actifs ou phloxiques, selon les degrés de leur accumulation relativement au petit nombre de ces derniers ; c'est comme cent gouttes d'alcool qui perdent leur action plus on les étend d'eau ; c'est comme un feu domestique en combustion, qu'on éteint à force de le surcharger : on l'étouffe, on lui enlève l'oxigène et par conséquent les moyens de s'entretenir et de se manifester. Les apoplexies diverses ne sont que des accumulations semblables de sang sur un des débouchés ou sur une des parties de la vie, de la pulpe grise sécrétante, son siége électrique.

Scorie, crasse, cendre, résidu, se dit des liquides organiques qui, comme le sang noir, la seconde lymphe, la gélatine, ont subi l'action de la vie, du sécrétisme nerveux.

Scorieux, qui appartient aux scories.

Sécréter, faculté qu'ont le feu-nerveux et les atomes actifs d'atténuer les agrégats de la passivité, de les diviser, subtiliser et brûler, de manière à dénaturer leurs élémens, à les écarter, à les rayonner et à les métamorphoser en gaz, en fluides vaporisables divers.

Sécréteur, qui sécrète.

Sécrétion, action opérée par le sécrétisme.

SÉCRÉTISME, nom de la doctrine philosophique qui prétend que *l'attraction* n'est pas la seule force universelle, mais qu'il en existe 1° une seconde aussi fondamentale et qui est le *sécrétisme*, acte qui opère la sécrétion et l'assimilation, et 2° une troisième *l'expansion* ; et que sans ces deux forces, il est impossible d'expliquer la génération, la vie, l'accroissement, l'alimentation, la transformation et la défense des êtres organisés.

Sécrétisme, acte par lequel les atomes actifs opèrent la sécrétion de la passivité.

Sensorial, qui appartient à la sensorialité.

Sensorialiser, douer de la sensorialité.

Sensorialité, faculté qu'a la pulpe mentale de sentir avec conscience des choses et plaisir ou douleur ; c'est un synonyme du *moi*, du sentiment de la personnalité. C'est l'ame immortelle des métaphysiciens.

Sensorium, corps calleux, ou plutôt toute la médulle blanche de l'encéphale, surtout celle qui tapisse tous les ventricules et même le fond de la moelle allongée où l'éther se rend après avoir traversé le calamus scriptorius. Le sensorium est synonyme de siége de l'ame pensante, puisqu'il en est l'organe identique et *sine quá non*.

Sousperposé, posé en dessous comme le crâne sous le cuir chevelu.

Spermatisation, débouché du feu vital par les plexus spermatiques qui le rayonne à travers les organes génitaux, et qui dépensent son superflu dans l'acte de leurs fonctions périodiques.

Spiritualité, qualité métaphysique et chimérique de ce qui n'a pas de partie.

Spiritualisation, action de spiritualiser.

Spiritualiser, donner les qualités du *phlox* ou du feu-nerveux, alors c'est un synonyme d'animer ; ou celles de l'éther, alors c'est un synonyme de sensorialiser, c'est-à-dire, de sensibilifier, de donner le sentiment avec conscience.

Spirituosisme, système qui tend à n'admettre que des esprits matériels pour l'explication des phénomènes tant psycologiques que physiologiques.

Spiritus, mot générique qui embrasse toutes les idées de fluide actif et animateur.

Spiritus intellectueux, l'assemblage (à demeure dans les ventricules), des parcellules électro-nerveuses qui constituent les idées, après leur fabrication immédiate aux impressions sensuelles ; c'est un synonyme du terme métaphysique esprit.

Sublimer, vaporiser, subtiliser, sécréter.

Surinnerver, innerver en plus, animer avec excès.

Tamisateur, qui passe, qui tamise.

Tamiser, passer, trier, synonyme de sécréter, distiller.

Temperamentum, tempérie, certain degré convenable de température.

Triage, action de trier.

Trier, passer, tamiser, sécréter, distiller.

Turgidificateur, qui turgidifie.

Turgidifier, ballonner, gonfler, ampouler, tuméfier, se dit de l'éther qui remplit excentriquement les canaux ou névrilèmes des nerfs.

Univers, l'être organique et vivant par excellence, le grand Tout, l'être des êtres. Le grand arbre général des astres qui a son tronc, ses branches, ses rameaux, ses ramuscules et ses terminaisons étoilées et opaques. Son ensemble est une unité, un individu éternel ; et ses parties solaires, planétaires, cristallines, végétales et animales sont aussi autant de singuliers organisés et vivans, c'est-à-dire, jouissant séparément des autres de la triple faculté activo-atomistique intégrante d'attirer, de sécréter et de rayonner, la cause de la nature, de la forme, de l'accroissement, de la nutrition, de la reproduction et de la mort, quand leur effectuation est entravée par un excès de passivité.

Vaporiser, sublimer, subtiliser, réduire en vapeurs.

Veine (artérieuse), celle qui est contiguë et sert de tige au ventricule pulmonaire ou droit du cœur ; c'est une veine et non pas une artère, puisqu'elle contient du sang noir.

Ventricules (latéraux), capsule de l'ame. Leurs parois internes constituent la surface où est répandue pulpeusement la faculté sensoriale, ainsi que dans toutes les cavités céphalo-épinières.

Vie, tout est vie dans la Nature ; car vivre, c'est attirer, sécréter et rayonner. Or, c'est l'apanage du *phlox*, des atomes actifs universellement répandus.

Vital, qui appartient à la vie ; le feu vital c'est le *phlox* purifié ou le feu nerveux sécrété par la pulpe grise.

Vivant, qui jouit de la vie, c'est-à-dire, qui attire, sécrète et rayonne à part. Chaque atome actif est en conséquence vivant ; mais par leur union avec les passifs, les actifs forment des agglomérations mixtes qui s'individualisent organiquement pour composer des unités astrales, végétales et animales, comme un soleil, un lichen, un chien, un homme.

Vivre, c'est avoir en soi la triple faculté d'attirer, de sécréter et de rayonner, avec susceptibilité d'entretien temporaire, d'augmentation progressive et d'extinction graduelle, après avoir été dans la possibilité de procréer des êtres analogues à soi.

Voies lactées, grandes séries de constellations et d'agglomérations d'étoiles unies intimement entr'elles et enchaînées à l'essieu général de l'Univers, dont elles forment les branches immédiates ou médiates, susceptibles de supporter sur leurs forces expansives résultantes ou spéciales, des ramifications de plus en plus décroissantes du grand arbre sidéral éternel et incessamment végétatif.

<h1 style="text-align:center">E R R A T A.</h1>

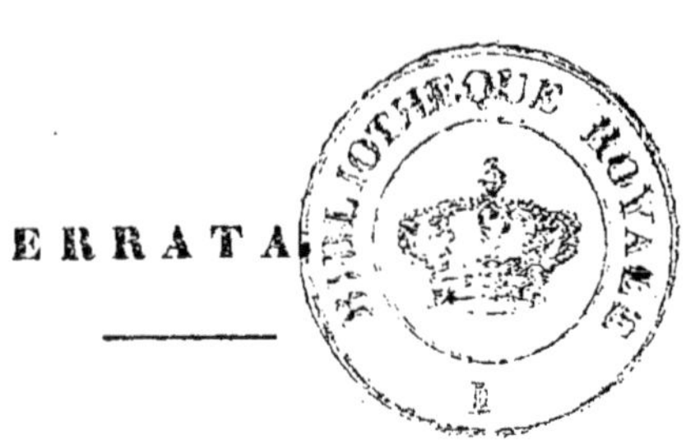

Page 14 ligne 33 : concommitans, *lisez* concomitans.
 — 21 — 41 : respiratoire , — expiratoire.
 — 23 — 31 : proprité , — propriété.
 — 25 — 28 : raie , — raye.
 — 26 — 24 : philosphie , — philosophie.
 — 30 — 23 : étaie, — étaye.
 — 31 — 2 : non , — nom.
 — id. — 11 : désassimilés , — désassimilées.
 — 36 — 29 : converser , — conserver.
 — 37 — 11 : l'entretenant , — s'entretenant.
 — 41 — 27 : incrémens , — incréément.
 — 43 — 34 : diapazon , — diapason.
 — 52 — 15 : s'intriguer, — s'intriquer.
 — 66 — 38 : excentriquement, — excentriquement.
 — 110 — 6 : spère, — sphère.
 — 131 — 17 : annullez, — annulez.
 — 136 — 7 : convergent , — convergeant.
 — 138 — 36 : mise , — mises.
 — 141 — 16 : pinéale , — lacrymale.
 — 161 — 11 : effectiues , — affectives.
 — 201 — 33 : instantannée, — instantanée.
 — 216 — 14 : adulte , — mûr.
 — 229 — 41 : cocentrative, — concentrative.
 — 234 — 14 : précipité, — précipitée.
 — 231 — 16 : érectionnés , — érectionnées.
 — 323 — 38 : sourdissent , — sourdent.

N. B. Une souscription de 12 francs est ouverte , pour l'impression de l'Hygiène , de la Pathologie , de la Matière Médicale et de la Thérapeutique , qui paraîtront , quand **M. BAILLIÈRE** *aura réuni* **CENT SOUSCRIPTEURS.**

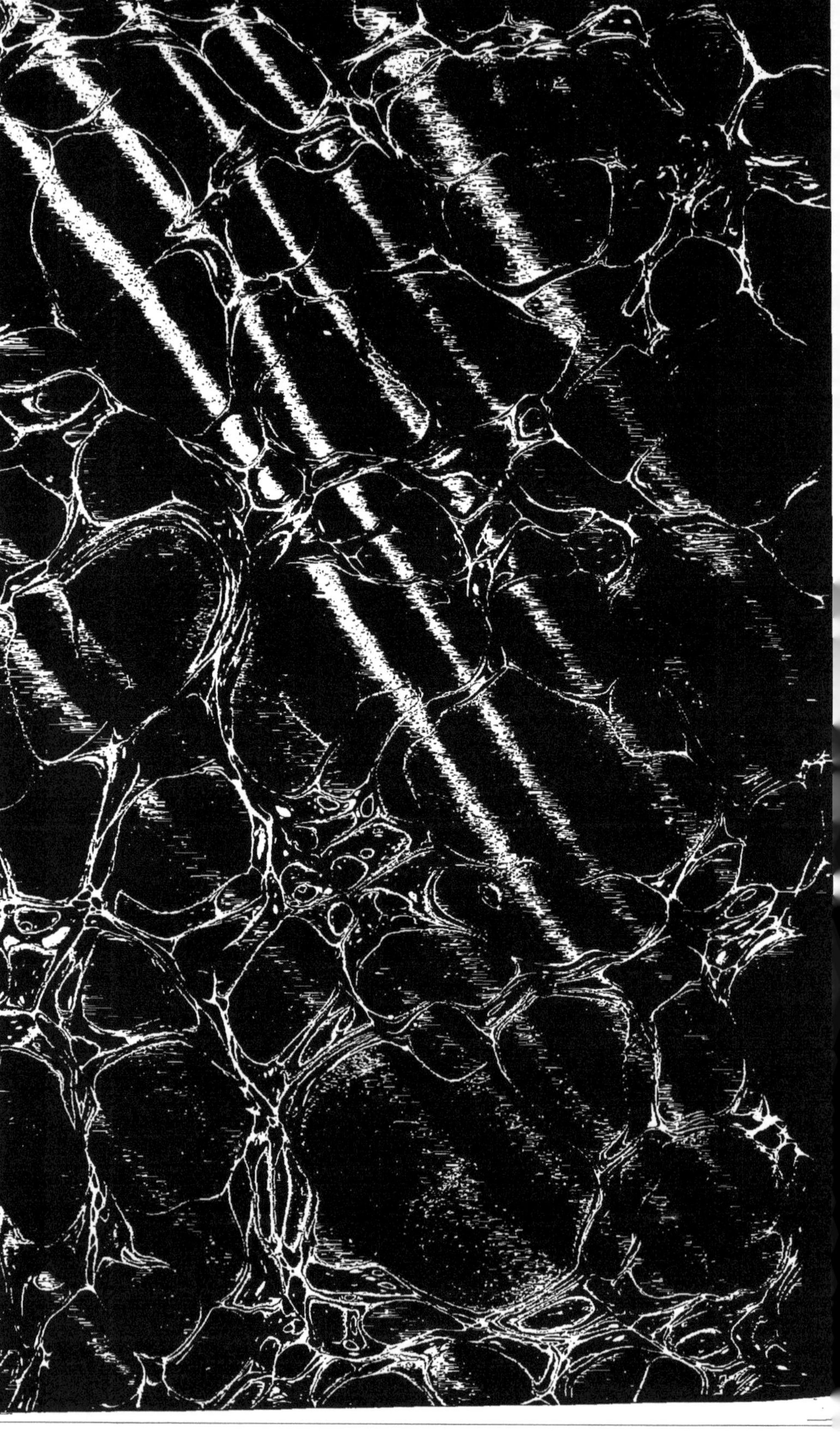

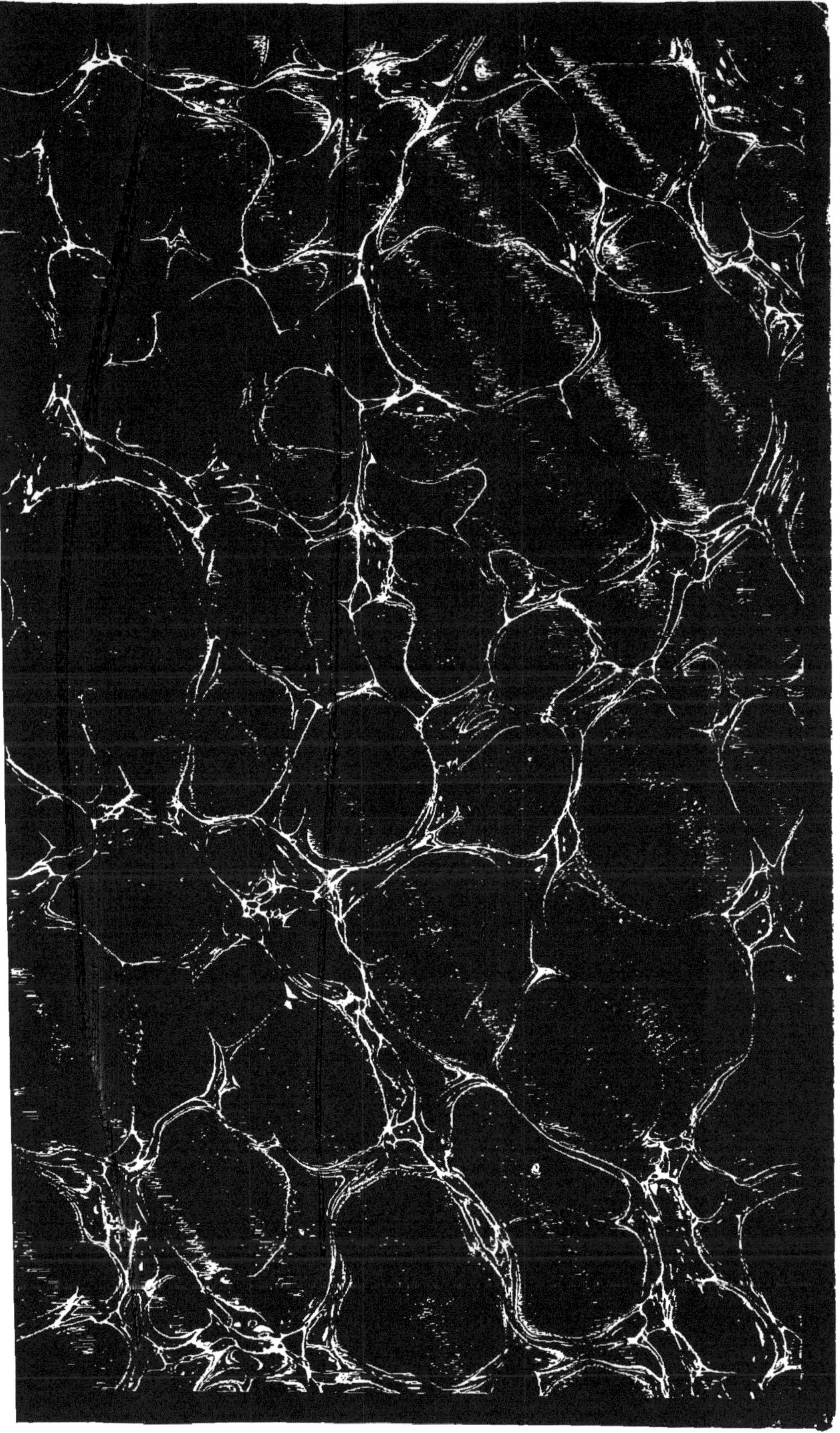

www.ingramcontent.com/pod-product-compliance
Ingram Content Group UK Ltd.
Pitfield, Milton Keynes, MK11 3LW, UK
UKHW022055120726
13694UKWH00001B/149